化学工业出版社"十四五"普通高等教育规划教材

人体结构功能与健康

何　峰　　陆学超　　主编

化学工业出版社

·北京·

内容简介

本书系统整合了人体解剖生理学知识与现代健康管理理念,在山东省一流课程"人体结构功能与健康"的多年教学实践基础上编撰完成。全书以"结构-功能-健康"为主线,内容涵盖:①人体各系统主要器官的结构和功能特征;②各系统常见疾病的临床表现、发病原因和防控;③以饮食调控、运动锻炼为核心的行为及生活方式倡导和健康促进策略。本书将专业知识转化为通俗易懂的实用指导,既可作为高校通识教育教材,也是提升全民健康素养的理想读本。

图书在版编目(CIP)数据

人体结构功能与健康 / 何峰,陆学超主编 . -- 北京 :
化学工业出版社,2025. 8. -- (化学工业出版社"十四
五"普通高等教育规划教材). -- ISBN 978-7-122
-48776-6

Ⅰ. R32

中国国家版本馆 CIP 数据核字第 2025WR7486 号

责任编辑:邱飞婵 　　　　　　　　文字编辑:马学瑞
责任校对:宋 玮 　　　　　　　　装帧设计:关 飞

出版发行:化学工业出版社
　　　　　　(北京市东城区青年湖南街 13 号　邮政编码 100011)
印　　装:天津千鹤文化传播有限公司
787mm×1092mm　1/16　印张 20¼　字数 486 千字
2025 年 10 月北京第 1 版第 1 次印刷

购书咨询:010-64518888 　　　　　　售后服务:010-64518899
网　　址:http://www.cip.com.cn
凡购买本书,如有缺损质量问题,本社销售中心负责调换。

定　　价:78.00 元

编写人员名单

主　编　何　峰　陆学超

副主编　陆永广　郑文利　常洪顺

编　者（以姓氏笔画为序）

白红娟（四川大学华西第二医院）

杜慧娟（聊城大学医学院）

李　俊（中国人民解放军北部战区空军医院）

杨　雪（四川大学华西医院）

杨丽君（江苏省中医药研究院）

何　峰（山东师范大学生命科学学院）

陆永广（四川大学华西第二医院）

陆学超（青岛市中医医院）

罗庆礼（安徽医科大学基础医学院）

郑文利（山东师范大学生命科学学院）

常洪顺（滨州市妇幼保健院）

前言

习近平总书记在党的十九大报告中提出"实施健康中国战略",这是以习近平总书记为核心的党中央从长远发展和时代前沿出发,坚持和发展新时代中国特色社会主义的一项重要战略安排。该战略旨在为全面建成小康社会和把我国建成富强、民主、文明、和谐、美丽的社会主义现代化强国打下坚实健康根基。《"健康中国2030"规划纲要》强调了"健康优先"的理念,要求将健康教育纳入国民教育体系。

健康不仅是医学研究的目的,更是我们每一个社会个体期望维持的状态。除了向健康专家咨询或到医院就诊,一生中的绝大部分时间,我们需要靠自己去实现自身健康的维护。因此,每一个人都有必要了解自己身体的结构和功能,并学习基本的维护健康的技能。接受科学的健康教育,是保障身体机能、提高学习和工作效率、提升生活质量的前提条件。

对整个社会而言,一方面,科学的健康教育能使非医学专业人群掌握必要的健康维护知识和技能,从源头预防疾病的发生,另一方面,健康教育还有助于患者——任何人都不可能摆脱的角色,至少在人生的某个阶段——配合医生有效应对自身罹患的病症,建立良好的医患关系。但是,慢性病年轻化、中青年群体"过劳死"、医患矛盾以及"亚健康"等健康相关问题频频成为当前社会关注的热点,凸显了健康教育的紧迫性和必要性。

就教育的时机而言,高等教育阶段是进行健康教育的最佳时机之一。首先,大学生心智逐渐成熟,能够理解健康的重要性并有求知的欲望;其次,对尚未遭遇重大健康问题的青年学生进行健康教育,能够"防患于未然"。据调查,"亚健康"问题在学生中并不少见。由于青年阶段机体代偿能力强、临床表现不明显,健康问题易于被忽视。及时科学的健康教育能提高学生对自身健康状况的认知水平,而尚未形成疾病的"亚健康"状态在早期进行维护则易于得到调整。

健康是结构的健康。人类社会早期,由于对自然界和自身认识的局限,人类臆测存在超自然力量主宰人体疾病的发生发展,认为生命和健康是上帝神灵所赐,疾病和灾祸是天谴神罚;而"医"就是"毉"。从东方医学两千多年前的《黄帝内经》经文"若夫八尺之士,皮肉在此,外可度量切循而得之,其死可解剖而视之,其脏之坚脆,腑之大小,谷之多少,脉之长短,血之清浊……皆有大数",到西方医学16世纪的现代解剖学之父维萨里所著七卷本《人体构造》,医学从对人体结构的不断探究中,逐渐洞悉了疾病和健康的本质,抛弃了神灵主义。

健康是功能的健康。健康不仅仅依赖于器官的完好结构,更在于各个系统的正常功能运作。从呼吸、循环到神经、内分泌系统,所有功能的协调与平衡是维护整体健康的关键。

不同个体之间大致相似的器官结构却可能具备天壤之别的功能——比如普通人和运动员的运动能力。功能的健康基于人体的"可塑性"，可以通过科学锻炼来实现，这是积极健康的重要内涵。

健康是身心的健康、整体的健康。随着"生理 - 心理 - 社会"医学模式的提出，情绪、压力、社交关系等心理和社会因素对健康的影响得到了更多的关注。这种全面的视角有助于更深入地理解疾病的成因和发展，尤其是在慢性病和心理健康问题日益突出的当代社会中。与此同时，生活方式医学（lifestyle medicine）主张通过调节个人的生活习惯，如饮食、运动、睡眠、心理应对等方面的改变，来实现健康的维护与疾病的预防。只有从整体出发，关注生理、心理和社会因素的交互作用，才能真正实现全面的身心健康。

良好的健康状况是高效率学习和优质生活的保障。高校健康通识课程的建设，立足于学生当前和未来的健康状态，具有深远的现实意义。自 2012 年以来，我们面向非医学专业的高校学生开设了健康通识课程"人体结构功能与健康"。该课程旨在从人体结构和功能之间的密切联系入手，阐释健康和疾病的基础，引导学生理解健康维护的重要意义，并从意识层面主动接纳健康理念、接受健康教育，最终自觉践行健康的行为和生活方式。在"互联网 +"背景下，我们利用现代信息技术将本课程建设成为线上共享课程，借助网络教学平台的特点和优势，使传统课堂教学的单一模式向自助性学习、互助性学习、选择性学习、实践性学习等多模态转变，从而提升了课程学习的便捷性，扩大了健康通识教育的受众面，提高了学生学习效果，使健康通识课程成为真正有益于个体健康维护的有效教育实践。

我们从 2012 年开始在线下开设课程，2019 年依托"智慧树网"平台上线运行，选课学生近 4 万人。在多年教学讲义的不断总结和完善的基础上，我们终于完成了本教材的编写。本教材内容涵盖：①人体各系统主要器官的结构和功能特征；②各系统常见疾病的临床表现、发病原因和防控；③以饮食调控、运动锻炼为核心的行为及生活方式倡导和健康促进策略。除了配套课程使用外，本教材同样适合作为关注健康的大众科普读物。

希望本教材能助力"将健康教育纳入国民教育体系"，为"实施健康中国战略"提供积极的探索和实践。

本教材获"山东师范大学规划教材建设项目"资助。

何峰

2025 年 3 月于济南

目录

第三章　循环系统与健康

第四章　呼吸系统与健康

第五章 消化系统与健康

第六章　泌尿系统与健康

第七章　生殖系统与健康

第八章　神经系统与健康

第九章　特殊感官与健康

第十章　内分泌系统与健康

第一章 外皮系统与健康

引言：众人瞩目的"肤浅"之处

我们知道，人体的器官按照其结构和功能上的关联性，被划分为若干个系统。有的系统以功能命名，比如消化系统，呼吸系统，泌尿系统；有的系统以结构命名，比如神经系统和外皮系统。

和其他系统相比，外皮系统的组成较为"简单"。很多系统包含多个不同的器官——比如，消化系统就包括口腔、食管、胃、肠和肝脏等多个器官。而外皮系统，可以理解为只有一个主要的器官，那就是我们的"皮肤"。皮肤也是人体最为"肤浅"的地方，但由于其性质、质量以及直接的视觉效果是"颜值"的重要决定因素，于是也成了众人瞩目的地方。

作为身体结构，除了好看，更要健康。所以，除了颜值以外，希望功能和健康也能成为大家关注的焦点。鱼和熊掌——健康和美能否兼得？是所谓：

人之皮毛，肤浅之事

奈何颜值，关切之至

趋白避黑，须知天地玄黄

喜纤恶肥，其实燕瘦环胖

追光怯晒，怎堪左右彷徨

青春无价，老亦不惧

爱慕容颜，未如知之

且让我们一起洞悉这令人瞩目的"肤浅"之处吧。

第一节　外皮系统结构

皮肤覆盖全身表面，是人体面积最大的器官，成年人皮肤重量约为体重的15%，总面积为1.5~2.0m²，厚度1~4mm。皮肤由表皮和真皮组成，皮肤、皮下组织和皮肤的附属器——毛发、指（趾）甲、汗腺、皮脂腺等，共同组成人体的外皮系统（integumentary system），具有防护、吸收、分泌和感觉等功能，并参与代谢、免疫和调节体温等过程（图1-1）。

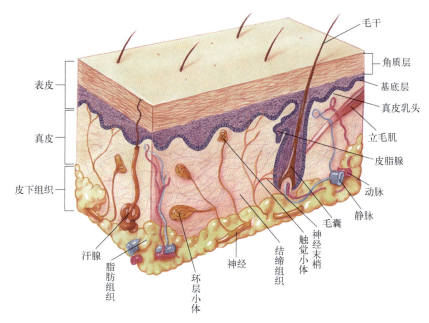

图 1-1　外皮系统模式图（引自 Mader，2002）

一、表皮

表皮（epidermis）位于皮肤最外层，人体各部位表皮厚度不一：身体大部分表皮的厚度只有 0.1mm 左右——相当于一张普通 A4 打印纸的厚度，而在手掌和脚底部位，表皮厚度可以超过 1mm。表皮在组织学中属于"复层扁平上皮"——显微镜下，我们看到表皮是由很多层排列紧密的细胞叠加构成的。表皮由深至浅依次又分为基底层、棘层、颗粒层、透明层和角质层（图 1-2）。

（一）基底层

基底层（stratum basale）附着于基膜上，主要由一层矮柱状的基底细胞（basal cell）构成。基底细胞不断分裂产生新的细胞并向浅层推移，逐渐分化为其余各层细胞，并补充衰老脱落的细胞。在皮肤创伤的愈合中，基底细胞具有重要的再生修复作用。基底细胞和其分化产生的各层细胞又统称为角质形成细胞（keratinocyte）。

基底层中还有少量的黑色素细胞，其分泌的黑色素具有吸收紫外线的功能，从而防止皮肤在日光辐射下遭受损伤。

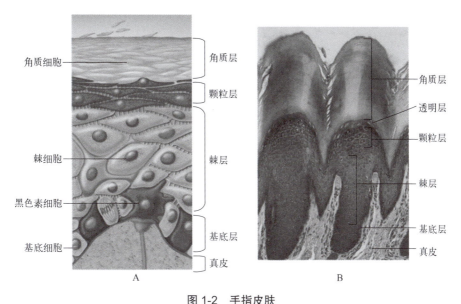

图 1-2　手指皮肤

（A）表皮分层及细胞类型模式图；（B）手指表皮（高倍镜下）（引自 Strete，1995）

（二）棘层

棘层（stratum spinosum）由 4～10 层多边形细胞组成，细胞核呈圆形，因细胞质有许多棘状突起，故称棘细胞。棘细胞由基底细胞转化而来。

棘层中含有另一种非角质形成细胞——朗格汉斯细胞（Langerhans cell），它们分布于棘层浅部，能捕获皮肤中的抗原物质，将抗原提呈给 T 细胞，引发免疫应答。因此，朗格汉斯细胞是一种抗原提呈细胞，在对抗侵入皮肤的病原微生物、监视癌变细胞等过程中起重要作用。

（三）颗粒层

颗粒层（stratum granulosum）由 3～5 层较扁的梭形细胞组成。颗粒层细胞由棘细胞转化而成，细胞质内含有许多大小不等的透明胶质颗粒，主要成分为富有组氨酸的蛋白质。

（四）透明层

透明层（stratum lucidum）仅见于皮肤较厚的部位，由 2 层或 3 层扁平细胞组成。此层细胞由颗粒层细胞转化而来，细胞均质透明，细胞间界限不清楚，细胞质含有折光性较强的透明角质。细胞的超微结构和角质层相似。

（五）角质层

基底细胞不断向表层推移，最终在皮肤表面变得扁平而坚硬，形成了几层甚至几十层的角质细胞（horny cell），组成表皮坚韧的最外层——角质层（stratum corneum）。角质层硬化的原因是细胞产生了大量纤维化的、具有防水特性的角蛋白，这一过程被称为角质化或角化（keratinization）。最表层的角质细胞脱落即形成皮屑。角质层构成皮肤重要的保护层，使皮肤能耐受摩擦，阻挡外来物质的侵害。角蛋白的防水特性能防止机体水分丢失和外界水分侵入机体，从而防止干旱和潮湿环境对人体细胞造成伤害。

分布在人体手掌和足底的皮肤较厚，具备全部 5 层结构。而其他大部分皮肤的表皮较薄，棘层、颗粒层和角质层的层数少，而且无透明层。

上述各层的基底细胞、棘细胞、梭形细胞、扁平细胞和角质细胞实际上是角质形成细胞生长过程中的不同阶段。基底层到角质层的形态、结构变化，反映了角质形成细胞增殖、迁移、逐渐分化为角质细胞以及最终脱落的过程，与此伴随的是角蛋白及其他成分的合成的量与质的变化。角质形成细胞的增殖有一定的规律性：每日大约有10%的细胞进行核分裂活动，约30%的基底细胞处于核分裂期，新生的角质形成细胞有次序地逐渐向上移动。由基底层移行至颗粒层最上部需要2～3周，再移至角质层表面而脱落又需要2～3周，加在一起就是4～6周，这个时间被称为表皮更替时间。表皮细胞的这种新陈代谢，既能补充衰老脱落的细胞，也是皮肤损伤后自我修复的重要机制。表皮的这种周期性更替，是皮肤保养需要遵循的底层原理之一。

二、真皮

真皮（dermis）位于表皮深面，主要由致密结缔组织组成，与表皮牢固相连。真皮内含有大量胶原纤维和弹性纤维。真皮可分为乳头层和网织层（图1-3），二者间无明显界限，人体各部分真皮的厚薄不等，一般为1～3mm。

（一）乳头层

乳头层（papillary layer）为紧靠表皮的薄层致密结缔组织，胶原纤维和弹性纤维较细密，含细胞较多。此层组织向表皮深面突出，形成许多乳头状隆起（图1-3），称为真皮乳头（dermal papilla）。真皮乳头使表皮和真皮的接触面增大，有利于二者的牢固结合，并使乳头内的感觉神经末梢、触觉小体、毛细血管和表皮相接触，为供血和感觉功能提供了有利条件（图1-1）。

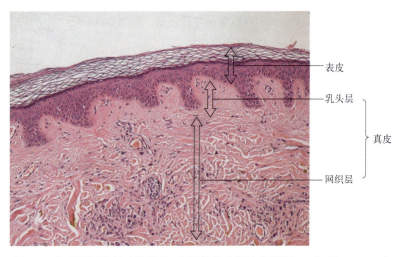

图1-3　与表面垂直的皮肤切片，HE染色（修改自Wikimedia Commons）

（二）网织层

网织层（reticular layer）为乳头层下方较厚的致密结缔组织，内含交织成网的粗大胶原纤维束，并有许多弹性纤维，使皮肤具有很大的韧性和弹性。网织层内有较大的血管、淋巴管、神经以及汗腺、毛囊和皮脂腺等附属器。深部常见环层小体（图1-1），又称帕奇尼小体（Pacinian corpuscle），能感受压迫和振动的刺激。

三、皮下组织

皮下组织（hypodermis）即浅筋膜，位于真皮下面，由疏松结缔组织和脂肪组织构成，将皮肤与肌肉等深部组织相连，并使皮肤具有一定的活动性。其中的脂肪组织是能量的重要储存形式，当机体需要时可以被动员。脂肪组织还有助于保持机体温度，既防止从外界获得热量，也防止体内热量丢失。

发育良好的皮下组织使机体呈现出丰满的外表，并能提供抵御外力侵犯的保护。皮下组织的厚度因年龄、性别和身体部位不同而不同，并对人体体形有很大影响。肥胖者因皮下组织过多而身材臃肿；皮下组织过少的人一般身体羸弱；身材匀称者皮下组织的含量适中。过多或过少的皮下组织都不利于健康。

四、皮肤的附属器

皮肤的附属器（accessory organ）包括毛发、皮脂腺、汗腺和指（趾）甲等（图 1-4）。

（一）毛发

人体表面，除了手掌、足底、嘴唇，以及乳头和外生殖器的部分区域，均有毛发（hair）分布。

1. 毛发的分类

全身的毛发粗细长短不同，通常分为 3 类。其中，头发、胡须、阴毛和腋毛等属于"长毛"；而眉毛、鼻毛、睫毛、外耳道毛则属于"短毛"；分布最为广泛的是"毳毛"，包括躯干、面部、四肢等处的细软、色淡的毛发，通常也被称为"汗毛""寒毛"（图 1-5）。

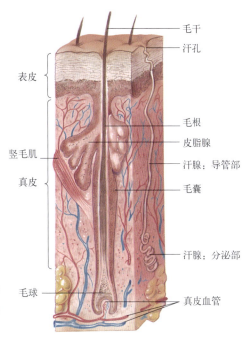

图 1-4　皮肤的附属器：毛发、皮脂腺、汗腺
（引自 Mader，2002）

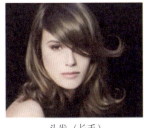
头发（长毛）

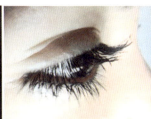
睫毛（短毛）

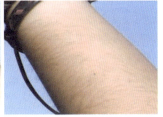
汗毛（毳毛）

图 1-5　毛发分类

2. 毛发的基本结构

尽管不同部位毛发的粗细、长短和颜色有很大差别，但基本结构相同。毛发分为毛干、毛根和毛球三部分（图 1-4）。露在皮肤外的为毛干，埋在皮肤内的为毛根。包在毛根外面的为毛囊，其下端和毛根末端形成的膨大合为一体，称为毛球（hair bulb）。毛球的上皮细胞不断增殖分化，向上移动，形成毛根和毛囊细胞。毛球底部凹陷，内含丰富的毛细血管、

神经末梢和结缔组织，称毛乳头，对毛发的生长起诱导和营养作用。

毛根与皮肤表面成一定角度，在钝角侧的真皮内有一斜行的平滑肌束，称竖毛肌（arrector pili muscle）。竖毛肌下端附于毛囊，上端止于皮肤的真皮乳头层。竖毛肌受交感神经支配，遇到寒冷刺激或情绪激动时收缩，使毛根与皮肤的夹角垂直，此时毛发竖立，在皮肤表面形成"鸡皮疙瘩"。

3. 毛发的生长周期

毛发的生长周期可以分为生长期、退行期、休止期和脱毛期四个阶段（图1-6），身体上不同部位毛发的寿命各不相同，例如睫毛的寿命通常是3～4个月，而头发是3～4年。成年人的全部毛发中，85%～90%均处于生长期，1%处于退行期，10%～14%处于休止期。随着年龄增加，生长期的毛发渐少，退行期和休止期的毛发数量增多。正常成年人每日脱落约70～100根头发，但同时有等量的头发再生。

毛发的生长与人体激素水平有关。青春期后，由于性激素大量分泌，无论男女都会出现腋窝和阴部毛发的显著增长。男性还会长出胡须，身体的其他部位也会变得多毛。女性更年期后雌激素分泌大大减少，性激素分泌的失调引起部分妇女身体和面部毛发过度生长，表现为多毛症。

4. 毛发的功能

从生物学上看，毛发的功能首先是保护：体毛可以御寒，头发可以防晒，睫毛、外耳道的毛可防止蚊虫进入，腋毛可以减少肌肤之间的摩擦，等等。其次，毛发特征的区别通常也是重要的第二性征。

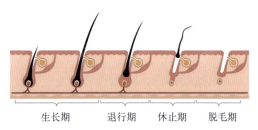

生长期　　退行期　休止期　脱毛期

图1-6　毛发的生长周期

对于人类而言，上述生物学的功能特点发生了巨大的变化。一方面，人类的毛发显著退化，尤其是体毛——人类已经不需要依靠体毛来御寒。另一方面，作为第二性征的毛发特征——主要是头发特征，已经很大程度上受到个体自主修饰和改造，不再仅仅是一种基本的两性差异，而是成为了非常鲜明的个体特色，没有其他物种会有对毛发如此强大的修饰欲望和修饰能力：通过清洗、修剪、烫染等美发技术"美容"或塑造形象已成为人类重要的社交手段。

（二）皮脂腺

皮脂腺（sebaceous gland）位于毛囊和竖毛肌之间（图1-4、图1-7），为泡状腺组织，腺体的导管很短，开口在毛囊或皮肤表面。腺体的外层细胞体积小，有分裂增殖能力，新生的子细胞会形成脂滴，并向腺泡中心移动。当细胞成熟时即破溃，和脂滴一同

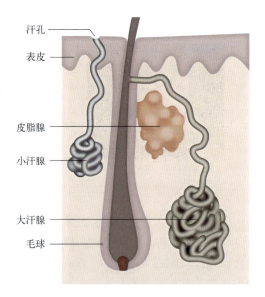

汗孔
表皮
皮脂腺
小汗腺
大汗腺
毛球

图1-7　皮脂腺和汗腺

经毛囊排出，称为皮脂。皮脂腺的分泌活动受雄激素和肾上腺皮质激素控制，青春期分泌最活跃。皮脂有柔润皮肤、保护毛发等功能，如分泌过多，腺体开口被阻塞时，则形成粉刺。老年人由于皮脂腺萎缩，皮肤和毛发变得干燥而失去光泽。

（三）汗腺

汗腺（sweat gland）根据分泌形式、分泌物性质可分为外泌汗腺和顶泌汗腺两种（图1-7）。

1. 外泌汗腺

外泌汗腺又称小汗腺，也是我们通常理解的汗腺。小汗腺遍布全身皮肤内，手掌和足底尤其多，由分泌部和导管部构成。分泌部盘曲成团，位于真皮深部或皮下组织内，腺细胞为单层柱状上皮。导管部由两层立方上皮围成，从真皮深部引向表皮蜿蜒上行，开口于皮肤表面的汗孔。腺细胞分泌的汗液中，99% 的成分是水，汗水通过蒸发作用带走身体的热量，因此，汗腺分泌是机体散热的主要方式，具有调节体温的作用。

人在高温下进行奔跑等剧烈运动时，每小时的出汗量超过 1000mL。通过汗水蒸发进行散热，能有效防止体温过高，这种高效率的散热方式是人类独具的，大多数哺乳动物主要通过大口喘气的方式进行散热降温。进化生物学家认为，人类祖先的狩猎方式之一是通过长距离追逐拖垮奔跑速度快的猎物，而人类进化产生的小汗腺则为长距离奔跑提供了重要支持。

除大量水分外，汗液中还有钾、钠、氯、乳酸盐和尿素等代谢废物，因此排汗是人体非常重要的排泄途径。保持运动的习惯，不仅能够享受挥汗如雨的畅快淋漓，而且能够激发汗腺的排泄功能，大大减轻肾脏的负担。

很多异常的出汗表现可能预示存在健康问题。中医学对此非常重视，在中医临床的问诊中，向来有"一问寒热二问汗"的要求。人体有两种常见的异常出汗表现：一种表现是"动辄汗出"——在活动并不剧烈的情况下大量出汗，称为"自汗"；另一种表现为入睡后容易出汗，称"盗汗"。中医学上，"自汗"和"盗汗"具有重要但不同的临床意义，如果经常有这些出汗异常的症状，应该及时就医咨询。

2. 顶泌汗腺

顶泌汗腺分布于腋窝、乳晕和阴部等处，又称大汗腺。大汗腺的分泌物为少量黏稠的乳状液，主要成分包括蛋白质、脂类和糖类等。其分泌物被细菌分解后会产生特别的气味，当分泌物较多、气味过浓时，可能会产生一种明显的异味——这就是所谓的"狐臭"，临床上称"臭汗症"。此外，大汗腺的分泌受性激素的影响，通常于青春期分泌活跃。

臭汗症患者通常并无功能障碍，轻者不必治疗，勤沐浴，勤换衣物，保持局部清洁干燥，就能显著减轻异味。临床上对于腋臭严重者可以通过激光或手术损毁大汗腺的方法进行治疗，但建议患者谨慎考虑这些治疗方式。

（四）指（趾）甲

指（趾）甲由多层排列紧密的角质细胞组成，露在体表外的为甲体，埋于皮肤内的为甲根。甲体下面的复层扁平上皮和真皮为甲床，甲体周围的皮肤为甲襞（图1-8）。甲根附着处的上皮细胞具有分裂增殖能力，是甲体的生长区，近甲根处新月状的淡色区域称

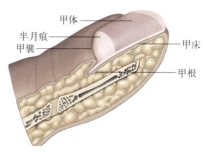

图 1-8　皮肤的附属器：指（趾）甲
（引自 Mader，2002）

为半月痕。随着甲的磨损，甲根处的上皮细胞不断增殖并向指（趾）端移动，构成新的甲体。

甲床没有汗腺和皮脂腺。指甲约每 3 个月长 1cm，趾甲约每 9 个月长 1cm。正常指（趾）甲有光泽，呈淡红色。疾病、营养状况、环境和生活习惯的改变可影响甲的颜色、形态与生长速度。动物的指（趾）甲是重要的生产工具和攻击武器，与之相比，人类的指（趾）甲在这方面的功能有所退化。

第二节　外皮系统的生理功能

皮肤并非只是身体的"容器"，与其他器官相比，皮肤的生理功能复杂多样，除了具有防御、感觉、吸收、再生、调节体温等生理功能外，还参与物质代谢和免疫反应。外皮系统在神经、体液和免疫调节作用下，与其他系统协同工作，维持机体内环境稳定，从而使机体能更好地适应外环境的各种变化。

一、皮肤的防御功能

皮肤位于体表，构成人体的重要防护性屏障，对各种机械性损伤、微生物侵袭以及物理化学性伤害具有防御作用。

（一）对机械性损伤的防护能力

表皮的角质层，柔韧而致密，能有效地防护机械性损伤。经常摩擦和受压的部位角质层增厚形成胼胝，如掌、跖部，对机械性刺激的耐受性更强。真皮部位的胶原纤维、弹力纤维和网状纤维交织如网，使皮肤具有韧性和弹性，增强了皮肤的抗拉能力。皮下脂肪具有缓冲作用，能抵抗冲击和挤压。

（二）对微生物的防御作用

皮肤表面干燥，呈弱酸性（pH5.5～7.0），不利于微生物的生长繁殖。角质层致密，角质形成细胞间通过桥粒结构形成镶嵌状排列，能防止微生物侵入。角质层的代谢脱落能清除寄居在皮肤表面的一些微生物。青春期后，皮脂腺分泌不饱和脂肪酸增多，可抑制真菌的繁殖。如果微生物入侵突破了表皮防线，真皮层的白细胞会迅速集结到感染部位进行防御。

（三）防止体液过度丢失

皮肤的多层结构、角质层的致密性和皮脂在表面形成的脂膜使皮肤具有一定的不透水性。这一特性可防止体液过度蒸发。成人 24h 内通过皮肤丢失的水分仅 240～480mL（非显性出汗）。大面积烧伤的患者由于角质层受到破坏，水分经皮肤外渗丢失量将增加 10 倍甚至更多，因此治疗中需要补充适量液体以避免体液大量丢失而出现生命危险。

（四）防紫外线作用

皮肤对光线有反射和吸收的作用。角质层细胞有反射光线和吸收波长为 180～280nm 的短波紫外线的作用，棘细胞和基底细胞可吸收波长为 320～400nm 的长波紫外线。黑色素细胞对紫外线的吸收作用最强，受紫外线照射后可产生更多的黑色素，并传递给角质形成细胞，增强皮肤对紫外线照射的防护能力。但是，如紫外线照射过多，超过皮肤的防御能力，会导致晒伤和皮肤癌。大气臭氧层能滤除太阳光中的大部分紫外线，近年来由于环境污染造成大气臭氧层变薄，皮肤癌患者的数量有逐渐增加的趋势。

（五）对化学物质的屏障作用

角质层细胞具有完整的脂质膜，细胞质富含角蛋白，且细胞间有丰富的酸性糖胺聚糖，这些结构特征使皮肤具有抗弱酸、弱碱的作用。但这种屏障能力是相对的，有些化学物质仍可通过皮肤进入体内，如皮肤长期浸泡浸渍、皮肤缺损引起糜烂或溃疡、药物外用时间较长和用量较大等均能促进化学物质的吸收，甚至引起中毒。

二、皮肤的吸收和合成功能

（一）吸收功能

皮肤虽有上述的防护功能，但还是可以透过一些物质，因此具有一定的吸收外界物质的能力。血液中氧气含量的 1%～2% 来自皮肤的扩散，少量二氧化碳和挥发性有机物也是通过皮肤排出的。通过皮肤扩散的氨基酸和类固醇是人类吸引蚊子的重要化学物质。脂溶性物质如维生素 A、维生素 D、维生素 K、性激素及大部分糖皮质激素可经毛囊、皮脂腺吸收。皮肤对油脂类物质吸收较好，对常见油脂类物质吸收的能力为羊毛脂＞凡士林＞植物油＞液状石蜡。

皮肤的吸收作用主要通过以下 3 条途径实现：①透过角质层细胞；②角质层细胞间隙和毛囊；③皮脂腺或汗孔。如果角质层甚至全表皮丧失，物质几乎可完全通过真皮，吸收更完全。

（二）合成维生素 D_3

人表皮各层的角质形成细胞中含有 7- 脱氢胆固醇，经日光中紫外线照射后可转变为维生素 D_3，这是人体获得维生素 D_3 最主要的来源。维生素 D_3 随血液循环进入肝脏和肾脏，转化为具有活性的 1,25- 二羟维生素 D_3，能促进体内钙、磷的吸收，对于骨骼的正常发育和维护具有重要作用（图 1-9）。儿童多做户外运动和通过饮食获取足量的维生素 D_3 有利于预防佝偻病等维生素 D_3 缺乏症。

$$\left.\begin{array}{l} 7\text{-脱氢胆固醇} + \text{日晒} \\ \text{动物性食物/药物} \end{array}\right\} \text{维生素}D_3 \longrightarrow \underset{(\text{肝})}{25\text{-OH-}D_3} \xrightarrow{1\alpha\text{-羟化酶}} \underset{(\text{肾})}{1,25\text{-}(OH)_2\text{-}D_3}$$

图 1-9　人体维生素 D_3 的来源及活化

三、皮肤的调节功能

（一）感觉功能

皮肤是人体最大的感觉器官，皮肤的感受器包括位于表皮和真皮的游离神经末梢、真皮乳头层的触觉小体、真皮网织层和皮下组织的环层小体等，这些感受器的作用是将不同的刺激转换成具有一定时空的动作电位，沿相应的神经纤维传入中枢，产生不同性质的感觉，如触觉、压觉、痛觉、冷觉和温觉等。指尖包含大量的触觉感受器，感觉尤为灵敏。皮肤是人类感知外界环境的重要途径，使人体能与外界进行交流，从事生产劳动。

（二）参与体温调节的功能

皮肤在体温调节中发挥着重要作用，一是作为外周感受器，向体温调节中枢传递环境温度的信息；二是作为效应器，通过物理性调节帮助维持体温的恒定。皮肤中的温度感受器分为热感受器和冷感受器，它们感知环境温度的变化，并将信息传递至下丘脑，从而引发机体的血管扩张或收缩、寒战或出汗等反应，通过促进热量的散发或吸收，确保体温保持在适宜的范围内。

体表热量的扩散方式主要包括皮肤表面的热辐射、空气对流、传导和汗液的蒸发。当体温升高时，皮肤血管舒张，更多血液被输送到皮肤表面以冷却散热，同时汗腺分泌活跃，汗液吸收身体热量，并通过蒸发达到散热效果，每蒸发 1g 水可带走 2.44kJ 热量。当处于寒冷环境中时，皮肤血管收缩，汗腺活动处于抑制状态。一旦体温低于正常，肌肉便开始持续收缩，形成寒战，以产热升高体温。

（三）免疫功能

皮肤组织内含有免疫相关细胞，如角质形成细胞、朗格汉斯细胞、淋巴细胞、肥大细胞等，这些细胞和它们分泌的多种细胞因子、免疫球蛋白和补体等组成免疫网络。皮肤为免疫活性细胞的分化、成熟提供良好的微环境，并对免疫反应起调节作用，保持 Th1 细胞与 Th2 细胞的平衡，使机体对外界异物产生适度的免疫反应，也对内部突变细胞进行免疫监视，防止肿瘤发生，以达到免疫的自稳性。因此，皮肤可以被看作是免疫系统的一个组成部分，即皮肤免疫系统（skin immune system，SIS）。

四、皮肤的再生功能

在正常情况下，表皮细胞不断死亡和脱落，又不断地由生发层（基底层和棘层）细胞增殖递补。一般小面积的损伤仅伤及表皮浅层时，由生发层细胞分裂增殖来修复愈合，不留瘢痕。而当损伤伤及真皮深部或皮下组织时，除了表皮修复外，还必须由真皮层结缔组织来修复，修复后的真皮内纤维成分增多并皱缩，而表皮较薄，故留下瘢痕。在大面积损伤时，表皮生长较慢，治疗时为了减少体液流失，预防感染，一般可从患者本人正常皮肤处切取薄层皮片，移植到伤面。移植的皮肤存活后可使伤面愈合。

五、皮肤的衰老

当衰老发生时，皮肤细胞的更新速度减慢。相对来说，表皮层厚度变化不明显，但真皮层因衰老的发生而显著变薄。且真皮乳头层的隆起变得不明显，使得表皮和真皮间的联系不再紧密，从而出现了皮肤松弛。另外，真皮层中胶原蛋白含量逐渐减少，胶原纤维变得粗糙且排列稀松；弹性纤维在真皮层的上部丢失明显，在其下部则因过度增厚而缺乏弹性。面部和手部皮下组织中的脂肪含量也随着衰老逐渐减少。皮肤松弛、真皮层纤维退化和皮下脂肪减少是导致皮肤皱纹出现的主要原因（图 1-10）。

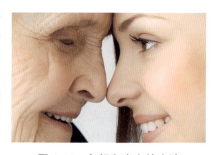

图 1-10　年轻和衰老的皮肤

此外，汗腺、毛细血管等皮肤附属器的数量也伴随着衰老而减少。其中，由于毛囊数量减少，头皮和手足的毛发变得稀疏；由于皮脂腺数量的减少，导致皮肤容易干燥并出现皲裂。

第三节　外皮系统健康促进

一、美白和防晒

关于理想肤色，很多人认为是"白里透红"。而大家都知道阳光会晒黑皮肤，因此为了追求美白，现代女性在防晒方面下了不少功夫。然而，正如常言所说的"万物生长靠太阳"，人类同样需要阳光来促进骨骼的健康发育。那么，"白里透红"真的代表健康肤色吗？究竟是晒太阳更重要，还是防晒更关键呢？

（一）健康肤色

基底细胞占到了基底层细胞的90%。基底层中另外10%的细胞，就是大名鼎鼎的黑色素细胞，简称黑素细胞（图1-2）。顾名思义，这些细胞具有产生黑色素（melanin, Me）的功能。染色后的黑素细胞可以看到细胞质内的黑色素颗粒，黑素细胞还有多个很长的突起，可以在电镜下观察到。通过这些突起，黑色素颗粒被转移到表皮各层，成为皮肤颜色的重要决定因素。研究表明，不同人种的皮肤黑素细胞数量大致相同，肤色的深浅主要取决于黑素细胞生成黑色素的能力以及黑色素颗粒的分布范围：黑种人的黑色素颗粒多而大，且分布于表皮全层；而白种人的黑色素颗粒少而小，主要分布于基底层；黄种人的情况处于二者之间，特殊之处在于黄种人表皮细胞还含有较多的胡萝卜素，从而形成了肤色中的黄色元素。黄种人表皮细胞与胡萝卜素的亲和性，是由基因决定的，属于"本色"。在其他动物中也有类似的情况，比如火烈鸟。和火烈鸟灿烂的羽毛颜色一样，我们皮肤上的这种黄色元素是种族的特征，是无法磨灭的。同样，不同人种所表现出来的皮肤颜色区别都是种族的印记（图1-11），而与是否健康无关。

说到这里，我们应该对健康肤色有个清晰的认识。一说到肤色，大家就说"白里透红"。从审美的角度，"白里透红"是一种理想状态，但用来描述健康肤色，只对了一半：就是"透红"。红，是真皮血管的颜色，能"透红"，一方面说明皮肤的血液循环畅通，血供充足；一方面说明表皮细胞新陈代谢正常，没有过多衰老死亡细胞的堆积及病变情况。除了"透红"，对于健康皮肤来说，白或者黑都不重要。对于黄种人健康肤色的专业描述是："红黄隐隐，明润含蓄"。红，是第一位的，前文已解释；黄，是种族特征，无法改变。但是无论是黄，还是红，在正常健康的肤色中都是含蓄的、隐隐约约的。太红可能是因为发热或上火，太黄可能是肝脏功能有问题，导致胆红素代谢发生障碍。而至于黑和白，则更多属于审美的标准，因此要看"各人喜好"。

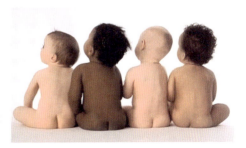

图1-11　不同人种的皮肤颜色

（二）"雀斑"是病吗？

虽然"红黄隐隐，明润含蓄"是健康肤色，很多女性还是喜欢"白里透红"，害怕晒黑，尤其讨厌灰黑色的雀斑。大家都见过长在脸上的雀斑，表现为对称分布的斑点状的色素沉着，这些色斑实际上就是表皮中黑色素集中的斑块。那么，雀斑是病吗？是否需要治疗？

在一些医学专业著作中，"雀斑"被列为"色素障碍性皮肤病"的一种，属于常染色体显性遗传病。在这里，我们引用其中的一段描述：

"本病患者常自3岁开始面部出现色素斑，随年龄增长而逐渐增多，至青春期达高峰，老年后又可减轻。损害表现为黄褐色或黄棕色斑点，圆形或椭圆形，直径一般为3～5mm，数目多少不一，对称分布。皮损多见于面部，特别是鼻梁部、颧部、颊部等处，也见于颈部、手背、前臂伸侧及肩部。少数可泛发于胸、背部。受日晒后颜色加深、数目增多，因此常于春夏季加重，秋冬季减轻。一般无自觉症状。"

也就是说，雀斑除了对皮肤的颜色有影响外，并没有造成功能上的障碍。实际上，作为一种具有遗传特点的体貌特征，类似于我们的"单眼皮和双眼皮""耳垂的大小"，这种黑色素斑块的明显与否，并无功能上的缺陷，作为疾病来看待的话，似乎有待商榷。

有的人可能了解到，医院的皮肤科也会提供针对雀斑的相关治疗，如使用一些脱色剂，使用液氮冷冻法，以及采用激光治疗的方法，以减轻色斑的表现。这就有了一个有意思的话题：没有病也需要治疗吗？其实不难发现，在现代社会中，医院不仅治病，也提供一些与健康无关，但为人所需的医疗服务，包括这里提到的雀斑治疗，以及人们会去医院接受割双眼皮及其他的美容手术。其中一些治疗因存在风险而引发争议，相关的医疗事故也并不少见。

医院提供有偿的服务，你也有选择服务的权利。但是，是药三分毒，治疗有风险。无论是为了治病，还是为了美丽，在选择和接受治疗的同时，大家应该在权衡利弊的基础上，做出明智的选择。

（三）"日晒"是一把双刃剑

生活离不开阳光，我们希望享受阳光。但我们应该知道阳光对人的身体究竟有何影响——当人体皮肤沐浴在阳光下时，既会发生一些美妙的化学反应，也可能因为光照强烈而发生损伤。所以说，"日晒"是一把双刃剑。

1. 日晒是人体获得维生素 D_3 的重要途径

骨骼的生长发育需要维生素 D_3 的参与。体内维生素 D_3 的来源有2个，一个来源是动物性食物的摄入，另一个就是通过日晒合成。表皮中的角质形成细胞含有7-脱氢胆固醇，在中波紫外线的作用下可以合成维生素 D_3。维生素 D_3 经过人体肝脏和肾脏的加工，转化为具有活性的1,25-二羟维生素 D_3 后，一方面能够刺激破骨细胞的活动，使血钙水平上升，另一方面还能促进成骨细胞的活动，促进骨盐的沉积，从而促进骨的生长。

婴幼儿早期，由于饮食限制，无法获得足够的外源性维生素 D_3，因此通过适当的日晒在体内生成维生素 D_3，以用于骨骼的生长发育，显得尤为重要。当然婴儿皮肤娇嫩，应注意日晒的时间和强度，比如选择在上午10点之前和下午4点之后去户外活动，可以避免过强的日晒损害皮肤。

2. 日晒过度造成皮肤损伤

不仅是婴幼儿，即使是成年人，过度和强烈的日晒也会造成皮肤的损伤，医学上称为日晒伤（sunburn）或日光性皮炎（solar dermatitis），常见的临床表现是在日晒后 2～6h 开始出现不同程度的皮损，至 24h 后达到高峰。

晒伤表现为日晒部位皮肤出现境界清楚的红斑、水肿，甚至出现淡黄色浆液性的水疱、大疱及糜烂，伴有瘙痒、灼痛（图 1-12）。严重者还可出现全身症状，如发热、畏寒、头痛、乏力、恶心等。轻度的红斑、水肿在 1～2 天后就逐渐消退，遗留脱屑及色素沉着，重者恢复约需 1 周甚至更长时间。

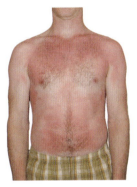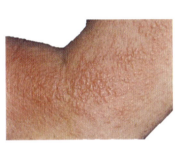

图 1-12　晒伤的表现
躯干大面积红斑（左）；手臂局部水疱（右）

晒伤的机制已经明确：超过耐受量的中波紫外线接触表皮基底层时，造成了表皮角质形成细胞的坏死，释放炎症介质如前列腺素、白细胞介素和激肽等，导致了真皮血管扩张、组织水肿，并促使黑素细胞加速合成黑色素。

除了明显的晒伤表现，近年来研究已明确，紫外线中的长波成分是导致真皮胶原纤维破坏，引起皮肤衰老、产生皱纹的重要原因。

（四）防晒利器：防晒霜

各种"防晒霜"近年来大行其道，面对市场上琳琅满目的防晒产品，究竟该如何选择？

我们购买的是防晒产品，所以"防晒功能"永远是第一位的。所有合格的防晒产品，都会在或显著、或不显眼的地方标明其防晒功能。国内普遍看到的是这样两种标注：SPF 和 PA。其中，SPF 是防晒系数（sun protection factor）的英文缩写，是防晒用品对紫外线中的中波紫外线的防护值。大家都知道 SPF 越高，防晒效果越好，当然价格也越贵。但如果我们知道 SPF 数值的含义，就可以选择合适的 SPF，而不是 SPF 数值最高和价格最贵的。

1. 认识防晒标注

SPF 是根据实验测试中皮肤的最小红斑量来确定的，"红斑"指皮肤对日晒做出的最轻微的反应。最小红斑量，就是皮肤会出现红斑的最短日晒时间，可以理解为是一个安全临界值。在不使用防晒用品的情况下，裸露皮肤的最小红斑量大约为 15min。如果在使用防晒霜后，皮肤的最小红斑量延长到了 60min，那么这种防晒霜的 SPF 就是 4。换句话说，使用了 SPF4 的防晒霜，人体在阳光下逗留的安全时间由 15min 提高到了 60min。同理，如果使用 SPF20 的防晒霜，理论上的防护时间已经达到了 5h。

另一个功能标注是 PA（protection factor of UVA，长波紫外线防护因子），表示该防晒剂对长波紫外线的防护等级，等级高低以"＋"的多少来表示，"＋"越多，表明防长波紫外线能力越强：一个"＋"表示防护能力不足 4h，"＋＋"的防护能力在 4～8h 之间，以此类推。

一款设计合理的防晒霜，其对长波紫外线和中波紫外线的阻断时间应该是匹配的。有的进口防晒产品没有 PA 的标注，但是有一个"broad spectrum"的标注，字面意思是"广谱"，这是一些欧美国家常用的规范标注，表明其具有与所标注 SPF 相当的防长波紫外线能力。

2. 认识防晒成分

相较于防护指数，防晒霜的成分更值得关注。简单说来，防晒剂的成分可以分为物理性和化学性两类。

物理性的防晒成分主要有二氧化钛、氧化锌和滑石粉等，它们通过对光线的遮挡、散射和反射等作用阻挡紫外线接触皮肤，其优点有：①防护能力强——对长波紫外线和中波紫外线都有作用；②因为通过物理作用实现防晒，所以安全、无毒，不发生化学反应，对皮肤无刺激；③即刻起效，涂抹上即发挥作用，无须等待；④原材料价格低廉，产品价格相对便宜。但是，这类防晒剂质地较为厚重，涂抹后黏腻感强，舒适度差，使肤色"泛白"的修饰也缺乏美感——这些主观上的"不适感"导致人们对纯物理成分的防晒霜的接受度不高。

化学性防晒剂的防晒成分较为复杂，表 1-1 中罗列出了常见化学成分。这类防晒剂的原理是吸收紫外线并与之发生化学反应，使紫外线转化为无害的可见光及热能并释放，从而实现防晒。因为单一化学防晒成分都有特定的吸收光谱范围，单独使用的防护范围较小，通常需组合使用，所以化学性防晒剂里通常会含有多种化学成分。由于化学性防晒剂分子会被皮肤吸收，造成皮肤过敏的概率较大，因此皮肤敏感者应慎用。

表 1-1　化学性防晒成分及其吸收光谱范围

化学成分	吸收光谱
对氨基苯甲酸	260～313nm
肉桂酸盐类	270～320nm
水杨酸类	290～315nm
二苯甲酮类	290～315nm
丁基甲氧基二苯甲酰甲烷（Parsol 1789）、甲氧基肉桂酸辛酯（Parsol MCX）	310～400nm（吸收高峰在 350nm）

和物理性防晒成分相比，化学性防晒剂的最大优点恰恰是质地轻薄不黏腻，使用后的舒适感强。人们通常是跟着感觉走的：反正都有防晒作用，根据试用后的主观感觉很容易区分两类产品使用后的舒适度。因此化学性防晒剂，或者以化学性防晒成分为主的混合性质的防晒剂成为了市场销售的主流。但选择防晒霜时应当综合考量防晒成分的功效、副作用以及个人皮肤特质，对防晒效果的不同要求，从而做出科学的、个体化的选择：①首先，要选择具有双重防护能力的产品，有 SPF 和 PA 的标注，或者"broad spectrum"标注；②不要盲目追求高 SPF 值，大部分情况下 SPF15～30 的就能满足需要；③非常介意使用舒适度的，可以考虑化学性防晒剂；④注重皮肤安全，尤其是皮肤容易过敏的人，应首选物理性防晒剂；⑤尽量选择有防水性能的产品，以减少防晒霜的丢失，即使如此，长时间户外活动的话通常仍建议每 2h 要补充使用；⑥防晒霜属于特殊场合使用的产品，不建议作为护肤品常规使用，通常也不建议购买"护肤＋防晒"二合一的产品。

当然，防晒霜主要应用于面部等皮肤裸露处。除了必须或不得不裸露的部位，完全可以通过各种形式的遮挡来达到卓越的防晒效果，衣服、草帽、墨镜等，这些防晒措施又被称为"硬防晒"，操作简单，且效果好。

（五）要晒，还是要防晒？

虽然很多人喜欢白、怕晒黑，但还是得承认：相较于"晒不黑"的人，"一晒就黑"反而是健康的表现。

1. "晒黑"的健康意义

晒太阳时，一方面，日光中的中波紫外线刺激了黑色素的生成，因此，经受较长时间的日光照射后，肤色就会变深；而另一方面，黑色素能够吸收紫外线，从而防止皮肤受到辐射损伤。基于黑色素和紫外线的这种关系，"晒黑"实际上反映了机体非常重要的一种防御机制：一晒就黑，说明黑色素细胞的防御功能正常，能为人体提供有效的防护。如果有人怎么晒都不黑，其实是非常危险的一种状况。由于基因上的变异，白色人种黑色素颗粒少而且小，在具备最浅肤色特征的同时，也因为对紫外线的抵御能力最弱，成为皮肤癌患病率最高的人种。黑色人种的抗晒能力最强，皮肤癌发生率也最低。

2. 适度日晒，科学防晒

除了能增加维生素 D_3 的合成，适当的日晒还能刺激表皮中黑色素的生成，从而提高自身的抗晒能力，对于防止晒伤也有积极的健康意义。上午 8～10 时和下午 4～7 时是适宜接受日晒的时间段，并且可以尽可能地裸露皮肤。当然这里存在的矛盾就是健康和晒黑。虽然从理论上很多人明白偏深的古铜色或小麦色是健康的肤色，但在我们国家，尤其是女性，"以白为美"仍然是主流的审美观念。所以，是选择更白一些，还是更健康一些？所谓鱼和熊掌的选择，只能大家自己权衡了。

生命不能没有阳光，"晒晒更健康"，但是也不能晒伤。所以要掌握好晒与防晒的平衡之道。一方面，要通过主动地、有计划地晒，提高自身的抗晒能力；另一方面，在特殊环境下也要科学地使用防晒产品。日晒过度可导致晒伤、皮肤老化和皮肤癌，即使在使用防晒产品的情况下，也不能有恃无恐，过度暴露。

二、谨慎"去死皮"

"去死皮"似乎已经成为爱美人士擅长的日常操作了。什么是"死皮"？该不该一去了之、一去而快？

（一）什么是"死皮"？

从表皮结构中我们知道，角质层的角质细胞，是基底层的角质形成细胞增殖分化的最后阶段：当角质形成细胞被推向皮肤表面时，细胞内的细胞器逐渐退化，同时产生大量纤维化的防水蛋白质，也就是角蛋白，从而变成扁平而坚硬的角质细胞。严格来说，角质细胞已经不是真正的细胞了，因为远离真皮血管的营养和氧气供应，它们实际上已经处于"死亡"状态：无细胞核，细胞器退化消失，仅剩下纤维化的角蛋白。最表层的角质细胞会不断脱落，就是我们所说的"皮屑"。

所以，大家所称的"死皮"，就是由5～20层死亡细胞所构成的"角质层"，是皮肤最为重要的结构之一，有着不可替代的功能。前面谈到的皮肤的机械防护和防水功能，就是角质层，也就是"死皮"的功能。而抵挡紫外线、抵御有害化学物质和微生物入侵等功能的主要承担者也是"死皮"。

（二）"去死皮"就是去角质

如前所述，角质层最表面的细胞会自然脱落，形成皮屑，人类日常的清洁卫生习惯，如洗澡、洗脸等，其实就包含了轻度的"去角质"操作，只要频率不是太高，并不会造成对角质层的破坏。

通常所说的"去角质"操作是指借助特殊物质（包括药物），明显加速角质层的自然脱落，包括物理去角质和化学去角质2类方法。其中，物理去角质，是借助外物的摩擦，如在清洗皮肤时利用盐、砂、植物果壳等磨砂颗粒加速角质层的自然脱落；而化学去角质则是利用药物（如蛋白酶、水杨酸、果酸）反应溶解角蛋白，从而促进角质层的脱落。这些物质普遍存在于被冠以"磨砂膏""去死皮膏"等名称的护理产品中。

严格说来，"去角质"是一种专业的医学操作，一般用于伴有角质过度增生的皮损的修复。若个人操作不当，可能会损坏角质层，尤其是当"去角质"成为一种"美容"的日常方法时，其负面的效应不容低估。

不存在皮肤疾病，仅仅以美化皮肤为目的的"去角质"应尤为慎重。在操作之前，应做到知己知彼，做到了解自己的皮肤状态、所选择去角质产品的成分、打算操作的时间和频次等。

（三）正确认识"去死皮"的美容效果

普通人痴迷于"去死皮"，无非是期望通过这种方式获得美容效果。除了某些商家为了宣传产品而展示的夸张虚假宣传图片外，"去角质"操作确实能够让人感觉到皮肤的变化，只是这种美容效果并非源于"生物学"层面的改善，而是单纯的"物理"作用。

"去角质"实际上是通过"打磨"皮肤的最外层，使其表面更加平整，而平整度高的表面对光线的反射增加、散射减少，从而在视觉效果上营造出"变白"和"光亮"的感觉。就像家装用的吊顶材料，同样是白色的，光面的材质往往比磨砂的显得更加白亮。因此，这种变化主要是物理层面的，而不是皮肤本质发生了改变。

然而，"去死皮"操作加速了角质层的脱落，过于频繁使用会带来负面影响，即破坏角质层。对于健康的皮肤，不建议频繁"去角质"以保持所谓的最佳状态。因为这种做法就像"涸泽而渔"，不仅不可持续，还可能因为削弱角质层的保护功能，反而加速皮肤的老化。

三、文身：是艺术也是伤痕

"文身"起源于两千多年前，甚至更早，已成为人类历史文化中的一部分。在不同的历史时期和地域，文身承载着不同的意义、象征，甚至禁忌。如今，文身作为一种个性化的表达手段，在现代社会中具有多样的功能。人们通过图案文身来装饰和美化身体，通过文字文身来纪念、激励，甚至寻求心灵的解脱。文身在一些国家的接受度非常高。在中国，越来越多的人，尤其是年轻人，也开始热衷于文身。因此，我们有必要深入了解与文身相关的健康问题。

（一）不褪色的文身

大家都知道，文身的图案会伴随一生，永不褪色，这也是它备受青睐的原因之一。那么，你知道文身为什么不会褪色吗？在了解皮肤结构后，这个问题其实并不难解释。我们可以将"文身"和"彩绘"做一个简单比较。二者都是利用颜料在皮肤上进行创作，但所涉及的深度不同：彩绘仅限于表皮，具体来说，是在表皮的角质层上进行，不会破坏皮肤的结构和功能。接受彩绘的人能感受到画笔的接触，但不会有痛觉产生。而文身针通常在电动机的驱动下高速运动，刺破皮肤并将颜料注入 1～2mm 的深度，直达真皮层，所以文身的过程是会感受到疼痛的。真皮层中的巨噬细胞会吞噬这些外来的颜料颗粒，但由于颗粒过大无法完全分解，大部分颜料颗粒就被包裹和固定在真皮组织中，因此文身能够长期存在。

（二）文身操作的安全性

文身操作本身突破了皮肤屏障、血管屏障，操作时被文身者会有显著的痛觉，所用的针具、颜料等都会和血液发生接触，这是一种非常不安全的操作，如果针具和颜料被污染的话，就可能通过文身传播疾病。安全文身操作应该类似于医学上的侵入操作：涉及的物品需要严格消毒、灭菌，一个人用过的材料，比如颜料，如果不消毒的话，不能用在下一个人身上，以防止可能造成的疾病传播。所以，基于文身的不安全性，有的国家还规定，文身者在文身一年后才可以献血。

所以，如果你非常喜欢并愿意接受文身的话，应当知晓这一风险，选择能够提供规范操作的场所，以确保健康不受威胁。

（三）清洗文身可能留下瘢痕

1. 瘢痕的产生

瘢痕是皮肤在自我修复过程中，真皮内的胶原纤维增生的结果。如果皮肤上有明显的瘢痕，一定是曾经受到了较为严重的损伤。伤口比较深、超过了真皮层以下，伤口不规则以及受到感染等因素都会造成愈合后瘢痕形成。瘢痕一旦形成，不能被完全清除，但通常除了影响美观以外，轻度的瘢痕并不会造成明显功能障碍。如果胶原纤维增生过度，隆出皮肤表面，就会形成瘢痕疙瘩；瘢痕疙瘩如果伴有疼痛和活动功能障碍，就需要进行治疗。

2. 文身和瘢痕

因为文身是深达真皮层的操作，很多原因都可能导致皮肤损伤和瘢痕形成。常见的原因包括：个人的瘢痕体质和皮肤敏感因素、技师经验不足造成过大损伤、设备问题或护理不当造成感染等。另外，通过激光或化学剥脱术等方法清洗去除文身的操作中同样有形成瘢痕的风险。

因此，从健康角度考虑，不建议未成年人接受文身；成年人在选择文身时，应知晓其中的健康威胁并选择符合卫生标准的专业机构进行，以减少不必要的健康风险。同时，文身还应与公序良俗和职业规范相符，避免产生不良影响。

四、痤疮：青春的记忆

人体内的雄激素和肾上腺皮质激素对皮脂腺的分泌活动有促进作用。在青春期阶段，这些激素水平显著升高，因此皮脂腺的分泌活动也最活跃。相反，老年人由于激素水平下降，皮脂腺萎缩，皮脂分泌不足而使皮肤和毛发变得干燥，失去光泽。但是，如果皮脂分泌过多的话，可能会阻塞皮脂腺的开口，从而形成毛囊皮脂腺的慢性炎症，临床上称为寻常痤疮（acne vulgaris），简称为痤疮（acne）。本病多见于青春期，所以俗称"青春痘"。

（一）痤疮的临床表现

激素作用可能导致皮脂腺增大、皮脂分泌增多，以及毛囊口因上皮的过度角化而变小。由于皮脂无法顺利排出，淤积在毛囊口，从而形成粉刺（comedo），闭口的粉刺形如米粒大小的半球形白色小包，即所谓的"白头"，开口的粉刺因为油脂接触空气发生氧化，形成表面的黑点，即"黑头"。毛囊内正常寄生有痤疮丙酸杆菌，该菌能分解淤积的皮脂，产生游离脂肪酸，进而刺激毛囊壁，引起炎症反应。当毛囊内容物渗入周围的真皮组织，则会引起丘疹（papule）、脓疱（pustule）、结节（nodule）和囊肿（cyst）等一系列临床表现（图1-13、图1-14），这些病变好发于面部、背部、胸部等富含皮脂腺的部位。

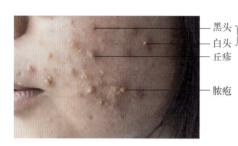

黑头
白头 }粉刺
丘疹

脓疱

图1-13　粉刺、丘疹和脓疱

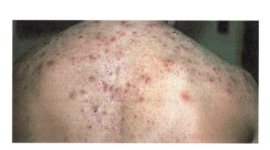

图1-14　结节和囊肿

（二）痤疮加重的原因

除了在青春期由于激素分泌旺盛导致痤疮以外，其他加重或促发痤疮的因素还有很多，比如：化妆品使用不当——长时间带妆，不卸妆，造成毛囊口堵塞；人的情绪异常和其他精神因素也会导致内分泌紊乱，引起肾上腺皮质激素等分泌增多；烟、酒及辛辣食物对皮脂腺分泌的刺激；摄入过多的糖、脂肪以及服用药物性的雄激素等。因此，痤疮也可以见于青春期以外的人群。

（三）痤疮的科学应对

统计表明，12～25岁的人群中85%有过不同程度的痤疮，大部分程度较轻，无需特殊治疗；在痤疮对个体的影响中，心理影响远远超过病理影响，例如对自我形象的担忧等。通常，导致不良后果的并非痤疮本身，而是个人的不当处理，例如用手或工具挤压粉刺、脓疱，这些操作往往会加重皮肤损伤，最终留下瘢痕。

治疗痤疮的基本原则是去脂、杀菌和消炎，通常从日常护理和药物治疗两方面进行。大部分患者通过改善日常护理即可有效缓解症状。

科学应对痤疮的措施主要包括以下几个方面。首先，应避免使用含有过多油脂和粉质的化妆品以及糖皮质激素类制剂。使用温水清洁患处，含硫黄的肥皂清洁效果较好，能够去脂并软化角质。其次，避免挤压、搔抓痤疮部位，以防皮肤损伤加剧，留下瘢痕。第三，建议少吃刺激性食物，增加新鲜蔬菜、水果等富含维生素的食物的摄入，控制脂肪和糖类的摄入，保持良好的消化功能。最后，对于严重患者，建议在医生指导下使用药物，避免自行用药。

对于少数因不当处理而遗留的严重痤疮瘢痕，可以到医院进行二氧化碳激光磨削术等修复性治疗。但需注意，瘢痕无法被完全消除，因此，预防不当处理才是最重要的。

五、美甲：从利器到焦点

指（趾）甲是许多动物有力的天然工具和武器，而人类因为越来越依赖于制造工具的使用，需要使用指（趾）甲防御或进攻的机会越来越少，指（趾）甲结构也随之退化，在进化的过程中逐渐变薄，成为了半透明的硬角质结构。人类指（趾）甲的生物学功能主要是对指（趾）尖提供保护和支持，并增强手指和脚趾末端的触觉感知能力。另外，透过甲床可以观察局部微循环的色泽变化，从而提供人体血液和循环方面的重要健康信息。除此以外，人类的指（趾）甲在很多文化中被视为美的象征，修饰指（趾）甲成为许多人日常生活的一部分，美丽的指（趾）甲图案也成为了大家目光的焦点。

（一）美甲的历史

据说最早的美甲源自中国。3000多年前，中国人就用由蛋清、花和蜜蜡组成的指甲油将指甲涂成红色。而根据考古资料和古代艺术作品，古埃及、古印度、古巴比伦等文明也拥有悠久的美甲历史。

美甲作为一种装饰手段，自古以来深受女性的喜爱。在古代文学作品中，也不乏对美甲的生动描写。唐代诗人张祜在《听筝》诗中写道，"十指纤纤玉笋红，雁行轻遏翠弦中。分明似说长城苦，水咽云寒一夜风"，描绘了美丽的指甲在弹琴时的场景。

古代染指甲的原料主要来自自然植物，比如凤仙花，也被称为指甲花，文献中有很多具体操作方法的记载，如："凤仙花红者捣碎，入明矾少许，染指甲，用片帛缠定过夜，如此三四次则其色深红，洗涤不去，直至退甲，方渐失之，回回妇人多喜此云。今俗则不特回回妇人也。"（赵翼《陔余丛考》）又如："指甲花，有黄白二色，夏月开，香似木犀，可染指甲，过于凤仙花。"（李时珍《本草纲目》）以及，"指甲花似木槿。细面正黄。多须。一花数出。甚香。粤女以其叶兼矾石少许染指甲，红艳夺目"（李调元《南越笔记》）。

除了染色，古代女性还使用装饰性的指套作为美甲工具，尤其在宫廷中，金质、银质以及景泰蓝工艺的指套广受欢迎，在影视作品中常能见到这些奢华的指甲装饰品，显示出古代女性的美甲艺术与身份地位。

（二）现代美甲材料

现代女性用于美甲的主要材料是指甲油，至今已有百年历史。一般认为最早的指甲油是Michelle Menard在受到汽车喷漆工艺的启发后发明研制的。鉴于指甲油中有害成分的影响，指甲油更新了无数次配方，目前美甲所用的指甲油大致可以分为油性、凝胶和水性3种类型。

1. 油性指甲油

油性指甲油的基础成分是硝化纤维素，经过改性后能在甲体表面形成塑料光泽膜，可以起到美甲和护甲的作用。它是过去相当长一段时间内应用最广泛的指甲油类型，主要化学组成包括成膜剂、增塑剂、溶剂和颜料等4部分，其中增塑剂和溶剂的材料均含有危害健康的成分。增塑剂中的邻苯二甲酸酯能干扰人体内分泌，有肝、肾毒性，可能增加患乳腺癌风险以及流产、胎儿畸形等的风险。溶剂中的甲苯、二甲苯、氯仿、丙酮和乙酸乙酯等有机溶剂挥发性较强，有较大毒性，长期接触有致癌可能。

这种指甲油危害性极大，已逐渐被淘汰。因为其中的有机溶剂多具有刺鼻气味，这种指甲油也容易识别。

2. 凝胶指甲油

凝胶指甲油是目前广泛使用的美甲材料，其优点在于不含有机溶剂，化学成分包括光固化树脂、稀释单体、光引发剂、颜料和增韧剂等，成分相对安全。凝胶指甲油已成为美甲店常用的产品，但在操作过程中需要注意以下几点：①虽然美甲灯的紫外线不会显著增加患皮肤癌风险，但可能加速皮肤老化，建议在操作时局部涂抹防晒用品。②洗甲水中的"丙酮"为低毒成分，对神经系统有抑制和麻醉作用，建议操作双方都要戴口罩以防止经呼吸道吸入。③在涂抹凝胶指甲油前，常需使用甲锉打磨指甲表面并去除甲缘死皮，以便指甲油能更好地附着，其中存在的健康隐患有：过度打磨可能导致甲体受损，如果操作工具未消毒，可能引发灰指甲（即甲癣，由真菌感染引起）等。此外，过度打磨角质可能导致甲沟损伤，诱发嵌甲和甲沟炎。

3. 水性指甲油

水性指甲油不含有机溶剂，是目前化学成分最安全的一类。除了其中的丙烯酸酯可能使少数人群发生过敏反应（如指甲接触到的皮肤发生红肿、瘙痒、疼痛、水疱），水性指甲油整体上较为安全，且操作简单，适合自行涂抹。它的去除也比较方便，不需要使用丙酮等有毒溶剂。主要缺点是成膜不牢固，容易脱落，无法持久保持。

（三）知己知彼，健康美甲

从健康角度来看，裸甲是最为安全的选择；从美容角度，建议健康、规范、适度地进行美甲。

在购买美甲产品的时候，应选择正规渠道购买，选择有"3 free"和"5 free"标记的产品为宜。产品首选水性指甲油，其次是凝胶指甲油。

在美甲操作中，需要注意的有：①操作工具的规范消毒；②打磨甲体和角质要适度；③更换美甲的频率不能过高；④操作环境注意通风，必要时需要戴防护口罩以及使用防紫外线产品。

六、皮肤的一般保养和维护

皮肤覆盖于人体表面，是人体的天然外衣。健康的皮肤不仅能完成复杂的生理功能，构筑起人体的第一道防线，还是人体美感的直接体现。正如著名诗人马雅可夫斯基所说："世界上没有一件衣服能比健康的皮肤、发达的肌肉更美丽。"

因此，为了保持皮肤的正常生理功能，延缓其老化过程，我们应在日常生活中注重皮肤的保养和维护，主要包括以下几个方面。

（一）保持情绪稳定，心情舒畅

俗话说"笑一笑，十年少"，这已经得到科学研究的证明。精神状态与皮肤的状况关系密切。情绪乐观、稳定，心态豁达淡然的人，自主神经中的副交感神经活动相对占据优势，从而使皮肤血管扩张，血流量增加，代谢旺盛，皮肤呈现红润、容光焕发的状态。反之，情绪容易激动、紧张，经常抑郁、忧愁和焦虑的人，其交感神经活动长期占据优势，从而使皮肤血管收缩，血流量减少，代谢下降，皮肤黯淡、灰黄、缺乏生气，衰老速度加快。因此，"不以物喜，不以己悲"，不仅是一种崇高的思想境界，也是一种有利于皮肤健康、身心健康的状态。

（二）保证充足的睡眠

有研究表明，受生物钟的影响，表皮基底细胞代谢最活跃的时间是晚上10点到凌晨2点。良好的睡眠习惯和充足的睡眠时间有助于皮肤的修复和再生。成人应保持每天6～8h的睡眠，生活不规律、经常失眠的人，往往因表皮细胞不能正常自我更新而显得肤色黯淡。

（三）饮食要多样化

通过饮食摄入的各种营养成分是维持皮肤正常代谢、保持皮肤健美所必需的物质基础，因此饮食要多样化，结构要合理。其中，蛋白质、脂肪和糖类三大营养物质是皮肤组织再生和修复的基础，若长期供应不足，可使皮肤组织退化。新鲜的蔬菜和水果富含各种维生素及微量元素，能保持大便通畅，及时清除肠道内的有毒分解物，进而起到养颜作用。维生素和微量元素的缺乏可能引起皮肤干燥、脱屑、红斑和色素沉着等问题。总之，饮食应合理搭配，做到摄入的种类多样化，粗粮和细粮均衡，多食蔬菜水果，以确保皮肤得到全面的营养。另外，水是维持细胞功能的必要成分，体内缺水时，皮肤就会干燥无弹性，并出现皱纹。正常人每日的饮水量应保持在1500～2000mL，天气炎热或高温环境下工作者应适量多补充水分。

（四）体育锻炼

经常性的体育锻炼，不管是跑步、登山、游泳，还是各种球类运动，都可以促进皮肤的血液循环，增加皮肤的废物排泄，并增强皮肤对外界环境的适应能力。另外，适当强度的体育锻炼是调节皮下脂肪处于合理水平的重要途径，从而保持身材匀称，使皮肤保持健美。

（五）科学防护

应尽量避免风、沙、冷、热等对皮肤长时间的刺激。适度日晒可使黑色素合成维持在一定水平，增强机体的防晒、抗病能力。但在长时间的户外活动中，应采取打伞、戴帽、涂抹防晒剂等措施，以免皮肤晒伤和老化加速。

面部皮肤属于皮脂溢出部位，又因为暴露于外界，容易黏附灰尘、污垢、微生物，因此要经常清洗保持清洁。清洗过程中采用按摩皮肤的方法可以促进皮肤的血液循环和新陈代谢。另外，如果选择洁面用品的话，应结合自身的皮肤类型，油性和干性皮肤应当选择不同的香皂或洗面奶等。日常可以使用具有补水和保湿作用的护肤品，但应当尽量少用化妆品。熬夜、吸烟、过量饮酒等都会加速皮肤衰老，应尽量避免。

（六）不同季节的皮肤保健特点

春季，皮肤干燥，容易对植物、花粉等过敏，应注意皮肤的保湿和防过敏。

炎热的夏季，除了注意防晒以外，因为皮脂腺、汗腺分泌旺盛，皮肤趋于油性，在皮肤保养中还应当注意增加清洁皮肤的次数，以免过多的皮脂、污垢、汗液等堵塞毛孔。夏季饮食应以清淡为宜，少吃油腻和刺激性强的食物；夏季应尽量减少化妆频率，并选择油性小或水质的化妆品，不宜化浓妆。

秋季气温渐凉，皮脂腺分泌减少，皮肤开始干燥，皱纹可明显加深。可适应天气变化，适当减少清洁皮肤的次数，选用含油质的营养型护肤品，每天进行3～5min按摩，促进血液循环，促进新陈代谢。

冬季因天气寒冷，常习惯采用热水洗脸，令人感觉舒适，但加重了皮脂的丢失，因此热水洗脸后要涂些含油质的护肤霜，或者锻炼采用冷水洗脸。因为暖气或空调的使用使室内过于干燥，可以使用加湿器增加室内湿度，以避免皮肤水分丧失过多。冬季外出时要注意保暖，减少寒冷对皮肤的刺激，经常按摩面部可以促进血液循环及新陈代谢。冬季皮肤干燥者可在晚上沐浴后全身涂搽橄榄油，手掌和脚跟较容易干裂，可以多用热水浸泡软化角质，并涂上油脂丰富的护肤品。

皮肤与机体的其他器官一样，随着年龄的增长会逐渐衰老。永葆青春虽无可能，但防止早衰却是有必要和可行的。适当的保养和维护，可以使你拥有健康的皮肤，并在一定程度上延缓皮肤衰老的速度。

最后，我们把皮肤保健的基本常识总结为一首七言打油诗"皮肤保健歌"，作为本章的结束，祝愿大家都拥有健康美丽的皮肤。

皮肤保健歌

心情舒畅肤色好，坚持锻炼脂肪少。
饮食补给要多样，杜绝烟酒夜不熬。
日晒有益亦有度，风沙久经催人老。
皮肤焕新靠睡足，补水保湿是法宝。

小结

外皮系统包括皮肤、皮下组织和皮肤的附属器。皮肤由表皮和真皮组成，表皮是皮肤的外层部分，由复层扁平上皮组成，由深至浅可以分为基底层、棘层、颗粒层、透明层和角质层。真皮位于表皮下面，可分为乳头层和网织层。皮下组织位于真皮下面，由疏松结缔组织和脂肪组织构成。皮肤的附属器包括毛发、皮脂腺、汗腺和指（趾）甲等。

皮肤的生理功能复杂多样，除了具有防御、感觉、吸收、再生、调节体温等生理功能外，还参与物质代谢和免疫反应，与其他系统共同作用，维持机体内环境稳定，并适应外环境的各种变化。

健康的皮肤是最美的。在维护皮肤健康时，应基于皮肤自身的结构和功能特点，做到科学保养。

思考题

1. 试述皮肤的结构和功能。
2. 健康的肤色具有哪些特征？
3. 从健康的角度来看，怎样权衡"晒太阳"和"防晒"？
4. 痤疮有哪些表现？如何科学应对？
5. 如何科学保养皮肤？

参考文献

［1］ Collier C N，Harper J C，Cafardi J A，et al. The prevalence of acne in adults 20 years and older［J］. J Am Acad Dermatol，2008，58（1）：56-59.

［2］ Jenkins G W，Kemnitz C，Tortora G J. Anatomy and physiology［M］. 3rd ed. New York：John Wiley & Sons，2012.

［3］ Solomon E P. Introduction to human anatomy and physiology［M］. Amsterdam：Elsevier Health Sciences，2015.

［4］ Sylvia S. Mader. 人体解剖生理学（影印版）［M］. 北京：高等教育出版社，2002.

［5］ 艾洪滨 . 人体解剖生理学［M］. 2 版 . 北京：科学出版社，2015.

［6］ 张学军 . 皮肤性病学［M］. 5 版 . 北京：人民卫生出版社，2002.

［7］ 何黎 . 美容皮肤科学［M］. 2 版 . 北京：人民卫生出版社，2011.

［8］ 沙鸥，范新民 . 组织学与胚胎学［M］. 北京：人民卫生出版社，2021.

［9］ 贲长恩 . 组织学与胚胎学［M］. 上海：上海科学技术出版社，1985.

［10］ 段相林，郭炳冉，辜清 . 人体组织学与解剖学［M］. 4 版 . 北京：高等教育出版社，2006.

［11］ Strete D. A color atlas of histology［M］. San Francisco：Benjamin Cummings，1995.

第二章 运动系统与健康

引言：生命在于运动

"生命在于运动。"——据说是 18 世纪法国思想家伏尔泰的名言，简短却富有哲理。妇孺皆知的"生命在于运动"，还经常被用来注解成语"流水不腐，户枢不蠹"，而这出自 2000 多年前的《吕氏春秋》。运动不仅仅是生理活动，更是一种生活态度和生命状态，它赋予我们活力、健康和希望，让我们在纷繁复杂的世界中找到属于自己的节奏。

运动是生命的特征。从细胞分裂、血液循环到心脏跳动，无不体现出生命的动态。晨跑时呼吸的清新空气，赛场上挥洒的汗水泪水，都让我们感受到生命的律动和激情。

运动是健康的基石。现代社会的快节奏和高压生活让许多人忽视了运动的重要性。适量的运动不仅可以增强心肺功能、促进血液循环，还能提高免疫力，预防慢性疾病。规律运动是维持理想体重和充沛精力的灵丹妙药。经常运动，我们的身体更加强壮，精神更加饱满。

运动是心灵的修行。漫步在宁静的森林中，听鸟鸣，闻花香，我们的心灵在大自然的怀抱中得到了净化和安宁。跑步时的汗水和疲惫，让我们学会了坚持和忍耐。瑜伽中的冥想和深呼吸，帮助我们找到内心的平静。运动是我们与自己对话的方式，是我们释放压力、找到自我的途径。

运动是人与人之间的纽带。在运动场上，不同年龄、不同背景的人们因为共同的兴趣爱好而聚集在一起。篮球场上的合作与竞争，跑步中的互相鼓励，都是人与人之间美好关系的体现。运动不仅让我们拥有健康的体魄，也让我们培养了团队合作、尊重对手和共同进步的精神。在这个过程中，我们收获了友谊和快乐，体验到了集体的温暖和力量。

运动是生活的艺术。无论是优雅的舞蹈、激烈的球赛，还是悠闲的散步、自由的游泳，都是对生命的赞美和歌颂。运动让我们学会了欣赏和享受生活中的每一个瞬间。它教会我们如何在紧张的节奏中找到平衡和力量，在忙碌的日常生活中释放压力，让生活更加丰富多彩。

骨骼和肌肉是运动的承载者，它们组成了人体的运动系统。人全身有 206 块骨和 600 多块骨骼肌，总重量占成人体重的 60%～70%，对于青年人，坚实的骨骼，强壮的肌肉，应当是整体健康（holistic health）的题中应有之义。深入了解人体的运动系统，一定能让你更会运动、更爱运动，更容易坚持运动。

第一节　骨骼

骨骼（skeleton）包括骨（bone）和骨连结两种形式，共同构成了人体的支架（图2-1、图2-2）。全身的骨骼支架具有维持人体形态和保护内脏器官的作用，也是人体运动的基础。

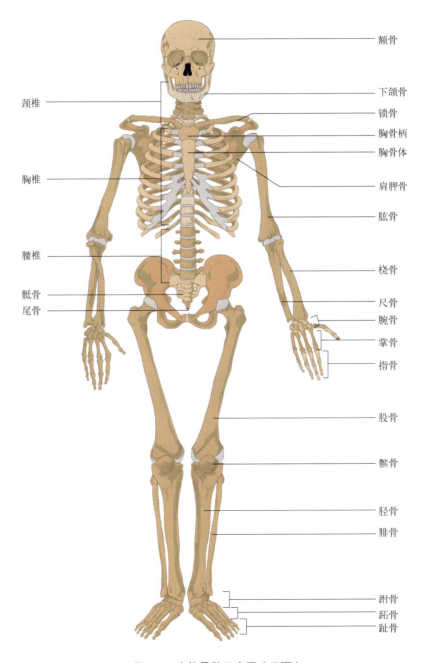

额骨

下颌骨

锁骨

胸骨柄

胸骨体

肩胛骨

肱骨

桡骨

尺骨

腕骨

掌骨

指骨

股骨

髌骨

胫骨

腓骨

跗骨

跖骨

趾骨

颈椎

胸椎

腰椎

骶骨

尾骨

图 2-1　人体骨骼示意图（正面）

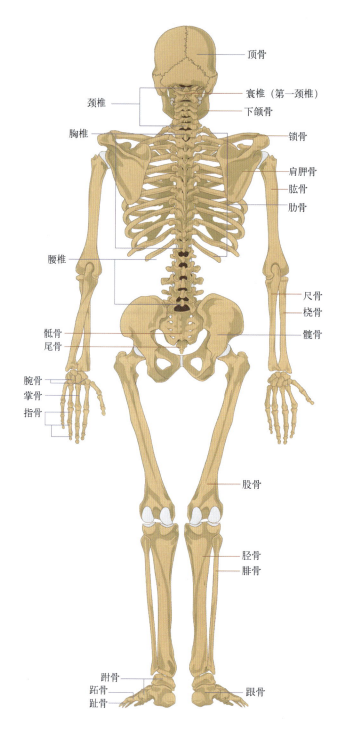

顶骨

寰椎（第一颈椎）

下颌骨

锁骨

肩胛骨

肱骨

肋骨

尺骨

桡骨

髋骨

股骨

胫骨

腓骨

跟骨

颈椎

胸椎

腰椎

骶骨

尾骨

腕骨

掌骨

指骨

跗骨

距骨

趾骨

图 2-2　人体骨骼示意图（背面）

一、骨

　　成人体内共有 206 块骨，约占体重的 20%。每一块骨在活体中都是一个具有特定功能的器官，具有特定的形态结构，且有丰富的血管和神经分布。

（一）骨的形态

全身的骨形态多样，大小不同，一般可分为长骨（如股骨）、短骨（如腕骨）、扁骨（如肩胛骨）、不规则骨（如椎骨）四类（图2-3）。骨的形态和分布与其生理功能是相适应的。

1.长骨

长骨呈长管状，两端膨大部分称为骨骺，中间部分是骨干。长骨主要分布于四肢，起到支撑身体的作用，并在运动中起杠杆作用。四肢骨中的股骨、肱骨、尺骨、桡骨和指骨等都属于长骨。

2.短骨

短骨形似立方体，主要分布于手、足等连接牢固且运动较复杂的部位。手部的腕骨和足部的跗骨为短骨。

3.扁骨

扁骨呈板状，主要构成体腔的壁结构，对腔内的器官起保护作用，如额骨、顶骨和枕骨等参与围成颅腔，胸骨和肋骨等参与围成胸腔等。

4.不规则骨

不规则骨的形状极不规则，不易用单个形态特征词进行描述，故名。人体的椎骨、蝶骨和颞骨等都是不规则骨。有些不规则骨的内部中空，又称含气骨，如上颌骨和蝶骨。

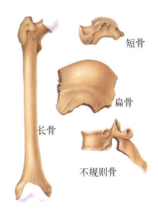

图 2-3　骨的形态
（引自 Mader，2002）

（二）骨的构造

骨由骨膜（periosteum）、骨质（bone matrix）、骨髓（bone marrow）以及神经、血管等部分构成（图2-4）。

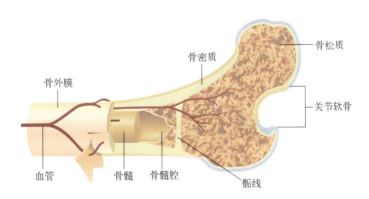

图 2-4　骨的构造（引自 Wikimedia Commons）

1.骨膜

骨膜是紧贴在骨内、外表面上的一层致密结缔组织膜。新鲜骨的表面除关节面的部分外都覆有骨膜，为骨外膜；骨髓腔内面和骨松质间隙的膜为骨内膜。骨外膜内含有丰富的血管、淋巴管和神经，对骨起营养作用。骨外膜内层及骨内膜的骨祖细胞能够为骨的生长和修复提供成骨细胞，具有造骨功能。骨祖细胞在婴幼儿生长发育期非常活跃，直接参与新骨的形成，使骨长粗；成年以后则转入相对静止状态，但保持分裂增殖能力，一旦发生骨折，骨祖细胞便加速分裂增殖，促进骨的愈合。

2. 骨质

骨质是骨的主要成分，可分为骨密质（compact bone）和骨松质（spongy bone）两种（图2-4）。骨密质坚硬，耐压性及抗扭曲性强，分布于骨的表面。骨松质由片状的骨小梁相互交织排列而成，骨小梁的排列方向与骨所承受力的方向一致，故骨松质虽然结构疏松，但也能承受较大的重量，骨松质分布于骨的内部。骨密质和骨松质的分布因骨的种类而不同，例如肱骨的骨干部分有较厚的骨密质，骨干中央的腔被称为骨髓腔。长骨两端的骨骺及短骨的表面有一层薄的骨密质，中央为骨松质。扁骨的内外表面都是骨密质，形成骨板，中央为骨松质。骨松质的进化使骨骼在保持强度的同时减轻了重量，这对人类的运动能力至关重要。

人类骨松质的进化具有重要的生物学意义。直立行走的姿势对骨骼结构提出了新的要求，多孔的骨松质结构使骨骼具有一定的弹性和抗冲击能力，尤其是在脊椎、骨盆和下肢骨骼中。这种结构不仅提供了必要的支撑力，还可分散负荷，从而减少骨骼应力集中，降低了骨折的风险。总之，进化出优化的骨松质结构使人类能够适应长时间的站立和行走，极大地扩展了活动范围和生存空间。

3. 骨髓

骨髓填充于骨髓腔和骨松质的间隙内，分为红骨髓和黄骨髓。红骨髓分布于全身骨的骨松质内，具有造血功能。成人的红骨髓主要存在于扁骨、短骨和长骨两端的骨骺的骨松质内，终生具有造血功能。胎儿和婴幼儿的骨髓全部都是红骨髓。大约从6岁开始，骨髓腔内的红骨髓逐渐被脂肪组织代替，变成乳黄色的黄骨髓，失去造血功能。但在某些病理情况下，如大量失血或贫血时，黄骨髓又可以转变为红骨髓，恢复原来的造血功能。

（三）骨的化学成分

骨的化学成分包括有机质和无机质。有机质主要是骨胶原纤维，使骨具有韧性和弹性；无机质主要是钙盐如磷酸钙、碳酸钙等，使骨具有脆性和硬度。有机质与无机质结合起来，使骨既有弹性又有很强的硬度。骨的化学成分可因年龄、营养状况等因素的影响而变化。

成年人的骨有机质约占三分之一，无机质约占三分之二。幼儿的骨有机质含量相对较多，无机质含量较少，具有韧性较大、硬度小的特点，因此可塑性较强，不易骨折，但容易弯曲或变形。所以在婴幼儿时期应让孩子养成坐、立、行的正确姿势，以免发生骨的畸形发育如脊柱侧弯等；老年人的骨无机质含量较多，有机质含量较少，具有脆性较大、弹性小的特点，容易发生骨折（表2-1）。骨的有机质和无机质含量在内、外环境的影响下会有较大变化，主要影响因素有体力劳动、摄入营养状况、体育锻炼等。

表2-1　不同年龄人群骨成分及其物理性质

人群	骨无机质含量	骨有机质含量	物理性质
成年人	2/3	1/3	弹性、硬度都适中
儿童	小于2/3	大于1/3	弹性大，硬度小→易变形
老人	大于2/3	小于1/3	弹性小，脆性大→易骨折

（四）骨的发生和生长

骨发生于中胚层的间充质，开始于胚胎的第8周，包括膜化骨和软骨化骨2种成骨过程。膜化骨是幼稚的结缔组织先增殖成结缔组织膜，膜再形成骨，如脑颅骨和面颅骨等都以此形式成骨；软骨化骨是幼稚的结缔组织先形成软骨的雏形，再由软骨改建成骨，如躯干骨和四肢骨等主要以此方式成骨。骨的生长有增长和增粗两种方式。

骨在生长发育过程中，受年龄和外界环境的影响，其成分、内部结构和形状都可能发生变化。适当的运动有助于促进骨骼的健康发育，经常参与体力劳动和体育锻炼的人，其骨质更加坚实，骨骼表面的结节和粗隆等结构也更为明显。当营养不良或患病时，特别是维生素 D_3 缺乏可导致钙的吸收不足，可能引发佝偻病，出现如"O"形腿、"X"形腿、鸡胸等异常表现。因此，生长发育期的婴幼儿应注重维生素 D_3 和钙的摄入，并进行适合年龄和体质的体育活动。对于儿童和青少年，应养成正确的坐姿和书写习惯，积极参与适当强度的体育锻炼，以促进骨骼的健康发育。

二、骨连结

骨与骨之间通过纤维结缔组织、软骨或骨相连，形成骨连结。按骨连结的不同方式，可分为直接连结和间接连结两类。

（一）直接连结

直接连结指相邻的骨之间借致密结缔组织膜、软骨或骨直接相连，其特点是连结牢固，活动幅度小，甚至不能活动。直接连结有 3 种方式（图 2-5）。第一种是通过纤维相连结，比如颅骨之间，就是依靠少量的纤维结缔组织连结在一起，并形成颅缝，在婴幼儿时期更加明显；第二种是借助软骨相连结，如脊柱的椎骨之间靠椎间盘连结在一起，椎间盘属于纤维软骨；第三种是靠少量的骨组织相连结，骨与骨之间已经完全愈合在一起，看上去如同一块骨头，比如人的髋骨，是由髂骨、耻骨和坐骨 3 块骨连结而成的，这种骨性连结没有活动的功能。颅骨之间的纤维连接在成年后完全骨化，也转变为骨性连结。

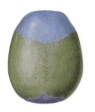

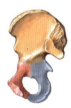

纤维连结　　　　软骨连结　　　　骨性连结

图 2-5　骨的直接连结

（二）间接连结

间接连结又称滑膜关节，简称关节（articulation），这是全身骨的最主要连结形式。关节指相邻的骨之间借结缔组织构成的囊相连，相对的骨面之间有腔隙，腔内含有少量滑液。组成关节的骨面是相对分离的，因此具有较大的活动幅度。不同形式的关节可以完成各种不同的动作。

关节形式多样，复杂程度不一。每个关节都有相似的基本结构，复杂关节还有特殊的辅助结构。

1. 关节的基本结构

关节的基本结构包括关节面、关节囊和关节腔（图 2-6）。

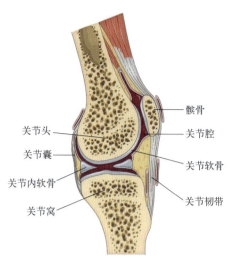

图2-6 关节的结构（髌骨侧面观）
（引自SMART）

图中标注：髌骨、关节头、关节腔、关节囊、关节软骨、关节内软骨、关节韧带、关节窝

（1）关节面　关节面（articular surface）是组成关节的骨面之间的接触面，其形状是相互适应的，一般一个为凸面，另一个为凹面，凸面一侧称关节头，凹面一侧称关节窝。关节面的表面覆盖有一层薄薄的关节软骨，属于透明软骨组织，厚2～7mm。关节软骨的存在使相对应的关节面更加贴合。另外，关节软骨光滑且具有弹性，可减轻运动时关节面之间的摩擦，缓冲运动时的震荡和冲击。

（2）关节囊　关节囊（articular capsule）是连接关节各相关骨的结缔组织囊，分为内、外两层。

外层为纤维膜（fibrous membrane），由致密结缔组织构成，富含血管、淋巴管和神经。纤维膜厚而坚韧，附着于关节面的周缘及附近的骨面上，并与骨膜相延续，是连接骨与骨、形成关节联系的重要结构，并且可以限制关节的过度运动。纤维膜的厚薄与关节的运动功能和负重大小有关：下肢关节的负重较大，关节囊的纤维膜厚而紧张，上肢各关节运动灵活，则纤维膜薄而松弛。

内层为滑膜（synovial membrane），衬贴于纤维膜内面，由疏松结缔组织构成。滑膜所产生的透明、蛋清样黏液为滑液（synovial fluid），滑液的黏稠度高，其主要成分为透明质酸，起润滑、减少摩擦的作用。

（3）关节腔　关节腔（articular cavity）是关节软骨和关节囊滑膜共同围成的密闭腔隙，关节腔内为负压，有助于维持关节的稳定性。腔内含有滑膜分泌的少量滑液。

人的关节一生中要经过亿万次摩擦，关节滑液可避免或有效减少关节活动中关节软骨间的直接摩擦，从而降低了软骨的损耗，并能提高关节的运动效能。关节缺乏滑液时会加速关节磨损，造成关节老化。

运动能够促进滑液的产生和分泌，但运动本身无疑又增加了关节摩擦的频率。所以，科学运动要结合个体差异，进行适度运动才能促进关节健康。

2. 关节的辅助结构

除了上述基本结构，有些关节还具备一些特殊的辅助结构，以增加关节的灵活性或稳定性，这些结构包括韧带（ligament）和关节内软骨（图2-7）。

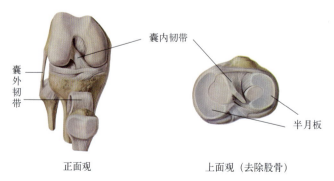

囊内韧带　囊外韧带　半月板

正面观　　　　　上面观（去除股骨）

图2-7 膝关节辅助结构

（1）韧带　韧带和关节囊的纤维膜类似，也是由规则的致密结缔组织构成，纤维膜是膜状结构，而韧带是圆束状结构。韧带可进一步加强关节的稳定性。按照位置，韧带分为位于关节囊里面的囊内韧带，以及位于关节囊外面的囊外韧带。

（2）关节内软骨　关节内软骨是存在于关节腔内的纤维软骨，根据形态分为关节盘和关节唇两种。

关节盘（articular disc）呈半月形，如膝关节内的关节盘，又称半月板。关节盘使相邻的关节接触面更加适配，能进一步减少外力对关节的冲击和震荡，增强了关节的稳定性和运动中的安全性。

关节唇（articular labrum）是附着于关节窝周缘的环形纤维软骨，肩关节和髋关节内存在关节唇。关节唇使关节窝得到加深，有助于增强关节的稳定性。

3. 关节的运动

在肌肉的牵引下，关节的运动有屈（flexion）与伸（extension）、内收（adduction）与外展（abduction）、旋内（medial rotation）与旋外（lateral rotation）以及内翻（inversion）与外翻（eversion）等多种形式（图2-8）。

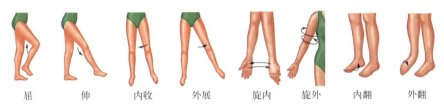

图 2-8　关节的运动形式

不同的关节具有各自的灵活性和稳定性。通常情况下，关节越灵活，其稳定性就相对越差；而稳定性较强的关节，其灵活性往往较低。相比之下，上肢关节更为灵活，而下肢关节则以稳定性见长。例如，肩关节灵活性高但稳定性较弱；相反，髋关节虽然灵活性较低，但稳定性极强。这些特性主要由各关节的结构特点所决定。

然而，关节的功能具有高度的可塑性，通过加强体育锻炼，关节的灵活性和稳定性都可以得到显著提升。经过持续、科学的训练，上肢关节也能够稳定地支撑起全身重量，而下肢的髋关节则可以更加灵活地展开（图2-9）。需要特别指出的是，这种可塑性存在于每个人的身体中，但会随着年龄的增长逐渐减弱。

强大的外力作用例如用力过猛或跌倒，可能会使关节头与关节窝失去正常位置关系，这种情况称为关节脱位或脱臼（图2-10）。脱臼时常伴随有韧带损伤和关节囊撕裂，脱臼部位通常会出现肿胀、疼痛，且失去正常的运动功能，关节脱位复位后，应特别注意固定保护。脱臼后如处理不当，容易造成习惯性脱臼。

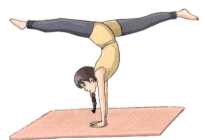

图 2-9　关节可塑性示意图

三、人体骨骼的组成及主要特征

正常成年人全身共有206块骨，这些骨通过骨连结相互结合形成骨骼。按照所在部位，它们分为颅骨、躯干骨和四肢骨（图2-1、图2-2）。

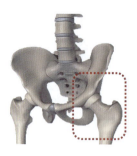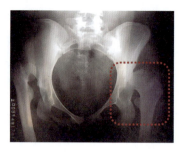

图 2-10　关节脱位

左图，正常髋关节（示意图）；右图，一侧髋关节脱位（X线检查）

（一）颅骨的特征

颅（skull）位于脊柱上方，由 23 块扁骨或不规则骨借结缔组织和软骨相互结合在一起（未计入中耳的 6 块听小骨）。颅分脑颅和面颅两部分。

1. 脑颅

脑颅位于颅的后上部，由 1 块额骨、1 块枕骨、1 块蝶骨、1 块筛骨、2 块顶骨、2 块颞骨共 8 块骨构成，它们围成颅腔，容纳和保护脑（图 2-11）。颅腔的形态基本上与脑的外部形态相适应。

2. 面颅

面颅位于颅的前下部，由 2 块上颌骨、2 块颧骨、2 块腭骨、2 块鼻骨、2 块泪骨、2 块下鼻甲骨、1 块下颌骨、1 块犁骨、1 块舌骨共 15 块骨构成，面颅骨围成眼眶、骨性鼻腔和口腔，构成面部的支架（图 2-11）。由于人在进化过程中脑越来越发达，而咀嚼功能相对退化，最终形成了现在面颅显著小于脑颅的特点。

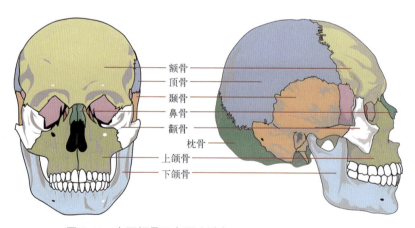

额骨
顶骨
颞骨
鼻骨
颧骨
枕骨
上颌骨
下颌骨

图 2-11　主要颅骨示意图（引自 Wikimedia Commons）

（二）脊柱的特征

脊柱（vertebral column）位于身体背部，由 26 块椎骨和骨连结组成，包括 7 块颈椎、12 块胸椎、5 块腰椎、1 块骶骨和 1 块尾骨（图 2-12）。

1. 椎骨的形态

脊柱各部分的椎骨大小、形状有所差异，但每块椎骨都有相似的基本结构，即包括椎体与椎弓两部分（图2-13）。椎弓与椎体围成椎孔。在整体上，椎孔连成椎管，容纳脊髓。由椎弓发出7个突起，即向后的棘突（在背部正中皮下可以摸到），向两侧的横突，向上、向下各有2个关节突，即上关节突和下关节突，相邻关节突构成关节突关节。椎弓与椎体相连处缩窄，称椎弓根。两个相邻椎弓根围成椎间孔，脊神经由此通过。

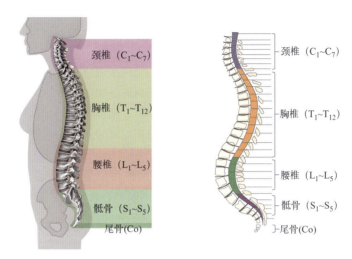

图 2-12　脊柱的组成（修改自 SMART）

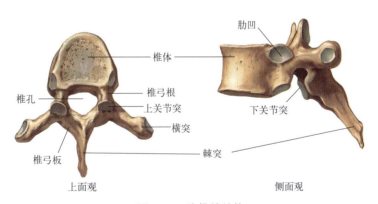

图 2-13　胸椎的结构

　　骶骨由5块骶椎融合而成（图2-1、图2-2、图2-12），略呈三角形，底朝上，接第5腰椎。骶骨前面有4对骶前孔，后面有4对骶后孔。骶骨内有纵行的骶管，构成椎管的下部，并与骶前、后孔沟通。骶管的下口为骶管裂孔。

　　尾骨位于脊柱末端，由3～4块退化的尾椎融合而成，可在体表摸到。

2. 脊柱的生理弯曲

　　相邻椎骨的椎体之间借椎间盘、椎间关节和韧带相连接，组成脊柱。脊柱是人体躯干的支架，上承头颅，下端与髋骨相连。椎体自上而下逐渐增大，与支持、负重功能相适应。

　　成年人的脊柱从侧面看有4个明显的生理弯曲（图2-12），即颈曲、胸曲、腰曲、骶曲，这是适应人类直立姿势所形成的特征。新生儿的脊柱只有简单的向背侧面的弯曲，上述生理弯曲是随着小儿的生长发育逐渐形成的（图2-14）。出生3个月左右，婴儿开始抬

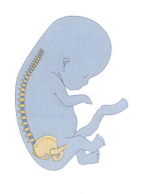
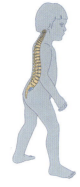

头、学坐，逐渐形成向前的颈曲；1 岁左右学习站立、走路，又逐渐形成了向前的腰曲。于是，整个脊柱就形成了向前的颈曲、腰曲和向后的胸曲、骶曲。人的生理弯曲使重心后移，从而易于保持直立姿态。这些弯曲还类似于弹簧装置，可减少走路与跳跃等运动对脑的冲击和震荡。

但是，"生理弯曲"也是一把双刃剑。它虽然使我们适应了直立行走，但也使得脊柱局部受到更大的压力，尤其是在后天形成的颈曲和腰曲的弧顶位置。所以人类的颈椎和腰椎是相对更容易发生劳损的部位，相关的健康问题很普遍。

图 2-14 出生前后脊柱生理弯曲的发展变化（引自 SMART）

3. 脊柱的运动

相邻两椎骨之间的活动非常有限。但是，脊柱是作为一个整体来运动的，所有关节运动的叠加效应非常显著，因此，脊柱整体的活动范围较大，可以完成屈、伸、侧屈、旋转、环转等不同的动作，尤其是颈椎和腰椎，活动范围相对更大。

儿童和青少年的脊柱发育时间较长，在整个生长发育时期，久坐、缺少运动或运动过度都可能造成脊柱损伤或发育畸形，如脊柱侧弯、驼背等。

（三）胸廓的特征

胸廓（thoracic cage）由胸椎（12 块）、胸骨（1 块）、肋（12 对）及其骨连结共同构成。

胸骨（sternum）自上而下可分为胸骨柄、胸骨体和剑突三部分（图 2-15）。胸骨柄与胸骨体的连接处微向前凸，称为胸骨角（sternal angle），其两侧与第 2 肋相连接。胸骨角可在体表扪及，是重要的骨性标志。

肋（rib）由肋骨（costal bone）与肋软骨（costal cartilage）构成（图 2-15）。肋的一端借骨连接与胸椎相连，而另一端，第 1～7 对肋骨通过肋软骨直接与胸骨相连，称真肋；第 8～10 对肋骨通过肋软骨与上位肋软骨相连，形成肋弓，称假肋；而第 11～12 肋不与胸骨相连，前端游离在腹壁的肌层中，称浮肋。

（四）四肢骨骼特征

四肢骨数量最多，共 126 块，包括上肢骨和下肢骨。上肢骨和下肢骨有很大的相似性，都分为肢带骨和自由肢骨 2 个部分。其中肢带骨数量

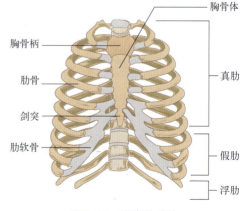

图 2-15 胸廓的结构

少，与躯干直接相连，也就是说，肢带骨连接了躯干和自由肢骨。

1. 上肢骨

上肢的肢带骨包括肩胛骨和锁骨，自由肢骨包括肱骨、桡骨、尺骨、8 块腕骨、5 块掌骨和 14 块指骨（图 2-1）。与下肢相比，上肢骨较轻、较小，关节的灵活度大。

肩关节（shoulder joint）是肱骨和肩胛骨之间的关节，两个关节面分别为肱骨头和关节盂（图 2-16），分别属于关节基本结构里的关节头和关节窝。肩关节的关节头大、关

窝浅，且关节囊较松，韧带也相对薄弱，因此灵活度很大，可以解锁各种方向的运动，如前屈、后伸、内收、外展、旋内、旋外和环转等，而且运动的幅度可以很大。但肩关节的稳定性相对不足，尤其是关节囊的前下部缺乏肌肉和韧带，关节头容易由此脱出，造成肩关节脱臼。例如小孩在被大人拉着胳膊玩耍的时候（图2-17），用力不当就容易发生肩关节脱臼。

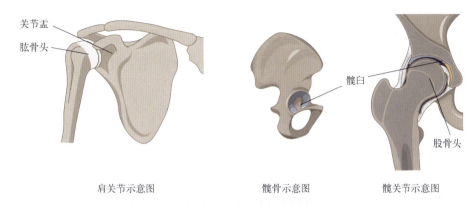

肩关节示意图　　　髋骨示意图　　　髋关节示意图

图 2-16　肩关节、髋关节比较（引自 Togo TV）

　　手部骨骼结构由腕骨、掌骨和指骨组成，其中腕骨包括 8 块较小的短骨，连接前臂与手掌，为手部的灵活性提供了支撑。人类手骨的重要功能特征之一是拇指对掌，这种独特的功能使手能够握持工具并进行精细而灵活的操作，适应各种生产劳动的需要。儿童的腕骨在 10～13 岁时才能完成骨化，因此在儿童成长发育阶段，需特别关注其书写姿势和劳动强度，以保护手部发育并避免不良习惯对手部功能造成影响。

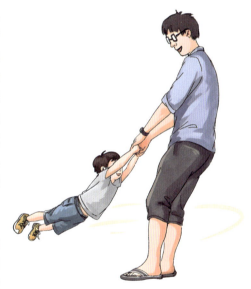

图 2-17　快乐而危险的嬉戏动作

2. 下肢骨

　　下肢的肢带骨只有髋骨 1 块，下肢的自由肢骨有股骨、髌骨、胫骨、腓骨和足骨等（图2-1）。与上肢不同，下肢骨较粗大，关节囊紧张而坚韧，关节腔小，关节牢固性强、灵活度差。

　　髋关节（hip joint）是股骨和髋骨之间的关节，两个关节面分别是股骨的股骨头和髋骨的髋臼（图2-16）。髋骨作为仅有的一块下肢带骨，实际上是由髂骨、耻骨和坐骨愈合而成的，这 3 块骨头会合处的髋臼形成髋关节很深的关节窝，还有坚韧致密的关节囊以及周围粗大的韧带和肌肉，因此关节的稳定性强，但灵活性不如肩关节，在各个方向上运动的幅度均较小。

3. 骨盆

　　两侧髋骨的耻骨部分在前正中线上借纤维软骨相连，形成耻骨联合；两侧的髂骨和骶骨分别形成骶髂关节，这就形成了一个闭合的骨盆（pelvis）结构。尾骨因为和骶骨相连，也参与骨盆的构成。

骨盆是躯干和自由下肢骨之间的连接部分，具有重力传递的作用，这一点在运动生理学上具有非常重要的意义。久坐和缺乏锻炼等原因造成的骨盆前倾（anterior pelvic tilt），是常见的姿势异常。骨盆前倾导致腰椎曲度增加、腰部承受的压力增大，容易引起腰痛和下背痛；骨盆前倾还会导致整体姿势不良，影响站立和行走时的体态。通过锻炼增加核心肌群的力量，并有意识放松腰部和髋部肌肉，有助于改善骨盆前倾。

另外，骨盆容纳并保护盆腔内的脏器，包括直肠和泌尿生殖器官等。骨盆还是重要的第二性征。男、女性骨盆在形态上有很大差异，可作为区分性别的骨性标志。男性骨盆狭窄而且较长，女性骨盆宽而且短，男性骨盆下角小于90°，女性骨盆下角大于90°（图2-18）。女性骨盆的形态特点是与分娩功能相适应的。

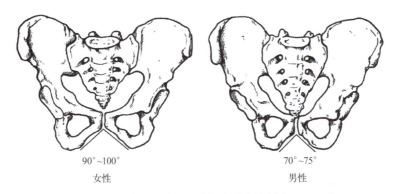

90°~100°　　　　　　　70°~75°
女性　　　　　　　　　　男性

图2-18　男性和女性骨盆特征（引自柏树令，2004）

4. 足弓

足骨、骨连结以及足底的韧带、肌腱共同构成的凸向上方的弓状结构，称为足弓（arches of the foot）。足弓可分为前后方向的内侧纵弓、外侧纵弓和内外方向的一个横弓（图2-19）。

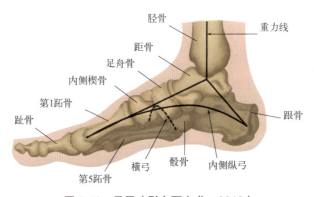

图2-19　足弓（引自丁文龙，2018）

站立时，仅有跟骨和第1、第5跖骨头着地，从而使人体重量分散在与地面接触的3个点上，增加了站立的稳定性，有利于适应较长时间的站立。另外，足弓的形态使足底的神经和血管免受压迫，从而避免疼痛和损伤。足弓还具有弹性，能缓冲行走与跳跃时对身体和脑所产生的震荡。

足弓变低或消失被称为"扁平足"。扁平足使足底的神经和血管易受压迫，且足部弹性较差，长时间站立或行走时容易疲劳，并引起足底疼痛。

第二节　骨骼肌

　　人全身共有 600 余块骨骼肌（图 2-20），约占成年人体重的 40%。骨骼肌因大部分附着于骨骼上而得名。因骨骼肌的活动受到意识支配，故又称随意肌。每块骨骼肌都由骨骼肌纤维组成，且具有一定的形态、位置和辅助结构，有丰富的血管分布，能够在神经的支配下收缩、舒张，牵拉骨骼等产生运动，属于运动系统的动力器官。

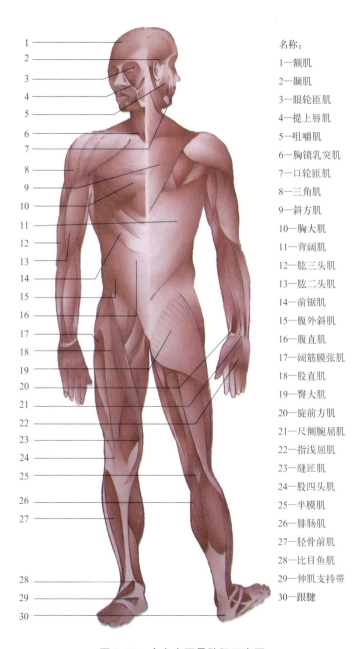

名称：

1—额肌

2—颞肌

3—眼轮匝肌

4—提上唇肌

5—咀嚼肌

6—胸锁乳突肌

7—口轮匝肌

8—三角肌

9—斜方肌

10—胸大肌

11—背阔肌

12—肱三头肌

13—肱二头肌

14—前锯肌

15—腹外斜肌

16—腹直肌

17—阔筋膜张肌

18—股直肌

19—臀大肌

20—旋前方肌

21—尺侧腕屈肌

22—指浅屈肌

23—缝匠肌

24—股四头肌

25—半膜肌

26—腓肠肌

27—胫骨前肌

28—比目鱼肌

29—伸肌支持带

30—跟腱

图 2-20　全身主要骨骼肌示意图

一、骨骼肌的构造

每块骨骼肌均包括中间的肌性部分和两端的腱性部分（图 2-21）。

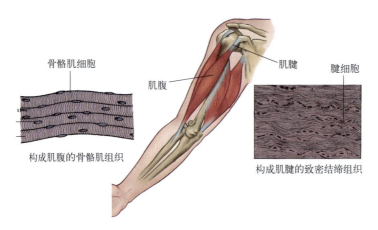

图 2-21　骨骼肌的构造

肌性部分称肌腹（muscle belly），属于骨骼肌组织，具有收缩、舒张的功能，能产生长度和张力的变化。

两端的腱性部分，主要由坚韧的致密结缔组织构成，其中根据形态，圆索状的称为肌腱（muscle tendon），薄片样的称为腱膜（aponeurosis），有时也笼统地称作肌腱。腱性部分连接在肌肉和骨表面之间，没有收缩功能，起传递力的作用。

二、骨骼肌的形态和分类

根据形态，骨骼肌大致分为长肌、短肌、扁肌和轮匝肌 4 种（图 2-22）。

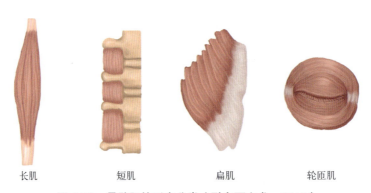

| 长肌 | 短肌 | 扁肌 | 轮匝肌 |

图 2-22　骨骼肌的形态分类（引自丁文龙，2018）

长肌呈梭形，中间部肥大，两端缩细，借索状的肌腱起止于骨上，多分布于四肢，收缩时可引起大幅度的运动。

短肌形状短小，多分布于躯干的深部，如脊柱各椎骨横突之间的肌肉。

扁肌的肌腹扁平而且宽阔，可整块收缩，其肌腱也呈扁平状，称为腱膜。扁肌分布于胸部、腹部及背部浅层，收缩时除能引起躯干运动外，还对内脏器官起到保护和支持的作用。大家熟知的胸大肌、斜方肌和背阔肌等都属于扁肌。

轮匝肌位于孔、裂的周围，如眼睛周围的眼轮匝肌和口周围的口轮匝肌。轮匝肌收缩时可关闭孔、裂。

除了按照形态分类，骨骼肌还可按照其功能分类，比如在肘关节的运动中，肱二头肌属于屈肌，而肱三头肌属于伸肌。这两块肌肉按照形态分类都属于长肌。

三、骨骼肌的起止和配布

（一）骨骼肌的起止点

骨骼肌通常跨越关节附着于两块或两块以上的骨面上。肌肉收缩时，其附着的两块骨头相互靠近而产生运动（图 2-23）。

通常把接近身体正中或四肢部靠近近侧的附着点称为起点或定点，因为这一点通常是运动中相对固定的骨端；而把另一端称为止点或动点。起止点在肌肉收缩时相互靠近，于是发生了运动的过程。在不同的活动中，肌肉的起止点可以相互转化。例如胸大肌起于胸廓，止于肱骨，收缩时使上肢向胸廓靠拢。但在做引体向上动作时，由于止于肱骨的一端被固定，胸大肌的起、止点发生易位，附着于胸廓的一端成为动点，收缩时使胸廓向上肢靠拢，从而完成引体向上的动作。

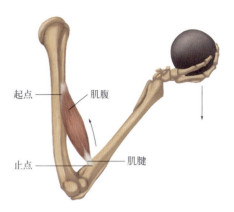

图 2-23　骨骼肌的起止点
（引自丁文龙，2018）

（二）骨骼肌的配布

大部分骨骼肌跨越关节附着于骨的表面，配布于关节运动轴的两侧，形成两群互相对抗的肌肉。如分布于冠状轴两侧的屈、伸肌群；分布于矢状轴两侧的内收、外展肌群；横行或斜行跨越垂直轴的旋内（旋前）和旋外（旋后）肌群。因此，关节周围的肌群配布取决于该关节的运动轴数量。如指间关节为单轴关节，其周围仅配布屈、伸肌群；腕关节为双轴关节，其周围配布了屈、伸肌群和内收、外展肌群；肩关节为三轴关节，其周围配布了屈、伸肌群，内收、外展肌群和旋内（旋前）、旋外（旋后）肌群。总体上关节周围的肌群配布取决于关节的运动形式，并最终适应于人的直立行走、劳动和其他活动的需要。

四、骨骼肌的辅助装置

骨骼肌的周围有保护肌肉和辅助肌肉工作的辅助装置，包括筋膜、滑膜囊和腱鞘等。

（一）筋膜

筋膜（fascia）是包裹肌肉的结构。筋膜遍布全身，分浅筋膜和深筋膜两种（图 2-24）。

1. 浅筋膜

浅筋膜（superficial fascia）就是"皮下组织（hypodermis）"，相对于皮肤而言，这里位于真皮下方，所以叫"皮下组织"。浅筋膜内的疏松结缔组织和脂肪组织，对其包绕的肌肉、血管和神经都有一定的保护作用。

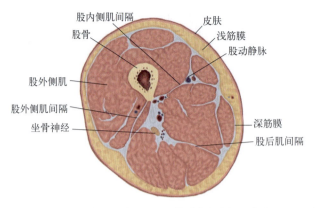

图 2-24　大腿中部水平切面（示筋膜）（引自丁文龙，2018）

2. 深筋膜

深筋膜（deep fascia）又称固有筋膜（fascia propria），由致密结缔组织构成。其直接包被体壁和四肢的肌肉、神经和血管。人体四肢的固有筋膜均特别发达，并伸入肌群之间，附着在骨膜上，形成肌间隔。固有筋膜可使肌肉免受摩擦、约束肌腱，并通过肌间隔将不同功能的肌肉或肌群分隔开来，从而保证了肌群或肌肉的单独收缩，互不干扰。

（二）滑膜囊

在关节周围，肌腱与骨面相接触的位置常形成密闭的结缔组织小囊，囊内有滑液，称作滑膜囊或滑液囊（synovial bursa）。滑膜囊可减少肌腱与骨之间的摩擦。有的滑膜囊与关节腔相通。滑膜囊发炎会对肢体局部的运动功能造成影响。

（三）腱鞘

腱鞘（tendinous sheath）是套在肌腱周围的双层鞘管，存在于腕、踝、手指和脚趾等活动性较大的部位，分为内、外两层（图 2-25）。

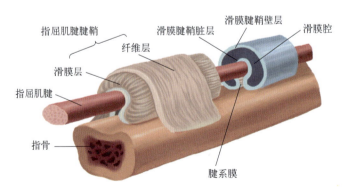

图 2-25　腱鞘示意图（引自丁文龙，2018）

1. 纤维层

腱鞘的外层是纤维层，为深筋膜增厚形成，具有约束肌腱的作用。

2. 滑膜层

腱鞘的内层为滑膜层，又分为内外两层。外层贴着纤维层，称为壁层；内层紧贴肌腱，称为脏层；内、外层之间有滑膜腔，内有滑液，在肌腱活动时可以减少相互间的摩擦。内外层在骨面的一侧相互移行，构成腱系膜，其中有供应肌腱的血管通过。

腱鞘炎是一种因过度劳损导致的腱鞘发生的无菌性炎症，表现为红肿和疼痛，常发生于手部和腕部。

五、全身骨骼肌的分布概况

全身骨骼肌包括头颈肌、躯干肌和四肢肌（图2-20）。

（一）头颈肌

1. 头肌

头肌包括面肌和咀嚼肌。

面肌（facial muscle）属于皮肌，位置浅表，大多起自颅骨的不同部位，止于面部皮肤，主要配布于口、眼、鼻等孔裂周围，收缩时可牵动面部皮肤显示喜怒哀乐的表情，故又称表情肌，包括颅顶肌、眼轮匝肌、口轮匝肌等。

咀嚼肌（masticatory muscle）包括颞肌、咬肌、翼内肌和翼外肌，均止于下颌骨，参与咀嚼运动，且能协助发声。

2. 颈肌

分为颈浅肌与颈外侧肌、颈前肌、颈深肌三群。其中，颈浅肌与颈外侧肌包括颈阔肌及胸锁乳突肌。颈阔肌（platysma）位于颈部浅筋膜中，起自胸大肌及三角肌表面的筋膜，止于口角及面部皮肤，收缩时向下牵引口角。胸锁乳突肌（sternocleidomastoid）被颈阔肌覆盖，斜列于颈部两侧。其起自胸骨柄前面和锁骨内侧段，止于颞骨乳突，单侧收缩可使头部屈向同侧，面转向对侧；两侧收缩可使头向后仰。

（二）躯干肌

躯干肌分为背部肌、胸部肌和腹肌。

1. 背部肌

背部肌分浅、深两群，浅群为扁肌，参与上肢运动，有斜方肌、背阔肌等；深群主要有竖脊肌，排列于脊柱棘突两侧，下面起于骶骨，上面止于枕骨，起着伸展脊柱及仰头的作用。

2. 胸部肌

胸部肌分胸大肌、肋间肌及膈肌。

胸大肌（pectoralis major）位于胸廓前面，收缩时使肩关节内收并旋内。

肋间肌位于肋间隙内，有内、外两层。外层叫肋间外肌（intercostales externi），收缩时使肋骨上提，胸廓扩大，协助吸气；内层叫肋间内肌（intercostales interni），收缩时使肋骨下降，胸廓缩小，协助呼气。

膈肌（diaphragm）位于胸、腹腔之间，呈伞形，凸向胸腔。收缩时膈肌下降，胸腔扩大，协助吸气。

3. 腹肌

腹肌分腹直肌和腹斜肌。腹直肌位于腹前正中线两侧，被腹直肌鞘包围。腹斜肌位于腹直肌两侧，包括外层的腹外斜肌、中层的腹内斜肌和内层的腹横肌三层，均有支持和保护腹腔内脏的作用，并参与呼吸运动。腹肌共同收缩时，可增加腹压，协助排便和分娩。

在腹外斜肌下缘处，腱膜增厚形成腹股沟韧带，韧带上方有一潜在性管道，叫作腹股沟管。在此处，男性有精索通过，女性有子宫圆韧带通过。特殊情况下，如长期腹内压增高或腹壁肌肉薄弱等，腹腔内脏器官可由此管突入阴囊，形成腹股沟疝。

（三）四肢肌

1. 上肢肌

按部位可分为肩部肌、臂部肌、前臂肌和手肌。

肩部肌位于肩关节周围，主要有三角肌，呈三角形，收缩时使肩关节外展。临床上常在此处做肌内注射。

臂部肌位于肱骨周围，主要作用于肘关节，分为前、后两群。前群是屈肌，后群是伸肌。前群主要有肱二头肌，收缩时屈肘关节。在肘窝内可摸到肱二头肌腱，在肌腱内侧可摸到肱动脉跳动，是测量血压时安放听诊器的部位。后群主要有肱三头肌，收缩时伸肘关节。

前臂肌数目较多，肌腱细长，多数跨过腕部止于指骨，又可分为前、后两群。前群肌肉的作用是屈腕，屈指，使前臂旋前；后群肌肉的作用是伸腕，伸指，使前臂旋后。它们的名称一般和作用一致，如腕屈肌、指浅屈肌、腕伸肌、指伸肌等。

手部肌肉多位于手掌，分外侧、中间、内侧三群。外侧群在手掌形成肌性隆起，叫鱼际，收缩时运动拇指，并可做拇指对掌运动，为人类所特有；内侧群形成的肌性隆起称小鱼际，收缩时运动小指。

2. 下肢肌

下肢肌与支持体重和行走相适应，强大有力，分为髋部肌、大腿肌、小腿肌和足肌。

髋部肌有前、后两群。前群主要是髂腰肌，起屈髋关节作用；后群主要是臀大肌，位于臀部浅层，肥厚有力，收缩时，起伸髋关节作用，能防止躯干前倾，是维持人体直立的重要肌肉。此肌的外上 1/4 处可供临床上进行肌内注射。

大腿肌分前、后、内三群。前群位于股骨前方，主要有缝匠肌和股四头肌。缝匠肌斜过大腿前面，能屈髋关节，屈膝关节；股四头肌是全身最大的肌，由股直肌、股内侧肌、股外侧肌和股中间肌四个头组成。四个头的下端形成 1 个肌腱，包绕髌骨的前面和两侧，往下续为髌韧带，止于胫骨粗隆。股四头肌是膝关节强有力的伸肌，股直肌还可以屈髋关节。后群肌位于股骨后方，作用是伸髋关节，屈膝关节。内群肌位于股骨内侧，作用是使髋关节内收。

小腿肌分前、后、外三群。前群肌位于小腿前面，胫、腓骨之间，其作用是伸踝关节（足背屈），伸趾和足内翻。后群肌位于小腿后方，又分浅、深两层。浅层肌肉发达，叫小腿三头肌，构成膨隆的小腿肚；下端形成跟腱止于跟骨，收缩使跟骨上提。深层有踇长屈肌、趾长屈肌及胫骨后肌，均经内踝后方至足底，有使足内翻和屈踝关节（跖屈）的作用。外侧肌群位于腓骨外侧表面，可使足外翻和屈踝关节。

足肌分为足底肌和足背肌，足背肌较为薄弱，足底肌的主要作用在于维持足弓。

人类骨骼肌的分布与其功能相适应，具体可以总结如下：为了适应直立的姿势，保持稳定，人体的背部肌肉发达、下肢肌肉粗壮；为了适应上肢的精细运动，上肢的屈肌发达、运动手指的肌肉分化程度高；为了适应情感和言语表达，人的面部表情肌要比动物发达得多。

第三节　科学运动基础

人的外形之美，不仅表现在肤白貌美，更体现在体格方面。发达的肌肉，坚实的骨骼就是一种体格之美，健康之美。

通过体育锻炼，可以促进全身的新陈代谢，加速血液循环，使骨骼和骨骼肌得到更多的营养。青年人经常参加体育锻炼，会使肌肉纤维变粗，肌肉重量增加。锻炼还可以促进骨骼的生长发育，加速骨的钙化，使骨更加粗壮坚实。锻炼还能促进韧带的发育，增加关节的牢固性和灵活性。因此，坚持参与适度的体育锻炼，可以使人变得健康美丽。

动亦有道。缺乏运动、过度运动、不科学的运动以及自然衰老都会对人体的运动系统造成损伤或引发疾病，了解其发生原理并防患于未然，有助于促进运动系统和人体整体的健康。

一、锻炼的重要性

（一）运动是治愈一切的良药

如果有一种"神药"，不仅可以让你精力旺盛，还能帮助你控制体重，减轻压力，感觉更好，降低患心脏病、癌症和糖尿病的风险，你会感兴趣吗？这种"神药"就是规律运动（regular physical activity），迄今为止已经有大量的研究证实了这一点，在此为你介绍其中影响深远的"斯坦福跑者研究"。

这是一项由 Eliza F. Chakravarty 等人开展的持续了 22 年的前瞻性调查研究（1984—2005），研究成果最终发表在 2008 年的 *Archives of Internal Medicine* 杂志中。研究从 1984 年起，选择了 2 组人群，一组是 500 多名业余跑步俱乐部的成员，一组是 400 多名缺乏运动的健康人士。被试者的年龄都在 50 岁以上，研究者耐心跟踪记录了每个人的身体活动习惯，每年完成一份身体功能退化调查表，测量步行、穿衣和日常活动等身体功能——由此可以计算整体的功能退化；研究者还记录了每一年被试者的死亡情况及死因。持续 22 年的调查结果（图 2-26）表明：①跑步者在老年时期的残疾发生率显著低于对照组，这意味着跑步者在晚年生活中能够保持更好的自理能力和活动能力；②经常跑步者的总体死亡率也低于对照组，这表明跑步可能对延长寿命有积极影响；③具体的死亡原因比较，死于心脏病的人数中，"久坐者"是"跑步者"的 2 倍以上，死于癌症的人数中，"久坐者"是"跑步者"的近 2 倍，死于神经系统疾病的人数中，"久坐者"是"跑步者"的 3 倍以上，死于肺炎的人数中，"久坐者"是"跑步者"的 10 倍以上。

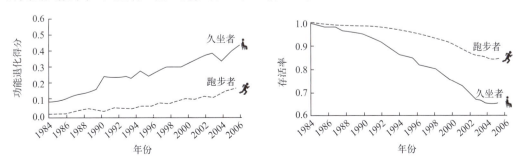

图 2-26　"斯坦福跑者研究"中部分研究数据（引自 Chakravarty，et al.，2008）

"斯坦福跑者研究"的结论是：跑步降低了各种慢性疾病的发病率，延长了跑步者的寿命；跑步者的身体年龄比实际年龄年轻 15 岁左右。运动对健康跨度（生命质量）的影响远高于对生命跨度（寿命）的影响。

规律运动也许是最便宜的"健康良药"，要想拥有健康的生活，体育锻炼必不可少。

（二）缺乏运动已成为时代特征

虽然人的身体结构是为运动而"设计"的，但现在很少有职业能提供或需要足够的运动来让身体保持健康。以家庭主妇、上班族和学生为例，他们的生活繁忙而紧张，一天结束时可能会感到疲惫，但仍然缺少对强健肌肉、刺激心肺或产生训练效果至关重要的体育运动。这导致了与不活跃生活方式相关的运动不足性疾病（hypokinetic diseases）的流行，如肥胖、冠心病、癌症、骨质疏松症和糖尿病等。"慢慢来"和"多休息"被错误地认为是人进入老年阶段后的普遍活动原则，这可能是老年人身体越来越虚弱、身体衰退加速的原因。Cooper 有氧运动研究所的流行病学家 Steven Blair 表示，久坐和缺乏运动的生活方式与吸烟、肥胖和高血压一样，都是各种慢性疾病的风险因素，但缺少运动的情况更为普遍，每年全球约有 400 万人的过早死亡可归因于缺乏运动。

运动不足也是我国居民普遍存在的现象。2012 年发布的《"健康中国 2020"战略研究报告》显示，18 岁以上居民中有 83.8% 的人从不锻炼身体，经常锻炼者仅占 11.9%，其中运动积极性最高的是 60～69 岁的中老年人。2021 年国家体育总局发布的《全民健身活动状况调查公报》显示，全国经常锻炼的人数占比已提升为 37.2%，但运动积极性较高的仍然以老年群体为主。

缺少活动也导致了我国的肥胖问题。《中国居民营养与慢性病状况报告（2020 年）》显示，我国成年居民超重和肥胖率超过了 50%，6 岁以下的儿童超重和肥胖率达到 10%，6～17 岁人群超重和肥胖率接近 20%。摄入过多的热量和没有得到足够的锻炼是超重和肥胖的罪魁祸首，而大量节省劳动力的设备（labor-saving device），如遥控器、计算机和扫地机器人等的不断升级换代，使问题更加复杂化。

根据世界卫生组织（World Health Organization，WHO）2019 年发布的首个关于全球青少年运动趋势的研究报告，全球约 81% 的青少年没有达到 WHO "每天至少运动 1 小时"的建议标准，其中的运动包括走路、玩耍、骑自行车或参加集体运动项目等具体形式。调查发现，现在孩子们的休闲时间通常被看电视、网络和电子游戏等占据；即使是学校的体育课上，也没有让学生充分开展运动，有的学生只是坐着、站着或者是观摩，就消耗了体育课的大部分时间。童年是养成终身体育活动习惯的最佳时机，而将锻炼融入我们的生活以获得最佳的健康和幸福比以往任何时候都更重要，因此要高度重视学校体育工作，让学生在最初的教育阶段养成体育锻炼的习惯，学会体育锻炼的技能。

对于当下的很多年轻人来说，运动量在青春期急剧下降，许多大学生甚至表现出了运动不足性疾病的早期症状。如果你因为甜点、快餐等导致体重慢慢增加而担心，一个好的健身计划则有望扭转这一趋势。如果日常的工作学习让你感到疲惫，坚持每周 3～5 次的规律锻炼正是赶走疲倦、保持精力充沛的良方。要想促进体适能的发展和提高，只是坐在课堂上、看视频和在校园里散步这样的日常活动完全不够，必须要有计划地完成有一定强度的日常规律性体育锻炼。"用进废退"的原则在通过体育锻炼实现身心健康的过程中得到了充分的体现。

二、运动的基本能量系统

说到"能量",大家最熟悉的一定是腺苷三磷酸(adenosine triphosphate,ATP),作为细胞的"能量货币",ATP 广泛存在于所有生物体内,并在能量转移中扮演中心角色。

ATP 由一个腺苷分子和三个磷酸基团组成,腺苷由腺嘌呤(adenine)和核糖(ribose)构成(图 2-27)。三磷酸基团连接在核糖的一端,其中末端的两个高能磷酸键是能量储存的主要形式。当 ATP 水解成腺苷二磷酸(adenosine diphosphate,ADP)和无机磷酸(Pi)时,高能磷酸键断裂会释放出能量,供细胞使用。这种能量被用于驱动各种生理过程,如肌肉收缩、蛋白质合成和细胞分裂等。

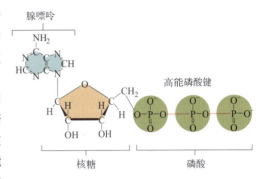

图 2-27　腺苷三磷酸化学结构式

作为一种高能磷酸化合物,虽然 1mol ATP 水解能释放出可观的 30 多 kJ 的能量,但是人体内储存的 ATP 极少,全身大约只有 0.1mol。举一个极端的例子,当肌细胞处于最大功率输出状态下,比如冲刺跑时,运动肌肉中的 ATP 不到 2s 即耗尽。所以在消耗 ATP 的同时,必须有重新合成 ATP 的路径,以保证细胞内 ATP 水平。这些能够或快或慢地补充被消耗 ATP 的过程,就构成了运动的基本能量系统(表 2-2)。

表 2-2　运动的基本能量系统

项目	磷酸原系统(ATP-PC 系统)	糖酵解系统	有氧氧化系统
代谢方式	无氧	无氧	有氧
供能速度	十分迅速	迅速	慢
能源	PC	肌糖原	肌糖原,脂肪酸
ATP 生成量	很少	有限	很多
局限性	肌肉中储量少	副产品乳酸可导致肌肉疲劳	供能慢
用途	短时间高功率运动,如短跑	主要用于 1~3min 的运动	主要用于耐力或长时间运动

(一)磷酸原系统

磷酸肌酸(phosphocreatine,PC)是肌细胞和脑组织中的另一种高能磷酸化合物,其浓度高于 ATP 4~6 倍,在肌酸激酶(creatine kinase,CK)的作用下,PC 分解释放能量供给 ADP 重新合成 ATP,从而维持 ATP 的浓度(图 2-28)。

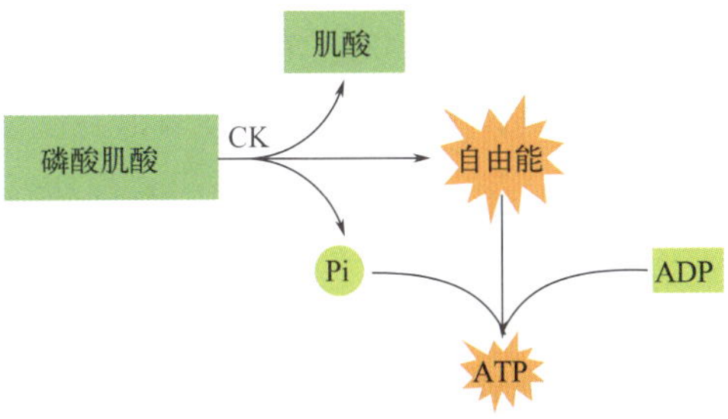

这也是一个可逆的反应过程,当人体处于安静状态下时,细胞内多余的 ATP 和肌酸结合生成 PC;而在运动状态下,PC 在肌酸激酶作用下和 ADP 生成 ATP,以提供能量。所以这个供能系统也被称为 ATP-PC 系统。PC 是体内 ATP 的储存库。如果说 ATP 是你的钱包,PC 就是你家里放钱的抽屉。显然,就像抽屉也不能

图 2-28　ATP-PC 系统

放太多现金一样，细胞内的 PC 储备同样有限，在大功率输出状态下，比如全力奔跑时，不到 2s 就会将运动肌细胞内储存的 ATP 消耗殆尽，大约 10s 会消耗运动肌细胞内储存的 60% 的 PC，大约 30s 将彻底耗尽细胞内的 PC。

显然 30s 不是我们运动的极限。因为在 PC 耗尽之前，肌肉又相继开启了补充 ATP 的另外 2 个供能路径：无氧糖酵解和有氧氧化。

（二）糖酵解系统

糖酵解（glycolysis）系统是指糖原或葡萄糖在细胞质中无氧分解生成乳酸合成 ATP 的能量系统。虽然有氧氧化系统能持续提供 ATP，但其启动速度明显慢于无氧糖酵解系统。因此，当我们需要在运动中尽力维持最快速度时，例如在 400 米跑的中后阶段，无氧糖酵解就成为主要的能量来源。换句话说，此时无氧糖酵解提供的能量比有氧氧化更多。

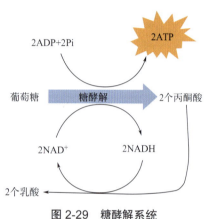

图 2-29　糖酵解系统
NAD—烟酰胺腺嘌呤二核苷酸；
NADH—还原型烟酰胺腺嘌呤二核苷酸

无氧呼吸的初始过程与有氧呼吸相同。但是大量堆积的丙酮酸无法进入到线粒体内继续分解，而是继续在细胞质中被酶转化为乳酸。在糖酵解过程中，酶将葡萄糖分子迅速一分为二，糖分子的化学键释放出少量能量，其中约 1/3 可用于合成 ATP（图 2-29）。

所以，这一系统供能的特点是：供能总量比磷酸原系统多，输出功率次之，维持供能的时间比磷酸原系统长，不需要氧气；但是糖酵解过程中产生大量乳酸，这也是大家跑完 100 米后大腿肌肉会酸痛的原因。糖酵解供能的意义是在供氧不足时仍能维持较长时间的快速供能。

但显然，这种形式的供能时间仍然相对有限，400 米的最后阶段糖酵解供能已是强弩之末，所以速度会再次明显下降，在到达终点时会觉得自己能量已经完全耗尽。但如果此时没有速度要求的话，即继续以较慢的速度跑步，机体仍然可以维持相当长时间的运动，这是因为第 3 个能量系统仍在继续维持对 ATP 的补充，而且逐渐成为最主要的供能系统。

（三）有氧氧化系统

有氧氧化系统是指糖、脂肪和蛋白质这三大营养物质（主要是糖和脂肪）在细胞内被完全氧化为水和二氧化碳合成 ATP 的能量系统（图 2-30）。

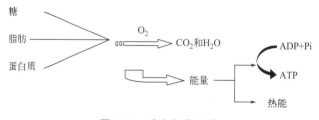

图 2-30　有氧氧化系统

在这三种营养物质中，蛋白质仅在长期饥饿或极度体力消耗的特殊情况下参与分解供能；糖是最基本的供能物质，可以通过有氧氧化和无氧酵解两种方式供能，其供能比例超过 70%；脂肪是重要的储能和供能物质，单位质量的脂肪氧化时释放的能量多于糖类（表2-3），在短期饥饿和有氧运动时，脂肪成为重要的供能物质。

表 2-3   三大营养物质代谢数据对比

营养物质	物理热价/(kJ/g)	生物热价/(kJ/g)	O_2 消耗量/(L/g)	CO_2 产量/(L/g)	呼吸商（CO_2/O_2）	氧热价/(kJ/L)
糖	17.2	17.2	0.83	0.83	1.00	20.9
脂肪	39.7	39.7	2.03	1.43	0.71	19.6
蛋白质	23.4	18.0	0.95	0.76	0.80	18.8

糖和脂肪的有氧代谢通过共同途径——三羧酸循环（TAC）进行，该循环与磷酸化过程偶联，是能量产生的主要环节。由于糖和脂肪分解过程中能量的释放是逐步进行的，因此能量输出功率较低。然而，人体内糖和脂肪的储量丰富，并且有氧供能过程中不产生乳酸，因此有氧氧化系统能够持续提供能量，是长时间耐力运动中占主导地位的能量系统。

根据糖和脂肪的生物热价，同等质量的脂肪分解产生的热量是糖的 2 倍以上，因此脂肪是更为理想的储能物质，即使在正常体重的人群中，主要的储能物质也是脂肪。然而，脂肪的分解和燃烧需要更多步骤和时间，因此糖氧化的能量输出功率高于脂肪。在以有氧氧化供能为主的运动中，随着运动强度的增加，糖氧化供能的比例增大；而随着运动时间的延长，脂肪氧化供能的比例则逐渐增加（图 2-31）。因此，如果运动的目的是希望促进脂肪分解（如减肥），则应保持较低的运动强度和较长的运动时间以达到更好的效果。

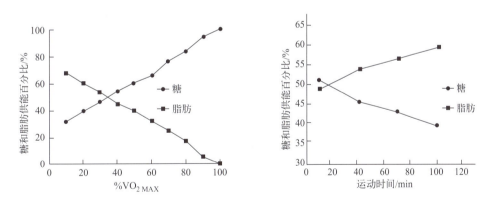

图 2-31   糖和脂肪供能与运动强度（左图）、运动时间（右图）的关系

（四）能量连续统一体

如上所述，运动的基本能量系统有各自不同的特点（表 2-2），需要明确的是，这三大能量系统在运动中是统一且连续协作的（图 2-32），磷酸原系统能够快速补给 ATP，为糖酵解和有氧氧化供能提供了必要的能量缓冲。在具体的运动过程中，糖酵解和有氧氧化供能的比例会有所不同，但实际上并不存在绝对的有氧氧化供能和无氧氧化供能运动。所谓的有氧运动，是指以有氧氧化为主要供能方式的运动形式；而无氧运动，则主要依赖于糖酵解供能。

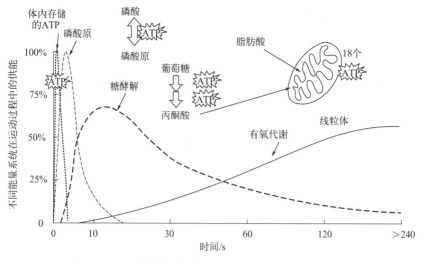

图 2-32　能量连续统一体（引自 Lieberman，2020）

同样，不同形式的运动侧重于发展不同的供能能力。例如，短跑冲刺训练主要提高无氧氧化系统（磷酸原系统和糖酵解）的供能能力；而长跑等耐力运动则有助于增强有氧氧化系统的供能能力。这些训练方式通过针对性地刺激相应的能量系统，可提升运动员在特定运动中的表现与适应能力。

三、体适能

体适能（physical fitness）是指在应付日常工作之余，身体不会感到过度疲倦，还有余力去享受休闲及应对突发事件的能力，包括健康体适能和技能体适能。

生命是一个动态的波动状态。连续的生命过程中，既有健康（health）和健康的巅峰状态——康宁（wellness），也有健康欠佳和严重的疾病状态，是经常处于动态变化中而非绝对静止状态的（图 2-33）。个人有决心并通过规律的健身活动提高体适能，是健康和康宁的基石。

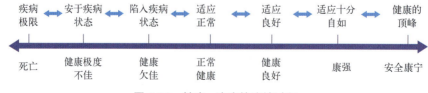

图 2-33　健康 - 疾病的连续过程

（一）健康体适能

健康体适能与个体进行日常活动和工作的能力直接相关，受规律性身体活动的影响，是促进健康、预防疾病并提升工作效率的身体要素。健康体适能主要指与身体健康状态密切相关的体能水平，包括心肺耐力、肌肉力量、肌肉耐力、柔韧性和身体成分五大要素。

1. 心肺耐力

心肺耐力（cardiorespiratory endurance，CRE）指循环和呼吸系统在剧烈体育活动中向工作肌肉输送氧气和必需营养物质并清除废物的能力。循环和呼吸系统的有效运作是生命的重要保障，尤其在高强度活动中，良好的心肺耐力显得尤为关键。心肺功能越强，走路、跑步、学习和工作都会更加轻松，并能够长时间持续进行各种活动。

2. 肌肉力量

肌肉力量（muscular strength）是指单块肌肉或肌群在一次用尽全力时克服阻力的能力。几乎所有的身体活动都需要肌肉力量的参与，如搬家具和举起重物。在网球、跑步、跳跃和投掷等运动中，肌肉力量更是至关重要。强壮的肌肉有助于预防关节扭伤、缓解肌肉疼痛并减少身体疲劳。重量训练（weight training）是增强肌肉力量的最佳方法。然而，需要注意的是，锻炼时应平衡各肌群的发展，避免只强调某一肌群而忽视其他肌群，否则可能会影响身体的结构和形态。

3. 肌肉耐力

肌肉耐力（muscular endurance）是指单块肌肉或肌群反复施力以抵抗阻力或维持肌肉收缩的能力。肌肉耐力的特点是能够长时间维持低强度的活动，如重复进行俯卧撑或仰卧起坐。日常活动如家务劳动、庭院作业和休闲运动等也需要肌肉耐力的支持。

随着年龄的增长和活动水平的降低，肌肉力量和耐力往往会逐渐下降，甚至影响日常生活。通过抗阻训练（resistance training），可以有效保持肌肉的健康和功能。

4. 柔韧性

柔韧性（flexibility）是指身体各关节的活动范围，以及跨过关节的肌肉、肌腱、韧带、皮肤和其他组织的弹性与伸展能力。良好的柔韧性对提高身体活动水平、预防肌肉紧张和保持良好体态具有重要作用，并有助于防止肌肉拉伤。一般来说，女性的柔韧性通常比男性更好。柔韧性可以通过经常性的拉伸训练（stretching training）来改善。

5. 身体成分

人体总重量主要由肌肉、骨骼和脂肪等组织构成。其中，肌肉和骨骼等组成无脂肪体重，又称瘦体重（lean body mass）。身体成分（body composition）是指身体中脂肪重量与瘦体重的比例，通常用于衡量肥胖程度。脂肪过多不仅不健康，还会在活动时消耗更多能量，加重心肺负担，并增加患心脏病和高血压的风险。体育锻炼是控制脂肪的重要方法，为了维持适宜的体内脂肪比例，必须注意能量摄入与消耗的平衡。

（二）技能体适能

技能体适能是指在各种运动竞技中成功执行动作的身体素质，包括速度、爆发力、灵敏性、平衡性、协调性等。这些素质并非每个健康人都具备，受遗传因素的影响较大，但后天的训练和习得同样至关重要。具备这些技能不仅能更容易完成高水平的技术动作，还能在体育运动中获得更多乐趣。

1. 速度

速度（speed）是指快速移动的能力，即在最短时间内移动一定距离的能力。在许多竞技运动项目中，速度对个人取得优异成绩至关重要。在日常生活和工作中，速度则表现为变速的能力，如迅速变换体位、躲避危险等。

2. 爆发力

爆发力（power）是指在短时间内克服阻力的能力，是个体力量大小的体现。许多竞技运动项目，如举重、投铅球、掷标枪等，均能体现个体的爆发力。在日常生活和工作中，爆发力同样是必不可少的能力。

3. 灵敏性

灵敏性（agility）是指在活动过程中，快速且准确地改变身体移动方向的能力。灵敏性在很大程度上依赖于神经肌肉的协调性和反应时间，可以通过提高这两方面的能力来改善人的灵敏性。神经肌肉协调性主要是指视觉、听觉和平衡觉与动作技能相结合的能力。

4. 平衡性

平衡性（balance）是指在运动或静止站立时保持身体稳定的能力。滑冰、滑雪、体操和舞蹈等运动有助于提高平衡性。此外，闭目单足站立练习也具有显著效果。

（三）代谢性体适能

代谢性体适能主要包括血糖、血脂、胰岛素水平和骨密度等生化指标，直接与许多慢性疾病的发生和发展相关，也与运动锻炼的效果密切相关。代谢性体适能反映的是机体的功能状态，通过运动可以降低血脂、控制血糖、提高骨密度，从而增强机体的代谢性体适能，减少因运动不足引起的各种疾病的发生，并对整体体适能水平产生积极影响。

四、锻炼三部曲

锻炼的方法和形式五花八门，每个人总能找到自己喜爱的运动方式。无论进行哪种运动，有效而安全的锻炼过程一般都包括准备活动、主要锻炼和放松三个部分。

（一）准备活动

准备活动（warm-up）是锻炼的重要开始部分。在准备活动过程中，身体会发生两个重要的生理变化：一是肌肉的内部温度升高，可增强肌肉的弹性；二是心率和呼吸增加，可为运动中的肌肉提供更充足的血液和氧气。准备活动可以让身体和心理为即将开始的训练做好准备，并减少运动损伤的风险。

1. 准备活动时长

准备活动通常持续5～15min，但具体时间应根据个人身体状况而定。在寒冷的天气或当你感觉身体僵硬时，可能需要更长的准备活动时间；而在温暖的环境中或当你感觉精力充沛时，准备活动时间可以适当缩短。判断准备活动是否充分的简单方法之一是关注自己的感觉：你是否已经准备好剧烈运动？如果仍感到僵硬和迟钝，可能需要延长准备活动时间。另外，轻微出汗是深层肌肉温度升高的良好迹象，表明准备活动已经充分。

2. 准备活动程序

一般准备活动包括三项活动：轻度有氧运动，拉伸练习和特定任务活动。

① 轻度有氧运动：进行5～10min的轻度有氧运动，如慢跑、快步走或骑自行车，这可以帮助逐步提高心率和血流量，使身体为更高强度的锻炼做好准备。

② 拉伸练习：包括温和的静态拉伸和简单的动态拉伸。静态拉伸可以增加肌肉和关节的灵活性和柔韧性，为运动做好准备。动态拉伸动作，如高抬腿、开合跳、侧向跨步等，可以进一步提高心率和体温。

③ 特定任务活动：根据即将进行的锻炼类型，进行与主要锻炼中使用的肌肉相同的低强度练习。如在力量训练前，可做一些轻重量的推举、拉伸和深蹲。

（二）主要锻炼

主要锻炼是训练的主体部分，一般设定为20～30min或更长的时间。根据训练目标的不同，主要锻炼可以包括有氧运动、力量训练、柔韧性训练和高强度间歇训练（high intensity interval training，HIIT）等多种类型。有氧运动以提升心肺耐力为主，如跑步、游泳、骑自行车等；力量训练旨在增强肌肉力量和体能，如举重、俯卧撑和深蹲等练习；柔韧性训练着重提高柔韧性和平衡性，如瑜伽和普拉提；高强度间歇训练通过高低强度的交替运动，可以提升整体体能水平。

主要锻炼应循序渐进，逐步增加频率、时间和强度，直到达到适宜的维持水平。在锻炼中应避免冒进，时刻注意身体的反馈。适宜的锻炼强度应使身体在训练结束后 1h 内基本恢复。如果感到过于疲劳，甚至次日仍感到不适，则应适当减少锻炼的时间，并降低频率和强度。

锻炼应以促进健康体适能为目标，选择一项或多项自己喜欢的活动，并结合年龄、当前的体能水平和身体状况，找到合适的运动强度。无论是步行、骑自行车、力量训练，还是其他你喜欢的活动，都可以成为你终身锻炼的一部分。

（三）放松

放松（cool-down）是整个训练的最后一个环节。放松的目的是通过逐渐降低心率和体温、促进血液循环、缓解肌肉紧张和减少延迟性肌肉酸痛，让身体恢复到休息状态。

放松可以通过轻度有氧运动、静态拉伸和深呼吸等方式进行。例如，通过 5～10min 的慢跑或快步走逐渐减缓运动强度；针对主要锻炼中使用的肌群进行静态拉伸，每个姿势保持 20～30s；通过深呼吸和冥想，帮助身心放松。

五、健身要旨

一旦开始具体的锻炼计划，身体会逐渐适应并响应这些刺激。如果希望通过定期锻炼获得长期的健康益处，就必须了解健身发展的几个关键原则——渐进式超负荷、特异性、可逆性、个体差异和交叉训练。这些原则是制订有效锻炼计划的基础。

（一）渐进式超负荷

渐进性超负荷（progressive overload）是指通过逐渐增加训练强度、重量、次数或其他训练变量，持续挑战和刺激肌肉与身体适应能力的训练原则。超负荷是提升身体素质的核心因素。当运动量逐渐增加时，肌群和呼吸、循环系统会逐渐适应，疲劳的严重程度会降低，生理功能得以改善。如果没有足够的超负荷，就无法提高体适能。但过度超负荷则可能导致受伤。因此，渐进式超负荷的关键在于逐步增加训练量。

例如，在进行心肺耐力训练时，可以先逐渐增加锻炼频率，从每周 3 次增加到每周 5 次；再逐步延长锻炼时间，但每周延长不超过 10%。例如，本周训练 20min，下一周可以延长至 22min。为了最大限度减少运动损伤风险，应采取渐进式超负荷策略，时刻注意身体的反馈。不要急于在短时间内恢复体型或成为运动高手，运动是长期坚持的过程。

（二）特异性

特异性（specificity）原则意味着只有正在锻炼的肌肉或身体系统才会得到有益的改进。为了改善心肺耐力，应通过有氧运动锻炼心肺；为了提高柔韧性，应进行拉伸训练；为了增强肌肉力量，应进行力量训练。慢跑无法增强手臂肌肉，瑜伽也无法显著提高心肺功能。

特异性原则强调训练应尽可能接近你希望改进的特定运动能力。针对性训练可以帮助你在特定领域取得最大进步，提高整体表现，并减少无关训练造成的时间和精力的浪费。例如，为了提高跑步表现，训练应包括长跑、间歇跑和速度训练；举重运动员的训练应包括深蹲、硬拉和卧推等；游泳运动员应结合不同泳姿进行训练，并进行肩部和核心力量训练；足球运动员的训练应包含短跑、敏捷性训练和球技训练等。

（三）可逆性

可逆性（reversibility）原则是指当停止或减少锻炼时，身体的适应性改进（如力量、耐力、柔韧性等）会逐渐丧失，身体状况会逐步恢复到锻炼前的水平。这一原则强调了持续锻炼的重要性，明确了保持身体健康和体能水平需要长期的投入和坚持。当停止有氧运动后，心肺耐力可能在几周内显著下降；当停止力量训练后，肌肉力量和体积可能在几个月内逐渐减小；而当停止拉伸练习后，柔韧性可能在几周至数月内下降。应用可逆性原则的策略如下。

1. 保持定期锻炼

即使是低强度的定期锻炼，也能帮助维持体能水平，防止适应性丧失。尽量做到每周至少进行几次锻炼，以保持活动量。

2. 适应性训练

在不可避免地要减少训练量或降低强度时，可以进行适应性训练，确保基础体能的维持。例如，在受伤或生病期间，可以进行轻度的活动，如散步或轻度的拉伸。

3. 逐步恢复

如果因为某种原因暂停了锻炼，恢复锻炼时要逐步增加强度和量，以避免过度训练和潜在的伤害。

可逆性原则提醒我们，锻炼的效果需要通过持续的努力才能维持。停止或减少锻炼会导致身体逐渐丧失适应性改进，恢复到锻炼前的状态。因此，保持长期的、定期的锻炼习惯是保持身体健康和体适能水平的关键。

（四）个体差异

个体差异（individual differences）原则指出每个人在生理和心理上都有独特的特性，因此在训练响应和锻炼计划中表现不同。有效的训练计划应根据个人的具体情况进行调整和个性化设计。比如，有些人更容易增强力量，有些人则更容易提高心肺耐力。顶尖运动员通常具备一定的基因优势，但每个人都可以在自身条件下，通过科学锻炼获得健康益处。

遵循个体差异原则进行训练，可以最大限度地提高训练效果，减少受伤风险，并促进长期的健康和体适能发展。

（五）交叉训练

交叉训练（cross training）是指在一个训练计划中结合多种不同类型的运动，如有氧运动、力量训练、柔韧性训练和技能训练等。例如，跑步者可以结合游泳、骑自行车和力量训练。

交叉训练有很多优势：首先，通过多种运动方式，交叉训练可以减少重复性应力伤害的风险，避免某些肌群和关节的过度使用；其次，不同类型的运动可以互相补充，帮助全面提升心肺功能、肌肉力量、柔韧性和协调性，例如，瑜伽可以提高跑步者的柔韧性和核心力量；再次，交叉训练通过多样化的活动可以增加训练的趣味性，减少单调乏味感，从而增强长期坚持锻炼的动机。应用交叉训练原则的策略包括设计多样化的训练计划、定期更换训练内容、关注弱项和确保恢复时间等。

交叉训练通过结合多种不同类型的运动，提供了一种全面提升体适能、预防伤害和保持训练动机的有效方法。遵循交叉训练原则，可以帮助运动员和健身爱好者在多方面取得进步，提高整体运动表现和身体健康水平。

第四节　运动系统健康促进

进化过程中，人类运动器官的结构发生了质的变化。按照达尔文的"人是从猿进化而来"的观点，直立行走是"从猿到人"的关键一步。进化过程中，人体结构发生了很多适应性的变化，使我们能够轻易保持直立的状态，在傲视其他四足动物的同时，这些变化也给人类带来了新的健康问题——比如腰痛。当然，人类足够聪明，早已洞察这些变化，并找到了解决之道。

站在食物链顶端的人类越来越长寿，目前全球人口预期寿命已经超过 73 岁，一些国家人口预期寿命甚至超过 80 岁，对于个体来说，百岁以上的老人已经不再罕见。然而，"活得更久"的同时，我们也面临着老龄化带来的挑战。与运动系统相关的重要老龄化问题之一就是骨质疏松症。骨质疏松导致人跌倒后容易发生骨折，这是否成为人类长寿之后难以避免的最终结局？

一、腰痛

众所周知，感冒是发病率最高的疾病，那么仅次于感冒的常见病症是什么呢？答案是腰痛。据统计，我国 80% 的人在一生中都会经历腰痛。2021 年 6 月，医学杂志《柳叶刀》发表的一篇涉及 165 项研究的综述显示，腰痛是全球生产力损失的首要原因，也是 126 个国家健康寿命损失的头号杀手，且是全球致残的首要原因。

腰痛给个人和社会带来了巨大的负担，许多国家为治疗腰痛支付了巨额社会成本，包括医疗支出和生产力损失等。用于治疗腰痛的医疗费用给各国经济造成了沉重的负担：在英国，每年约为 280 亿英镑；在澳大利亚，约为 480 亿澳元；而在美国，这一费用则超过了 1000 亿美元。腰痛的高致残率是其社会成本高昂的重要原因，患者因工作表现欠佳所遭受的损失甚至高于直接医疗支出。此外，腰痛还带来一些难以量化的隐性成本，例如无法做家务、照顾家人，参与社会活动的机会减少，以及出现焦虑、抑郁等心理问题等。

为什么人类的"腰"如此脆弱？如何避免和应对腰痛的发生，是人体健康的重要研究课题。

（一）腰痛是人类进化的代价

直立行走是"从猿到人"的关键一步，是人类进化过程中的里程碑。为了适应直立行走，人体脊柱形成了特有的生理性弯曲，从而使直立姿势易于维持，但也为腰痛的发生埋下了健康隐患。

1. 直立行走：祖先艰难的选择

人类祖先为什么选择直立行走？根据人类学的研究推测，最早的人类祖先——古猿生活在非洲东部，与其他灵长类一样，古猿主要栖息于树上。但随着地壳运动导致气候变化，热带丛林逐渐消失，大树越来越少，古猿不得不学着在地面生存。从爬行到直立，是祖先艰难的被动选择。

首先，在平地上生活，就要面临更多的被野兽袭击的危险。而要躲避危险，要么拥有过人的速度——跑得快；要么就拥有优秀的视野——提前发现危险。古猿的特长是在丛林中攀援，四条腿的奔跑速度远不如其他丛林猛兽，于是他们就试着站起来只用两条腿走路。因为站得高，看得远，古猿更容易发现潜在的危险。

其次，两条腿走路虽然不具备速度上的优势，但是要比四条腿走路更节约能量，意味着古猿拥有了更持久的耐力，迁徙能力得到了提高，这对于摆脱当地的恶劣气候，寻求新的生存环境具有重要意义。现在普遍认为非洲是现代人类的起源地，难以想象，我们的祖先完成了怎样浩大的一次生存迁徙。

第三，直立行走解放了双手，使古猿掌握了更多技能。除了会采集植物的种子、挖掘植物的根茎以外，双手的动作越来越精细，逐渐学会了制造工具和使用火。经过长时间的演化，古猿的大腿逐渐变得粗壮有力，而双手则愈发灵巧精细。

总之，直立行走并非人类祖先的主动选择，而是为了适应环境变化的被迫进化。为适应直立行走而发生的身体结构变化，虽提高了生存能力，但也为人类健康埋下了隐患。

2. 生理性弯曲：进化之双刃剑

进化中为了适应直立行走的需要，人类的脊柱最终形成了 4 个明显的生理弯曲，包括向前的颈曲和腰曲，向后的胸曲和骶曲，这是人类所特有的骨骼形态，和其他的四足动物明显不同（图 2-34）。

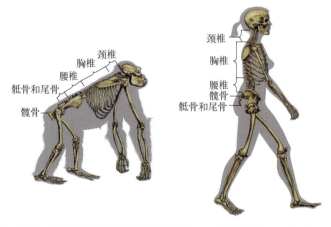

图 2-34　猿与人的行走姿势以及脊柱特征比较（引自 Wikimedia Commons）

这种生理性弯曲，使人在自然站立的姿态下，重心后移，重力线落在双脚之间，因此可以轻松地保持直立姿态。而其他的哺乳动物，甚至是灵长类动物，即使也能站立，但因为脊柱形态的原因，在其"站立"过程中，重力线是落在身体前方的，因此需要依靠身体后部的肌肉收缩后拉才能维持"站立"，所以不能像人一样长时间维持站立姿势。但是，直立行走和进化后的生理性弯曲至少可能带来 3 方面的不利因素：

（1）腰部因为更加自由而损伤风险增加。四足动物的脊柱活动受到很大限制——我们只要双手着地再试着活动脊柱就可以明白这一点。当只有双脚着地时，脊柱才可以以腰为轴，做大范围的活动，这一变化的好处是使我们的运动更加灵活；坏处是增加了腰部运动器官——腰肌、骨骼和筋膜等因过度运动而发生劳损的概率。

（2）直立成为人类的常态姿势后，无论站着还是坐着，脊柱都要承受上半身的大部分重量，且靠近下方的椎骨承受的压力更大。为适应这一需求，人体椎骨从上到下逐渐增大，骶椎的5块椎骨也融合为一，以便更好地承担上半身的重量。相比之下，腰椎处于下方且承重较多，同时又是许多运动的支撑点，因而受伤的风险较高。

（3）脊柱的弯曲形成了多个弧形结构，每个弧形的顶部都是受力最大的点，就像一根被弯曲的弹性树枝，其弧顶部分的形变和受力最大，也最容易受损。脊柱的四个弯曲各有一个弧顶（图2-12、图2-34），其中哪一部分最薄弱呢？首先，越靠近下方的区域压力越大，但骶尾部已完全融合，几乎没有弹性形变的可能。其次，胸椎与肋骨和胸骨相连，形成支撑框架，形变的幅度受限，因此弧顶受力较小。而颈椎和腰椎缺乏其他骨骼支撑，主要依靠肌肉来稳定，弹性空间较大，尤其是腰椎的弧顶位置——在L_4～L_5之间，是脊柱中应力最大的区域。

总之，正是这样的进化特征——更加灵活自由的腰部、相对位置靠下、处于弧顶位置——使得人类的"腰部"成为既关键、又容易受伤的地方。

（二）解析腰痛

严格来说，腰痛（low back pain）只是诸多疾病和损伤中的一种症状，通常指后背部下方区域疼痛，即从第12肋延伸至臀褶部位的疼痛（图2-35）。

腰痛涉及不同疾病和损伤，疼痛发生原因可能波及骨骼、关节、肌肉、神经和脊髓等不同组织。

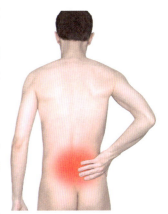

图2-35 腰痛部位
（引自 Wikimedia Commons）

1. "腰"痛：伤的都是哪里

（1）椎骨的损伤　腰椎本身的损伤是引起腰痛的直接原因之一。常见的情况是急性外伤引起的椎骨损伤，如高空坠落或被高空坠落的重物砸中，导致腰椎骨折，从而引发急性、剧烈的疼痛。这类损伤通常较为严重，损伤部位明确，往往需要通过手术进行急性清创和固定治疗（图2-36）。

（2）椎间盘的损伤　相邻椎骨之间通过椎间盘形成直接的骨连结。椎间盘由外围的纤维软骨环和中心的髓核组成，既坚韧又富有弹性。椎间盘在承受压力时会收缩，压力解除

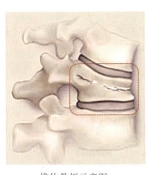

椎体骨折示意图

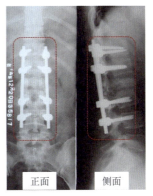

正面　　侧面

钢板螺丝钉固定（X光片）

图2-36 椎骨骨折及固定术

后又能复原，其主要功能是在运动中充当"弹性垫"，起到缓冲作用，并允许脊柱在不同方向上进行适度的运动。

然而，当椎间盘因退行性改变或其他原因出现部分或全部破裂时，纤维环单独或连同髓核一起向外突出，就可能刺激或压迫脊髓和脊神经，导致椎间盘突出症（图 2-37）。

如前所述，腰曲的"弧顶"位置是受力最大的区域，紧邻该区域的 L_4～L_5 和 L_5～S_1 之间的两个椎间盘承受的压力相对较大，因此无论是急性外力还是长期慢性劳损导致的退行性变化，都容易引起这两个位置的椎间盘突出。

因椎间盘突出发生腰痛的患者，80% 因神经根受压出现典型的下肢放射痛，表现为从下腰部向臀部、大腿后方、小腿外侧，一直到足部的放射痛，在打喷嚏和咳嗽等引起腹压增高的情况下疼痛会加剧。放射痛通常影响单侧肢体，轻度患者可能出现跛行，严重者需卧床休息，患者常采取屈腰、屈髋、屈膝的保护性姿势，以减轻对神经根的压迫。

（3）腰椎小关节脱位　在相邻的椎骨之间存在间接的关节结构，即上位椎骨的下关节突和下位椎骨的上关节突之间构成的关节突关节（zygapophysial joint），又称"小关节"（图 2-38）。这些小关节在急性或慢性外力作用下可能发生脱位，从而引发疼痛。

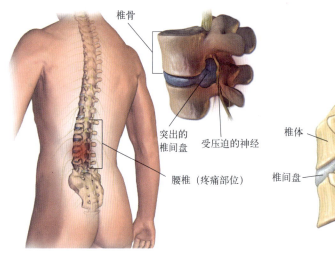

图 2-37　腰椎间盘突出引起腰痛
（引自 Wikimedia Commons）

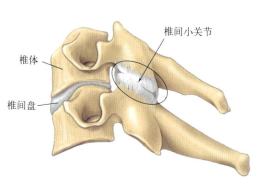

图 2-38　关节突关节（小关节）

（4）腰部肌肉、筋膜和韧带等软组织损伤　腰部是连接躯干和下肢的关键枢纽，其解剖结构复杂，承受着较大的运动负荷。腰椎两侧的横突是多块重要肌肉的起点，包括腰大肌和腰方肌等（图 2-39），它们在脊柱的运动和稳定中起重要作用。此外，深部筋膜如腹横肌和背阔肌的筋膜也附着于腰部，是腰部运动的支撑点。由于腰部是身体活动范围最大、负重最多的部位，腰部肌肉等软组织损伤也是腰痛发生的常见原因。临床上，因腰背部肌肉、筋膜、韧带等软组织的慢性损伤导致局部无菌性炎症，进而引起腰背部一侧或双侧弥漫性疼痛的综合征，统称为腰肌劳损（lumbar muscle strain），包括腰背部

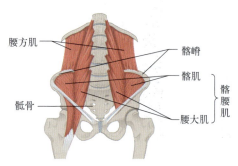

图 2-39　主要腰部肌肉（引自 OpenStax）

肌筋膜炎、肌纤维织炎、肌筋膜疼痛综合征、第三腰椎横突综合征等。腰肌劳损主要由长期不良体姿引起，如久坐、久站或不恰当的搬运重物的方式等。

2. 诱发腰痛的因素

除了导致腰部结构急、慢性损伤的各种直接原因，以下因素也会诱发腰痛。

（1）年龄因素　老人罹患腰痛主要和衰老有关。随着年龄增长、运动减少，腰背部肌肉力量下降、韧带劳损，脊柱的稳定性下降，以及脊柱椎骨和椎间盘自身的退行性改变等，均是引发各种腰痛的常见因素。中青年人群的腰痛则主要和不良姿势、缺乏运动或职业特征有关。

（2）性别因素　过去的调查表明，男性发生腰痛的概率要高于女性，这与工作性质有一定的相关性。相较于女性，男性更常从事重体力劳动，劳作中的扭转、上举等动作容易导致腰部受到损伤，所以男性的腰痛发病率要比女性高。

但近年来的研究指出，随着社会劳动结构的变化，重体力劳动岗位的需求逐渐减少，而需要长时间固定姿势工作的岗位需求逐渐增加。总体上，女性的活动量少于男性，因此从事固定姿势工作的女性更容易出现腰痛。

（3）体重影响　肥胖是很多疾病的危险因素。体重过大增加了脊柱，尤其是腰部的负担，使腰肌劳损和腰椎间盘突出发生的风险大大增加，从而出现腰痛。这也是妊娠期妇女容易出现腰痛的主要原因。

有研究认为，体重过轻的个体腰背部肌肉组织相对较少，韧带的支撑力量较弱，容易造成脊柱的稳定性下降和腰椎间盘突出，进而引发腰痛。

所以在科学锻炼的前提下保持正常体重范围，有助于为脊柱和腰部提供强力的支持，减少腰痛的发生。

（4）职业相关因素　据统计，70%的人的腰背痛症状与职业因素有关，而特定人群下腰痛的年患病率可达到50%。相关的职业因素主要包括两类：一类涉及重体力劳动或高强度体育训练，特别是负重工作，因搬重物、反复弯腰、推拉等动作增加了腰部负担，导致椎间盘退变、腰部肌肉和韧带劳损，进而引发腰痛；另一类涉及长期保持静止性姿势的工作，如久坐、久站等，这些固定姿势会导致腰背部肌肉长期被动牵拉和骨骼关节的不当受力，长此以往会产生慢性劳损，破坏腰椎的稳定性，从而引发腰痛。因此，久坐、久站等都属于"不良姿势"或"不良体态"。

（三）如何有效预防腰痛

1. 避免不良姿势

在日常的站、走、坐、卧中，避免不良姿势是预防腰痛的关键。与脊柱的自然弯曲相比，长时间、习惯性或无意识地维持在过度前凸、后凸或侧弯的体态，都是危害性较大的不良姿势。"紧张"往往是不良姿势造成肌肉、筋膜劳损的原因，这一点不难理解；但是，"舒服"却不是体态正常的判断标准，"葛优躺""二郎腿"都可能伴随舒适感，但仍属于不良姿势，对脊柱有害。

除了日常姿势，用力时的姿势也需要注意。例如，在搬重物时，"弯腰搬"就是错误的姿势，会使腰部承受过大的压力，增加受伤风险。正确的做法应是先下蹲，再借助下肢的力量完成搬起动作，以减少腰部的负荷。

对于女性而言，穿着鞋跟过高的高跟鞋会引起脊柱的被动调节适应，虽然客观上形成了挺拔的身姿，但这是以增大腰曲为代价的。长时间穿着高跟鞋，不仅容易感到疲劳，还会使腰肌紧张、增加腰椎的应力，进而引发腰痛。从健康角度出发，建议减少高跟鞋的穿着时间，避免对腰部造成不良影响。

2. 合理锻炼

保持良好姿势，减少腰背部结构的劳损，相当于"节流"；而通过合理的锻炼，增强包括腰背部肌肉在内的核心肌群的力量和支撑能力，提升身体对损伤的抵抗能力，则属于"开源"。

正确的锻炼方法应是全身性锻炼与针对腰背部的专项训练相结合。在坚持规律性的全身运动基础上，如跑步、游泳、太极拳等，可以通过"平板支撑""五点支撑""小燕飞"等针对性动作来增强核心肌群的力量（图2-40）。这些锻炼不仅能提升腰背部的稳定性和耐力，还有助于改善整体体能，预防腰痛的发生。

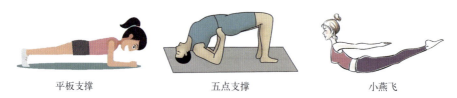

平板支撑　　　　　　五点支撑　　　　　　小燕飞

图 2-40　针对性增强腰腹部肌肉力量的锻炼方法

3. 控制体重

对于超重或肥胖的慢性腰痛患者，从长远来看，通过控制饮食、增加运动等方式减轻体重，能够有效减轻腰部骨骼和肌肉的负担，有助于预防和改善腰痛。

4. 寻求专业帮助

如果腰痛症状已经出现，并且在休息后没有明显缓解，建议尽快就医，寻求专业诊断和治疗。医生通过体格检查和必要的影像学检查，可以准确判断损伤的结构和性质，并提供专业的治疗建议。根据不同的病因，可能采取的治疗方法包括药物治疗、物理疗法、微创介入治疗、外科手术以及中医药疗法等。虽然医学上有多种治疗方案，但预防始终是最好的策略，因此，应当尽量避免腰痛的发生，在日常生活中做到"防患于未然"。

二、骨质疏松症

随着医疗保健的进步、生活条件的改善和公共卫生措施的加强，全球范围内的人均预期寿命不断提高，很多国家开始步入老龄化社会。衰老带来的健康问题严重影响了老人的生活质量，骨质疏松症就是其中非常普遍的疾病。有效认识并及早预防骨质疏松症的发生，是实现健康老龄化和积极老龄化的必要策略。

（一）什么是骨质疏松症

骨质疏松症（osteoporosis，OP）是最常见的骨骼疾病，是一种以骨量（bone mass）降低和骨组织微结构被破坏为特征，导致骨脆性增加和易发生骨折的全身性骨病。OP可发生于任何年龄，但多见于绝经后女性和老年男性。

1. 骨质疏松症分类

OP按病因可分为原发性和继发性两类。

（1）原发性OP　包括Ⅰ型OP、Ⅱ型OP和特发型OP。Ⅰ型即绝经后OP，一般发生在女性绝经后5～10年内；Ⅱ型即老年性OP，一般指70岁以后发生的骨质疏松症；特发性OP多见于8～14岁的青少年，多半有遗传家族史，原因不明。

（2）继发性OP　继发性OP的原发病因明确，常由内分泌代谢疾病（如性腺功能减退症、甲状腺功能亢进症、甲状旁腺功能亢进症、库欣综合征、1型糖尿病等）或全身性疾病引起。

继发性OP的病例数量少，且干预主要在于解决原发疾病。原发性OP的病例占全部OP的90%以上，是公共健康三级预防的重点，尤其是Ⅰ型和Ⅱ型OP。

2. 流行病学

OP是一个全球范围内备受关注的健康问题。目前全世界约2亿人患OP，其发病率已跃居常见病、多发病的第7位。

我国的早期流行病学调查显示，50岁以上人群中，女性的OP患病率为20.7%，男性为14.4%；60岁以上人群中，OP患病率显著升高，女性尤为突出。据估算，2006年我国OP患者接近7000万人，骨量减少者已超过2亿人。随着人口老龄化日趋严重，OP已成为我国面临的重要公共健康问题。尽管缺乏最新的流行病学数据，但预计我国近年来OP和骨量减少的人数已远超上述数字。

据估计，2015年我国主要骨质疏松性骨折（腕部、椎体和髋部）约为269万例次，2035年预计将增加到约483万例次，到2050年可能达到约599万例次。女性一生中发生骨质疏松性骨折的风险（40%）高于乳腺癌、子宫内膜癌和卵巢癌的总和，而男性一生中发生骨质疏松性骨折的风险（13%）也高于前列腺癌。

3. 社会负担

骨质疏松性骨折的危害巨大，是老年患者致残和致死的主要原因之一。发生髋部骨折后1年之内，约20%患者死于各种并发症，约50%患者致残，生活质量明显下降。而且，OP及骨折的医疗和护理，需要投入大量的人力、物力和财力，造成沉重的家庭和社会负担。据2015年预测，我国2015、2035和2050年用于主要骨质疏松性骨折（腕部、椎体和髋部）的医疗费用将分别高达720亿元、1320亿元和1630亿元。

在发生骨折前，大部分OP患者已经长时间处于不同程度的低骨量状态，因多数患者无自觉症状，OP也被称为"沉默的疾病（silent disease）"，因此正确认识、早期预防OP尤为重要，为了提高公众对这一疾病的认识，世界卫生组织将每年的10月20日定为国际骨质疏松日。

（二）骨质疏松症危险因素

引起OP的危险因素有很多，包括固有因素和非固有因素等。

1. 固有因素

固有因素是无法改变的，包括老龄化，女性绝经，母系脆性骨折家族史和人种的易感性（患OP的风险：白种人高于黄种人，而黄种人高于黑种人）等。

2. 非固有因素

非固有因素包括不健康的生活方式、疾病和药物等。

（1）不健康生活方式　包括体力活动少、吸烟、过量饮酒、过多饮用含咖啡因的饮料、营养失衡、蛋白质摄入过多或不足、钙和/或维生素D缺乏、高钠饮食、体质量过低等。

（2）影响骨代谢的疾病　包括性腺功能减退症等多种内分泌系统疾病、风湿免疫性疾病、胃肠道疾病、血液系统疾病、神经肌肉疾病、慢性肾脏及心肺疾病等。

（3）影响骨代谢的药物　包括糖皮质激素、抗癫痫药、芳香化酶抑制剂、促性腺激素释放激素类似物、抗病毒药物、噻唑烷二酮类药物、质子泵抑制剂和过量甲状腺激素等。

3. 跌倒及其危险因素

跌倒是骨质疏松性骨折的独立危险因素，跌倒的危险因素包括环境因素和自身因素，应重视对下列跌倒相关危险因素的评估及干预。

（1）环境因素　包括光线昏暗、路面湿滑、地面障碍物、地毯松动、卫生间未安装扶手等。

（2）自身因素　包括年龄增长、肌少症、视觉异常、感觉迟钝、神经肌肉疾病、缺乏运动、平衡能力差、步态异常、既往跌倒史、维生素 D 缺乏、营养不良、心脏疾病、体位性低血压、抑郁症、精神和认知疾患，以及使用安眠药、抗癫痫药及精神疾病治疗药物等。

（三）骨质疏松症风险评估

如上所述，OP 是受多种因素影响的复杂疾病，对个体进行 OP 风险评估，能为疾病早期防治提供有益帮助。临床上评估骨质疏松症风险的方法较多，这里推荐国际骨质疏松基金会（International Osteoporosis Foundation，IOF）骨质疏松风险一分钟测试题和亚洲人骨质疏松自我筛查工具（osteoporosis self-assessment tool for Asians，OSTA），作为疾病风险的初筛工具。

1. IOF 骨质疏松症风险一分钟测试题

IOF 骨质疏松症风险一分钟测试题是根据患者简单病史，从中选择与骨质疏松症相关的问题，由患者判断是与否，从而初步筛选出可能具有骨质疏松症风险的患者。该测试题简单，测试快速，易于操作，但仅能用于初步筛查疾病风险，不能用于 OP 的诊断，具体测试题见表 2-4。

表 2-4　国际骨质疏松基金会（IOF）骨质疏松症风险一分钟测试题

编号	问题	回答
1	父母是否曾被诊断有骨质疏松症或曾在轻摔后骨折？	是[　]否[　]
2	父母中是否一人有驼背？	是[　]否[　]
3	实际年龄是否超过 40 岁？	是[　]否[　]
4	成年后是否因为轻摔而发生骨折？	是[　]否[　]
5	是否经常摔倒（去年超过 1 次），或因为身体较虚弱而担心摔倒？	是[　]否[　]
6	40 岁后的身高是否减少超过 3cm？	是[　]否[　]
7	是否体质量过轻？（体重指数 <19kg/m^2）	是[　]否[　]
8	是否曾服用类固醇激素（例如可的松、泼尼松）连续超过 3 个月？（可的松通常用于治疗哮喘、类风湿关节炎和某些炎性疾病）	是[　]否[　]
9	是否患有类风湿关节炎？	是[　]否[　]
10	是否被诊断有甲状腺功能亢进症或甲状旁腺功能亢进症，1 型糖尿病，克罗恩病或乳糜泻等胃肠疾病或营养不良？	是[　]否[　]
11	女士回答：是否在 45 岁或之前就停经？	是[　]否[　]
12	女士回答：除了怀孕、绝经或子宫切除外，是否曾停经超过 12 个月？	是[　]否[　]
13	女士回答：是否在 50 岁前切除卵巢且未服用雌、孕激素补充剂？	是[　]否[　]
14	男性回答：是否出现过阳萎、性欲减退或其他雄激素过低的相关症状？	是[　]否[　]

编号	问题	回答
15	是否经常大量饮酒（女性：每天饮用超过 2 个单位的乙醇；男性：每天饮用超过 3 个单位的乙醇）？	是[　]否[　]
16	目前是否习惯吸烟，或曾经吸烟？	是[　]否[　]
17	每天运动量是否少于30min？（包括做家务、走路和跑步等）	是[　]否[　]
18	是否不能食用乳制品，又没有服用钙片？	是[　]否[　]
19	每天户外活动时间是否少于10min，且未服用维生素 D？	是[　]否[　]

结果判断：上述问题中只要有 1 题回答结果为"是"，即为阳性，提示存在骨质疏松症的风险，建议进行骨密度检查或FRAX（骨折风险评估工具）风险评估

2. 亚洲人骨质疏松自我筛查工具（OSTA）

OSTA 基于亚洲 8 个国家和地区绝经后妇女的研究，收集多项骨质疏松危险因素，并进行骨密度测定，从中筛选出 11 项与骨密度显著相关的危险因素，再经多变量回归模型分析，得出能较好体现敏感度和特异度的两项简易筛查指标，即年龄和体质量。OSTA 指数的计算方法是：

$$OSTA 指数 = [体质量(kg) - 年龄(岁)] \times 0.2$$

结果评定参考表 2-5。或通过图 2-41 根据年龄和体质量进行快速查对评估。

表 2-5　OSTA 指数评价骨质疏松风险级别

风险级别	OSTA 指数
低	>（-1）
中	（-1）~（-4）
高	<（-4）

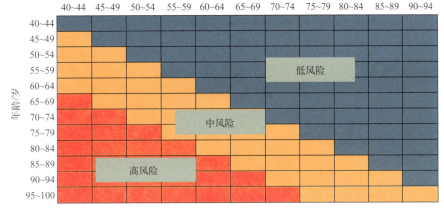

图 2-41　年龄、体质量与骨质疏松风险级别的关系

OSTA 主要根据年龄和体质量筛查 OP 的风险，但需要指出，OSTA 所选用的指标过少，其特异性不高，需结合其他危险因素进行判断，且仅适用于绝经后妇女。

3. 骨质疏松性骨折的风险预测

世界卫生组织推荐的骨折风险评估工具（fracture risk assessment tool，FRAX），是根据

患者的临床危险因素及股骨颈骨密度建立的模型，用于评估患者未来 10 年发生髋部骨折及主要骨质疏松性骨折（椎体、前臂、髋部或肩部）的概率。FRAX 计算参数主要依据部分临床危险因素（表 2-6），具体预测还可以通过在线自助的方式进行操作（图 2-42），网址是 http://www.sheffield.ac.uk/FRAX/tool.aspx，网页中可以切换不同语言进行填写。

表 2-6　FRAX 计算依据的主要临床危险因素、骨密度值及结果判断

危险因素	问题
年龄	模型计算的年龄是 40～90 岁，低于或超过此年龄段，按照 40 岁或 90 岁计算
性别	选择男性或女性
体质量	填写单位是 kg
身高	填写单位是 cm
既往骨折史	指成年期自然发生或轻微外力下发生的骨折，选择是与否
父母髋部骨折史	选择是与否
吸烟	根据患者现在是否吸烟，选择是与否
糖皮质激素	如果患者正在接受糖皮质激素治疗或接受过相当于泼尼松>5mg/ 超过 3 个月的治疗，选择是
类风湿关节炎	选择是与否
继发性骨质疏松症	如果患者具有与骨质疏松症密切关联的疾病，选择是；这些疾病包括 1 型糖尿病、成骨不全（成人患者）、长期未治疗的甲状腺功能亢进症、性腺功能减退症或早绝经（<45 岁）、慢性营养不良或吸收不良、慢性肝病
过量饮酒	乙醇摄入量≥3 个单位为过量饮酒。1 个单位的乙醇摄入量为 8～10g 乙醇，相当于 285mL 啤酒、120mL 葡萄酒或 30mL 烈性酒
骨密度	先选择测量骨密度的仪器，然后填写股骨颈骨密度的实际测量值（g/cm²），如果患者没有测量骨密度，可以不填此项。系统将根据临床危险因素进行计算
结果判断	骨折风险评估工具（FRAX）预测的髋部骨折概率≥3% 或任何主要骨质疏松性骨折概率≥20% 时，为骨质疏松性骨折高危患者，建议给予治疗；FRAX 预测的任何主要骨质疏松性骨折概率为 10%～20% 时，为骨质疏松性骨折中风险；FRAX 预测的任何主要骨质疏松性骨折概率<10% 时，为骨质疏松性骨折低风险

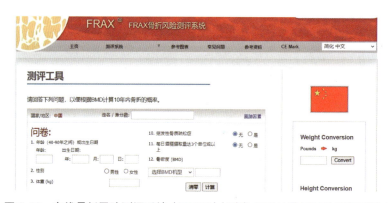

图 2-42　在线骨折风险测评系统（FRAX）（引自 FRAX 骨折风险测评系统）

（四）骨质疏松症临床表现

很多骨质疏松症患者是在发生骨折后，才通过骨密度等检查确定了存在骨质疏松症。其实在骨折发生以前，疼痛和脊柱变形等也是部分骨质疏松症患者的典型和早期症状。

1. 骨痛

当骨量丢失超过 12% 时即可出现骨痛。骨质疏松症引起的疼痛以腰背痛最为常见。与

其他原因引起的疼痛相比，骨质疏松症引起的疼痛具有以下特点：一是疼痛多发生于夜间，即所谓的"夜间痛"；二是劳累后疼痛加剧；三是疼痛的性质特殊，表现为痉挛性的疼痛。了解这些特点有助于与其他病因引起的疼痛相鉴别。

2. 脊柱变形

脊柱变形是由不明显的骨折引起的，也是容易被忽略的一个症状。骨质疏松症引起脊柱的椎体部分出现不同程度的压缩性骨折，从而使患者出现身高缩短和驼背，脊柱的活动也因此受限。多发性胸椎压缩性骨折可能影响心肺功能；严重的腰椎压缩性骨折可能会导致腹部器官功能异常，引起便秘、腹痛、腹胀、食欲减低等不适。

3. 骨折

对于骨质疏松症患者，疼痛是早期症状，而骨折是最严重的症状。OP 引起的骨折属于脆性骨折，也叫低能量或非暴力骨折。日常的负重和活动——比如轻微跌倒和弯腰等行为在健康状态下不会导致骨折，但对于骨质疏松症患者就可能造成脆性骨折。脆性骨折发生的常见部位包括胸椎、腰椎、髋部、桡 / 尺骨远端和肱骨近端（图 2-43）。骨质疏松性骨折发生后，再次骨折的风险显著增加，因此积极预防非常重要。

4. 对心理状态及生活质量的影响

OP 及其相关骨折对患者心理状态的危害常被忽略，主要的心理异常包括恐惧、焦虑、抑郁、自信心

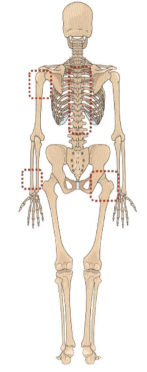

图 2-43　脆性骨折易发生部位（框中）
（修改自 SMART-Servier Medical ART）

丧失等。老年患者自主生活能力下降，以及骨折后缺少与外界的接触和交流，均会给患者造成巨大的心理负担。应重视和关注 OP 患者的心理异常，并给予必要的治疗。

（五）骨质疏松症诊断

骨质疏松症的诊断并不困难：如果患者已经发生了脆性骨折，临床上可以直接诊断 OP。如果还没有发生骨折，诊断主要依据骨密度的检查。

1. 常用骨密度测量方法

骨密度（bone mineral density）是指单位体积或单位面积的骨量，前者是体积密度，后者是面积密度，二者均可通过多种无创技术对活体进行测量获得。双能 X 射线吸收法（DXA）指用 X 线照射髋骨或椎骨（骨质疏松症的最敏感部位），比较透过组织前后的 X 线强弱，以被吸收的程度表示骨质疏松程度，通过骨密度测量结果，按照公式计算出 T 值（T-score）水平，即可以确定是否存在低骨量或是否患有骨质疏松症（表 2-7）。DXA 是判断骨密度水平的金标准。

表 2-7　基于双能 X 射线吸收法测定骨密度分类标准

分类	T 值	分类	T 值
正常	≥（-1.0）	骨质疏松	≤（-2.5）
低骨量	（-2.5）～（-1.0）	严重骨质疏松	<（-2.5），伴有脆性骨折

2. 骨密度测定的适用人群

未发生脆性骨折之前，通过骨密度测量可以尽早诊断可能存在的骨质疏松症。那么哪些人群需要进行该检查呢？综合前面的分析，具有以下情况之一，就需要进行骨密度测定：①女性超过65岁，男性超过70岁；②未达到上述年龄标准，但是存在OP发生的危险因素，可以利用IOF骨质疏松症风险一分钟测试题和OSTA的结果来判断；③自己或家族中有人发生过脆性骨折；④已经确定是患者，正在接受治疗并进行疗效监测者。

（六）骨质疏松症防控

骨骼强壮是维持人体健康的关键，OP的防治应贯穿于生命全过程，骨质疏松性骨折会增加致残率或致死率，因此OP的预防与治疗同等重要。OP的主要防治目标包括改善骨骼生长发育，促进成年期人群达到理想的峰值骨量；维持骨量和骨质量，预防增龄性骨丢失；避免跌倒和骨折。

已经确诊的原发性OP患者需要在医生指导下服用抗OP药物进行治疗。对于尚无骨质疏松但具有OP危险因素者，应防止或延缓其发展为OP并避免发生第一次骨折，这也是OP的一级预防。具体包括以下几个方面。

1. 调整生活方式

养成健康的饮食和活动习惯，有助于减慢骨密度的降低，并减少跌倒发生的概率。具体包括以下几个方面。

（1）加强营养，均衡膳食　建议摄入富含钙、低盐和含适量蛋白质的均衡膳食，推荐每日蛋白质摄入量为0.8～1.0g/kg体质量，并每天摄入牛奶300mL或相当量的奶制品。普通饮食中的蛋白质含量，肉类约20%，鸡蛋约12%，牛奶约3%，谷物约10%（表2-8）。以50kg体重的个体为例，每日需要约50g蛋白质，每天大概摄入300g牛奶（9g），2个鸡蛋（12g），100g肉类（20g），150g主食（15g）就可以满足。

表2-8　动物性食物蛋白质及相关营养素含量（每100g）

动物性食物	蛋白质/g	脂肪/g	胆固醇/mg	铁/mg	钠/mg
猪肉(肥,瘦)	20.3	30.6	80.0	1.5	76
羊肉(肥,瘦)	19	15	92	2	69
牛肉(肥,瘦)	19.9	11.9	84	2.8	66
鸡肉(均值)	19.4	9.6	106	1.2	64
鸭(均值)	17.3	19.7	94	2.5	59
鹅肉	16.6	33	74	3.8	71
鸡蛋(红皮)	12.9	11.5	380	1.8	126
鸭蛋	12.6	13	620	3	106
鱿鱼干	65	1.6	871	5.3	1100
青鱼	20.1	4.6	76	1	50

蛋白质与氨基酸是骨有机质合成的重要原料，但高蛋白饮食使肾小管对钙的重吸收率降低，尿钙排出增多，蛋白质摄入量每增加一倍，可使尿钙排出增加50%；因此多余蛋白质的摄入将增加负钙平衡。对于老人，蛋白质的摄入尤其应强调适量。

（2）充足日照　对于较少进行户外活动的人群，建议每周至少进行2次充分日照。推荐在上午11：00到下午3：00之间进行，每次晒15～30min，尽可能多地暴露皮肤于阳光下，以促进体内维生素 D 的合成（具体时长需结合日照强度、纬度和季节等因素考虑）。在此期间，尽量不涂抹防晒霜，以免影响阳光的吸收效果，但需注意避免强烈阳光直射，以防皮肤灼伤。

（3）规律运动　建议进行有助于骨健康的体育锻炼和康复治疗。运动可改善机体敏捷性、力量、姿势及平衡等，减少跌倒风险。运动还有助于增加骨密度。在开始新的运动训练前，OP 患者应先咨询临床医生并进行相关评估。适合 OP 患者的运动主要包括负重运动和抗阻训练，这些运动有助于增强骨骼强度，改善平衡，从而降低跌倒和骨折的风险。推荐患者进行规律的负重和肌肉力量练习，如哑铃训练、杠铃练习、弹力带训练及其他抗阻训练。除此之外，行走、慢跑、太极拳、瑜伽、舞蹈和乒乓球等运动也能帮助改善姿势、提高协调性和灵活性。所有运动应循序渐进地进行，坚持不懈，以获得最佳的健康益处。

作为一级预防措施，运动习惯越早养成越好。人体骨量在 35 岁左右达到最大值，称为峰值骨量，此后就逐渐衰减（图 2-44）。随着年龄的增长，增加骨量的难度也会加大。因此，年轻人，特别是在青春期前后，通过规律性的、较高强度的运动锻炼，可以使峰值骨量达到较高水平，从而有效预防或推迟 OP 的发生。

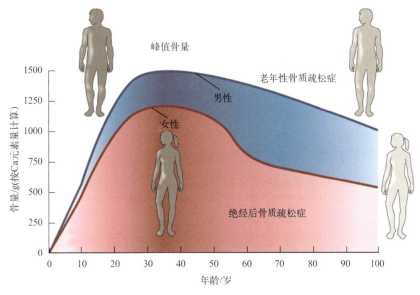

图 2-44　峰值骨量及其衰减（引自 OpenStax）

（4）其他生活方式调整　除了运动和饮食，调整其他生活方式也对骨质疏松症的预防和管理至关重要。这些调整包括戒烟、限酒、避免过量摄入咖啡因、减少碳酸饮料的饮用，并尽量避免或少用对骨代谢有不良影响的药物。对于老年人，应采取各种有效措施预防跌倒，例如改善家中照明、移除地面障碍物、使用防滑垫和扶手，以及穿着防滑鞋等，以减少跌倒和骨折的风险。

2. 骨健康基本补充剂

有益于骨健康的营养补充剂，最重要的就是钙剂和维生素 D。

（1）钙剂　充足的钙摄入对获得理想峰值骨量、减缓骨丢失、改善骨矿化和维护骨骼健康有益。中国营养学会建议中国居民膳食营养素的参考摄入量为：成人每日钙推荐摄入量为 800mg（元素钙），50 岁及以上人群每日钙推荐摄入量为 1000mg（表 2-9）。建议尽可能通过饮食摄入充足的钙，当饮食中钙摄入不足时，可给予钙剂补充。营养调查显示我国居民每日膳食约摄入元素钙500mg，故尚需补充元素钙300～500mg/d。

表 2-9　中国居民膳食钙参考摄入量

年龄段	每日膳食钙参考摄入量/（mg/d）	年龄段	每日膳食钙参考摄入量/（mg/d）
<6个月	200	14～17岁	1000
7～12个月	280	18～49岁	800
1～3岁	500	50～64岁	1000
4～6岁	650	≥65岁	1000
7～10岁	900	孕早期	800
11～13岁	1000	孕中晚期、哺乳期	1000

钙剂选择需考虑其钙元素含量、安全性和有效性。其中碳酸钙含钙量高，吸收率高，易溶于胃酸，常见不良反应为上腹不适和便秘等。枸橼酸钙含钙量较低，但水溶性较好，胃肠道不良反应小，且枸橼酸有可能减少肾结石的发生，适用于胃酸缺乏和有肾结石风险的患者。高钙血症和高钙尿症患者应避免使用钙剂。补充钙剂需适量，超大剂量补充钙剂可能增加患肾结石和心血管疾病的风险。

（2）维生素D　充足的维生素D有助于增加肠道对钙的吸收、促进骨骼矿化、保持肌力、改善平衡能力，并降低跌倒的风险。维生素D不足可导致继发性甲状旁腺功能亢进症，从而增加骨吸收，进而引起或加重骨质疏松症。同时补充钙和维生素D可以有效降低骨质疏松性骨折的风险。此外，维生素D不足还可能影响其他抗骨质疏松症药物的疗效。

在我国，维生素D缺乏现象普遍存在。调查显示，在我国7个省份中，55岁以上女性的血清25-羟基维生素D平均浓度为18μg/L，61.0%的绝经后女性存在维生素D缺乏的问题。这些数据强调了维生素D补充对维持骨健康的重要性。

根据《中国居民膳食营养素参考摄入量》，成人推荐每日维生素D的参考摄入量为600IU。对于65岁及以上的老年人，由于日照不足、饮食摄入不足和吸收障碍等因素，常常存在维生素D缺乏的情况，因此推荐每日摄入量增加至800IU（表2-10）。对于日光暴露不足的群体、老年人等维生素D缺乏的高危人群，建议定期检测血清25-羟基维生素D水平，以便更好地指导维生素D的补充。有研究指出，为降低跌倒和骨折风险，老年人的血清25-羟基维生素D水平应达到或高于75nmol/L（30μg/L）。在临床使用维生素D制剂时，应注意个体差异和用药安全性，建议定期监测血钙和尿钙水平。然而，不推荐使用活性维生素D来纠正维生素D的缺乏，也不建议使用单次大剂量的普通维生素D进行补充。

表 2-10　中国居民膳食维生素D参考摄入量

年龄段	每日维生素D参考摄入量	年龄段	每日维生素D参考摄入量
0～12个月	10μg/400IU	孕妇（全程）	15μg/600IU
1～64岁	15μg/600IU	哺乳期	15μg/600IU
≥65岁	20μg/800IU		

小结

　　运动系统是人体的重要组成部分，由骨骼、肌肉、关节和韧带等构成，负责支持身体的结构、保护内部器官并使我们能够进行各种运动。

健康的运动系统不仅能够维持日常生活的基本活动能力，还对全身健康有深远影响。通过适当的运动，可以增加骨密度，增强肌肉力量，保持关节灵活性，从而预防骨质疏松症、关节炎等疾病。同时，运动还能够改善心肺功能，增强免疫力，促进新陈代谢，帮助控制体重和预防慢性病。适量的体育活动还能够改善心理健康，减少焦虑和抑郁情绪，有助于提高整体的生活质量。

因此，保持规律的体育锻炼对促进身心健康、预防疾病以及延缓衰老有着不可忽视的重要作用。

思考题

1. 哪些肌肉参与完成了"俯卧撑"的动作？
2. 你怎么理解和区分有氧运动和无氧运动？
3. 如果你计划开始练习长跑，应该如何制订计划？
4. 从人体脊柱的结构特征来看，哪些生活习惯容易导致腰痛的发生？
5. 青年人与骨质疏松症的预防有关系吗？为什么？

参考文献

［1］ 章振林，金小岚，夏维波.原发性骨质疏松症诊疗指南（2017版）要点解读［J］.中华骨质疏松和骨矿盐疾病杂志，2017，10（5）：411-412.

［2］ Urits I，Burshtein A，Sharma M，et al. Low back pain，a comprehensive review：pathophysiology，diagnosis，and treatment［J］. Curr Pain Headache Rep，2019，23（3）：23.

［3］ Arana E，Kovacs F M. The evidence gap in low back pain management strategies［J］. Lancet，2021，398（10306）：1130-1131.

［4］ Kanis J A，Harvey N C，Cooper C，et al. A systematic review of intervention thresholds based on FRAX：a report prepared for the National Osteoporosis Guideline Group and the International Osteoporosis Foundation［J］. Archives of Osteoporosis，2016，11（1）：25.

［5］ Chakravarty E F，Hubert H B，Lingala V B，et al. Reduced disability and mortality among aging runners：a 21-year longitudinal study［J］. Archives of Internal Medicine，2008，168（15）：1638-1646.

［6］ Lieberman D. Exercised：The science of physical activity，rest and health［M］. London：Penguin UK，2020.

［7］ Lieberman D E. Exercised：Why Something We Never Evolved to Do Is Healthy and Rewarding［M］. New York：Knopf Doubleday Publishing Group，2021.

［8］ 中国营养学会.中国居民膳食营养素参考摄入量：2023版［M］.北京：人民卫生出版社，2023.

［9］ 丁文龙，刘学政.系统解剖学［M］.9版.北京：人民卫生出版社，2018.

［10］ 王庭槐.生理学［M］.9版.北京：人民卫生出版社，2018.

［11］ 葛均波，徐永健，王辰.内科学［M］.9版.北京：人民卫生出版社，2018.

［12］ 艾洪滨.人体解剖生理学［M］.2版.北京：科学出版社，2015.

［13］ 柏树令.系统解剖学［M］.6版.北京：人民卫生出版社，2004.

第三章 循环系统与健康

引言：困扰众生的心病

心，显然是非常重要的器官，绝大多数情况下心跳停止意味着生命的逝去。过去圣人说"心乃五脏六腑之大主"；现在大家说"开心最重要"。

在医学发展的最开始，东、西方不约而同地把大脑的认知、思维功能归属给了心：东方认为"心者，君主之官也，神明出焉"（《素问·灵兰秘典论》），西方也认为"心脏是人类用来思考的器官，也是知识和生命力的源泉"（亚里士多德）。以至于对今天的"心理学"之名称，总要费一番周折来解释。

虽然公元2世纪时盖伦已纠正了亚里士多德的错误，但直到16世纪，比利时医生维萨里（A. Vesalius）才从解剖学角度准确描述了心脏的结构；至于心脏的功能，直到17世纪才由哈维（W. Harvey）在其著作《心血运动论》中予以阐明。哈维首次提出了完善的血液循环理论，被誉为现代生理学之父，《心血运动论》也被视为现代医学的开端。

现代医学从洞悉心血管功能开始揭开了大幕，一路迅猛发展，300年来取得了令人瞩目的成就，摘得了人类医学研究中的一项项桂冠：医学发明了抗生素和疫苗，消灭了天花，并成功完成了复杂的器官移植手术……然而直至今日，我们不得不面对这样一个现实：心血管疾病的致死率多年来依然稳居全球首位。

越来越多的人真正体验到了"心痛"的感觉，越来越多的人成为高血压乃至"三高（高血压、高血糖、高血脂）"人士。现代医学飞速发展的今天，我们依然无法治愈冠心病和高血压。但是，我们已经对我们的心脏、血管有了足够的认识，我们也知道引起心血管疾病的危险因素，只要我们积极预防，就一定可以拥有健康的心脏和血压。

第一节　循环系统的结构

一、心

心（heart）位于胸腔纵隔内，两肺之间，膈肌之上。成人心脏的 2/3 在身体正中面左侧，1/3 在右侧（图 3-1）。在胚胎发育过程中，心沿长轴向左发生旋转，而使右心大部分偏向前面、左心大部分偏向后下方。

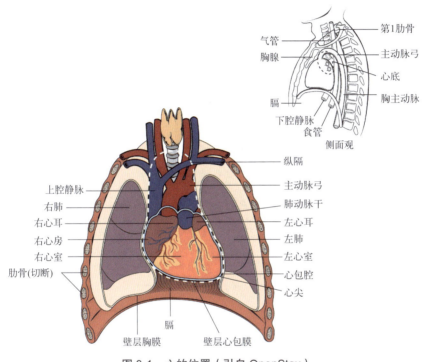

图 3-1　心的位置（引自 OpenStax）

（一）心的外形

心是中空的圆锥形肌性器官，大小近似本人的拳头。心有一尖、一底、两面、三缘。心尖朝向左前下方，在左侧第 5 肋间隙，锁骨中线内侧一横指处，可摸到心尖的搏动。心底朝向右后上方，和出入心的大血管相连。心的前上面叫胸肋面，和胸骨及肋骨贴近，后下面叫膈面，贴近膈的上面。心有右、左、下三缘，右缘较短，主要由右心房壁构成；左缘较长，由左心室壁构成；下缘略呈水平位，由右心室壁构成。分隔心房和心室的横沟称冠状沟。分界心室的浅沟有前、后两条，分别称前室间沟和后室间沟（图 3-2）。

（二）心腔和瓣膜

心的内腔被一完整的中隔分成互不相通的左、右两半，每半又各分为心房和心室两部分。因此心共有四个腔，包括右心房、右心室，左心房、左心室。在心房和心室之间有房室口相通。在两个房室口上，都有房室瓣。在左、右心室和大动脉相通的口上，都有动脉瓣。以上各瓣膜都是控制血流方向的装置（图 3-3）。

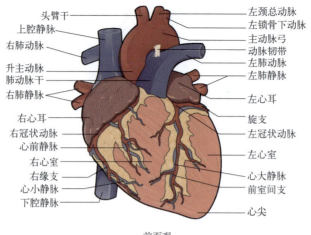

头臂干　　　　　　　　　　　　　　　左颈总动脉
上腔静脉　　　　　　　　　　　　　　左锁骨下动脉
右肺动脉　　　　　　　　　　　　　　主动脉弓
升主动脉　　　　　　　　　　　　　　动脉韧带
肺动脉干　　　　　　　　　　　　　　左肺动脉
右肺静脉　　　　　　　　　　　　　　左肺静脉
　　　　　　　　　　　　　　　　　　左心耳
右心耳　　　　　　　　　　　　　　　旋支
右冠状动脉　　　　　　　　　　　　　左冠状动脉
心前静脉　　　　　　　　　　　　　　左心室
右心室　　　　　　　　　　　　　　　心大静脉
右缘支　　　　　　　　　　　　　　　前室间支
心小静脉
下腔静脉　　　　　　　　　　　　　　心尖

前面观

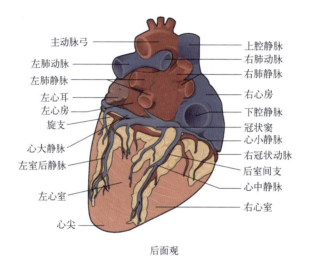

主动脉弓　　　　　　　　　　　　　　上腔静脉
左肺动脉　　　　　　　　　　　　　　右肺动脉
左肺静脉　　　　　　　　　　　　　　右肺静脉
左心耳　　　　　　　　　　　　　　　右心房
左心房　　　　　　　　　　　　　　　下腔静脉
旋支　　　　　　　　　　　　　　　　冠状窦
心大静脉　　　　　　　　　　　　　　心小静脉
　　　　　　　　　　　　　　　　　　右冠状动脉
左室后静脉　　　　　　　　　　　　　后室间支
　　　　　　　　　　　　　　　　　　心中静脉
左心室　　　　　　　　　　　　　　　右心室

心尖

后面观

图 3-2　心的外形（引自 OpenStax）

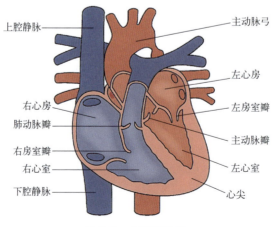

上腔静脉　　　　　　　　　　　　　　主动脉弓
　　　　　　　　　　　　　　　　　　左心房
右心房　　　　　　　　　　　　　　　左房室瓣
肺动脉瓣　　　　　　　　　　　　　　主动脉瓣
右房室瓣
右心室　　　　　　　　　　　　　　　左心室
下腔静脉　　　　　　　　　　　　　　心尖

图 3-3　心腔和瓣膜

1. 右心房

腔内有上、下腔静脉口和冠状静脉口。右心房收纳全身及心脏本身回流的静脉血，并经右房室口流入右心室。在房间隔上有一卵圆形凹窝，称卵圆窝。如人出生后此窝没有封闭，留有卵圆孔或是闭锁不全，则致左、右心房相通，从而引起动脉血与静脉血混合，这种情况被称为卵圆孔未闭（patent foramen ovale，PFO），是一种先天性心脏病类型。

2. 右心室和三尖瓣

右心室借右房室口与右心房相通，在右房室口上有三片瓣膜，叫三尖瓣，各瓣膜都借腱索与心室壁的乳头肌相连。右心室的出口为肺动脉口，口的周围有三个半月形瓣膜，称为肺动脉瓣。当心室收缩时，血液压力将三尖瓣关闭并冲开肺动脉瓣，使血液流经肺动脉进入两肺，进行气体交换。由右心房和右心室通过的是全身的静脉血。

3. 左心房

左心房有四个肺静脉口，用于收纳左、右肺回流的含氧动脉血，并通过左房室口流入左心室。

4. 左心室和二尖瓣

左心室的入口是左房室口，在左房室口处有两片瓣膜，称为二尖瓣，它们通过腱索连接至左心室壁的乳头肌。左心室的出口为主动脉口，出口处有主动脉瓣。心室收缩时，血液压力会使二尖瓣闭合并推动主动脉瓣打开，血液经由主动脉及其分支输送至全身。流经左心房和左心室的是富含氧气的动脉血。由于左心室需要将血液输送到全身，其心室壁较右心室厚，约为右心室壁的 3 倍，因此具有更强的收缩力。

（三）心的血管及传导系统

1. 心的血管

心脏的血液供应由左、右冠状动脉提供。两条冠状动脉分别起源于主动脉根部，并沿冠状沟分别向左右绕行，分布到心房和心室，深入心壁形成毛细血管网络。静脉血则通过冠状静脉窦汇入右心房。心的血液循环称为冠状循环（图 3-2）。

2. 心的传导系统

心脏的传导系统由特殊分化的心肌纤维构成，主要包括窦房结（sinoatrial node）、房室交界、房室束和末梢的浦肯野纤维网（图 3-4）。这些结构负责产生和传导电冲动，协调心脏的节律性搏动，确保心脏正常工作。传导系统的核心在于窦房结，它作为心脏的"天然起搏器"，调控心脏的节律性收缩，维持心脏的正常功能。

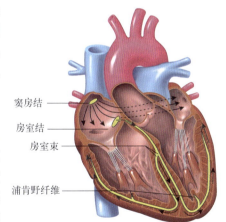

窦房结
房室结
房室束
浦肯野纤维

图 3-4　心的传导系统示意图
（引自 Mader，2002）

（四）心壁结构

心壁由心内膜、心肌层和心外膜构成（图 3-5）。

1. 心内膜

心内膜是衬覆于心腔表面的薄膜，表面是内皮，与血管内皮相连。心瓣膜由心内膜突向心腔折叠形成，表面被覆内皮，下面为致密结缔组织，与心脏纤维支架相连。

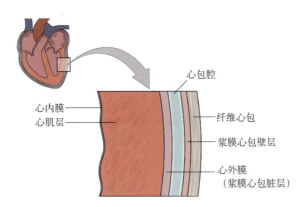

图 3-5　心壁结构示意图（引自 OpenStax）

心包腔
心内膜
心肌层
纤维心包
浆膜心包壁层
心外膜
（浆膜心包脏层）

2. 心肌层

心肌层由心肌和心肌间质组成，心肌间质为心肌纤维之间的致密结缔组织和血管、神经纤维等。心房肌与心室肌被心脏纤维支架分开，心房肌较薄，而心室肌相对较厚。心室肌由内纵、中环和外斜三层肌肉组成，纵行的深层肌肉构成肉柱和乳头肌。

3. 心外膜

心外膜是心包的脏层，由一层浆膜构成，表面覆盖间皮细胞，下面是薄层结缔组织。心外膜不仅起到保护心脏的作用，还通过分泌少量浆液减少心脏搏动时的摩擦，维持心脏的正常活动。

二、血管

血管（vessel）分为动脉、毛细血管和静脉，是血液流动的管道和物质交换的场所。

（一）血管的结构

除毛细血管外，血管管壁从腔面向外依次分为内膜、中膜和外膜 3 层，但各层膜的厚度与组织成分因血管的种类和功能不同而各有差异。

1. 动脉

动脉（artery）是心脏运行血液到全身组织器官的管道。其管腔的大小和管壁的构造是渐变的，按管径大小可分为大、中、小和微动脉 4 级。中、小动脉的 3 层管壁结构最具有代表性（图 3-6）。其中，内膜最薄，又分为内皮、内皮下层和内弹力膜 3 层。内皮是衬于腔面的单层扁平上皮；内皮下层是位于内皮下面的薄层疏松结缔组织，含有胶原纤维、弹性纤维和少量平滑肌，具有缓冲和联系作用；内弹力膜为内皮下层外侧的一层由弹性蛋白组成的有孔薄膜，具有弹性，有利于血管收缩。中膜由 10～40 层环形排列的平滑肌构成。外膜由疏松结缔组织组成，内有滋养血管和神经分布，负责提供营养和保护。

2. 毛细血管

毛细血管（capillary）是管径最细、分布最广的血管，口径一般在 10μm 以下，由内皮和基膜组成（图 3-7）。较细的毛细血管横切面仅由一个内皮细胞围成，较粗的毛细血管可由 2～3 个内皮细胞围成。在内皮细胞和基膜之间散在有一种扁而有突起的细胞，细胞突起紧贴在内皮细胞基底面，称为周细胞（pericyte）。周细胞不仅有机械支持作用，还能分化为成纤维细胞和平滑肌细胞。由于毛细血管管壁极薄，通透性极大，因此是血管内血液和血管外组织液进行物质交换的场所，又称交换血管（exchange vessel）。根据毛细血管内皮

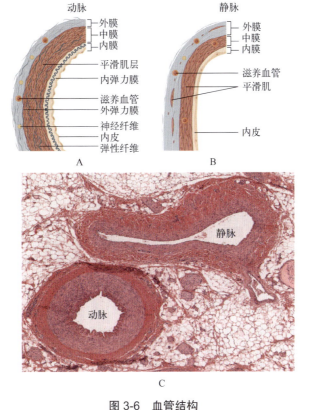

图 3-6　血管结构

（A）动脉；（B）静脉；（C）动静脉组织切片（×160/HE 染色）（引自 OpenStax）

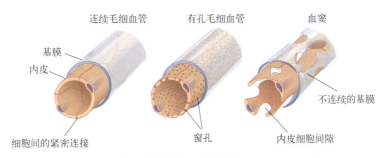

图 3-7　毛细血管结构示意图（引自 OpenStax）

和基膜的结构特点，可将毛细血管分为连续毛细血管（continuous capillary）、有孔毛细血管（fenestrated capillary）和血窦（sinusoid）三种类型（图 3-7）。

（1）连续毛细血管　连续毛细血管的内皮细胞紧密相连，基膜完整，结构稳定。内皮细胞内含有大量吞饮小泡，主要通过吞饮小泡进行组织和血液间的物质交换。连续毛细血管主要分布于结缔组织、肌组织、肺、胸腺和中枢神经系统等处，其中中枢神经系统和肺的毛细血管吞饮小泡较少，保障了特定部位的屏障功能。

（2）有孔毛细血管　有孔毛细血管的内皮细胞紧密连接，基膜完整，但内皮细胞的不含核部分胞质较薄，表面有大量的窗孔（直径 60～80nm），通常有隔膜封闭。这些窗孔有助于中、小分子物质的快速交换。有孔毛细血管主要分布于胃肠黏膜、血管球和某些内分泌腺等处，尤其是在需要高效交换物质的地方。值得注意的是，血管球的窗孔无隔膜，进一步促进了快速过滤功能。

（3）血窦 血窦又称窦状毛细血管（sinusoidal capillary），管腔较大且形态不规则，内皮细胞间存在较大的间隙，适合大量物质通过。血窦广泛分布于肝、脾、骨髓和某些内分泌腺中，不同器官的血窦结构存在差异。例如，内分泌腺的血窦内皮有孔且基膜连续；肝脏的血窦内皮间隙较大，基膜不连续或缺如；脾脏的血窦呈栅栏状，基膜不完整，这些特征使得血窦在不同的器官中能适应其特殊功能需求。

3. 静脉

静脉（vein）是由毛细血管汇合形成的，根据位置和管径大小分为微静脉、小静脉、中静脉和大静脉。静脉通常与相应的动脉伴行。与动脉相比，静脉的特点是管腔较大，管壁较薄且柔软，弹性较小，容易扩张。静脉在静息状态下可容纳 60%～70% 的循环血量，因此被称为容量血管（capacitance vessel），在维持血液循环中起到"血液贮存库"的作用。

与同级动脉相比，静脉管壁的三层结构中，内膜比动脉薄，中膜的平滑肌较少且排列较松散，外膜则较厚，含有较多的结缔组织（图 3-6）。

管径在 2mm 以上的静脉管壁内膜突向管腔，形成两个相对的半月状小袋，袋口朝向心脏，称为静脉瓣（venous valve）。静脉瓣的作用是防止血液逆流，确保血液只能单方向流向心脏，尤其在重力作用较大的下肢静脉中，静脉瓣较多。这一设计对于静脉血回流至心脏尤其重要，尤其在长时间站立或其他情况下静脉压增加时，静脉瓣起到了关键的防护作用。

（二）血液循环和全身血管分布

血液在体内的循环途径可分为肺循环和体循环两个路径。

1. 肺循环

肺循环又叫小循环，其循环路径是：右心室→肺动脉→肺动脉各级分支→肺泡毛细血管网→肺静脉→左心房。

血液通过肺循环的毛细血管，排出二氧化碳，获得氧气，完成气体交换，使静脉血变成含氧量较高、色泽鲜红的动脉血。

2. 体循环

体循环又叫大循环。其循环途径为：左心室→主动脉→动脉各级分支→全身毛细血管→小静脉→大静脉→上、下腔静脉→右心房。

血液通过体循环各部毛细血管时，将氧和营养物质送到各部组织，同时把在代谢过程中产生的二氧化碳和废料带走。在体循环过程中，血液通过小肠吸收养料、通过肾脏排出代谢废物，并在毛细血管处完成氧气和营养物质的交换。

3. 全身主要血管分布

全身血管分布分动脉系和静脉系。

（1）动脉系 动脉系包括肺循环的肺动脉和体循环的主动脉及其分支（图 3-8）。

肺动脉干（pulmonary trunk）起自右心室，在升主动脉前上行，至主动脉弓下方分为左、右肺动脉，分别通向左、右肺。肺动脉在进入肺门后进一步分支为小的肺叶动脉，最终分为更小的肺泡毛细血管网。

主动脉起自左心室，最初为升主动脉，接着向后弯曲形成主动脉弓，再继续向下延伸为胸主动脉和腹主动脉，最终在腰部分叉为左、右髂总动脉。主动脉的分支广泛，供应全身的各个器官和组织。主动脉的主要分支包括：冠状动脉（供应心脏）、头臂干、左颈总动脉、左锁骨下动脉（供应头部和上肢）、肾动脉（供应肾脏）以及肠系膜动脉（供应消化道）。

（2）静脉系　静脉系包括肺循环的肺静脉和体循环静脉（图3-8）。

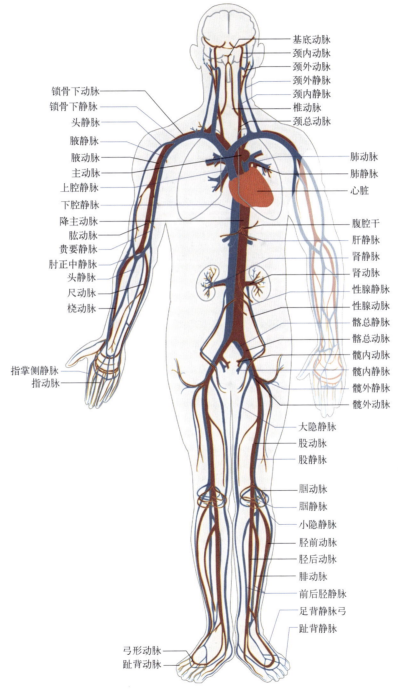

基底动脉
颈内动脉
颈外动脉
颈外静脉
颈内静脉
椎动脉
颈总动脉

锁骨下动脉
锁骨下静脉
头静脉
腋静脉
腋动脉
主动脉
上腔静脉
下腔静脉
降主动脉
肱动脉
贵要静脉
肘正中静脉
头静脉
尺动脉
桡动脉

肺动脉
肺静脉
心脏

腹腔干
肝静脉
肾静脉
肾动脉
性腺静脉
性腺动脉
髂总静脉
髂总动脉
髂内动脉
髂内静脉
髂外静脉
髂外动脉

指掌侧静脉
指动脉

大隐静脉
股动脉
股静脉

腘动脉
腘静脉
小隐静脉
胫前动脉
胫后动脉
腓动脉
前后胫静脉
足背静脉弓
趾背静脉

弓形动脉
趾背动脉

图 3-8　全身主要血管分布示意图

肺静脉左、右各一对，分别为左上、左下肺静脉和右上、右下肺静脉，起自肺门，向内行注入左心房后部。

体循环静脉分深、浅两种，深静脉位于深筋膜深面与动脉伴行，称为伴行静脉，其名称、行程和引流范围与其伴行的动脉相同。浅静脉位于皮下浅筋膜内，又称皮下静脉，数目多，不与动脉伴行，有各自独立的名称、行程和引流范围，但最终注入深静脉。体循环静脉主要包括上腔静脉系、下腔静脉系和心静脉系。

三、血液

血液（blood）是一种液态结缔组织，由血浆和血细胞组成，在心血管系统内循环流动。血液对维持内环境的稳定和生命活动的正常进行具有极为重要的作用，包括输送氧气、营养物质、激素和代谢废物，调节体温，维持酸碱平衡，以及提供免疫防御功能。

（一）血液的组成

血液由血浆（plasma）和悬浮于其中的血细胞（blood cell）组成。将血样放入用抗凝剂处理过的试管中，经离心沉淀后，管中的血液出现分层：上层为淡黄色的血浆；下层红色部分为挤压较紧的红细胞；二者之间呈白色的薄层为白细胞和血小板。血浆和红细胞分别约占全血的55%和45%，白细胞和血小板所占体积不足1%（图3-9）。红细胞在全血中所占的容积百分比，称为血细胞比容（hematocrit）。

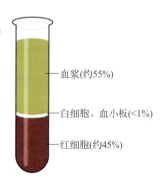

- 血浆（约55%）
- 白细胞、血小板（<1%）
- 红细胞（约45%）

图 3-9 血液的成分

1. 红细胞

红细胞（erythrocyte；red blood cell，RBC）是一种双凹圆盘状的细胞，成熟的红细胞不含细胞核，从而为储存更多的血红蛋白（hemoglobin，Hb）腾出了空间。红细胞是血液中数量最多的血细胞，具体数量因性别、年龄和生活环境而异。我国成年男性血液中红细胞数为（4.5～5.5）×10^{12}/L；女性为（3.8～4.6）×10^{12}/L；新生儿为 6.0×10^{12}/L 以上。高原居民的红细胞数量增多，是对缺氧环境适应的结果。

红细胞的主要功能是运输 O_2 和 CO_2。红细胞在肺部毛细血管携带 O_2 后，到达全身组织细胞处将 O_2 释放，供组织细胞代谢的需要；组织细胞代谢产生的 CO_2 又通过红细胞携带返回到肺部，被排出体外。

红细胞运输 O_2 的功能是靠细胞内的血红蛋白实现的。红细胞内的血红蛋白可与 O_2 进行可逆性结合，即在氧分压较高的肺部与 O_2 结合；在氧分压较低的组织细胞处将 O_2 释放。与氧结合后的血红蛋白称为氧合血红蛋白（oxyhemoglobin，HbO_2），将氧释放后的血红蛋白称为去氧血红蛋白（deoxyhemoglobin）。我国成年男性血液中的血红蛋白含量为 120～160g/L，女性为 110～150g/L，婴儿为 170～200g/L。每克血红蛋白能结合 1.39mL O_2，因此正常男性每 100mL 血液的血红蛋白能携带 O_2 约 21mL，女性约 19mL。

CO 与血红蛋白的亲和力大于 O_2，血红蛋白与 CO 结合形成 HbCO，从而降低了其携带 O_2 的能力。所以 CO 中毒的主要病理是缺 O_2 造成的。

红细胞的平均寿命为 120 天。衰老的红细胞因其变形能力减弱、脆性增加，容易在血流湍急处破损，或在通过微小孔隙时停滞于脾、肝及骨髓中，被单核巨噬细胞系统吞噬清除。这一过程是机体对衰老或有缺陷红细胞进行清除的自然生理现象。

2. 白细胞

白细胞（leukocyte；white blood cell，WBC）是一类有核的球形血细胞，体积比红细胞大，直径一般为 10～20μm。正常成年人的白细胞总数为（4～10）×10⁹/L，包括几种不同的类型（图 3-10）。

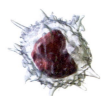

单核细胞　　　嗜碱性粒细胞　　　嗜酸性粒细胞

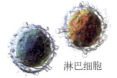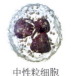

淋巴细胞　　　　中性粒细胞

图 3-10　光镜下观察到的各种白细胞
（引自 OpenStax）

（1）中性粒细胞　中性粒细胞（neutrophil）约占白细胞总数的一半以上。细胞核呈杆状或分叶状，在机体的非特异性细胞免疫中起重要作用。它处于机体抵御病原微生物，特别是化脓性细菌入侵的第一线。当病原微生物侵入机体时，可激活机体的免疫系统，并产生大量能够吸引中性粒细胞趋向炎症部位的物质——趋化因子（chemotactic factor），中性粒细胞受趋化因子的诱导向炎症部位游走，这一特性称为趋化性（chemotaxis）。中性粒细胞游走到炎症部位并吞噬细菌，当吞噬了数十个细菌后，其自身即解体，释放出各种酶类溶解周围组织而形成脓肿。此外，中性粒细胞还能吞噬和清除衰老的红细胞、其他坏死组织的碎片和抗原抗体复合物等。

（2）嗜酸性粒细胞　嗜酸性粒细胞（eosinophil）占白细胞总数的 1%～4%。细胞核一般为 2 叶，细胞质内充满粗大均匀的橘红色嗜酸性颗粒，内含溶酶体酶和组胺酶等。嗜酸性粒细胞可吞噬异物或抗原抗体复合物，释放组胺酶分解组胺，从而减轻过敏反应；此外，嗜酸性粒细胞还可借助于其膜表面的受体附着于蠕虫表面，直接杀灭寄生虫，是机体对抗寄生虫感染的主要细胞类型之一。

（3）嗜碱性粒细胞　嗜碱性粒细胞（basophil）占白细胞总数的 0.5%～1%。其细胞核呈分叶状或"U"形，细胞质中含有富含肝素和组胺的粗大嗜碱性颗粒。肝素具有抗凝血作用，组胺则能扩张血管、增加毛细血管的通透性。嗜碱性粒细胞能够迁移至损伤部位，并释放出这些物质，导致局部的过敏反应。此外，它们还能够促进其他白细胞向炎症或过敏反应区域迁移，增强机体的免疫防御反应。

（4）单核细胞　单核细胞（monocyte）是白细胞中体积最大的细胞，数量占白细胞总数的 4%～8%。单核细胞的主要功能：①吞噬消化作用：单核细胞能吞噬并消化病原微生物、凋亡细胞和损伤组织；②分泌功能：能在抗原或多种非特异性因子的刺激下分泌多种物质；③处理和递呈抗原：激活淋巴细胞并启动特异性免疫应答；④杀伤肿瘤细胞。

单核细胞在血液中存留 2～3 天后，穿出毛细血管进入组织，分化为巨噬细胞。巨噬细胞能吞噬病原体并刺激其他白细胞参与体内防御机制。单核细胞和组织中的巨噬细胞组成了单核巨噬细胞系统，在特异性免疫应答的诱导和调节中起关键作用。

（5）淋巴细胞　淋巴细胞（lymphocyte）含有较少的细胞质和一个较大的细胞核，数量占白细胞总数的 25%～33%。淋巴细胞主要分为 T 淋巴细胞和 B 淋巴细胞，在机体的特异性免疫应答过程中起关键作用。T 淋巴细胞主要与细胞免疫有关，能直接杀伤任何带有外来抗原的细胞，可长期对抗病毒、细菌和癌细胞的侵袭，并与移植器官的排斥反应有关。B 淋巴细胞主要参与体液免疫。当受到抗原刺激时，B 淋巴细胞转化成浆细胞，合成并分泌针对该抗原的特异性免疫球蛋白（抗体）。这些抗体与相应的抗原结合，触发免疫反应，从而消除对机体的危害。

3. 血小板

血小板（platelet）是骨髓巨核细胞（megakaryocyte）裂解后脱离下来的小块细胞碎片，形状不规则，无细胞核，直径为 2～4μm，是血液中最小的有形成分。常成人血液中的血小板数量为（100～300）× 10^9/L。

血小板的主要功能是参与生理性止血。血小板的黏附、聚集、释放反应以及凝血功能是完成正常止血功能的基本因素。此外，血小板还有维护血管壁完整性的功能，血小板能随时沉着于血管壁以填补内皮细胞脱落留下的空隙，并融入内皮细胞以对其进行修复。当血小板数量太少时机体有出血倾向。

4. 血浆

血浆为淡黄色液体，由 90% 以上的水和多种溶质所组成。血浆成分中蛋白质占 7%～9%，主要包括白蛋白（albumin），球蛋白（globulin）和纤维蛋白原（fibrinogen）三大类。白蛋白由肝合成，占血浆蛋白总量的 60%～80%。白蛋白分子量最小，但含量最多，对维持血浆胶体渗透压、调节血浆与组织液间的水平衡具有重要作用。球蛋白可分为 α、β 和 γ 三种亚型，其中 α 球蛋白、β 球蛋白均由肝合成，主要参与脂类或脂溶性物质的运输；γ 球蛋白是淋巴细胞分泌的抗体，参与机体的免疫反应。纤维蛋白原约占全部血浆蛋白的 4%，由肝脏合成，分子量最大，参与血液凝固过程。

血浆中除蛋白质以外的含氮物质总称为非蛋白含氮化合物，主要包括尿素、尿酸、肌酸、肌酐、氨基酸、多肽、氨和胆红素等。这些物质中所含的氮称为非蛋白氮（non-protein nitrogen，NPN）。血浆中的非蛋白氮由肾排出，故测定血浆中非蛋白氮的含量有助于了解肾的功能。

血浆中含有多种无机盐，大多数以离子状态存在。重要的阳离子有 Na^+、K^+、Ca^{2+}、Mg^{2+} 等，阴离子有 Cl^-、HCO_3^-、HPO_4^{2-} 等。这些离子在维持血浆渗透压、酸碱平衡以及神经、肌肉的正常兴奋性等方面起着重要作用。

此外，血浆中还含有葡萄糖、乳酸、脂类以及一些微量物质，如维生素、激素等。这些物质对人体的新陈代谢、免疫反应和生理调节至关重要。

（二）血型和输血

1. ABO 血型系统

ABO 血型系统是根据红细胞膜上存在的 A 抗原（凝集原）和 B 抗原的情况将其分为 4 种血型。红细胞膜上仅含 A 凝集原的为 A 型；仅含 B 凝集原的为 B 型；含有 A、B 两种凝集原的为 AB 型；A、B 两种凝集原均不含的为 O 型。人类的血清中还存在与凝集原相应的抗体，称为抗 A 凝集素和抗 B 凝集素。A 型血清中含抗 B 凝集素；B 型血清中含抗 A 凝集素；AB 型血清中不含抗 A、抗 B 凝集素；O 型血清中含抗 A、抗 B 两种凝集素（表 3-1）。

表 3-1　ABO 血型系统

血型	红细胞抗原(凝集原)	血清中抗体(凝集素)	血型	红细胞抗原(凝集原)	血清中抗体(凝集素)
A 型	A	抗 B	AB 型	A、B	无抗 A 和抗 B
B 型	B	抗 A	O 型	无 A 和 B	抗 A 和抗 B

2. Rh 血型系统

Rh 抗原是最早在恒河猴（Rhesus monkey）的红细胞上发现的一种蛋白质，因此得名 Rh。根据人的红细胞膜上 Rh 因子建立的血型系统称为 Rh 血型系统：红细胞膜上含有这种特殊抗原的称为 Rh 阳性，反之则为 Rh 阴性。我国汉族和大多数民族中 Rh 阳性者约占 99%，Rh 阴性者仅占 1% 左右。

Rh 血型系统与 ABO 血型系统不同的是，Rh 阴性个体血清中不存在天然的抗 Rh 因子的抗体。如果 Rh 阴性个体接受了 Rh 阳性个体的血液，输血后不久，在 Rh 阴性的血中就能发现抗 Rh 的抗体。对于 Rh 阴性受血者而言，第一次输入 Rh 阳性供血者的血液时，一般不出现凝集反应，这是因为 Rh 阴性受血者的免疫系统需要一段时间才能产生抗 Rh 的抗体；如果第二次或多次输入 Rh 阳性血液，将会发生抗原 - 抗体反应，使输入的 Rh 阳性红细胞凝集。

Rh 阴性女性与 Rh 阳性男性婚配所生下的胎儿，有 50% 的机会是 Rh 阳性。如果 Rh 阳性胎儿的少量红细胞通过胎盘进入到母亲血液中，将产生抗 Rh 的抗体，这种抗体又通过胎盘进入到胎儿血中后，可使胎儿红细胞凝集并发生溶血，严重时可造成胎儿死亡。因为一般只有在分娩时才可能有大量的胎儿红细胞进入母体，且母体血清中抗体浓度的增加是非常缓慢的，往往要经历几个月的时间，因此第一次妊娠常常不会造成严重后果。但若 Rh 阴性母亲第二次怀有 Rh 阳性的胎儿，母体中的高浓度 Rh 抗体将会进入胎儿血液中，破坏胎儿的红细胞，造成胎儿死亡或新生儿溶血性贫血。

3. 输血

输血（transfusion）是治疗某些疾病、抢救伤员生命和保证一些手术顺利进行的重要手段。但是，为保证输血的安全，必须遵守输血原则。

在正常情况下，应同型输血。在准备输血时，除保证供血者与受血者的 ABO 血型相合外，对于育龄妇女和需要反复输血的患者，还必须使供血者和受血者的 Rh 血型相合，以免受血者被致敏后产生抗 Rh 的抗体。

即使在 ABO 系统血型相同的人之间进行输血，在输血前也必须进行交叉配血试验（cross-match test）。通常把供血者的红细胞与受血者的血清混合，观察有无凝集反应，称为交叉配血主侧；而把受血者的红细胞与供血者的血清进行混合的试验称为交叉配血次侧（图 3-11）。若交叉配血主、次两侧均无凝集，即为配血相合，可以进行输血；若主侧凝集，为配血不合，不能输血；若主侧不凝集，次侧凝集，为配血基本相合，则只能在应急情况下少量而缓慢地进行输血，且需特别谨慎，一旦出现输血反应，输血应立即停止。

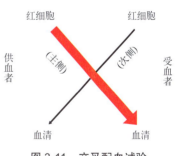

图 3-11　交叉配血试验

根据供血者的来源，输血可分为异体输血和自体输血；根据输注血液的成分可分为全血输血和成分输血。

另外，因为 RhD 阴性非常少见，也被称为"熊猫血"，在临床输血中常常供不应求，在紧急状况下能否及时得到"救命血"成为关系到"熊猫血"受血者生命存亡的关键因素。2020 年，浙江大学成功研制"通用熊猫血"，这项研究通过一层三维凝胶网络，将 RhD 阳性的红细胞"伪装"成 RhD 阴性，从而为解决临床用血这一难题提供了思路。

第二节　心脏的泵血功能

心脏通过节律性的收缩与舒张活动，不断将压力较低的静脉血吸入，并将其泵入高压的动脉内，完成泵血功能。这一过程类似于水泵的工作原理，因此心脏也被称为"心泵"。心脏泵血功能的实现依赖于周期性的机械活动，心肌收缩与舒张交替进行，引起心腔内压力的周期性变化，从而推动心瓣膜按一定顺序开启和关闭，确保血液沿单一方向循环流动。

一、心动周期

心脏一次收缩与舒张的完整过程称为一个心动周期（cardiac cycle），其时长与心率相关。每分钟的心动周期次数称为心跳频率，即心率（heart rate，HR）。正常成人在安静状态下，心率为60～90次/分，平均约75次/分。

在一个心动周期中，心房和心室的机械活动均可分为收缩期和舒张期。以成人平均心率75次/分计算，一个心动周期为0.8s。其中心房收缩期为0.1s、舒张期为0.7s，心室收缩期约为0.3s、舒张期约为0.5s。当心率增快时，心动周期缩短，则收缩期和舒张期均缩短，但以舒张期的缩短更为明显。如心率增至120次/分时，心动周期为0.5s，其中心室收缩期和舒张期均为0.25s；当心率增至200次/分时，心动周期缩短至0.3s，此时心室收缩期为0.16s，而心室舒张期为0.14s。这一点对于运动生理学特别重要，因为当运动使心率加快到一定程度时，由于舒张期过短，会导致心室充盈不足而致每搏输出量减少，因此，在运动中代偿性的心率增加不能超过心率的安全范围。

心房和心室的收缩不是同时进行的。按其活动次序可把心动周期分为三个时期：首先两心房收缩，称为房缩期，此时两个心室均是舒张的；继之两心房舒张而两心室收缩，称为室缩期；最后两心室舒张而心房也仍处于舒张状态，称为全心舒张期，安静状态下全心舒张期约占0.4s，相当于心动周期的一半。全心舒张有利于静脉血流回心，保证了心室的充分充盈。

二、心脏泵血过程

在一个心动周期中，心脏完成一次泵血过程。心肌的收缩引起心腔内压力的变化，继而导致心内瓣膜有规律地开放和关闭，从而实现了心室的射血和充盈（图3-12）。心脏泵血过程可分为以下几个阶段。

（一）心房收缩期

在心房收缩期（atrial systole），心室仍处于舒张状态。心房收缩导致心房内压力升高，将其内的血液挤压入心室，因而心房容积缩小。由心房收缩挤压入心室的血量占心动周期中流入心室总血量的25%左右。

（二）心室收缩期

心房收缩期结束后进入心室收缩期（period of ventricular systole），按照心室是否发生向外泵血又分为等容收缩期和射血期。

1. 等容收缩期

心室开始收缩后，室内压力上升并超过心房内压，房室瓣受到冲击而关闭。但此时心

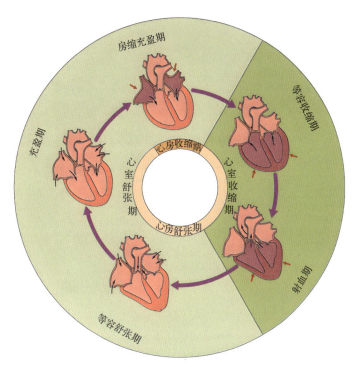

图 3-12　心动周期和心脏泵血过程示意图（修改自 OpenStax）

室内压仍然小于动脉压，所以动脉瓣仍然是关闭的，并未发生射血，所以心室容积不变，此阶段称为等容收缩期（period of isovolumic comtraction），持续约 0.05s。

此期中，房室瓣关闭时产生了第一心音，是心室收缩的标志。

2. 射血期

当心室内压继续上升、超过动脉压时，动脉瓣被冲开，血液迅速射入主动脉，称为射血期（period of ventricular ejection）。快速射血历时约 0.1s，大约完成心室总射血量的 2/3 后，心室收缩力量和室内压均开始减小，射血速度减慢，继续持续约 0.15s。

（三）心室舒张期

1. 等容舒张期

射血结束后，心室开始舒张称为心室舒张期（period of ventricular diastole）。心室内压迅速下降至低于动脉压，导致动脉瓣关闭，此时心室压高于心房压，房室瓣未开放，心室容积保持不变，称为等容舒张期（period of isovolumic relaxation）。

此期中，因动脉瓣关闭产生了第二心音，是心室舒张的标志。

2. 充盈期

当心室内压继续下降到低于心房内压时，房室瓣开放，心房内血液顺压力差快速流入心室，称为充盈期（filling period）。心室血液的快速充盈持续约 0.11s，能完成心室总充盈量的 2/3。随着心室内血液的充盈，心室与心房、大静脉之间的压力差减小，血液流入心室的速度减慢，慢速充盈维持时间约 0.22s。

在心室舒张的最后 0.1s，下一个心动周期的心房收缩期又开始了，此期中，依靠心房收缩继续维持心室的充盈，因此也叫做房缩充盈期。所以，整个心脏泵血就是这样一个不断循环的过程。

右心室的泵血过程与左心室基本相同，但由于肺动脉内压力仅为主动脉内压力的 1/6，所以在心动周期中右心室内压力的变化幅度比左心室小得多：射血时，右心室压力可以达到 24mmHg，而左心室的压力可以高达 130mmHg。

在泵血过程中，心脏瓣膜关闭时引起的机械振动形成了心音。我们用听诊器在胸前壁的听诊区（图 3-13）可以听到，正常人的一个心动周期有两个心音。

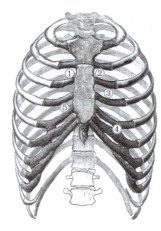

①主动脉瓣听诊区

②肺动脉瓣听诊区

③主动脉瓣第二听诊区

④二尖瓣听诊区

⑤三尖瓣听诊区

图 3-13　心音的听诊部位

三、心泵功能评价

衡量心脏泵血功能的基本指标是心脏射出的血液量，包括每搏输出量和每分输出量。而心力储备则反映了在机体耗氧量显著增加时，心脏泵血功能的潜在提升能力。

（一）心输出量

1. 每搏输出量和射血分数

一侧心室在一次心搏中射出的血液量称为每搏输出量（stroke volume，SV），简称搏出量。在安静状态下，正常成年人左心室舒张末期容积约为 125mL，收缩末期容积约 55mL，两者之差 70mL 就是搏出量。搏出量与心室舒张末期容积的百分比称为射血分数（ejection fraction，EF），一般维持在 55%～65%。

2. 每分输出量和心指数

一侧心室每分钟射出的血液总量称为每分输出量（minute volume，MV），简称心输出量（cardiac output），等于心率与每搏输出量的乘积。如果心率为 75 次 / 分，搏出量为 70mL，则每分输出量为 5.25L/min。一般健康成年男性在安静状态下的搏出量为 60～80 mL，心输出量为 4.5～6.0L/min，平均约为 5L/min。女性的心输出量比同体重男性的心输出量约低 10%。成人在剧烈运动时，心输出量可高达 25～35L/min，全身麻醉状态下可降至 2.5L/min。以单位体表面积计算的心输出量称为心指数（cardiac index，CI）。中等身材的成年人体表面积为 1.6～1.7m^2，在安静和空腹情况下心输出量为 5～6L/min，所以心指数为 3.0～3.5 L/(min·m^2)。静息心指数随年龄增长而逐渐降低，10 岁左右的少年最高，可达 4L/(min·m^2) 以上，到 80 岁时降至约 2L/(min·m^2)。

（二）心力储备

健康成年人静息状态下心输出量为 5L/min 左右，剧烈体力活动时心输出量可达 25～30L/min，为安静时的 5～6 倍。这表明健康人心脏泵血功能有一定的储备，能够在机体需要时成倍增长。心输出量随机体代谢需要而增加的能力称为心泵功能储备或心力储备（cardiac reserve）。心脏每分钟能够射出的最大血量称为最大输出量，可反映心脏的健康程度。训练有素的运动员心脏最大输出量可达 35L/min，为静息时的 7 倍，比普通正常人能更好地耐受剧烈运动。某些心脏病患者，静息时心输出量与健康人没有明显差别，尚能满足静息状态下的代谢需要，但其最大输出量低于正常人，心力储备明显降低，在运动时心输出量不能相应增加，将出现心悸、气急等症状。心力储备的大小主要决定于每搏输出量和心率能有效提高的程度。

1. 搏出量储备

搏出量是心室舒张末期容积与收缩末期容积之差，二者都有一定的储备量，共同构成搏出量的储备。安静情况下左心室舒张末期容积约 125mL，收缩末期容积约 55mL。由于心室不能过分扩大，最高可达 140mL 左右，即舒张期储备只有 15mL。而当心肌作最大程度收缩时，心室收缩末期容积可缩小至 15～20mL，使搏出量增加 35～40mL。相比之下，收缩期储备要比舒张期储备大得多。

心室作最大射血后，心室内尚剩余的血量称为余血量，安静状态下收缩末期容积与余血量之差就是收缩期储备。

2. 心率储备

在一定范围内增快心率，可使心输出量增加，达到静息状态时的 2～2.5 倍。在正常成人，能使心输出量增加的最高心率为 160～180 次 / 分，这是心率储备的上限。心率超过这一限度时，每搏输出量往往会明显减少，因此心输出量反而降低。在进行强烈的体力活动时，体内交感肾上腺系统的活动增强，机体可以通过动用心率储备和收缩期储备使心输出量增加。训练有素的运动员，心肌纤维增粗，心肌收缩能力增强，射血充分，因此具有更大的收缩期储备；同时由于运动员在安静状态下心率低于常人，又因心肌收缩能力的增强使心室收缩和舒张的速度都明显加快，因此心率储备也显著增加，表现为心率可增快至200～220 次 / 分才开始出现心输出量的下降。

第三节　循环系统健康促进

心血管疾病是导致人类死亡和健康寿命损失的首要原因，居全球疾病负担首位。近 30年，全球心血管疾病患病人数翻倍，从 2.7 亿增长到 5.2 亿；全球心血管疾病死亡人数从1210 万增长到 1860 万。随着社会老龄化进程及资源分配等问题，高收入国家心血管死亡人数预测 2030 年对比 2020 年将增加 4%，至 2050 年将增加 19%；而低收入国家心血管死亡人数预测 2030 年对比 2020 年将增加 44%，至 2050 年将增加 190%。我国人民生活条件逐渐改善，卫生事业不断发展，传染病得到控制，婴儿死亡率下降，人民平均期望寿命明显增长，但心血管病逐渐成为常见病。目前中国心血管疾病发病率和死亡率下降的拐点仍未出现，心血管疾病的防控和健康促进工作非常紧迫。

冠心病和高血压是循环系统中发病率极高的慢性非传染性疾病，病程长且无法治愈，是人类公共健康促进的重中之重。

一、认识冠心病

冠心病是全球范围内导致人类死亡的首要疾病，素有"第一杀手"之称。虽然"冠心病"这个词在公众中已广为人知，但其完整名称——冠状动脉粥样硬化性心脏病（coronary atherosclerotic heart disease）——可能并不容易脱口而出。冠心病是指专供心脏的血管——冠状动脉（冠脉），因为粥样硬化而变窄，导致血流不足，引起心脏缺血、缺氧的心脏病。基于临床表现，世界卫生组织把冠心病分为多种类型，我们将介绍其中最常见的心绞痛和心肌梗死。

（一）心绞痛

心绞痛（angina pectoris）是由于冠脉供血不足，导致心肌急剧、暂时缺血缺氧，以阵发性胸骨后或心前区疼痛为主要临床表现的一种综合征。它是冠心病中最为常见的类型，也是病情较轻的阶段。尽管心绞痛的症状常具有"一过性"的特征，但其长期影响不可忽视，因此，及早识别并有效管理心绞痛发作对预防病情进展至关重要。

1. 临床特征

心绞痛以发作性胸痛为主要临床表现，疼痛的特点表现在以下 5 个方面。

（1）部位　疼痛主要集中在胸骨中段或上段后方，有时波及心前区，范围如手掌大小，甚至横贯前胸，界限不清楚。疼痛可放射至左肩、左臂内侧，甚至到达无名指和小指，有时延伸至颈部、咽喉或下颌。

（2）性质　胸痛常表现为压迫感、闷痛或紧缩感，也可能有烧灼感，但非针刺或刀扎样的锐性痛。部分患者仅觉胸闷不适而无明显疼痛感，有的发作时伴有濒死的恐惧感觉。患者往往会因疼痛而被迫停止正在进行的活动，直至症状缓解。

（3）诱因　疼痛常由体力劳动或情绪激动（如愤怒、焦急、过度兴奋等）诱发，饱食、寒冷、吸烟、心动过速、休克等亦可诱发。疼痛多发生于劳力或激动的当时，而不是在一天劳累之后。典型的心绞痛常在相似的条件下重复发生，但有时同样的劳力只在早晨而不在下午引起心绞痛，提示与晨间交感神经兴奋性增高等昼夜节律变化有关。

（4）持续时间　疼痛出现后先逐步加重，然后在 3～5min 内渐消失，可数天或数星期发作一次，亦可一日内多次发作。

（5）缓解方式　一般在停止原来诱发症状的活动后即可缓解；舌下含用硝酸甘油也能在几分钟内使之缓解。

2. 诊断依据

临床医生根据典型心绞痛的发作特点和体征，含用硝酸甘油后可缓解，结合年龄和存在冠心病危险因素等，一般即可建立诊断。发作时心电图检查可见 ST 段压低，T 波平坦或倒置，发作过后数分钟内逐渐恢复。心电图无改变的患者可考虑作心电图负荷试验。发作不典型者，诊断要依靠观察硝酸甘油的疗效和发作时心电图的改变，或进行 24h 的动态心电图连续监测，或通过放射性核素心肌显像、多层螺旋 X 线计算机断层显像（MDCT）或磁共振显像（MRI）冠脉造影等进一步明确诊断。

3. 严重度分级

心绞痛的严重程度，临床上多依据加拿大心血管病学会（CCS）的分级标准，分为四级（表3-2）。

表 3-2　加拿大心血管病学会（CCS）心绞痛严重度分级

分级	特点
Ⅰ级	一般体力活动(如步行和登楼)不受限，仅在强、快或持续用力时发生心绞痛
Ⅱ级	一般体力活动轻度受限。快步行走、饭后、寒冷或大风中、精神应激或醒后数小时内发作心绞痛。一般情况下平地步行200m以上或登楼一层以上受限
Ⅲ级	一般体力活动明显受限，一般情况下平地步行200m内或登楼一层引起心绞痛
Ⅳ级	轻微活动或休息时即可发生心绞痛

4.心绞痛分型

心绞痛患者的具体表现有很多类型，预后也有很大差别，所以对于确诊的心绞痛患者应当进行进一步的分型诊断。根据 WHO 的"缺血性心脏病的命名和诊断标准"，心绞痛主要的类型如图 3-14 所示。

第一类为劳力性心绞痛，其特点是疼痛有明确的诱因，如体力劳累、情绪激动或其他足以增加心肌耗氧量的情况，休息或舌下含用硝酸甘油可迅速缓解。劳力性心绞痛又包括以下 3 种类型。①稳定型心绞痛：这是最常见的类型，其心绞痛的发作频次、诱发原因、疼痛部位和性质非常稳定，例如，某患者胸痛每周发作一

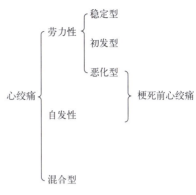

图 3-14　心绞痛分型

次，每次发作都是因为类似的劳累或情绪激动引起，每次均以心前区疼痛为表现，持续时间 5min 左右，这就是典型的稳定型心绞痛。②初发型心绞痛：特指首次发作的心绞痛患者。③恶化型心绞痛：是指患者的心绞痛发生的频次、疼痛程度和时间以及诱发因素没有规律可循，经常变动，通常由稳定型心绞痛加重、进展而来。

第二大类为自发性心绞痛，其特点为疼痛发生没有明显诱因，与体力或脑力活动引起心肌耗氧量增加没有明显关系，而是因为冠状动脉的血流储备量减少，患者可能在安静状态下忽然发病。另外，自发性心绞痛的疼痛程度较重，疼痛时间长，硝酸甘油作用不明显。

劳力性心绞痛当中的恶化型心绞痛和自发性心绞痛患者发生心肌梗死或猝死的概率都很高，又被称为"梗死前心绞痛"，需要积极关注和治疗。

（二）心肌梗死

心肌梗死（myocardial infarction，MI）是指心肌因缺血而坏死的情况。通常是在冠状动脉已有病变的基础上，冠状动脉的血流供应突然减少或完全中断，导致相应的心肌因严重而持久的急性缺血而发生坏死。急性心肌梗死（acute myocardial infarction，AMI）属于急性冠脉综合征（acute coronary syndrome，ACS）中最严重的类型，临床表现包括持久的胸骨后剧烈疼痛、发热、白细胞计数升高、血清心肌坏死标记物增高以及心电图的进行性改变。患者可能出现心律失常、休克或心力衰竭等并发症。

心肌梗死发作前，50%～81.2% 的患者会出现前驱症状，如乏力、胸部不适、活动时心悸、气急、烦躁和心绞痛等，其中以初发型心绞痛或原有心绞痛加重（恶化型心绞痛）最为显著。当心绞痛发作的频率较以往增多，疼痛程度加重，持续时间延长，对硝酸甘油的反应差，且诱发因素不明显时，如果心电图可见 ST 段暂时性抬高（变异型心绞痛）或压低，T 波倒置或增高（"假性正常化"），这些表现均符合不稳定型心绞痛的特征。若此时能够及时住院治疗，可在一定程度上防止心肌梗死的发生。

（三）冠心病的治疗及预后

稳定型心绞痛患者通常能够生存多年，但仍有发生急性心肌梗死或猝死的风险。对于心肌梗死患者，强调及早识别和及时住院治疗尤为关键。住院前的就地处理和急救也非常重要。治疗的主要原则是迅速恢复心肌的血液灌注，例如在到达医院后 30min 内开始溶栓治疗，或在 90min 内开始进行介入治疗，可以挽救濒死的心肌，防止梗死扩大或缩小心肌缺血的范围。此外，还需要保护和维持心脏功能，及时处理严重的心律失常、心力衰竭

及其他并发症，预防猝死的发生。

尽管现代医学的发展在冠心病治疗方面提供了有效的干预技术和药物，但冠心病总体上仍属于高风险和高病死率的疾病，且尚无法彻底治愈。因此，对于冠心病的防治，应以预防为主。预防冠心病的关键在于预防动脉粥样硬化，因为它是冠心病发生的根本原因。

二、预防动脉粥样硬化

心绞痛和心肌梗死等各种冠心病的直接原因都是冠状动脉供血不足，而根本原因则是动脉粥样硬化的形成。所以预防冠心病，就是预防动脉粥样硬化的发生。

（一）什么是动脉粥样硬化

1.动脉硬化

发生动脉硬化的血管不同程度地失去了弹性，类似于橡胶制品的老化。动脉硬化是发生于所有动脉血管管壁的退行性变。健康状态下，随着年龄的自然增长，动脉硬化的出现属于一种不可避免的生理性衰老现象，主要表现在小动脉的硬化，且以动脉管壁的中层钙化为特点。与之不同的是，主要发生在大动脉的"粥样硬化"则是一种病理现象。近年来，动脉粥样硬化的发生率在中年人甚至青年人群中越来越高。

2.动脉粥样硬化

与血管的自然衰老、硬化不同，动脉粥样硬化，以内膜脂质沉着、斑块形成、纤维组织增生、管壁硬化、管腔狭窄等为特征。因内膜积聚的脂质外观很像黄色的粥样的斑块，故称为"粥样硬化"（图3-15）。"粥样硬化"主要发生于大、中动脉，如主动脉、冠状动脉、脑动脉、肾动脉和肠系膜动脉等，管壁狭窄造成所支配的器官血流量减少，引起缺血缺氧症状。冠状动脉及其分支是动脉粥样硬化发生率最高的部位，对心脏的血供影响最为严重，也是冠心病的重要病理基础。

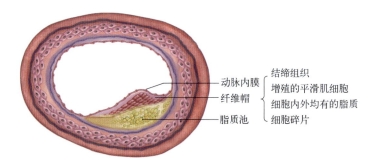

图 3-15　动脉粥样硬化的内膜病变示意图（引自丁文龙，2018）

动脉粥样硬化的病理演变过程可以分成 6 个阶段，如图 3-16 所示。

（二）动脉粥样硬化的危险因素

避免动脉粥样硬化是预防冠心病的重要措施，以下是引起动脉粥样硬化的主要危险因素及其应对策略。

1.固有因素

年龄、性别和家族史是与动脉粥样硬化发生密切相关的不可控因素：50 岁以上、男性以及有动脉粥样硬化家族史的人群患病风险较高。虽然这些因素无法改变，但了解它们有助于综合评估个体患动脉粥样硬化和冠心病的风险。

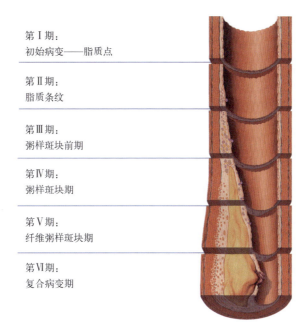

第Ⅰ期：
初始病变——脂质点

第Ⅱ期：
脂质条纹

第Ⅲ期：
粥样斑块前期

第Ⅳ期：
粥样斑块期

第Ⅴ期：
纤维粥样斑块期

第Ⅵ期：
复合病变期

图 3-16　动脉粥样硬化的病理演变过程（修改自 Wikimedia Commons）

2. 血脂异常

血脂异常是主要的危险因素。在血脂化验中，异常血脂指标具体包括：①总胆固醇、甘油三酯、低密度脂蛋白胆固醇（low-density lipoprotein cholesterol，LDL-C）或极低密度脂蛋白胆固醇（very low-density lipoprotein cholesterol，VLDL-C）增高；②高密度脂蛋白胆固醇（high-density lipoprotein cholesterol，HDL-C）减低；③载脂蛋白 A（ApoA）降低和载脂蛋白 B（ApoB）增高。

LDL-C 是动脉粥样硬化的主要促发因素，它负责将胆固醇运输至外周组织，增加胆固醇进入血管内膜的风险，因此被视为动脉粥样硬化的治疗靶点。相反，HDL-C 则有助于从外周组织中移除胆固醇并将其运回肝脏，有利于降低血脂水平，是动脉粥样硬化的保护因素。

3. 高血压

高血压与动脉粥样硬化关系密切，60%～70% 的冠状动脉粥样硬化患者有高血压病史，高血压患者患动脉粥样硬化的概率较血压正常者高 3～4 倍。且无论是收缩压还是舒张压增高，都会增加患动脉粥样硬化的风险。高血压可通过多种机制促进动脉粥样硬化的发生与发展。首先，高血压会增加动脉壁的压力，导致内皮细胞损伤和功能紊乱，使内膜更容易发生脂质沉积和斑块形成。动脉壁受损后，炎症细胞易于浸润，加剧了动脉壁的炎症反应，从而加速粥样斑块的进展。高血压还会使平滑肌细胞增殖并向内膜迁移，进一步加厚血管壁并导致血管僵硬和管腔狭窄。其次，长期高血压患者的动脉顺应性下降，血管的扩张和收缩能力受限，这些变化使得血流的剪切力异常，进一步刺激动脉壁的脂质堆积和纤维组织增生。还有，高血压会加重心脏负担，促进左心室肥厚，进一步影响心脏和动脉的功能，加速动脉粥样硬化相关并发症如心肌梗死和卒中的发生。

4. 吸烟

吸烟会直接损伤血管内皮细胞，促进氧化应激和炎症反应，导致动脉壁损伤和脂质沉积。烟草中的有害化学物质，如尼古丁和一氧化碳，会引发血管收缩，增加心脏负担，降低血液中的 HDL-C，并升高 LDL-C，从而加速动脉粥样硬化的形成。吸烟还增加血小板的聚集性和血液黏稠度，容易导致血栓的形成，进一步阻碍血流，增加心肌梗死和卒中的风险。被动吸烟同样对血管有害，长期接触二手烟也会增加患动脉粥样硬化的风险。研究显示，每天吸烟者患心血管疾病的风险比不吸烟者高 2~6 倍，且随着吸烟量的增加而显著上升。

5. 糖尿病和糖耐量异常

糖尿病患者由于长期高血糖，会导致血管内皮功能受损、脂质代谢异常和慢性炎症，从而加速动脉粥样硬化的进展。高血糖状态会损伤血管内皮，降低内皮细胞产生一氧化氮的能力，增加血管收缩性和炎症反应。此外，糖尿病常伴有高甘油三酯、HDL-C 降低和 LDL-C 升高，这些异常均促使血管内脂质沉积，增加动脉硬化风险。糖耐量异常是糖尿病的前期状态，患者的餐后血糖波动、可能伴有的胰岛素抵抗、血脂异常等代谢紊乱均增加患动脉硬化的风险。

6. 其他

其他的危险因素尚有：①肥胖；②从事体力活动少，脑力活动紧张，经常有工作紧迫感；③西方的饮食方式，如常进食热量较高，含较多动物性脂肪、胆固醇、糖和盐的食物；④性情急躁、好胜心和竞争性强、不善于劳逸结合的 A 型性格。

（三）动脉粥样硬化预防措施

针对以上危险因素，预防动脉粥样硬化及冠心病的主要措施应当包括以下几个方面。

1. 控制膳食总热量，以维持正常体重

可根据体重指数（BMI）或腰围判断是否存在超重以及肥胖。BMI= 体重（kg）/〔身高（m）〕^{2}，正常范围为 20~24kg/m^2；腰围一般以女性≥80cm，男性≥85cm 为超标。尤其是 40 岁以上的人群，若超过正常标准体重，应减少每日进食的总热量，食用低脂（脂肪摄入量不超过总热量的 30%，其中动物性脂肪不超过 10%）、低胆固醇（每日不超过 200mg）膳食，并限制酒、蔗糖及含糖食物的摄入。

2. 膳食调整

总体要求戒烟限酒，提倡清淡饮食，多食富含维生素 C 的食物，如新鲜蔬菜和水果，多摄取植物蛋白，如豆类及其制品。食盐摄入量每天不应超过 6g。40 岁以上人群即便血脂正常，也应避免经常食用高胆固醇、高动物脂肪的食物，如肥肉、动物内脏、奶油等。应优先选择低胆固醇、低动物脂肪的食物，如鱼、禽类、瘦肉、豆制品等。对于确诊为冠心病的患者，应严格控制饮食，避免暴饮暴食，防止诱发心绞痛或心肌梗死；合并高血压或心力衰竭者，应限制食盐摄入。

3. 适当的体力劳动和体育活动

参加适量体力劳动和体育锻炼，有助于预防肥胖、改善心血管功能和调节血脂代谢，是预防动脉粥样硬化的重要措施。运动强度应根据个人体能、运动习惯和心脏功能状态来决定，以不过度增加心脏负担和不引起不适感觉为原则。运动应循序渐进，避免剧烈活动。老年人适宜选择散步、太极拳和保健操等轻度运动，每日坚持 1h，可分次进行。

4. 合理安排工作和生活

生活规律，保持乐观心态，避免过度劳累和情绪波动，劳逸结合，保证充足睡眠等，对预防动脉粥样硬化至关重要。

5. 对疾病危险因素的干预

积极控制高血压、糖尿病、高脂血症和肥胖等相关疾病，必要时在医生指导下使用药物控制血压、血糖和血脂，可显著减少冠心病的发生风险。此外，不少学者认为，本病的预防措施应从儿童期开始，即儿童也不宜进食高胆固醇、高动物性脂肪的饮食，亦宜避免摄食过量，防止发胖。

三、高血压及其预防

虽然中医在 2000 多年前就通过脉诊对人体血压有了初步认识，但人类能够准确测量血压的历史不过百年。在认识"高血压"的百年历程中，医学界的态度发生了根本性转变：从将其视为"必要的生理代偿"，到确认它是诸多疾病最重要的危险因素之一。长期高血压可损伤心、脑、肾等重要脏器的结构和功能，给人类健康带来极大危害如今已成为基本共识。目前高血压患者占慢性病门诊就诊人数的 41%，是人类最常见的慢性病。

（一）什么是高血压

1. 血压的形成

血压（blood pressure）是指血管内血流对单位面积血管壁的压力，循环系统中不同部位的血压也不一样，体循环内的血压显著高于肺循环，动脉血压明显高于静脉血压（图3-17）。一般所说的"血压"，除非特别说明，否则均指体循环的动脉血压 (arterial blood pressure)，习惯上用毫米汞柱 (mmHg) 作为单位。

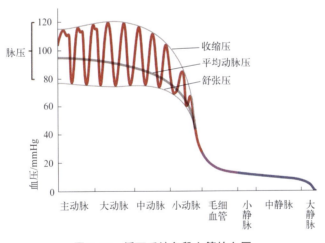

图 3-17　循环系统各段血管的血压

动脉血压的相对稳定是通过机体各种调节机制实现的，具有重要的生理意义。动脉血压是推动血液流动的驱动力，必须达到一定的压力且保持相对稳定，才能保证全身各器官有充足的血液供应，各器官的代谢和功能活动才能正常进行。如果血压过低，即使组织中的血管扩张，血流量仍然减少，不能满足组织代谢的需要。尤其是高于心脏的部位如大脑，可能因血液供应量减少而发生脑组织缺血、缺氧，造成严重后果。如果动脉血压过高，心室射血所遇到的阻力过大，心肌的后负荷加重，对机体也不利。长期高血压会导致心脏代偿性肥大，如左心室肥大常见于慢性高血压患者，而右心室肥大多见于肺动脉高压患者，最终可能导致心脏扩大及心力衰竭。此外，持久的高血压还会损伤血管壁，增加发生脑出血等并发症的风险。

2. 血压的测量和正常范围

如图 3-17 所示，体循环各段动脉血管的血压也并不相同。左心室的血液从主动脉射出后，流经外周血管时，由于不断克服血管对血流的阻力而消耗能量，尤其是在经过小动脉后，血压下降更为显著。中、大动脉中的血压下降很少，因此临床上的血压数据通常是通过测量上肢肱动脉处的血压而获得（图 3-18）。

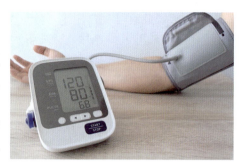

图 3-18　血压测量

因为心脏的收缩和舒张，血压实际上是处于动态变化过程中的，我们用来描述血压的具体指标包括：

① 收缩压（systolic pressure）：是心室收缩过程中动脉血压达到的最高值，俗称"高压"，主要反映搏出量。正常范围在 90～140mmHg。

② 舒张压（diastolic pressure）：是心室舒张过程中动脉血压降到的最低值，俗称"低压"，主要反映外周阻力的大小。正常范围在 60～90mmHg。

③ 脉压（pulse pressure）：指收缩压和舒张压的差值，正常范围在 30～40mmHg。

3. 我国高血压诊断标准

我国的高血压诊断标准规定，经 3 次规范测量收缩压≥140mmHg 和 / 或舒张压≥90mmHg（二者符合其一或同时符合）即可确诊为高血压。需要注意，这 3 次不能是同一天测量的结果。高血压的诊断标准和严重程度分级如表 3-3 所示。

表 3-3　我国高血压诊断标准及严重程度分级　　　　　　　　　　单位：mmHg

分类	收缩压		舒张压
正常血压	<120	和	<80
正常高值血压	120～139	和（或）	80～89
高血压	≥140	和（或）	≥90
1级高血压（轻度）	140～159	和（或）	90～99
2级高血压（中度）	160～179	和（或）	100～109
3级高血压（重度）	≥180	和（或）	≥110
单纯收缩期高血压	≥140	和	<90
单纯舒张期高血压	<140	和	≥90

（二）高血压：代偿还是疾病？

当人类能够准确测得血压的数值后，关于"血压升高"到底是正常的人体代偿表现，还是应被判为疾病这一问题，人们经过了一番激烈而漫长的争论。

1. 代偿：曾经的主流观点

在 20 世纪中叶之前，医学界普遍认为高血压是一种正常的代偿反应。随着年龄增长，动脉硬化导致血管变狭窄，需要更高的血压来维持血液流动。因此，高血压被认为是无需干预的自然现象。这一观点的支持者之一是 Paul Dudley White（1886—1973），他是著名的心脏病学家，美国心脏协会（American Heart Association，AHA）创始人之一，并曾参与发现预激综合征。

另一位权威专家，*The Practice of Medicine* 的合著者 Scott 在 1946 年也清晰地表达了他的观点，他认为：①体循环血压升高是一种自然反应，是为了保证心、脑、肾的正常血液循环；②大多数高血压患者不需要治疗，且不治疗状态下可能更好；③对于这些"患者"，最好的选择是不讨论他们的血压。

2. 启示：第二次世界大战时期苏联、美国、英国领导人的死因

"高血压"的代偿观点虽然得到了很多学术权威的支持，但是越来越多的患者被发现其死亡可能与高血压有密切关系，其中的著名患者就包括第二次世界大战时期苏联、美国、英国领导人：斯大林、罗斯福、丘吉尔。这些病例促使医学界重新审视高血压的危害。回顾性研究表明，他们三人的死因都与高血压有密切关系：1945 年，罗斯福在一天早晨跌倒后昏迷不醒，当时测得血压高达 300/190mmHg，虽经抢救但未能挽回生命（63 岁）；1953 年，斯大林也因高血压导致脑出血再没醒来（74 岁）；1965 年，丘吉尔也因脑出血而身亡（91 岁）。这些历史教训和随后的医学研究最终彻底改变了高血压作为"正常代偿"的观点，促使医学界正视高血压作为严重疾病的危险性。

3. 共识：疾病！危险！——美国弗雷明翰心脏研究

1948 年，美国国立卫生研究院（NIH）启动了著名的弗雷明翰心脏研究（Framingham Heart Study，FHS），以深入探索血压等因素对心脑血管疾病的影响。研究在弗雷明翰小镇开展，跟踪随访了 5209 名成人居民长达十多年（1948—1961）。1961 年，研究结果在 *Annals of Internal Medicine* 发表，首次明确指出高血压、高胆固醇和左心室肥大是冠心病的重要危险因素。

后续研究进一步证实，吸烟、饮酒、长期不良饮食（如高脂高蛋白饮食）、摄入食盐过量、肥胖、精神紧张以及缺乏运动等均为高血压的促发因素。高血压不仅对心血管系统构成威胁，也是脑卒中的主要诱因。FHS 的开创性研究为全球心血管疾病预防和干预策略奠定了科学基础，使得人类对高血压的认识从蒙昧走向理性，并引发了现代降压药物的快速发展和广泛应用。FHS 及其后续研究重要成果见表 3-4。

表 3-4　FHS 及其后续研究的 18 项重要成果

序号	时间	发表成果
1	1957 年	FHS 首次定义高血压为血压≥160/95mmHg，把高血压带进了数值时代，高血压正式成为一种疾病
2	1959 年	报道心肌梗死可能呈"无症状"发作，尤其是高血压与糖尿病患者
3	1961 年	提出"危险因素"概念，1963 年证实吸烟增加患心血管疾病（cardiovascular disease，CVD）风险
4	1965 年	首次报道卒中自然病程与有关因素
5	1967 年	发现体力活动可减少 CVD，肥胖伴有 CVD 增加
6	1970 年	证实高血压增加卒中危险
7	1974 年	报道糖尿病常并发 CVD
8	1976 年	证实停经后女性 CVD 风险增加
9	1977 年	报道甘油三酯、LDL、HDL 对 CVD 的不同影响
10	1978 年	报道房颤增加卒中风险
11	1981 年	证明过滤嘴香烟无助于防治冠心病，报告膳食与心脏病的主要研究发现
12	1983 年	报道二尖瓣脱垂的流行病学

序号	时间	发表成果
13	1987年	发现纤维蛋白原增加CVD风险
14	1988年	发现高HDL伴有CVD死亡风险降低
15	1993年	证实轻度单纯收缩期高血压（ISH）也可增加CVD风险，评述了心力衰竭诊断后的存活期
16	1996年	提出同型半胱氨酸为CVD危险因素
17	1997年	强调了吸烟、高血压、高胆固醇对动脉粥样硬化的累积效应，以及左心室肥大在无症状个体之间的心力衰竭风险
18	1998年	提出冠心病预测的新积分模型，以及基因与男性高血压之间的关系

4. 新的争论：多高才是"高"？

从表3-4中看到，弗雷明翰心脏研究首次对高血压的定义为血压≥160/95mmHg，而前面也介绍了我国目前的高血压诊断标准是≥140/90mmHg（表3-3），说明对于高血压的判断，经历了一个变化的过程。而历史上关于高血压标准的制定，似乎从来都没有"稳定"过（图3-19）。甚至到今天，仍然存在争议。

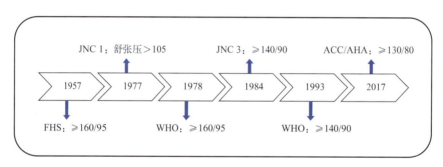

图3-19　不同时间、不同权威机构提出的高血压诊断标准（单位：mmHg）

FHS—弗雷明翰心脏研究；JNC—美国预防、检测、评估和治疗高血压委员会；WHO—世界卫生组织；
ACC/AHA—美国心脏病学会/美国心脏协会

关于高血压的诊断标准和治疗，美国预防、检测、评估和治疗高血压委员会（JNC）从1977年开始发布的JNC报告成为全球高血压病的重要应对指南。然而，数十年内，JNC、世界卫生组织（WHO）和美国心脏病学会/美国心脏协会（ACC/AHA）等权威机构公布的高血压诊断标准的变化波动，虽然反映了研究的深入和精细化，但也为临床应用带来了困扰。

第一次JNC报告（JNC 1，1977年）对高血压进行了分级，将舒张压（DBP）分为两级：DBP=90～104mmHg可考虑治疗，DBP>105mmHg诊断为高血压，应开始治疗。

JNC 2（1980年）中，DBP被进一步分为90～104mmHg（轻度高血压）、105～114mmHg（中度高血压）和>115mmHg（重度高血压）三级。

JNC 3（1984年）对血压的分级更加细致，DBP被分为5级：<85mmHg为正常血压，85～89mmHg为正常高值，90～104mmHg为轻度高血压，105～114mmHg为中度高血压，>115mmHg为重度高血压。值得注意的是，JNC 3首次对收缩压（SBP）进行了分级，但这是基于DBP<90mmHg的前提：SBP<140mmHg为正常血压，SBP=140～159mmHg为临界单纯收缩期高血压，SBP>160mmHg为单纯收缩期高血压。JNC 3中，监测血压时不再仅关注单次测量值，而是详细区分首次诊断和多次诊断，采用不同血压值分级确定血压监测的方法和时间，初步体现了血压动态管理概念。

JNC 4（1988 年）延续了 JNC 3 的血压分级标准，但更强调了 DBP 的重要性：该标准中 DBP 分级在前且细致，SBP 分级在后且相对粗简。

JNC 5（1993 年）改变较大，将血压分级调整为 SBP 在前、DBP 在后，强调了 SBP 的重要性。并且综合 SBP、DBP 制定了分级标准，即正常血压为 SBP＜130mmHg 和 DBP ＜85mmHg，正常高值为 SBP 130～139mmHg 和 DBP 85～89mmHg，1 级（轻度）、2 级（中度）、3 级（重度）和 4 级（极重度）高血压分别为 SBP 140～159mmHg 和（或）DBP 90～99 mmHg、SBP 160～179mmHg 和（或）DBP 100～109mmHg、SBP 180～209mmHg 和（或）DBP 110～119mmHg、SBP≥210mmHg 和（或）DBP≥120mmHg。

JNC 6（1997 年）将 3 级和 4 级合并为 3 级高血压。JNC 6 更明确阐述了诊室外血压测量的作用，强调动态血压适用于诊断白大衣高血压、药物疗效欠佳的评价、发作性高血压及自主神经功能障碍的诊断评估，但不推荐常规应用。

JNC 7（2003 年）又进一步将 2 级和 3 级合并为 2 级高血压（即 SBP≥160mmHg 或 DBP≥100mmHg），不再列 3 级高血压的诊断；JNC 7 首次提出高血压前期（SBP 120～139mmHg 或 DBP 80～89mmHg）的概念。

JNC 8（2014 年）没有改变高血压的诊断阈值，但建议≥60 岁患者的降压目标应放宽至＜150/90mmHg。

2017 年，美国心脏病学会 / 美国心脏协会（ACC/AHA）指南将高血压诊断标准下调至≥130/80mmHg，但该标准尚未在全球达成共识。如前所述，我国目前临床诊断高血压的标准仍是以 140/90mmHg 为标准。

虽然高血压的诊断标准多次调整且未达成全面一致，但高血压作为心脑血管等疾病的重要危险因素这一共识早已确立。在不断细化的评价标准与千差万别的个体之间，医学面临着如何既遵循统一标准又体现个体差异的挑战。从预防角度来看，为了更准确判断血压健康，每个人应建立自身的健康档案，定期记录和监测血压变化，将个人的历史数据及变化趋势作为判断依据。这种个性化的管理方式，既能帮助早期发现潜在问题，又为制订个体化的预防和治疗策略提供科学依据。

（三）高血压流行趋势

高血压的患病率和发病率在不同国家、地区和种族间差异显著。工业化国家的高血压患病率高于发展中国家，其中美国黑人患病率约为白人的 2 倍。随着年龄的增加，高血压的发病率和血压水平普遍升高，尤其在老年人中常见，单纯收缩期高血压尤为多见。

根据 2023 年世界卫生组织公布的数据，全世界估计有 12.8 亿 30～79 岁成年人患有高血压，其中约三分之二生活在低收入和中等收入国家。估计有 46% 的成年高血压患者未被诊断，得到诊断和治疗的成年高血压患者约 42%。在成年高血压患者中，仅约 21% 的患者得到良好控制。目前高血压是世界各地发生过早死亡的主要原因之一。目前公共健康领域的全球目标是，到 2030 年将高血压患病率较 2010 年减少 33%。

我国流行病学调查显示，高血压在不同地区、城乡和民族间的患病率存在显著差异：北方高于南方，华北和东北是高发区；沿海高于内地；城市高于农村；高原少数民族地区患病率较高。男、女性高血压患病率差别不大，青年期男性略高于女性，中年后女性稍高于男性。

　　我国 20 世纪进行了 3 次（1959 年、1979 年、1991 年）较大规模的成人血压普查，高血压患病率分别为 5.11%、7.73% 与 11.88%，总体上呈明显上升趋势。从 1980 年到 1991 年的 10 年间，我国人群高血压患病率增长了 54%。

　　2002 年卫生部组织的全国 27 万人营养与健康状况调查显示，我国 18 岁以上成人高血压患病率已经达到 18.8%，估计全国患病人群约 1.6 亿。与 1991 年资料相比较，患病率又上升了 31%。另外，我国人群高血压知晓率、治疗率、控制率仅 30.2%、24.7%、6.1%，仍然处于较低水平。

　　2012—2015 年的调查数据表明，中国成人高血压患病率为 27.9%——大约 3 个成年人中就有 1 个高血压患者；患者人数已突破 3.3 亿；而在 25～34 岁的年轻男性中，高血压患病率竟也高达 20.4%。经模型预测，到 2030 年，我国高血压患者总数将达到 4.0 亿～4.2 亿，总患病率将达到 32%～35%。

　　目前，全球，包括中国在内，正面临着高血压及心脑血管疾病的严峻挑战。为提高公众对高血压的认识和防治意识，世界卫生组织将每年的 5 月 17 日定为"世界高血压日（World Hypertension Day）"。2024 年的 5 月 17 日是第 20 个世界高血压日，宣传主题是"精准测量，有效控制，健康长寿"。此外，中国也特别重视高血压防治工作，每年的 10 月 8 日被定为"中国高血压日"。2024 年的 10 月 8 日是第 27 个中国高血压日，其宣传主题是"健康生活，理想血压"。通过设立高血压日，开展相关的健康科普宣传，旨在唤起社会各界对高血压防治的关注，并通过倡导健康生活方式和有效管理血压，减少高血压及相关疾病的发生，保障人们的健康长寿。

（四）高血压危险因素

　　原发性高血压的病因是多因素的，主要分为遗传因素和环境因素两大类。高血压是遗传易感性和环境因素共同作用的结果。一般认为，遗传因素约占 40%，而环境因素约占 60%。

1. 遗传因素

　　高血压具有明显的家族聚集性。如果父母双方都患有高血压，其子女的患病概率高达 46%，约 60% 的高血压患者有高血压家族史。高血压的遗传方式可能包括主要基因显性遗传和多基因关联遗传两种。在遗传表型上，不仅血压升高有遗传倾向，血压水平、并发症发生率及相关因素（如肥胖）也显示出遗传性。

2. 环境因素

　　首先，在饮食方面，不同地区人群血压水平和高血压患病率与钠盐平均摄入量显著相关，摄盐越多，血压水平和患病率越高，但是同一地区人群中个体间血压水平与摄盐量并不相关，摄盐过多导致血压升高主要见于对盐敏感的人群。钾摄入量与血压呈负相关。饮食中钙摄入量对血压的影响尚有争议，多数人认为饮食低钙与高血压发生有关。高蛋白质饮食属于升压因素，动物性和植物性蛋白质均能升压。饮食中饱和脂肪酸或饱和脂肪酸/不饱和脂肪酸比值较高也属于升压因素。饮酒量与血压水平线性相关，尤其是与收缩压。每天饮酒量超过 50g 乙醇者高血压发病率明显增高。

　　其次，高血压发生与精神应激有关。城市脑力劳动者高血压患病率超过体力劳动者，从事精神紧张度高的职业者发生高血压的可能性较大，长期生活在噪声环境中的听力敏感性减退者患高血压也较多。高血压患者经休息后往往症状和血压可获得一定改善。

3. 其他因素

超重或肥胖是导致血压升高的重要危险因素，高血压患者中约有三分之一存在不同程度的肥胖。研究表明，血压与 BMI 呈显著正相关，尤其是腹型肥胖者更易发生高血压。

服用避孕药的女性高血压发生率及程度与服药时间长短相关，尤其是 35 岁以上的女性更容易出现血压升高。这种由避孕药引起的高血压通常为轻度，并且是可逆的，在停药后 3～6 个月内，血压常能恢复正常。

睡眠呼吸暂停低通气综合征（sleep apnea hypopnea syndrome，SAHS）是以睡眠期间反复发作性呼吸暂停为主要临床表现的综合征。分为中枢性和阻塞性两种类型。阻塞性 SAHS 多由上呼吸道的狭窄病变引起，如腺样体和扁桃体增生、软腭松弛、腭垂过长、舌根部脂肪浸润或下颌畸形等。约 50% 的 SAHS 患者有高血压，且血压的高低与 SAHS 的病程密切相关。

（五）高血压临床表现及继发器官损害

高血压起病隐匿且渐进，多数患者无明显症状，仅在测量血压或发生心、脑、肾等并发症时被发现。一般常见症状包括头晕、头痛、颈项板紧、疲劳、心悸等，这些症状多为轻度且非持续性，多数症状可自行缓解，或在紧张或劳累后加重。典型的高血压头痛在血压下降后即可消失。也可能出现视物模糊、鼻出血等较重症状，这些与高血压引起的血管痉挛或扩张有关。

长期高血压会导致心、脑、肾、血管等靶器官损害。

1. 心

长期高血压使左心室长期处于高压状态，导致左心室肥厚和扩大，最终可引起充血性心力衰竭。高血压还促进冠状动脉粥样硬化的形成，进一步发展为心绞痛、心肌梗死等冠心病表现。

2. 脑

持续高血压可导致小动脉形成微动脉瘤，当血压骤升时，这些动脉瘤可能破裂，引发脑出血。高血压还促进脑部动脉粥样硬化，引起短暂性脑缺血发作和脑血栓形成。血压急剧升高时，可发生高血压脑病，表现为头痛、恶心、呕吐及不同程度的意识障碍。

3. 肾

持续的高血压会导致肾小球内压力增高，逐渐引发肾小球纤维化和萎缩，并导致肾动脉硬化，进而引起肾实质缺血和肾功能的逐渐衰退。慢性肾衰竭是长期高血压的严重后果之一，尤其是在合并糖尿病时。

4. 视网膜

随着高血压的长期持续，视网膜小动脉早期会发生痉挛，随着病程进展出现硬化改变。血压急骤升高可引起视网膜渗出和出血。

（六）高血压治疗建议

依据《中国高血压防治指南（2024 年修订版）》的建议，高血压的治疗应结合血压水平和患者的其他危险因素，对患者的心血管风险进行分层评估（见表 3-5、表 3-6）。这意味着血压越高、伴随的危险因素越多，发生心血管事件的风险就越大。对患者进行风险分层的评估对于制订个体化治疗方案具有重要的指导意义。

表 3-5 高血压患者心血管风险水平分层

心血管危险因素和疾病史	血压/mmHg			
	收缩压 130～139 和 / 或舒张压 85～89	收缩压 140～159 和 / 或舒张压 90～99	收缩压 160～179 和 / 或舒张压 100～109	收缩压 ≥ 180 和 / 或舒张压 ≥ 110
无	低危	低危	中危	高危
1～2 个其他危险因素	低危	中危	中 - 高危	很高危
≥ 3 个其他危险因素，靶器官损害，CKD 3 期，或无并发症的糖尿病	中 - 高危	高危	高危	很高危
临床并发症，CKD≥4 期，或有并发症的糖尿病	高 - 很高危	很高危	很高危	很高危

注：CKD为慢性肾脏病。

表 3-6 影响高血压患者心血管预后的重要因素

危险因素

· 高血压（1～3 级）
· 男性＞ 55 岁；女性＞ 65 岁
· 吸烟或被动吸烟
· 糖耐量受损（2h 血糖 7.8～11.0mmol/L）和 / 或空腹血糖异常（6.1～6.9mmol/L）
· 血脂异常（总胆固醇≥ 5.2mmol/L 或 LDL-C ≥ 3.4mmol/L 或 HDL-C ＜ 1.0mmol/L）
· 早发心血管疾病家族史（一级亲属发病年龄＜ 50 岁）
· 腹型肥胖（腰围：男性≥ 90cm，女性≥ 85cm）或肥胖（体重指数≥ 28kg/m²）
· 高同型半胱氨酸血症
· 高尿酸血症（血尿酸：男性≥ 420μmol/L，女性≥ 360μmol/L）
· 心率增快（静息心率＞ 80 次 / 分）

靶器官损害

· 左心室肥厚：心电图 Sokolow-Lyon 电压＞ 3.8mV 或 Comell 乘积＞ 244mV·ms，或超声心动图 LVMI 男≥ 109g/m²，女≥ 105g/m²
· 颈动脉超声 IMT ≥ 0.9mm 或动脉粥样斑块
· cfPWV ≥ 10m/s 或 baPWV ≥ 18m/s
· ABI ＜ 0.9
· eGFR 30～59mL/（min·1.73m²）或血清肌酐轻度升高（男性 115～133μmol/L，女性 107～124μmol/L）
· 微量白蛋白尿：尿白蛋白与肌酐比值 30～300mg/g 或白蛋白排泄率 30～300mg/24h

临床并发症与合并症

· 脑血管病：脑出血，缺血性脑卒中，短暂性脑缺血发作
· 心脏疾病：心肌梗死史，心绞痛，冠状动脉血运重建，慢性心力衰竭，房颤
· 肾脏疾病：糖尿病肾病，肾功能受损，包括：eGFR ＜ 30mL/（min·1.73m²）；或血肌酐升高（男性≥ 133μmo/L，女性≥ 124μmol/L）；或蛋白尿（≥ 300mg/24h）
· 外周动脉疾病
· 视网膜病变：眼底出血或渗出，视乳头水肿
· 糖尿病

注：LDL-C为低密度脂蛋白胆固醇；HDL-C为高密度脂蛋白胆固醇；LVMI为左心室质量指数；IMT为内膜中层厚度；cfPWV为颈-股动脉脉搏波传导速度；baPWV为肱-踝动脉脉搏波传导速度；ABI为踝/臂血压指数；eGFR为估算的肾小球滤过率。

例如，对于 1 级高血压患者，如果不伴有其他危险因素，则属于低危组，初步治疗可以改善生活方式为主，建议包括减盐、控制体重、增加体力活动和戒烟限酒等。若经过 6

个月的生活方式调整仍未达标，可考虑开始药物治疗。相反，如果患者为 2 级高血压，并伴有 3 个以上的其他危险因素，则归为高危组，此时应立即启动药物治疗，以尽早降低血压，减少心血管疾病的发生风险。

（七）高血压预防策略

通过饮食、运动以及不良生活方式等方面的改善，能够有效预防高血压的发生，既适用于健康人群，也适用于所有高血压患者，包括使用降压药物治疗的患者。

1. 减轻体重

应尽量将体重指数（BMI）控制在＜$24kg/m^2$，男性腰围应控制在＜90cm，女性应控制在＜85cm。减轻体重有助于改善胰岛素抵抗，降低糖尿病和高脂血症的发病风险，并减少左心室肥大的概率。

2. 减少钠盐摄入，补充钙、钾盐和足量果蔬

膳食中约 80% 钠盐来自烹调用盐和各种腌制品，所以应减少烹调用盐，每人每日钠盐摄入应限制在 6g 以内，尽量减少烹调用盐和腌制品。推荐每日摄入 400～500g 新鲜蔬菜，并饮用 500mL 牛奶，可以补充适量的钾（约 1000mg）和钙（约 400mg）。

3. 戒烟、限酒，减少脂肪摄入

戒烟有助于降低血压和心血管风险。建议每日酒精的摄入量，白酒少于 50g，葡萄酒少于 100g，啤酒小于 250g。膳食中脂肪量应控制在总热量的 25% 以下。

4. 规律运动

运动有利于减轻体重和改善胰岛素抵抗，提高心血管适应调节能力，稳定血压水平。较好的运动方式是低或中等强度的等张运动，可根据年龄及身体状况选择慢跑、快走或太极拳等，一般每周 3～5 次，每次 30～60min。

5. 管理压力

长期压力会导致血压升高，因此保持心理平衡尤为重要。通过瑜伽、冥想、深呼吸等方法有效管理压力，有助于保持血压的稳定。

小结

循环系统由心脏、血管和血液组成，是维持生命的重要系统，负责将氧气和营养物质输送至全身各组织，并将代谢废物运走处理。通过心率和血压等指标，可以评估个体的心脏泵血功能。保持强健的心泵功能对于维持身体的正常运转至关重要。

高血压是最常见的循环系统疾病之一，血压长期未能得到有效控制会加重心脏负担，进而引发冠心病、心力衰竭和卒中等严重疾病。冠心病是由于冠状动脉粥样硬化导致血流不足，引发心肌缺血和缺氧的疾病，是全球范围内危害人类健康的头号杀手。

通过保持健康的生活方式，如均衡饮食、适量运动、控制体重和戒烟等，可以有效预防高血压和冠心病。此外，定期体检和及时控制高血压等风险因素，对保持循环系统健康至关重要。

思考题

1. 心脏的结构是如何适应其泵血功能的?

2. 动脉、静脉和毛细血管的结构有何不同?

3. 如何诊断高血压? 如何理解世界各地不同的高血压诊断标准?

4. 动脉硬化有哪些类型? 动脉粥样硬化是如何发生的? 如何预防?

5. 记录自己运动 (慢跑 30min) 前、中、后的心率和血压变动情况, 试分析其原因。

参考文献

[1] 丁文龙, 刘学政. 系统解剖学 [M]. 9 版. 北京: 人民卫生出版社, 2018.

[2] 王庭槐. 生理学 [M]. 9 版. 北京: 人民卫生出版社, 2018.

[3] 葛均波, 徐永健, 王辰. 内科学 [M]. 9 版. 北京: 人民卫生出版社, 2018.

[4] 艾洪滨. 人体解剖生理学 [M]. 2 版. 北京: 科学出版社, 2015.

[5] 王玢, 左明雪. 人体及动物生理学 [M]. 2 版. 北京: 高等教育出版社, 2001.

[6] Betts G J, Desaix P, Johnson E, et al. Anatomy & Physiology. Open Stax [M]. Houston: Rice University, 2013.

[7] Kannel W B, Dawber T R, Kagan A, et al. Factors of risk in the development of coronary heart disease—six year follow-up experience. The Framingham Study [J]. Annals of Internal Medicine, 1961, 55(1): 33-50.

[8] WHO. 高血压 [EB/OL]. (2023-03-16) [2025-01-01]. https://www.who.int/zh/news-room/fact-sheets/detail/hypertension.

[9] NCD Risk Factor Collaboration (NCD-RisC). Worldwide trends in hypertension prevalence and progress in treatment and control from 1990 to 2019: a pooled analysis of 1201 population-representative studies with 104 million participants [J]. Lancet, 2021, 398 (10304): 957-980.

[10] Ferrell R H. The Dying President: Franklin D. Roosevelt, 1944-1945 [M]. Columbia: University of Missouri Press, 1998.

[11] Bruenn H G. Clinical notes on the illness and death of President Franklin D. Roosevelt [J]. Annals of Internal Medicine, 1970, 72 (4): 579-591.

第四章 呼吸系统与健康

引言：生命不能没有呼吸

从呱呱坠地的第一声啼哭开始，我们就学会了呼吸。如果一个人每分钟呼吸12次的话，那么我们每天要呼吸1.7万余次。

呼吸是生命的延续。每一次呼吸，虽然我们常常意识不到，但它为我们全身的细胞带来了氧气，运走了二氧化碳，这一看似简单的过程，实际上是所有生命体赖以生存和发展的基础。没有呼吸，生命就无法延续。

呼吸是我们与自然沟通的桥梁。站在山巅，吸一口清新而略带凉意的空气，可以感受到山林的生机与活力；漫步海边，海风的吹拂伴随着咸湿的空气，让人与大海的广阔无垠产生共鸣。通过呼吸，我们也在与大自然交流信息、建立紧密的联系。

呼吸是情感表达的方式。宁静平和时，呼吸缓慢而均匀，气息轻柔，传递出内在的安详与放松，与平和的心境保持着同步。紧张激动时，呼吸变得急促有力，甚至气喘声粗，反映出体内的压力与不安，或是兴奋与热情。呼吸的节奏仿佛一面镜子，映射出内心的波动与情感的变化。

呼吸和心跳都是我们的生命体征，但人类在数千年前就意识到，我们无法操纵心跳，却可以控制呼吸。于是无论在东方还是西方，都流传下来很多的呼吸训练方法，实践走在了理论的前面。

庄子在《刻意》篇中说："吹呴呼吸，吐故纳新"。又在《大宗师》篇中说："真人之息以踵，众人之息以喉。"后世"知音"吕洞宾拍手而赞："真人以踵凡以喉，从此真凡两边立"。

可惜的是，千年之后的今天，众人皆知"吐故纳新"，却不问何为"吹呴呼吸"；"呼吸以踵或以喉"的生动描述，也因其中的隐喻和夸张，令人不能领会其中的要义。

我们究竟应该如何调节、训练我们的呼吸？两千年后，现代医学的发展终于能够用量化的语言阐释人体的结构和功能时，呼吸训练的实践和理论终于得到了统一。

生命不能没有呼吸，且让我们一起洞悉人体呼吸的奥秘。

第一节 呼吸器官

呼吸系统由鼻、咽、喉、气管、支气管和肺等器官组成（图4-1），根据结构和功能可分为导气部和呼吸部。导气部包括鼻、咽、喉、气管和各级支气管，主要负责气体的传导。呼吸部是进行气体交换的部位，包括肺内的呼吸性细支气管、肺泡管、肺泡囊和肺泡。临床上通常将鼻、咽、喉称为上呼吸道，而气管及各级支气管则归为下呼吸道。

一、呼吸道

我们赖以生存的新鲜空气，伴随着每一次呼吸，从鼻腔进入肺部；中间历经了咽、喉、气管、支气管，这一段异常繁忙的呼吸道，必须时时刻刻保持畅通，哪里也不能被"扼住"。

（一）鼻

鼻（nose）是呼吸道的起始部，又是嗅觉感受器的所在部位。鼻可分为外鼻、鼻腔及鼻旁窦3个部分。

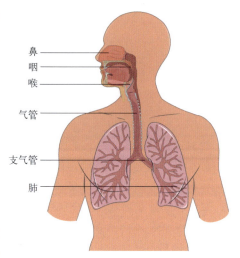

图4-1 呼吸系统全貌（引自 SMART）

1. 外鼻

外鼻（external nose），就是我们常说的"鼻子"，以骨和软骨为支架，外被皮肤，是重要的容貌特征。以其位置和形态分为鼻根、鼻尖、鼻背和鼻翼（图4-2）。鼻翼的游离下缘围成外鼻孔。鼻翼、鼻尖处皮肤较厚，皮下组织较少，皮脂腺丰富，是痤疮的好发部位。

作为容貌的重要特征，外鼻的形态常常受到审美的评判。在中国年轻人群中，高挺而笔直的鼻梁被广泛视为理想的审美标准，因此各种"隆鼻"的美容手术十分流行，常见的医美干预包括垫鼻手术和玻尿酸注射。然而需要注意的是，这些以美观为目的的医疗行为可能对身体健康带来潜在的不利影响。

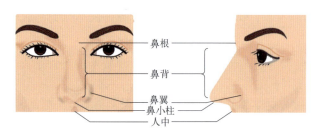

图4-2 外鼻形态（引自 OpenStax）

2. 鼻腔

鼻腔（nasal cavity）被鼻中隔分为左、右两腔，鼻腔前面以鼻外孔与外界相通，后面以鼻后孔通向鼻咽部。鼻腔的前部称为鼻前庭，表面覆盖皮肤并生有鼻毛，能够黏附空气中的灰尘和其他微小颗粒，是空气进入呼吸系统的第一道过滤屏障。

鼻腔后部为固有鼻腔，其外侧壁有 3 个卷曲的隆起，自上而下分别称为上鼻甲、中鼻甲、下鼻甲。三个鼻甲将固有鼻腔分隔为不完全隔离的上、中、下三个鼻道。固有鼻腔内表面覆盖有黏膜，而鼻甲和鼻道的形成使鼻黏膜的面积大大增加（图 4-3）。

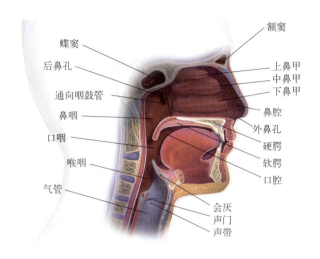

图 4-3　上呼吸道（右侧）（引自 Wikimedia Commons）

其中，上鼻甲及上鼻甲所对应的鼻中隔处，有一小块主要由嗅感觉神经元组成的黏膜，能感受不同的嗅觉刺激，称为嗅区。嗅区以外的黏膜称为呼吸区。呼吸区黏膜表面为纤毛上皮，纤毛能够清除异物，纤毛上皮下面是固有层，有丰富的毛细血管、浆液腺和黏液腺等分布，这些结构均有利于净化、温暖和湿润吸入的空气。

从生理结构上看，呼吸不仅可以通过鼻腔，还可以经过口腔，到达咽部及以后的呼吸道。但是，因为口腔缺乏鼻腔中的鼻毛、纤毛上皮等结构的清洁功能，因此不宜作为呼吸的常规渠道。但在特殊的体育项目（如游泳）和声乐表演的过程中，可能会临时通过口腔辅助呼吸。

3. 鼻旁窦

鼻旁窦（paranasal sinus）也称副鼻窦或鼻窦，是指鼻腔周围含有空气的骨内腔隙，包括上颌窦、额窦、筛窦和蝶窦（图 4-3、图 4-4）。各鼻旁窦通过其开口均与鼻腔相通，因此也参与湿润、温暖吸入的空气。另外，鼻旁窦能够对发音起共鸣作用，声乐练习中有"头腔共鸣"的练习，这里参与共鸣的"头腔"结构，实际上就是鼻旁窦。

（二）咽

外形上，咽（pharynx）是一个漏斗形的肌性管道，管道的后壁完整，而前方自上而下分别通鼻腔、口腔和喉腔；相应地称为鼻咽、口咽和喉咽（图 4-3）。所以空气无论是从鼻腔还是口腔，都可以进入咽部，继而向下进入喉腔、气管等。人在吞咽的时候，喉咽会被会厌软骨封闭，从而阻止了吞咽的食物误入气道。喉的后方是食管，经过口咽的食物由此向下进入食管和胃。所以咽，既是气体通过的"道"，也是食物通过的"道"，务必要保持畅通。

空气和食物都是生命必需品，但它们需要各行其道。尤其是当食物误入气道时，临床上称为"误吸"，这是一种非常不愉快的体验。良好的餐桌礼仪，如避免边吃边说、高谈阔

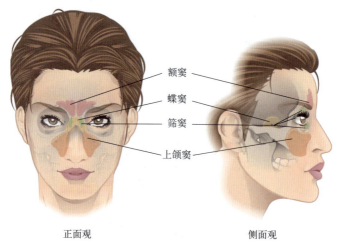

正面观   侧面观

图 4-4   鼻旁窦示意图（引自 OpenStax）

论，以及专心用餐、细嚼慢咽，均有助于减少误吸的发生。一旦发生误吸，人体会启动保护性的咳嗽反射，通过剧烈咳嗽将异物排出气道。这一过程常常令人感到不适，有时会咳得面红耳赤、泪眼模糊。

（三）喉

喉（larynx）位于颈前部正中，其上方在第 4 颈椎水平，借韧带连于舌骨，与咽相通；其下界在第 6 颈椎水平续接气管（图 4-5）。喉的基本支架由软骨借韧带和关节构成，关节的周围配布喉肌，内表面衬以黏膜形成喉腔。

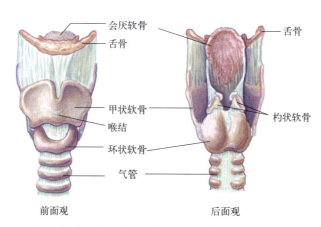

前面观   后面观

图 4-5   喉软骨及其连接（修改自 Netter，2019）

1. 喉软骨及其连接

喉软骨包括单块的甲状软骨、环状软骨、会厌软骨和成对的杓状软骨等（图 4-5）。甲状软骨（thyroid cartilage）是最大的喉软骨，位于舌骨下方、环状软骨的上方，构成了喉的前壁和侧壁的大部分。甲状软骨由左、右两块四方形软骨板在前方互相愈合形成，连接处向前突出，称喉结（laryngeal prominence），成年男子尤为显著。

甲状软骨的上缘借甲状舌骨膜连于舌骨，甲状软骨的下缘借环甲韧带连于环状软骨（cricoid cartilage）。环状软骨形似指环，位于甲状软骨下方，起支持呼吸道的作用。环状软骨的前部略低，后部高宽，后部的上缘与勺状软骨形成环勺关节。

一对杓状软骨（arytenoid cartilage）位于环状软骨的上方，呈三角锥形，尖向上，底向下，其底面与环状软骨构成环杓关节。

会厌软骨（epiglottic cartilage）形似树叶，位于甲状软骨后上方，下端借韧带连于甲状软骨后内面，上端较宽并游离于喉口上方，当吞咽时，咽部肌肉收缩使喉上提，舌肌收缩使舌根抬高，会厌软骨被压向喉口，使喉口关闭，以防止食物和唾液误入喉腔和气管。

2. 喉肌

喉肌（muscle of larynx）属于骨骼肌，是发声的主要动力器官。这些肌肉以其起点和止点命名，分布于喉软骨的各个关节周围，收缩时能够运动喉软骨、改变软骨之间的相对位置，从而调节声带的紧张度和声门的开合大小，进而影响声调和音量（见表 4-1）。

环杓后肌（posterior cricoarytenoid muscle）呈对称分布，位于环状软骨的后方，斜向外上方止于杓状软骨的肌突。两侧环杓后肌同时收缩时，左右杓状软骨的声带突之间距离增大，使声门裂开大，音量增加。环杓侧肌（lateral cricoarytenoid muscle）也呈对称分布，位于环状软骨的侧面，斜向内上方止于杓状软骨的肌突。两侧环杓侧肌收缩时，左右杓状软骨的声带突之间距离缩小，使声门裂变小，音量减小。

环甲肌（cricothyroid muscle）成对分布，起自环状软骨的前外侧，止于甲状软骨的下缘。其收缩时使甲状软骨前倾，增大甲状软骨与杓状软骨之间的距离，从而紧张声带，提高音调。

甲杓肌（thyroarytenoid muscle）成对分布，起自甲状软骨前角的后内侧，止于杓状软骨的外侧面和声带突。其收缩时可缩短甲状软骨与杓状软骨之间的距离，使声带松弛，从而降低音调。

表 4-1　喉肌的起止及其功能

名称	起止	作用
环杓后肌	起于环状软骨板后面，止于杓状软骨的肌突	开大声门、紧张声带
环杓侧肌	起于环状软骨弓上缘和外面，止于杓状软骨的肌突	缩小声门
杓横肌	肌束横行连于两侧杓状软骨后面	缩小声门
环甲肌	起于环状软骨弓前外侧面，止于甲状软骨下缘和下角	紧张声带
甲杓肌	起于甲状软骨前角的后内侧，止于杓状软骨外侧面和声带突，止于声带突的肌束紧贴声韧带，特称声带肌	松弛声带、缩小声门
杓斜肌	起于杓状软骨肌突，止于对侧杓状软骨尖	缩小喉口

3. 喉腔

喉腔（laryngeal cavity）由软骨、韧带、关节构成支架，关节的周围配布喉肌，内表面衬以黏膜构成管腔（图 4-6）。喉腔上接咽部，下通气管，其黏膜与咽部和气管的黏膜相延续。在喉腔侧壁，黏膜形成了两对矢状位的皱襞：上方的是前庭襞（也称室襞），下方的是声襞（vocal fold）。左右声襞之间的裂隙称为声门裂（fissure of glottis），这是喉腔内最狭窄的部位。声带（vocal cord）由声襞及其覆盖的韧带和肌肉组成。气流通过声门裂时，声带振动产生声音。

因此，喉不仅是气体的通道，还是重要的发音器官。人类无论是通过语言交流，还是用歌唱表达情感，都离不开发音器官，而其中贡献最大的当属声带。因此，声带损伤已成为教师等职业人群中的常见问题。为了保护声带，可以通过科学的发声训练来利用共鸣增强声音的强度，同时避免一些不良的发声习惯，如大喊、尖叫、大笑、喝彩和急促说话等。保持适中的语速和音量，有助于减少声带的损伤风险。

（四）气管和主支气管

气管（trachea）位于食管前方，是一个略呈扁平的圆筒状管道。气管上端连接喉部，向下延伸进入胸腔，至第4和第5胸椎交界处分为左、右主支气管（图4-7）。主支气管（bronchus）与气管的结构基本相似，左、右主支气管在肺门处分出肺叶支气管，进入肺内，再逐渐分支形成更小的支气管和细支气管，进一步将空气输送至肺部各个区域。

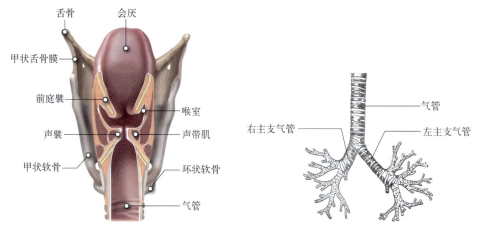

图4-6 喉腔（引自 Wikimedia Commons）　　　图4-7 气管示意图

成人的气管长11～12cm，直径约2cm。气管由14～16个"C"形软骨借环韧带连接形成支架，后壁缺口由弹性纤维和平滑肌构成。左主支气管较细长，长4～5cm，与气管形成较大的夹角；右主支气管较短粗，长约3cm，与气管呈较为陡直的角度（图4-7）。因此，如有异物误吸入气管时，一般容易落入右支气管内。

气管和主支气管不仅是气体的通道，而且具有调节空气温度、湿度，清除异物等功能。

二、肺

（一）肺的位置和形态

肺是呼吸系统中最重要的器官，位于胸腔内的纵隔两侧，分为左肺和右肺。肺组织呈海绵状，富有弹性。右肺由于膈肌下方有肝脏，因此较左肺短而宽，分为3叶；左肺因心脏偏向左侧的"占位"，因而较右肺瘦长，分为2叶（图4-8）。

左右肺均近似圆锥形，上面为肺尖，下面是肺底，与膈肌相邻，也叫膈面。外侧面与肋骨相邻，称为肋面；内侧面与纵隔相邻，称纵隔面。纵隔面中央内陷形成肺门，是支气管以

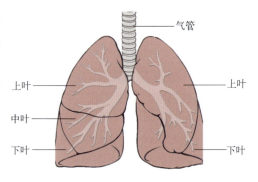

图4-8 肺的分叶及形态
（引自 Wikimedia Commons）

及肺的血管和神经出入的重要通道。

（二）肺的构造

肺的实质通常被形象地描述为"支气管树"结构，按照功能又分为传导部和呼吸部。

1. 肺的传导部

主支气管（1级）进入肺门后，分别在左肺和右肺分出 2 支和 3 支肺叶支气管（2级），各支又各在一个肺叶中央分出肺段支气管（3级），肺段支气管继续逐级分支直达肺泡管，共分为 23～25 级（图4-9），形成树枝状的支气管树。肺叶支气管至终末细支气管之间为肺的传导部。

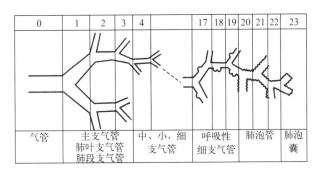

0	1	2	3	4	17	18	19	20	21	22	23
气管	主支气管 肺叶支气管 肺段支气管		中、小、细 支气管		呼吸性 细支气管			肺泡管			肺泡 囊

图 4-9　支气管分级示意图（引自 Wikimedia Commons）

传导部的支气管在反复分支过程中，随着分支增多，管腔逐渐变细，管壁也变得越来越薄，其组织结构也随之发生改变：黏膜层逐渐变薄，纤毛和腺体逐渐减少直至消失；外膜中的 C 形软骨环逐渐变为不连续的软骨片，最终在细支气管处完全消失；同时平滑肌组织相对增多。平滑肌的舒张和收缩直接影响呼吸道管腔的大小，并受到迷走神经和交感神经共同调节：迷走神经兴奋时，平滑肌收缩，管腔变窄；交感神经兴奋时，平滑肌舒张，管腔变大，这种变化调节了进入肺泡的气流量。

2. 肺的呼吸部

当支气管反复分支到呼吸性细支气管时，管壁上开始出现肺泡的开口，使其兼具有气体传导和交换的功能。呼吸性细支气管继续分支，依次形成肺泡管、肺泡囊，最终到达终点——肺泡（图4-10）。每个呼吸性细支气管可分支形成 2～11 个肺泡管，平均内径为 0.1mm。一个肺泡管常分支成 2～3 个肺泡囊。

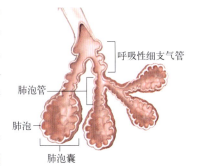

图 4-10　肺的呼吸部

成人每侧肺有 3 亿多个大小不等的肺泡，肺泡为半球形，直径 200～250μm。肺泡壁非常薄，由单层上皮细胞围成，因此肺泡壁内外的气体可以因压力差发生自由扩散，肺泡周围的毛细血管中为静脉血，其中的二氧化碳分压高于吸入肺泡的空气，而氧气分压低于空气，因此，在肺换气过程中，二氧化碳从血液扩散入肺泡，而氧气从肺泡扩散到了血液中。

肺的通气和换气必须源源不断地进行，才能满足机体的需要。肺通气的动力来自呼吸运动。

第二节　呼吸全过程

呼吸（respiration）是机体与外界环境之间的气体交换过程，通过这一过程，机体摄取氧气（O_2）并排出二氧化碳（CO_2）。在新陈代谢中，呼吸系统吸入 O_2，循环系统将其输送至全身细胞用于氧化反应，产生能量并生成 CO_2。随后，CO_2 被运送回呼吸系统并排出体外，确保机体正常运作。

以体重 70 公斤的成年人为例，其体内储存的氧气约为 1550mL，而基础状态下机体的耗氧量约为 250mL/min，因此体内储存的氧气只能维持约 6min 左右的正常代谢。持续进行的呼吸是维持生命活动的基本生理过程，一旦停止，生命将无法延续。

呼吸的全过程包括外呼吸（即肺通气和肺换气）、气体运输和内呼吸（又称组织换气）等环节（图 4-11）。

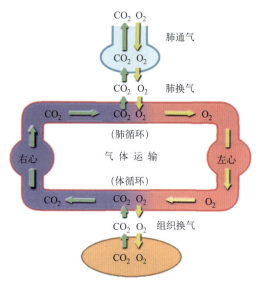

图 4-11　呼吸的 3 个过程

一、外呼吸

外呼吸（external respiration）是指肺毛细血管血液与外界环境之间的气体交换过程，包括肺通气和肺换气两个过程。

（一）肺通气

肺通气（pulmonary ventilation）是指肺泡与外界环境之间的气体交换过程。实现肺通气的主要结构基础包括呼吸道、肺泡和胸廓。呼吸道不仅是气体进出肺的通道，还具有加温、加湿、过滤和清洁吸入气体的功能，并引发防御反射（如咳嗽和喷嚏）以保护呼吸系统。肺泡则是气体交换的主要场所，是实现肺换气的重要结构。

1. 肺通气的原理

气体进出肺部取决于肺泡与外界环境之间的压力差。在一定的海拔高度，外界的压力（大气压）相对恒定；因此，在自然呼吸情况下，肺泡与外界环境之间的压力差由肺泡内的压力，即肺内压（intrapulmonary pressure）决定。肺内压的高低取决于肺的扩大和缩小，但肺自身并不具有主动扩张和收缩的能力，其扩大和缩小的变化依赖于呼吸肌的收缩和舒张引起的胸廓运动。因此，由肺内压的变化建立的肺泡与外界环境之间的压力差是肺通气的直接动力，而呼吸肌的收缩和舒张运动则是肺通气的原动力。

在呼吸运动过程中，肺内压呈周期性波动（图 4-12）。吸气时，肺容积增大，肺内压下降并低于大气压（若以大气压为 0，则肺内压为负值），外界气体被吸入肺泡；随着肺内气体的增加，肺内压也逐渐升高，至吸气末，肺内压升高到与大气压相等，气流也就停止。呼气时，肺容积减小，肺内压升高并超过大气压（若以大气压为 0，则肺内压为正值），气体由肺内呼出；随着肺内气体的减少，肺内压也逐渐降低，至呼气末，肺内压又降到与大气压相等，气流亦随之停止。在呼吸过程中，肺内压变化的程度与呼吸运动的缓急、深浅和呼吸道是否通畅等因素有关。平静呼吸时，肺内压波动较小，吸气时为-2～-1mmHg，呼气时为1～2mmHg，用力呼吸或呼吸道不够通畅时，肺内压的波动幅度将显著增大，如紧闭声门并尽力做呼吸运动，吸气时肺内压可低至-100～-30mmHg，呼气时可高达60～140mmHg。

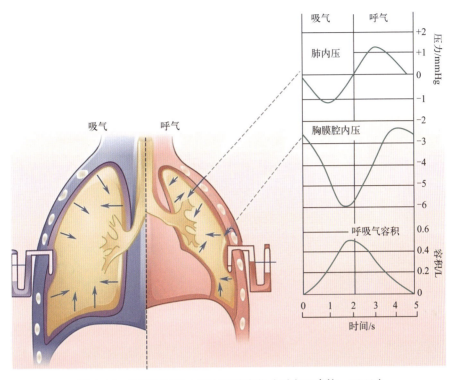

图 4-12　肺通气过程中肺内压的变化（引自王庭槐，2018）

2. 人工呼吸

在溺水及触电等情况下，呼吸肌麻痹导致自然呼吸停止时，可用人为的方法建立肺内压与大气压之间的压力差，以维持肺通气，这就是人工呼吸（artificial respiration）。人工呼吸可分为正压法和负压法两类。施以正压引起吸气的人工呼吸为正压人工呼吸，施以负压引起吸气的人工呼吸为负压人工呼吸。简便易行的口对口人工呼吸为正压人工呼吸（图4-13），节律性地举臂压背或挤压胸廓为负压人工呼吸，采用不同类型的人工呼吸机可实施正压或负压人工呼吸。常用口对口人工呼吸法的步骤如下。

将患者平放在硬质地面上，确保头部与颈部保持直线。首先检查患者口腔和喉部是否有异物阻塞呼吸道，若发现食物、呕吐物等异物，应立即清除。将患者置于仰卧位，抢救者一手放在患者的前额，轻轻后压以使头部后仰，另一手抬起下颌，确保气道开放。使用拇

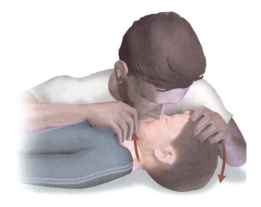

图 4-13　口对口人工呼吸
（引自 Wikimedia Commons）

指和示指捏住患者的鼻孔以防漏气。抢救者深吸一口气，用嘴紧贴患者口部，确保密闭，然后平稳地向患者口内吹气，每次吹气时间为1～2s，直到患者胸廓抬起后停止吹气。松开捏住鼻孔的手，并将脸转向一旁，观察胸廓下降并倾听气流排出声。随后，再次吸气准备下一次吹气。若患者未恢复自主呼吸，需持续进行吹气，成人吹气频率为12次/分，儿童约为15次/分。操作时应注意检查患者颈动脉搏动及瞳孔、皮肤颜色，直至复苏成功。

（二）肺换气

肺泡与肺毛细血管血液之间的气体交换过程称为肺换气（gas exchange in lungs）。

1. 肺换气的基本原理

气体分子不停地进行无定向的运动，当不同区域存在分压差时，气体分子将从分压高处向分压低处发生净转移，这一过程称为气体的扩散。肺换气和组织换气就是以扩散方式进行的。根据Fick弥散定律，气体在通过薄层组织时，单位时间内气体扩散的容积与组织两侧的气体分压差成正比，与扩散距离（组织的厚度）成反比，与该气体的扩散系数成正比。通常将单位时间内气体扩散的容积称为气体扩散速率。在混合气体中，每种气体分子运动所产生的压力称为该气体的分压。混合气体的总压力等于各气体分压之和，在温度恒定时，每一气体的分压取决于它自身的浓度和气体总压力，而与其它气体无关。两个区域之间的分压差是气体扩散的动力，分压差越大，扩散速率越大；反之，分压差越小，则扩散速率越小。

2. 肺换气过程

混合静脉血流经肺毛细血管时，血液中氧分压（PO_2）约为40mmHg，远低于肺泡气中的PO_2（约为102mmHg），在分压差的作用下，O_2由肺泡气向血液净扩散，使血液PO_2逐渐升高，最后接近肺泡气的PO_2。相反，混合静脉血二氧化碳分压（PCO_2）约为46mmHg，高于肺泡气的PCO_2（约为40mmHg），所以，CO_2则由血液向肺泡扩散。O_2和CO_2在血液和肺泡之间的扩散都极为迅速，不到0.3s即可达到平衡。通常，血液流经肺毛细血管的时间约0.7s，所以当血液流经肺毛细血管全长约1/3时，肺换气过程已基本完成。可见，肺换气有很大的储备能力（图4-14）。

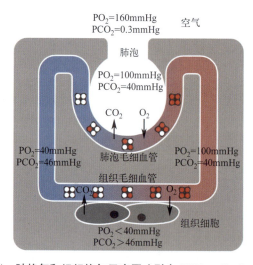

图4-14　肺换气和组织换气示意图（引自 Wikimedia Commons）

正常安静状态下，经过肺换气过程，肺毛细血管血液的氧含量由每100mL血液15mL升至20mL，CO_2含量则由每100mL血液52mL降至48mL。以心输出量5L/min计算，流经肺毛细血管的血流每分钟可从肺泡摄取250mL O_2，并排出200mL CO_2。正常情况下，体循环动脉血PO_2稍低于肺静脉血，主要是因为混入了来自支气管静脉的少量去氧血。

二、气体运输

气体运输是指血液循环系统将氧气从肺输送到组织，并将二氧化碳从组织输送到肺的过程。血液是运输O_2和CO_2的媒介。氧气和二氧化碳的运输方式包括物理溶解和化学结合两种形式（表4-2）。

表4-2　血液中O_2和CO_2的含量　　单位：mL/100mL血液

气体	动脉血			混合静脉血		
	物理溶解	化学结合	合计	物理溶解	化学结合	合计
O_2	0.29	19.50	19.79	0.12	15.10	15.22
CO_2	2.62	46.40	49.02	2.98	49.70	52.68

（一）氧的运输

血液中以物理溶解形式存在的O_2含量仅占血液总O_2含量的1.5%左右，而以化学结合形式存在的O_2含量约占98.5%。

氧和血液中血红蛋白结合后，形成氧合血红蛋白，被血液运送到全身组织。发生贫血或出血过多时，血红蛋白减少，导致携氧能力下降。此时，为了代偿缺氧，机体会加快循环速度并增强呼吸，以增加通气量。因此，贫血患者稍微活动就容易出现气喘、心跳加快等症状。

血红蛋白与一氧化碳的亲和力比氧大几百倍。一旦空气中的一氧化碳浓度过高，被吸入体内后会与血红蛋白紧密结合，导致血红蛋白失去携氧能力，从而引发缺氧甚至窒息。因此，遇到一氧化碳中毒时，应迅速将患者转移至通风处，以避免严重后果。

当呼吸道阻塞导致呼吸受限或循环系统发生障碍时，会影响肺换气过程，导致血液中的氧含量不足。此时，患者的皮肤和黏膜可能出现暗紫色的发绀现象，常见于慢性阻塞性肺疾病（如肺气肿）和心力衰竭等患者。

（二）二氧化碳的运输

血液中物理溶解的CO_2约占CO_2总运输量的5%，化学结合的CO_2约占95%。化学结合的形式主要是碳酸氢盐和氨基甲酸血红蛋白，前者约占CO_2总运输量的88%，而后者约占7%。

在呼吸道或循环系统发生阻塞时，二氧化碳的排出受到阻碍，体内积累的二氧化碳会引发高碳酸血症和呼吸性酸中毒，严重时可导致生命危险。

三、内呼吸

内呼吸是指组织毛细血管血液与组织细胞之间的气体交换过程，又称组织换气，其基本原理与肺换气类似。内呼吸还包括细胞内的生物氧化过程，是细胞代谢的重要环节。呼吸的三个主要环节——外呼吸、气体运输和内呼吸——相互衔接并同时进行。

在新陈代谢过程中，人体各组织不断消耗氧气并产生二氧化碳。当动脉血液流经组织毛细血管时，毛细血管内的氧分压高于组织内的氧分压，氧气因此从毛细血管扩散入组织。而当组织中的二氧化碳分压高于毛细血管中的二氧化碳分压时，二氧化碳便从组织扩散进入血液。在体循环和肺循环中，气体交换的方向相反：体循环中，氧气从血液扩散到组织，二氧化碳从组织进入血液；而在肺循环中，氧气从肺泡进入血液，二氧化碳则从血液进入肺泡（图 4-15）。这些过程确保了组织细胞的正常氧供和代谢废物的及时排出。

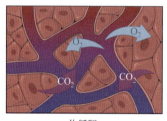 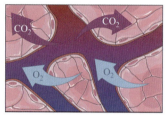

体循环 　　　　　　　　　　　　　　　　肺循环

图 4-15　组织换气（引自 OpenStax）

第三节　呼吸运动与健康促进

呼吸运动也许是最简单的运动之一，简单到与生俱来，无师自通。小时候我们可能学习过如何吃饭，如何走路，但我们没有学习过如何呼吸。然而，尽管呼吸如此自然，我们对于其中的复杂过程和调节机制可能了解甚少。深入了解呼吸运动的具体过程，并掌握科学、有效的呼吸方法，对促进身心健康有重要意义。

一、呼吸运动的动力——呼吸肌

我们已经知道，呼吸过程中，肺和外界之间的气体交换——获得氧气、排出二氧化碳——是由肺的扩张和回缩实现的，这种节律性的扩张和收缩看起来像心脏的收缩和舒张活动，但本质完全不同。

心脏主要由肌肉组织构成，因此心脏跳动的动力是自己产生的；而海绵样的肺脏组成主要是结缔组织，无法通过收缩提供动力。但是，肺通过胸膜和邻近的肌肉等其他组织吸附在一起；而且肺有很好的弹性——就像气球一样。因此当邻近的肌肉收缩活动时，肺就会受到牵拉而被动扩张；当这些肌肉舒张时，肺就会靠自身的弹性发生回缩。因此，这些骨骼肌的收缩和舒张是驱动呼吸运动的主要动力来源，它们也被称为呼吸肌（图 4-16）。

呼吸肌包括膈肌、肋间肌等，它们协调运作，共同参与呼吸过程的调节和控制，是确保正常呼吸运动的重要肌肉群。

1. 膈肌

膈肌位于胸腔和腹腔之间，是一块扁薄、呈穹隆形的肌肉，构成了胸腔的底部，并通过胸膜紧贴于肺的下面。这种结构关系使膈肌的运动能够直接牵动肺的活动，从而调节呼吸过程。

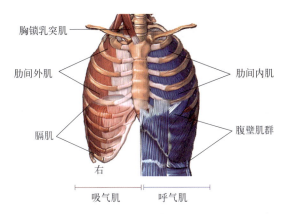

图 4-16 呼吸肌（左侧仅显示吸气肌，右侧仅显示呼气肌）

胸锁乳突肌

肋间外肌

膈肌

右

肋间内肌

腹壁肌群

吸气肌　呼气肌

膈肌发动呼吸的具体过程是：随着膈肌的收缩、下移，肺的底部被动牵拉向下，这使肺产生纵向的被动扩张，导致肺的容积增加、肺内压降低（此前肺内压等于大气压），于是外界气体顺着压力差的方向、经呼吸道进入到肺，这就形成了吸气的过程（图 4-17）。因此，膈肌属于吸气肌，是吸气时的主要动力源之一。

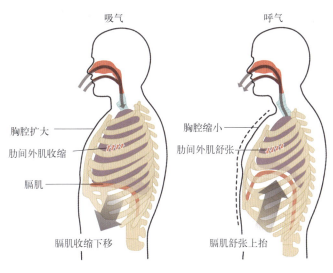

吸气　呼气

胸腔扩大

肋间外肌收缩

膈肌

膈肌收缩下移

胸腔缩小

肋间外肌舒张

膈肌舒张上抬

图 4-17　平静呼吸过程（引自 OpenStax）

2. 肋间肌

能够使肺产生被动运动的还有肋间肌，包括肋间内肌和肋间外肌（图 4-18）。其中，肋间外肌起自上方肋骨的下缘，斜向前下方走行，止于下方肋骨的上缘。由于脊椎的位置是固定的，而胸骨可上下移动，所以当肋间外肌收缩时，肋骨和胸骨便会被上提，同时肋骨下缘向外侧展开。这一运动增大了胸腔的前后径和左右径，继而牵拉肺产生前后和左右方向的被动扩张。同样，随着肺容积的增大，肺内压随之降低，从而引发了类似于膈肌收缩的吸气过程（图 4-17）。因此，肋间外肌也属于吸气肌。

肋间内肌的肌纤维走行方向与肋间外肌相反，收缩时能使肋骨和胸骨下移，肋骨同时还向内侧旋转，使胸腔的前后径和左右径缩小，继而推动肺的继续弹性回缩，从而促进呼气。因此肋间内肌参与的是呼气过程，属于呼气肌（图 4-16）。

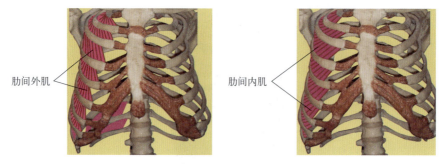

图 4-18　肋间肌

肋间外肌　肋间内肌

3. 胸锁乳突肌

位于颈部两侧的胸锁乳突肌大家并不陌生，当您回眸一笑时，展现出的优美颈部曲线正是由这块肌肉所勾勒出来（图 4-19）。除了帮助完成转头等动作，胸锁乳突肌还是一块重要的呼吸肌，在呼吸过程中发挥着关键作用。

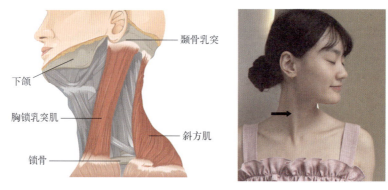

颞骨乳突

下颌

胸锁乳突肌

锁骨

斜方肌

图 4-19　胸锁乳突肌

左图为解剖结构示意图（引自 OpenStax）；右图为肌肉收缩状态示意图，由陈瑾榆老师提供

当机体需要大量氧气供应时，仅靠膈肌和肋间外肌提供的动力进行吸气已经明显不够，这时机体会调动更多的肌肉——胸廓周围的各大肌群，包括胸锁乳突肌、胸大肌等，它们都是潜在的吸气肌。当双侧胸锁乳突肌同时用力收缩，能够牵拉胸骨向上和向外移动，从而帮助扩展肺部，促进吸气。大家回想在剧烈运动的时候，是不是每每呼哧带喘的同时，伴随着脸红脖子粗？"脸红"是血液循环加快、毛细血管充盈的结果；"脖子粗"就是胸锁乳突肌被激活收缩、参与了呼吸运动的表现。

同样，胸大肌、胸小肌等其他位于胸廓周围的肌肉也会在用力呼吸时发挥作用，成为辅助呼吸的重要动力。

4. 腹壁肌群

腹壁肌群则是大家更为熟悉的部位，动作电影明星乐于展示的健硕且棱角分明的八块腹肌总是令人惊叹。当然，对于大多数人而言，腹肌的主要作用并不在于展示体格，而是它的基础生理功能。通过仰卧起坐、平板支撑等锻炼，我们能增强腹肌的力量，并感受到它们在躯干运动和稳定中的重要性。但你知道腹肌还有呼吸功能吗？

当腹肌用力收缩时，会压迫腹腔内的脏器，推动膈肌上移；同时，收缩的腹肌牵拉下部肋骨向下、向内移动。这些动作减小了胸腔容积，升高肺内压，从而加强了呼气。因此，腹肌是呼气肌。上述阐述可能有些抽象，我们可以通过"大笑"来形象地理解腹肌协助呼气的作用。

笑不仅是情感的表达，也是骨骼肌运动的结果。微笑是面部表情肌的运动；而大笑时，除了表情肌运动更加夸张以外，还一定伴随着腹肌用力收缩完成的强烈的呼气运动。所谓捧腹大笑、笑到肚子疼，就是因为用力的呼气过程中，腹肌持续用力收缩，产生乳酸积聚的效应，这和用力奔跑后的大腿肌肉酸痛是一个道理。同时，大笑时人们为什么会不自觉地张开嘴、"哈哈"大笑？这是因为气体呼出太快、太多，需要通过口腔协助鼻腔进行气体的分流。所以大笑一定要张嘴，不要吝惜露出牙齿。大家不妨多笑笑、开怀大笑，就一定能够理解腹肌在呼吸中的作用。

二、呼吸型式

（一）平静呼吸和用力呼吸

1. 平静呼吸

安静状态下，正常人的呼吸运动平稳而均匀，每分钟 12～18 次；其中，吸气是主动的，由膈肌和肋间外肌的收缩提供动力，呼气是被动的，依赖肺的弹性回缩即可完成，这种呼吸运动称为平静呼吸（图 4-17），安静状态下参与呼吸的膈肌和肋间外肌被称为主呼吸肌（图 4-16）。平静呼吸过程如图 4-20 所示。

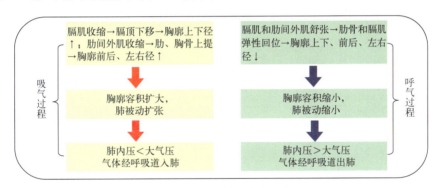

图 4-20　平静呼吸的吸气和呼气过程

2. 用力呼吸

当机体处于运动状态，或吸入气中 CO_2 含量增加而 O_2 含量减少，或肺通气阻力增大时，呼吸运动将加深加快，此时不仅参与收缩的吸气肌数量更多、收缩更强，而且呼气肌也会参与收缩，这种呼吸运动称为用力呼吸。前面讲述的肋间内肌、胸锁乳突肌和腹肌都可能会参与用力呼吸的过程，这些肌肉只在用力呼吸时才被动员，被称为辅助呼吸肌（图 4-16）。

（二）胸式呼吸和腹式呼吸

这种呼吸分类方式是根据呼吸时身体表面的运动特征来划分的。呼吸肌的收缩不仅仅使肺部扩张和缩小，还伴随着对身体其他部位的牵拉或挤压。胸部的呼吸肌收缩时，会导致胸廓的上下起伏。而膈肌和腹肌的运动则对腹腔内脏器（如胃、大肠、小肠等）进行挤压，产生腹部的起伏动作。虽然在安静状态下这些动作可能不明显，但通过用手放在胸部和腹部（腹前或腹部两侧）静心感受，便可以发现呼吸带来的起伏变化。

如果呼吸的同时主要伴随的是胸部的起伏，这就是胸式呼吸，意味着肋间肌提供了主要的动力；如果呼吸的同时主要伴随的是腹部的起伏，这就是腹式呼吸，意味着膈肌提供了主要的动力。健康的成年人在安静状态下的呼吸通常是肋间外肌和膈肌共同作用的结果，因此大多表现为混合式呼吸。

相对而言，女性的胸式呼吸略明显一些，而男性的腹式呼吸略明显一些。婴儿由于胸壁发育尚未完善，胸壁的呼吸肌力量较弱，主要表现为单一的腹式呼吸。《道德经》中"专气致柔，能婴儿乎"正是对此的描述。而胸膜炎、胸腔积液等患者因为胸部活动受限，也会表现出明显的腹式呼吸特征。反之，严重腹水、腹腔大肿块、妊娠、肥胖等因素，由于腹腔内容物庞大，阻碍了膈肌向下运动，而使得胸式呼吸占主导地位。

三、肺活量及其意义

（一）肺活量

大家应该都接受过肺活量的测试，按照医生的要求，我们尽力吸气后，再尽力呼气，从肺内所能呼出的最大气体就是肺活量（vital capacity，VC）。在数值上，肺活量要小于肺的总容积，而等于潮气量、补吸气量、补呼气量之和（图4-21）。

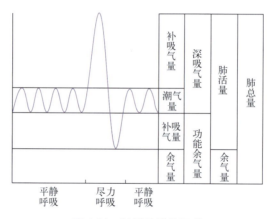

图4-21　肺活量及其组成

1. 潮气量

每次呼吸时吸入或呼出的气体量称为潮气量（tidal volume，TV）。正常成人平静呼吸时的潮气量为400～600mL，平均约为500mL。潮气量（即呼吸深度）的大小取决于呼吸肌收缩的强度、胸廓、肺的机械特性以及机体的代谢水平。

2. 补吸气量

平静吸气末，再尽力吸气所能吸入的气体量称为补吸气量（inspiratory reserve volume，IRV）。正常成年人的补吸气量为1500～2000mL。补吸气量反映了吸气的储备量。

3. 补呼气量

平静呼气末，再尽力呼气所能呼出的气体量称为补呼气量（expiratory reserve volume，ERV）。正常成年人的补呼气量为900～1200mL。补呼气量反映了呼气的储备量。

潮气量、补吸气量和补呼气量相加就是肺活量。

4. 余气量

最大呼气末尚存留于肺内不能呼出的气体量称为余气量（residual volume）。正常成年人的余气量为1000~1500mL。余气量的存在是在最大呼气末，细支气管特别是呼吸性细支气管关闭所致；胸廓向外的弹性回缩力也使肺不可能回缩至其自然容积。

5. 肺容积

肺内气体的容积称为肺容积（lung volume），也叫肺总量。肺容积在数值上等于潮气量、补吸气量、补呼气量和余气量之和。

6. 肺活量和用力肺活量

结合上述，肺活量是潮气量、补吸气量与补呼气量之和。肺活量有较大的个体差异，与身材大小、性别、年龄、体位、呼吸肌强弱等有关，正常成年男性平均约为3500mL，女性约为2500mL。肺活量测定方法简单，重复性好，可反映一次通气的最大能力，是肺功能测定的常用指标。青少年肺活量评价标准见表4-3、表4-4。

表4-3 青少年（男生）肺活量评价标准　　　　单位：mL

等级	得分	一年级	二年级	三年级	四年级	五年级	六年级	初一	初二	初三	高一	高二	高三	大一大二	大三大四
优秀	100	1700	2000	2300	2600	2900	3200	3640	3940	4240	4540	4740	4940	5040	5140
	95	1600	1900	2200	2500	3100	3100	3520	3820	4120	4420	4620	4820	4920	5020
	90	1500	1800	2100	2400	2700	3000	3400	3700	4000	4300	4500	4700	4800	4900
良好	85	1400	1650	1900	2150	2450	2750	3150	3450	3750	4050	4250	4450	4550	4650
	80	1300	1500	1700	1900	2200	2500	2900	3200	3500	3800	4000	4200	4300	4400
及格	78	1240	1430	1620	1820	2110	2400	2780	3080	3380	3680	3880	4080	4180	4280
	76	1180	1360	1540	1740	2020	2300	2660	2960	3260	3560	3760	3960	4060	4160
	74	1120	1290	1460	1660	1930	2200	2540	2840	3140	3440	3640	3840	3940	4040
	72	1060	1220	1380	1580	1840	2100	2420	2720	3020	3320	3520	3720	3820	3920
	70	1000	1150	1300	1500	1750	2000	2300	2600	2900	3200	3400	3600	3700	3800
	68	940	1080	1220	1420	1660	1900	2180	2480	2780	3080	3280	3480	3580	3680
	66	880	1010	1140	1340	1570	1800	2060	2360	2660	2960	3160	3360	3460	3560
	64	820	940	1060	1260	1480	1700	1940	2240	2540	2840	3040	3240	3340	3440
	62	760	870	980	1180	1390	1600	1820	2120	2420	2720	2920	3120	3220	3320
	60	700	800	900	1100	1300	1500	1700	2000	2300	2600	2800	3000	3100	3200
不及格	50	660	750	840	1030	1220	1410	1600	1890	2180	2470	2660	2850	2940	3030
	40	620	700	780	960	1140	1320	1500	1780	2060	2340	2520	2700	2780	2860
	30	580	650	720	890	1060	1230	1400	1670	1940	2210	2380	2550	2620	2690
	20	540	600	660	820	980	1140	1300	1560	1820	2080	2240	2400	2460	2520
	10	500	550	600	750	900	1050	1200	1450	1700	1950	2100	2250	2300	2350

表4-4 青少年（女生）肺活量评价标准　　　　单位：mL

等级	得分	一年级	二年级	三年级	四年级	五年级	六年级	初一	初二	初三	高一	高二	高三	大一大二	大三大四
优秀	100	1400	1600	1800	2000	2250	2500	2750	2900	3050	3150	3250	3350	3400	3450
	95	1300	1500	1700	1900	2150	2400	2650	2850	3000	3100	3200	3300	3350	3400
	90	1200	1400	1600	1800	2050	2300	2550	2800	2950	3050	3150	3250	3300	3350

等级	得分	一年级	二年级	三年级	四年级	五年级	六年级	初一	初二	初三	高一	高二	高三	大一大二	大三大四
良好	85	1100	1300	1500	1700	1950	2200	2450	2650	2800	2900	3000	3100	3150	3200
	80	1000	1200	1400	1600	1850	2100	2350	2500	2650	2750	2850	2950	3000	3050
及格	78	960	1150	1340	1530	1770	2010	2250	2400	2550	2650	2750	2850	2900	2950
	76	920	1100	1280	1460	1690	1920	2150	2300	2450	2550	2650	2750	2800	2850
	74	880	1050	1220	1390	1610	1830	2050	2200	2350	2450	2550	2650	2700	2750
	72	840	1000	1160	1320	1530	1740	1950	2100	2250	2350	2450	2550	2600	2650
	70	800	950	1100	1250	1450	1650	1850	2000	2150	2250	2350	2450	2500	2550
	68	760	900	1040	1180	1370	1560	1750	1900	2050	2150	2250	2350	2400	2450
	66	720	850	980	1110	1290	1470	1650	1800	1950	2050	2150	2250	2300	2350
	64	680	800	920	1040	1210	1380	1550	1700	1850	1950	2050	2150	2200	2250
	62	640	750	860	970	1130	1290	1450	1600	1750	1850	1950	2050	2100	2150
	60	600	700	800	900	1050	1200	1350	1500	1650	1750	1850	1950	2000	2050
不及格	50	580	680	780	880	1020	1170	1310	1460	1610	1710	1810	1910	1960	2000
	40	560	660	760	860	990	1140	1270	1420	1570	1670	1770	1870	1920	1960
	30	540	640	740	840	960	1110	1230	1380	1530	1630	1730	1830	1880	1920
	20	520	620	720	820	930	1080	1190	1340	1490	1590	1690	1790	1840	1880
	10	500	600	700	800	900	1050	1150	1300	1450	1550	1650	1750	1800	1850

由于测定肺活量时不限制呼气的时间，在某些肺组织弹性降低或呼吸道狭窄的患者，虽然通气功能已经受到损害，但是如果延长呼气时间，所测得的肺活量仍可正常。因此，肺活量难以充分反映肺组织的弹性状态和气道通畅程度等变化，即不能充分反映肺通气功能的状况。因此又提出了用力肺活量（forced vital capacity，FVC）的概念，是指在一次最大吸气后，尽力尽快呼气，于第 1、2、3s 末分别呼出的气体量占肺活量的百分比。正常人这 3 个比值分别约为 83%、96%、99%。患有气道阻力增高疾病的个体，上述第 1s 末的呼出气体量与肺活量的比值将低于 80%。用力肺活量可以反映气道狭窄和通气受限的程度。

（二）健康人的肺活量水平

人体的各系统、器官、组织和细胞在任何时候都需要氧气才能正常运作，而这些氧气的供给完全依赖于肺的呼吸功能。在呼吸过程中，肺作为气体交换的"中转站"，其容积的大小直接影响每次呼吸时气体交换的量。在实际检测中，肺活量成为检测肺功能的最直观和客观的指标。

肺活量检测值偏低时（与正常值相比），表明机体的摄氧能力和排出废气的能力较差，导致内部氧供应不足。尤其在需要大量氧气的情况下（如长时间学习、工作或剧烈运动时），容易出现供氧不足，引发头痛、头晕、胸闷、疲劳、注意力不集中、记忆力下降、失眠等症状。这不仅影响学习和工作，还可能对身体健康造成不可逆的损害。

肺活量受性别和年龄的影响，男性的肺活量显著高于女性。在 20 岁之前，肺活量随着年龄的增长逐渐增大（表 4-3、表 4-4），但在 20 岁之后，增加幅度变得不明显。成年男性的平均肺活量为 3500～4000mL，女性为 2500～3000mL，个体差异较大。肺活量会随着年龄增长而逐渐下降，每10年下降9%～27%。但长期坚持体育锻炼的人，其肺活量能够维持在较高水平。优秀的中长跑运动员和游泳运动员的肺活量可达6000mL以上。

体育锻炼可以明显提高肺活量，建议经常做一些扩胸、振臂等徒手操练习，坚持耐久跑、游泳、踢足球、打篮球、折返跑等。

四、意识性呼吸训练

（一）自律又随意的呼吸运动

根据是否受大脑意识控制，运动可以分为随意运动和不随意运动。人的各种肢体活动属于随意运动，而内脏活动如心跳和胃肠蠕动则是不随意运动，无法通过意识来控制。心脏通常以每分钟约70次的频率跳动，消化道的各部分也有各自的蠕动节律，因此这些活动又被称为自律运动。

呼吸运动的独特之处就在于它既是自主运动，也是随意运动。一般情况下，脑干内具有自律性的呼吸神经元通过相关神经通路控制呼吸肌的活动，产生呼吸节律。因此，呼吸是可以自动进行的，我们从来也不必担心"忘了"呼吸。但同时，为呼吸运动提供动力的呼吸肌属于骨骼肌，是受到大脑意识支配的，这使得我们也可以主动控制呼吸的过程，比如我们可以有意识地屏住呼吸或者深深地吸一口气。

（二）悠久的呼吸训练

人类早就意识到了呼吸的可调节性。早在生理学诞生之前，人们就尝试对呼吸的具体形式进行有意识的调整和控制，积累了丰富的训练经验。中国有关意识性呼吸训练的文字记载，最早可以追溯到春秋战国时期。道家学派的代表人物庄子在其著作中多次提到呼吸训练的要旨。如《刻意》篇中的"吹呴呼吸，吐故纳新"；《大宗师》篇中的"真人之息以踵，众人之息以喉"之类的，在古印度瑜伽的冥想法中也有对呼吸的意识性训练。

这些训练的目的和作用是什么？传统的各式的"调息法门"在形式上往往营造出神秘感，但其实在东、西方不同门派的实践和总结中，大家不约而同地都总结出了这样一种基础的呼吸训练方法——我们在这里把它统称为"深慢呼吸"。简而言之，就是通过延长吸气和呼气的时间来降低呼吸频率，使呼吸变深、变慢。

（三）深慢呼吸的科学解释

在各种呼吸训练中，都强调通过练习使自己的呼吸更深、更长，这样完成一次呼吸所需的时间更久，而单位时间内完成的呼吸次数就少了，呼吸就"慢"下来了。比如说，我们安静状态下的自然呼吸频率为12～20次/分。通过训练和控制，可以降到频率为6～10次/分的深慢呼吸。这样的"深慢呼吸"究竟有何意义？是故弄玄虚吗？还是会有益于身体健康？我们这里基于现代生理学的认识，采用量化的方式进行科学分析。

1."深慢呼吸"能提高呼吸效率

呼吸效率，就是单位时间内通过呼吸获得的新鲜空气的量，可以用肺通气量或肺泡通气量进行评价。

肺每分钟吸入或呼出的气体总量称为肺通气量。肺通气量等于潮气量与呼吸频率的乘积，即：

$$肺通气量 = 潮气量 × 呼吸频率$$

但是，每次吸入的气体中，都会有一部分停留在从鼻到终末细支气管之间的呼吸道内，而这部分气体显然不参与肺泡与血液之间的气体交换，因此这部分呼吸道的容积被称为解剖无效腔，简称无效腔。成年人的无效腔容量约150mL，所以，如果潮气量是500mL的话，每次呼吸，进入肺泡的新鲜气体只有350mL，最后的150mL停留在无效腔中。进入肺泡的气体中，首先是150mL上次呼气之末存留在呼吸道内的肺泡气，然后才是350mL的新鲜气体。显然，无效腔的容量不容忽视。因此，评价真正有效的气体交换，计算肺泡通气量的大小更为精确，公式为：

$$肺泡通气量 = (潮气量 - 无效腔气量) \times 呼吸频率$$

根据以上2个公式，我们可以计算并比较呼吸频率对肺通气量的影响。

假设某人的自然呼吸频率为12次/分，潮气量为500mL。现在将吸气的时间延长一倍，通气的速度保持不变，显然，潮气量会增加一倍，而每分钟呼吸的次数（呼吸频率）会减半，也就是6次/分。同理，如将吸气的时间缩短一半，显然，潮气量也减少一半，而呼吸频率会增加1倍，变成24次/分。

我们根据刚才介绍的公式，来计算一下两种肺通气量，无效腔按150mL计算。

计算得出，每分通气量并无变化，但肺泡通气量差异显著（表4-5）。因此我们的结论是：深、慢呼吸时，肺泡通气量增加，说明单位时间内获得的新鲜空气更多，气体交换效率得到了显著提高。

表4-5　不同呼吸频率对肺通气效率的影响

呼吸频率/(次/分)	潮气量/mL	每分通气量/(mL/min)	肺泡通气量/(mL/min)
6	1000	6000	5100
12	500	6000	4200
24	250	6000	2400

2. 呼吸训练的第二重意义

健康包括身、心两个方面。深、慢呼吸，不仅直接影响人的呼吸机能，还能影响人的精神和心理层面。紧张的时候常常被告诉要"深呼吸"，有人受益却难解释其原因；有人不得要领而质疑其科学性——这真的有用吗？

同样，基于生理学的知识，我们进一步揭示深慢呼吸的第二重意义。

人的内脏系统受到交感和副交感神经的双重支配。人在睡眠、休息的时候，副交感神经系统的活动占优；人在工作、学习、活动的时候，交感神经的活动占优势，但总体上，二者活动交替、此消彼长，处于一种动态的平衡状态，这也是健康的表现。紧张状态下，人体内脏神经系统的平衡被打破，交感神经的兴奋增强，副交感神经的兴奋性被抑制，从而出现心跳加快、手脚心出汗、语言表达词不达意等；如果是晚上，交感神经兴奋性过强还会导致睡眠困难。其实特定外界刺激引起的紧张、害怕是人体正常的反应：野外遇到老虎或其他猛兽，吓得浑身冒汗、心跳加快，这是正常的恐惧表现，通常这种反应会协助你动员全身的肌肉、血液供应，拼命奔跑，一旦到达安全地带，这种反应自然就消退了。但是，如果交感神经系统长期处于相对的紧张状态，就可能产生持续性的焦虑等情绪障碍，继而出现内脏神经功能紊乱的表现。

我们能否对自主神经功能进行调节呢？答案是肯定的，呼吸就是有效的入口之一。呼吸运动，虽然像心跳一样可以自动进行，但不同的是，我们可以用意识对它进行调节。而这种调节，还可以波及我们其他的内脏反应：如心跳、血压和泌汗等活动。研究表明，在呼吸节律中伴随着内脏神经活动最小的周期性变化：吸气过程中交感神经的兴奋性渐强——表现为心率变快、血压升高；而呼气过程中，副交感神经的活动渐强——表现为心率变慢、血压下降（图4-22）。

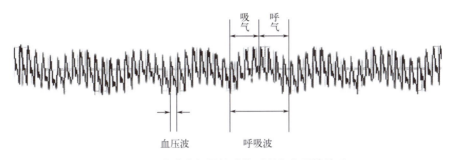

图 4-22　实验中记录的动物呼吸和血压的关系

在每个呼吸周期中，心率和血压表现出在吸气过程中升高、而在呼气过程中降低的特征。这说明交感神经和副交感神经的"此消彼长"发生在每个呼吸周期中。呼吸训练的关键之一是要"关注呼吸本身"，对本以为无须关注的呼吸予以"关注"；"关注"之后就是选择。如果你关注的是呼气阶段，将会促进副交感神经的活动——继而引起心率、血压的缓和、下降。这就是通过调整呼吸来缓解紧张、焦虑，逐渐安静下来的生理学机制。

（四）深腹式呼吸练习

所谓"深腹式呼吸"，是上述深慢呼吸的一种具体形式，是指在不改变通气速度的前提下，主要通过膈肌和腹肌的作用，有意识地延长吸气和呼气时间的方法。这种呼吸训练的目的，就是达到呼吸"深、慢"；而手段，是通过改变我们自然呼吸中的"腹式"成分来达到，而非作用于其中的胸式呼吸部分。因此，主要是通过对膈肌和腹肌的控制来实现。简单地说，就是通过有意识地强化腹式呼吸，使呼吸变得更深。下面我们详细介绍一下练习的方法（图4-23）。

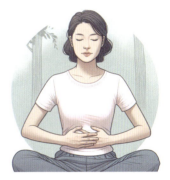

图 4-23　坐姿腹式呼吸练习

1. 练习体位

初学者最好是采用坐位或仰卧位，而不要选择站立的姿势。因为人在站立姿态下，脊柱处于生理弯曲的状态，腰曲前突；而放松坐、卧的姿态下，腰曲基本消失，此时腹腔的容积相应增大，腹式呼吸中的腹部的起伏特征更加明显一些。

2. 用手引导腹肌和膈肌运动

因为多年的呼吸习惯已经形成，对于呼吸深浅的把握不清晰，所以需要借助双手引导以易化意识对腹肌和膈肌的控制。具体操作就是，把手放在腹部，通过手掌接触使意识对腹壁起伏的感知更加清晰，进而能够针对性地调节与腹式呼吸相关的肌群用力，并通过手掌感知的反馈进行修正。呼吸时应该通过手掌感受到腹壁的匀速起伏，而不是忽快忽慢。不要改变自然通气时的气流速度，只是延长吸气和呼气的时间，通过"深"，达成"慢"。

3. 默念数字控制呼吸深度

通过意识控制呼吸要深长、匀速，一呼一吸在10～15s左右。具体操作可以这样：吸气时默数"1，2，3，4，5"，短暂屏息 1s，然后呼气时再默数"1，2，3，4，5"，随后短暂屏息 1s，继续下一个周期。默念数字的速度可以根据自身情况适当调节，一般先快后慢，随着练习时间的延长可以逐渐变慢。

4. 练习频率

一般每次练习 5～10min，每天练习 1～2 次，可以根据个人情况适当调整。掌握要领后，也可以站着练习，甚至在行走活动中也可以练习。熟练之后，意识能轻松控制膈肌和腹肌的运动后，也就不必再把手放在肚子上了。

通过持久的练习，一方面，我们自身的呼吸节律会发生潜移默化的改变，深慢的呼吸节律将提高我们呼吸运动的效率，另一方面，练习大大增加了我们对于呼吸的控制，在遇到紧张、焦虑的情况下，我们能够有效地利用呼吸调节来改善我们的应激状态。当然，理论要结合实践，纸上谈兵没有任何裨益。

第四节　最常见的呼吸系统疾病——感冒

美国一项调查表明，每年约有 2500 万人因感冒去看家庭医生，且导致了约 2000 万天的缺勤和 2200 万天的旷课。《中国内科学杂志》2012 年的一项超过 5000 人样本的调查研究则表明，52.21% 的患者不能正确认识感冒病因，12.99% 的患者不清楚感冒的危害，34.80% 的患者不能正确区分普通感冒与流行性感冒，30.07% 的患者认为感冒必须经过治疗才能痊愈，68.24% 的患者不能正确认识流感疫苗的作用；61.14% 的患者感冒后经常口服药物甚至输液治疗，59.77% 的患者并非经由医生处方药物治疗，而是去药店自选购买感冒药物，少数去医院点名购买感冒药物；19.42% 的患者不清楚感冒药物的副作用，19.72% 的患者不清楚感冒药物的有效成分。

老百姓常说的"感冒"，一般是指"普通感冒（common cold）"，与之相区别的则是"流行性感冒（influenza）"，也就是流感。在临床上，普通感冒和流感被诊断为不同的疾病，处理也不一样。一般把"感冒"作为"普通感冒"的简称，而把"流行性感冒"称为"流感"。

一、普通感冒

普通感冒是一种常见的急性上呼吸道病毒感染性疾病，临床表现为鼻塞、喷嚏、流涕、发热、咳嗽、头痛等，多呈自限性。大多散发，冬、春季节多发，季节交替时多发。普通感冒一般简称为"感冒"，民间又称"伤风"。

（一）临床表现

大家都有过感冒的体验，结合前面对呼吸器官的描述，我们从"发病部位"的角度对感冒的临床表现做如下归纳。

1. 鼻部异常

打喷嚏、鼻塞、流涕——这些是"鼻"部的症状。医生查体时可能会发现相应的局部体征，如鼻黏膜充血、水肿等。

2. 咽部异常

嗓子干、痒或痛，可能还有烧灼感——这些是"咽"部的症状。相应的局部体征有咽部充血、水肿、扁桃体肿大等。

3. 喉部异常

声音嘶哑、咳嗽——这些是"喉"部的症状。医生查体时可能会发现喉部水肿、充血的相关体征。

4. 全身症状

根据感冒的严重程度不同，可能还会伴有发热、畏寒、头痛、乏力、食欲不振等全身症状。

不难发现，感冒的主要症状集中在"上呼吸道"的鼻、咽、喉，因此感冒在现代医学中的专业名称为"上呼吸道感染"，简称为"上感"。至于"感冒"的名称由来，是中医学从症状特征的角度进行命名的：鼻塞、流涕、流眼泪——这些都是从上面"冒"出来的症状，所以叫"感冒"，是不是非常形象？

一般情况下，普通感冒患者在感染后的2～3天内症状迅速达到高峰，并在随后逐渐减轻。感冒的平均病程为7～10天，但部分患者的某些症状可能会持续至3周以上。

（二）感冒的原因

中、西医学对感冒发生的原因有不同的解释，基于各自的医学理论分析也给出了不同的治疗思路和药物，应用得当的话，在临床上都有良好的效果。

1. 中医学解释

在人类认识到病毒等病原微生物以前，风、寒等外部因素被认为是引起感冒的主要原因，因此汉语称"伤风"，和英语"catch a cold"实属异曲同工。这些病因学的解释，虽然抽象但容易接受。风也好，寒也好，虽然不是具体的病原体，但因为感同身受，所以普通人理解起来并无障碍。

中医学认为，自然界的风、寒、暑、湿、燥、火等"六淫"是致病的外部因素。感冒是以感受风邪为主的疾病，但在不同的季节，风邪往往夹时邪相合而侵入人体。如冬季多夹寒邪，表现为风寒致病；夏季多夹热邪，表现为风热致病，等等。风邪夹时令之邪，由人体的皮毛、口鼻而入，侵犯肺卫，则卫阳被遏，营卫失和，邪正相争，肺气失宣，而致感冒。所以按照中医学的理论，感冒又主要分为风寒感冒和风热感冒等不同类型。

另外，中医学认为"正气存内，邪不可干"，所以感冒的发生前提是自身防御能力下降，在此基础上，因外界气候变化，如受凉、淋雨和过度疲劳等原因，使"六淫"趁虚而入，才会引起机体发病。

2. 西医学解释

现代医学基于显微镜技术和微生物学的发展，从20世纪50～60年代开始通过病毒检测方法对感冒的病因进行了深入的研究，并提出了生物医学的解释：感冒主要是由病毒感染导致的。

研究表明，呼吸道感染中70%～80%是由病毒引起的，涉及200多种病毒类型，包括鼻病毒、冠状病毒、腺病毒、呼吸道合胞病毒等（见表4-6）。不同病毒在普通感冒中的作用因年龄、季节及检测方法等因素不同而有所不同。然而，无论使用何种病毒检测技术，鼻病毒始终是各年龄段最常见的病因。每年，鼻病毒占所有呼吸系统疾病病因的30%～50%，在秋季高峰期，这一比例可高达 80%。迄今为止，已发现 100 多种不同血清型的鼻病毒，它们的流行率在不同地理区域和时间段内存在差异。

表 4-6 引起普通感冒的病毒种类

病毒	估计的年感染病患比例	病毒	估计的年感染病患比例
鼻病毒	30%～50%	腺病毒	<5%
冠状病毒	10%～15%	肠道病毒	<5%
流感病毒	5%～15%	人偏肺病毒	未知
呼吸道合胞病毒	5%	未知	20%～30%
副流感病毒	5%		

尽管现代医学的检测技术已非常精确，但仍有 20%～30% 的感冒病例未能检测出具体的致病病毒。研究者认为，这可能是由于临床标本在收集、运输和分析过程中存在方法上的局限性，导致部分已知病毒未能被检测出来。此外，也有可能是由尚未确定的传染性病原体引起的，如近年来发现的人偏肺病毒（human metapenu-movirus）和其他新型病原体。

感冒的主要临床症状，如鼻塞和流涕，主要由鼻黏膜病毒感染引起的血管扩张和通透性增加所致。黏液腺分泌增加和打喷嚏则显示出胆碱能神经活动增强。然而，病毒感染引起这些变化的具体机制仍未完全明确。已有研究表明，普通感冒的症状并非由病毒直接破坏上皮细胞引起，而是由宿主的炎性反应所致。感冒患者的鼻分泌物中存在多种炎症介质，包括激肽，白三烯，组胺，白细胞介素 1、6 和 8，肿瘤坏死因子等，其中白细胞介素 6 和 8 的浓度与症状的严重程度相关。然而，病毒感染如何触发宿主反应的相关机制极其复杂，远未解决。

不同的呼吸道病毒对上皮细胞的破坏程度存在显著差异。例如，流感病毒和腺病毒会对呼吸道上皮造成广泛损害，其直接的细胞病变效应常直接引发感冒的相关症状。相较之下，包括鼻病毒在内的一些呼吸道病毒虽可感染下呼吸道，但它们在下呼吸道的复制能力相对较弱，因此感冒的症状通常主要表现于上呼吸道。这种差异导致了不同类型病毒感染所引起的临床症状和病变部位的不同。

（三）流行病学

感冒的发生具有显著的季节性特征。在北半球的温带地区，呼吸道感染的频率在秋季迅速增加，并在冬季达到高峰，随后在春季逐渐减少。在热带地区，大多数感冒发生在雨季。上呼吸道感染的发生率与年龄成反比，平均而言，最年幼的儿童每年感冒 6～8 次，而成年人每年感冒 2～4 次。研究表明，生命最初几年，男孩的呼吸道感染次数似乎多于女孩。在家庭外工作的妇女比没有工作的妇女感染的少，这可能是因为呆在家里的人与儿童的接触更多。日托环境也是儿童呼吸道疾病的重要风险因素，感冒的发生频率随着日托组内儿童人数的增加而上升。然而，学龄前儿童频繁的早期感染似乎可以降低学年期间的感冒频率。一些遗传因素可能会影响个体对呼吸道感染的易感性，但相关机制尚不明确。心理压力与感冒易感性呈剂量依赖关系，即压力越大，感染的风险越高。此外，有研究表明，大量体育锻炼可能增加呼吸系感染的风险，而适度的运动则可能降低这种风险。

感冒的流行病学与鼻病毒的传播趋势高度相似。尽管鼻病毒全年都可检测到，但其感染率在秋季达到高峰，春季也会出现小范围的流行，这进一步证实了鼻病毒在普通感冒病因中的核心作用。

（四）感冒的西医处理常规

尽管病毒是引起感冒的主要原因，但由于普通感冒是由多种病毒引起的，其发病机制各不相同，因此尚未开发出针对感冒的有效通用治疗方法。医生通常不建议使用抗病毒药物或抗生素治疗普通感冒。推荐的治疗措施如下。

1. 注意休息

主要是避免过度劳累。正常的工作和轻度的运动并不会加重病情。

2. 补充液体

增加口服液体的摄入量，喝水、喝汤都可以。流鼻涕、发热和感冒引起的食欲不佳等可能导致不同程度的液体流失和缺水。

3. 保持通风

保持室内空气流通，有助于减少环境中病原体的浓度，降低交叉感染的风险。

4. 对症治疗

对于较为严重的症状，可以进行对症处理，很多治疗感冒的药物都是"非处方药"（OTC），可以在没有医生处方的情况下在药店购得，因此选对药物很关键。常用的药物种类包括以下几种。

（1）解热镇痛药　对于有发热、头痛等症状的患者，可以使用解热镇痛药，如对乙酰氨基酚（acetaminophen，APAP）或布洛芬。这些药物适用于缓解发热、肌肉酸痛和头痛。需要注意的是，对于严重肝肾功能不全、有出血倾向或上消化道出血的患者，应避免使用这类药物。

对乙酰氨基酚，俗称扑热息痛，是市场上最常见的解热镇痛成分之一，具有良好的退热和止痛效果。服用后 1～2h 即可退热，还能缓解轻、中度疼痛。

有些人可能听过这样的顺口溜："感冒发烧，阿司匹林一包。"确实，阿司匹林曾是最早应用的退热药，并一度广泛使用，但由于其对胃黏膜的刺激和损伤作用，现在已逐渐被其他退热药取代。

（2）抗组胺药和 β 肾上腺素受体激动药　这两类药物主要针对鼻咽部充血、分泌物增多等症状引起的鼻塞、流涕和流泪等上呼吸道卡他症状。抗组胺药如马来酸氯苯那敏（扑尔敏）对减少打喷嚏和鼻溢效果显著，但该药有镇静作用，可能引起嗜睡。β 肾上腺素受体激动药如盐酸伪麻黄碱具有选择性收缩血管的作用，能缓解鼻咽部黏膜充血和肿胀，减轻鼻塞症状。

（3）其他　针对咽痛的症状，可含服消炎类的咽喉片，如华素片等。对于咳嗽，可选用氢溴酸右美沙芬或喷托维林（咳必清）等药物来缓解症状。

5. 警惕复方药物

市面上的非处方感冒药种类繁多，许多是复合制剂，其中不少含有对乙酰氨基酚。仅凭药品的商品名无法判断其具体成分，因此在购买时务必仔细查看说明书，确保药物成分对症。若同时服用多种药物，要特别注意是否含有相同成分，避免因药物过量而中毒。曾有南京某高校学生感冒后自行过量服用多种感冒复方药物，导致对乙酰氨基酚过量引发横纹肌溶解综合征和肝肾衰竭，最终不幸去世，这是令人惋惜的悲剧。表 4-7 列出了市场上常见的感冒 OTC 药物的组成。

如何选择这些 OTC 药物呢？以泰诺为例，它含有 4 种有效成分：主要成分是用于退热的对乙酰氨基酚，辅助成分为缓解鼻塞和打喷嚏的伪麻黄碱和扑尔敏，以及具有止咳作用的右美沙芬。而新康泰克仅含有伪麻黄碱和对乙酰氨基酚 2 种有效成分，这两者也包含在泰诺中，但新康泰克的剂量较大。总体来看，泰诺作用更广泛，而新康泰克更具针对性。大家应根据自身症状特点，结合药物成分的作用合理选择药物，最好在医生的指导下使用。

表 4-7　常用抗感冒药物及其成分

商品名	所含成分
必理通；百服宁；泰诺林；安佳热；斯耐普	对乙酰氨基酚（扑热息痛）
加合百服宁	对乙酰氨基酚、咖啡因
新康泰克	对乙酰氨基酚、伪麻黄碱
康美利乐；代尔卡	对乙酰氨基酚、伪麻黄碱、特非那定
丽珠感乐	对乙酰氨基酚、伪麻黄碱、氯苯那敏
银得菲；泰康新	对乙酰氨基酚、伪麻黄碱、右美沙芬
泰诺；白加黑（日）；日夜百服宁（日）	对乙酰氨基酚、伪麻黄碱、右美沙芬、氯苯那敏
日夜百服宁（夜）	对乙酰氨基酚、伪麻黄碱、氯苯那敏
白加黑（夜）	对乙酰氨基酚、伪麻黄碱、苯海拉明
联邦菲迪乐	对乙酰氨基酚、伪麻黄碱、水杨酸钠、苯海拉明、咖啡因
散利痛	对乙酰氨基酚、异丙安替比林、咖啡因
新速效感冒药	对乙酰氨基酚、金刚烷胺
泰克胶囊	对乙酰氨基酚、金刚烷胺、人工牛黄
感康片	对乙酰氨基酚、金刚烷胺、人工牛黄
快克；可立克	对乙酰氨基酚、金刚烷胺、人工牛黄、氯苯那敏
速效伤风胶囊；小儿速效感冒冲剂	对乙酰氨基酚、氯苯那敏、人工牛黄、咖啡因

6. 关于抗生素的使用

目前已经明确，普通感冒主要由病毒引起，不需要使用抗菌药物。只有在有细菌感染证据的情况下，如白细胞升高、咽部脓苔、咳黄痰或流浓稠的鼻涕时，抗生素才可能被医生建议使用。使用抗生素是一个专业且复杂的问题，对于非专业人员，建议在感冒时如出现以下情况应及时就医：①严重的咽喉疼痛；②高热；③脓性鼻涕；④病程超过 10 天仍未好转。由医生通过专业判断和必要的化验结果来确定是否存在细菌感染，以及是否需要抗生素治疗，而不是自行用药。

（五）感冒的中医处理常规

中医治疗感冒有着丰富的经验和良好的疗效。需要注意的是，中医治疗讲究"辨证论治"，即根据患者的具体症状和体质特征，进行个性化的诊断和治疗。最常见的感冒类型有"风寒感冒"和"风热感冒"，两者的治疗原则和用药组方截然不同（表 4-8）。如果辨证不当、用药错误，不仅难以达到理想的疗效，还可能延误病情。

表 4-8 中医感冒辨证论治

感冒辨证	主症	治疗原则	代表方药
风寒	恶寒重、发热轻、无汗、头项疼痛、肢节酸痛、鼻塞、声重、喷嚏、流涕、咳嗽、口不渴或口渴喜热饮，苔薄白，脉浮紧	辛温解表，宣肺散寒	荆防败毒散（组成：荆芥、防风、羌活、独活、柴胡、前胡、枳壳、茯苓、桔梗、川芎、甘草）
风热	恶寒轻，或微恶风、发热较著，头胀痛、面赤、咽喉乳蛾红肿疼痛、鼻塞、喷嚏、流浓稠涕、咳嗽痰稠、口干欲饮，舌边尖红，苔薄黄，脉浮数	辛凉解表，宣肺清热	银翘散（组成：连翘、金银花、薄荷、荆芥、淡豆豉、淡竹叶、牛蒡子、桔梗、芦根、甘草）

辨证论治是中医治疗的核心，每个人的病情都有所不同，通过辨证分析进行个性化的组方调整，是中医精准化治疗的独特优势。结合患者的具体症状、体质及病情变化进行灵活加减药物，可以更好地缓解感冒症状，促进康复。

二、流行性感冒

流行性感冒，简称流感，是由流感病毒引起的急性呼吸道传染病。其临床表现的特点是起病急、高热、头痛、乏力、眼结膜炎和全身肌肉酸痛等中毒症状明显，而呼吸道卡他症状轻微。流感病毒主要通过接触及空气飞沫传播。发病有季节性，北方常在冬季，而南方多在冬夏两季流行。由于变异率高，人群普遍易感。流感发病率高，在全世界包括中国已引起多次暴发流行，严重危害人类生命安全。

（一）流感的临床特征

流感可分为单纯型、胃肠型、肺炎型和中毒型，其临床表现有所不同。

1. 单纯型流感

这是最常见的类型。起病急骤，通常伴有高热，体温可达 39～40℃，并可能出现畏寒和寒战。常见的全身症状包括头痛、全身肌肉和关节酸痛、极度疲倦和食欲减退。呼吸道症状如咽喉痛、干咳常见，部分患者会出现鼻塞、流鼻涕和胸骨后不适等症状。患者面部常潮红，眼结膜外侧轻度充血。如无并发症，通常为自限性过程，发病 3～4 天后体温逐渐下降，全身症状改善，但咳嗽和体力恢复可能需要 1～2 周。轻症患者表现类似普通感冒，症状较轻，通常在 2～3 天内恢复。

2. 胃肠型流感

除发热外，以呕吐、腹泻为显著特点，儿童多于成人，病程较短，一般 2～3 天即可恢复。

3. 肺炎型流感

肺炎型流感多发生在 2 岁以下的小儿，或原有慢性基础疾病者。特点是在发病后 24h 内出现高热、烦躁、呼吸困难、咳血痰和明显发绀。两肺可有呼吸音减低、湿啰音或哮鸣音，但无肺实变体征。上述症状可进行性加重，病程 1 周至 1 个月余，大部分患者可逐渐康复，但也可因呼吸循环衰竭在 5～10 天内死亡。

4. 中毒型流感

极少见。表现为高热、休克及弥散性血管内凝血（DIC）等严重症状，病死率高。

流感和普通感冒的主要区别如表 4-9 所示。

表 4-9　流感和普通感冒的主要区别与特点（引自钟南山，2011）

区别点	流感	普通感冒
病原体	流感病毒	鼻病毒、冠状病毒等
流感病原学检测	阳性	阴性
倦怠	强	弱
发病季节性	有明显季节性（我国北方为11月至次年3月多发）	季节性不明显
发热程度	多高热（39～40℃），可伴寒战	不发热或轻度、中度热，无寒战
发热持续时间	3～5天	1～2天
全身症状	重，头痛、全身肌肉疼痛、乏力	轻或无
病程	5～10天	5～7天
并发症	可合并中耳炎、肺炎、心肌炎、脑膜炎或脑炎	少见

（二）流感的病原学

流感病毒属于正黏病毒科（*Orthomyxoviridae*），为单股、负链、分节段 RNA 病毒。常为球形囊膜病毒，直径 80～120nm，丝状体常见于新分离到的病毒，长度可达数微米。根据核衣壳蛋白（nucleocapsid protein，NP）和基质蛋白（matrix protein，MP）分为甲、乙、丙三型。

甲型流感病毒根据其表面血凝素（hemagglutinin，HA）和神经氨酸酶（neuraminidase，NA）蛋白结构及其基因特性又可分成许多亚型，至今甲型流感病毒已发现的血凝素有 16 个亚型（H1～H16），神经氨酸酶有 9 个亚型（N1～N9）。甲型流感病毒的命名规则：类型、分离宿主（如果宿主是人则可以省略）、分离地点、分离序列号和分离年份（血凝素和神经氨酸酶亚型）[如 A/Brisbane/10/2007（H3N2）]。乙型和丙型流感病毒命名法和甲型流感病毒相同，但无亚型划分。

甲型流感病毒在动物中广泛存在，可以感染其他动物，如猪、马、海豹以及鲸鱼和水貂等。目前为止，乙型流感病毒除感染人之外还没有发现其他的自然宿主。丙型流感病毒除感染人之外还可以感染猪。

流感病毒很容易被紫外线和加热灭活，通常 56℃ 30min 可被灭活。在 pH<5 或 pH>9 的环境下，流感病毒的感染性很快被破坏。流感病毒是包膜病毒，对于所有能影响膜的试剂都敏感，包括离子和非离子清洁剂、氯化剂和有机溶剂。

（三）流感的传播方式

流感为传染性疾病，具有高度的传播性和传染性，可以在人群中迅速传播，造成疾病流行或疫情。

1. 传染源

流感患者和隐性感染者是流感的主要传染源。从潜伏期末到发病的急性期都有传染性。成人和年龄较大的儿童患季节性流感（无并发症）期间，病毒在呼吸道分泌物中一般持续排毒 3～6 天。住院的成人患者可以在发病后持续一周或更长的时间散播有感染性的病毒。婴幼儿流感以及人 H5N1 禽流感病例中，长期排毒很常见（1～3 周）。包括艾滋病在内的免疫缺陷患者也会出现病毒排毒周期延长。

2. 传播途径

主要通过空气飞沫传播和直接接触传播，病毒存在于患者或隐性感染者的呼吸道分泌物中，通过说话、咳嗽或喷嚏等方式散播至空气中，并保持 30min，易感者吸入后即能感染。传播速度取决于人群的拥挤程度。通过污染日常物品的间接接触，也可起传播作用。

3. 易感人群

人群对流感病毒普遍易感，与年龄、性别、职业等都无关。流感病毒常常发生变异，例如甲型流感病毒在人群免疫压力下，每隔 2～3 年就会有流行病学上重要的抗原变异株出现，感染率最高的通常是青少年。抗体于感染后 1 周出现，2～3 周达高峰，1～2 个月后开始下降，1 年左右降至最低水平，抗体存在于血液和鼻分泌物中，但鼻分泌物的抗体仅为血液中的 5% 左右。流感病毒三个型别之间无交叉免疫，感染后免疫维持时间不长。

（四）流感治疗原则

不同个体感染流感的病情严重程度差别很大，需要在医生指导下进行干预。临床治疗上有以下原则。

1. 住院治疗标准

满足以下任一条件的患者应住院治疗：①妊娠中晚期妇女；②基础疾病明显加重，如慢性阻塞性肺疾病、糖尿病、慢性心功能不全、慢性肾功能不全、肝硬化等；③符合重症流感诊断标准；④伴有器官功能障碍。

2. 一般护理

非住院患者居家隔离，保持房间通风。充分休息，多饮水，饮食应当易于消化和富有营养。密切观察病情变化，尤其是老年和儿童患者。

3. 抗流感病毒药物

建议在发病 36～48h 内尽早使用神经氨酸酶抑制剂，如奥司他韦和扎那米韦，以减轻症状、缩短病程。虽然有资料表明发病 48h 后使用神经氨酸酶抑制剂亦可以有效，但是大多数研究证明早期治疗疗效更为肯定。奥司他韦和扎那米韦能有效缓解流感患者的症状，缩短病程和住院时间，减少并发症，节省医疗费用，并有可能降低某些人群的病死率。常用的 M2 离子通道阻滞剂金刚烷胺，能阻断流感病毒 M2 蛋白的离子通道，从而抑制病毒复制，但仅对甲型流感病毒有抑制作用。因此在耐药数据不清楚的情况下，甲型流感病毒可选用扎那米韦、奥司他韦、金刚乙胺和金刚烷胺；乙型流感病毒可选用奥司他韦或扎那米韦。

上述药物均需要在医师指导下使用。

4. 避免盲目或不恰当使用抗菌药物

仅在流感继发细菌性肺炎、中耳炎和鼻窦炎等时才有使用抗生素的指征。

三、感冒的预防

（一）增强体质

"正气存内，邪不可干"，健康的生活习惯有助于增强体质，改善免疫系统和降低上呼吸道感染总风险。包括：①坚持规律性的体育锻炼；②劳逸适度，作息规律；③健康饮食，戒烟以及避免接触二手烟。

（二）加强个人及环境卫生

通过个人卫生防护措施，最大限度避免各种病原体的感染概率。应当做到：①保持室内空气流通，流行高峰期避免去人群聚集场所；②咳嗽、打喷嚏时应使用纸巾等，避免飞沫传播；③经常彻底洗手，避免脏手接触口、眼、鼻；④流行期间如出现流感样症状及时就医，并减少接触他人，尽量居家休息。

（三）接种流感疫苗

接种流感疫苗是预防流感及其并发症的最有效手段。疫苗需每年接种方能获有效保护，疫苗毒株的更换由 WHO 根据全球监测结果来决定。我国有关疫苗接种的技术指导意见可参见中国疾病预防控制中心网站信息（www.chinacdc.cn）。推荐患流感后发生并发症风险较高的人群优先接种，包括：① 6～59 月龄婴幼儿；②≥60 岁老人；③患慢性呼吸道疾病、心血管病、肾病、肝病、血液病、代谢性疾病等的成人和儿童；④患有免疫抑制疾病或免疫功能低下的成人和儿童；⑤生活不能自理者和因神经系统疾患等存在误吸风险者；⑥长期居住在疗养院等慢性疾病护理机构者；⑦妊娠期妇女及计划在流感季节怀孕的妇女；⑧长期接受阿司匹林治疗的青少年。

小结

呼吸系统由鼻、咽、喉、气管、支气管和肺等呼吸器官组成。机体与外界环境之间的气体交换过程称为呼吸，包括外呼吸（肺通气和肺换气）、气体在血液中的运输、内呼吸（血液与组织细胞之间的气体交换）3 个互相联系的环节。

呼吸运动是最简单又最复杂的。在了解呼吸运动生理的基础上，进行意识性呼吸训练，并融入到日常生活和运动之中，是促进身心健康的重要途径。

感冒是最常见的呼吸系统疾病，也是现代医学并未完全解决的普通疾病。中医和西医基于各自不同的理论体系，提出了有效的应对方案，但在日常应用中，仍需要辨病、辨证，不能"乱吃药"。正气存内，邪不可干——未病先防仍是最重要的。

思考题

1. 人体骨骼肌如何为呼吸运动提供动力？
2. 如何理解庄子的"吹呴呼吸，吐故纳新"和"真人之息以踵，众人之息以喉"？
3. 观察自己的呼吸，描述其类型，并记录自己的呼吸频率。在此基础上练习"深腹式呼吸"，并记录练习效果。
4. 整理家里常备的感冒药物，分析其类型和功效。
5. 新型冠状肺炎属于感冒的一种吗？查找相关资料进行解释。

参考文献

［1］ 丁文龙，刘学政 . 系统解剖学［M］. 9 版 . 北京：人民卫生出版社，2018.
［2］ 王庭槐 . 生理学［M］. 9 版 . 北京：人民卫生出版社，2018.
［3］ 葛均波，徐永健，王辰 . 内科学［M］. 9 版 . 北京：人民卫生出版社，2018.
［4］ 艾洪滨 . 人体解剖生理学［M］. 2 版 . 北京：科学出版社，2015.

［5］ Heikkinen T，Järvinen A. The common cold［J］. Lancet，2003，361(9351)：51-59.

［6］ 中华医学会呼吸病学分会 . 流行性感冒临床诊断和治疗指南（2004 年修订稿）［J］. 诊断学理论与实践，2006，5（2）：192-196.

［7］ 黎毅敏，杨子峰 . 流行性感冒诊断与治疗指南（2011 年版）解读［J］. 中国实用内科杂志，2012，32（2）：105-108.

［8］ 钟南山，王辰，王广发，等 . 流行性感冒诊断与治疗指南（2011 版）［J］. 社区医学杂志，2011，9（5）：66-74.

［9］ 荒木隆次 . 荒木隆次的呼吸健康法［M］. 沈阳：辽宁科学技术出版社，2010.

［10］ 刘天君 . 生命在于呼吸：健康呼吸锻炼法［M］. 北京：北京出版社，2006.

［11］ Netter F H. 奈特人体解剖学彩色图谱［M］. 7 版 . 北京：人民卫生出版社，2019.

第五章 消化系统与健康

引言：民以食为天

为满足生长发育、生殖、组织修复等新陈代谢活动的需要，人体必须不断地通过饮食从外界获取营养物质，这一过程由消化系统来完成。古谚云，民以食为天，可见饮食的重要。

饮食的过程，不仅仅是舌尖上的品味、牙齿的咀嚼和口腔的吞咽。吞咽之后还有漫长的过程，食物要历经食管、胃、十二指肠、空肠、回肠、盲肠、结肠、直肠以及肛管的长途跋涉。途中虽风光无限，但障碍重重：先要突破食管的3个狭窄，继而穿越贲门、幽门，再勇夺回盲口，还要避免误入阑尾，最终方能看到旅途的终点——肛门。其中的"精英"们——糖、蛋白质和脂肪等，更要接受唾液、胃液、胰液、肠液和（或）胆汁的洗礼，"洗尽铅华呈素姿"——被分解成单糖、氨基酸和脂肪酸等小分子物质后，毅然决然地与大部队分别，从小肠黏膜上皮进入我们的血液之中。

被人体摄入的食物，最终结局只有两个：一部分被消化、吸收，通过血液循环为机体提供养分，或参与组织细胞的更新；另一部分，则变成了粪便（俗称"屎"），从肛门排出体外，重归自然。我们热衷于谈论前者：某某东西有营养、对身体有好处。我们更热衷于谈论前者之前：什么东西好吃；如何能色、香、味俱全。我们羞于谈论后者：屎？屎！屎……

然而，无论从解剖、生理还是从哲理的角度来看，屎都是饮食和消化过程不可分割的一部分。"食"和"屎"，无论从象形、字义还是读音方面，都有着非常密切的联系。

同一个消化系统内的元素，其高低贵贱竟如此泾渭分明。当然，这只是表现于你我的态度之中，而非其本身。因为，就健康而言，饮食过程中的"去粗"和"取精"同等重要。

庄子曰：道在屎溺。

今天，让我们以科学的名义，认识人体消化系统的结构、功能和健康吧。

第一节　口腔

口腔（oral cavity）是消化管的起始部（图 5-1、图 5-2）。上颌骨、下颌骨和腭骨围成了口腔的骨性支架，和填充其间的肌肉、黏膜、皮肤等一起，构成了完整的口腔。口腔前方的开口为口裂，由上、下唇围成，与外界相通；后为咽峡，与咽相通；两侧为面颊；上为腭；下为口底。口腔内有齿、舌和唾液腺等消化器官，通过咀嚼、吞咽完成消化的最初过程。

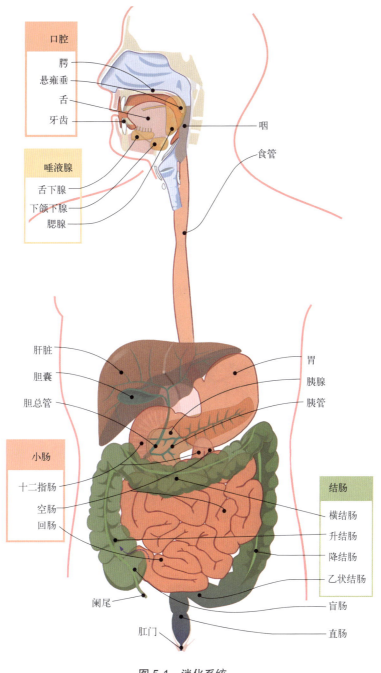

图 5-1　消化系统

一、口腔内的器官

（一）舌

舌（tongue）以骨骼肌为基础，表面覆以黏膜。舌有搅拌食物、协助吞咽、感受味觉和辅助发音等功能。舌分为上、下两面。

1. 舌的上面

舌的上面也称舌背，其中，向前开放的V形界沟将舌分为舌体和舌根，舌体的前端称舌尖（图5-2）。舌背黏膜呈淡红色，黏膜上有许多小突起，称舌乳头（papilla of tongue），根据其形态不同可分为4种（图5-2、图5-3）。

（1）丝状乳头（filiform papilla）呈白色细长丝绒状，数量最多，遍布舌体表面。丝状乳头和食物残渣共同附着在舌黏膜的表面形成舌苔，健康人舌苔薄而色白。

（2）菌状乳头（fungiform papilla）体积较大，数目较少，散在于丝状乳头之间，顶端稍膨大而钝圆，肉眼看呈红色点状。

（3）叶状乳头（foliate papilla）位于舌外侧缘的后部，呈皱襞状，人类不发达。

（4）轮廓乳头（vallate papilla）最大，有7~11个，排列在界沟的前方，乳头顶端特别膨大，呈圆盘状。

4类乳头中，除丝状乳头只含有一般感受器外，其他3类乳头还含有味觉感受器。味觉感受器又称味蕾，能感受甜、酸、苦、咸等味觉刺激。

2. 舌的下面

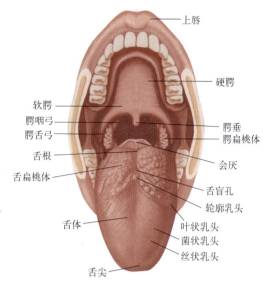

图5-2 口腔，舌与咽峡（引自丁文龙，2018）

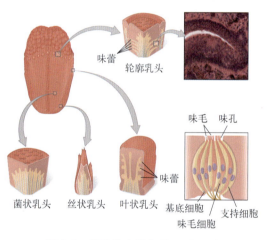

图5-3 舌乳头（引自 OpenStax）

舌下面正中线上的黏膜皱襞称舌系带（frenulum of tongue）。在舌系带根部的两侧，有1对圆形隆起，称舌下阜（sublingual caruncle），是下颌下腺导管和舌下腺大导管的开口处。由舌下阜向后外侧延续成舌下襞（sublingual fold），舌下腺位于舌下襞的深面，舌下腺小导管直接开口于舌下襞的表面。

（二）牙

牙齿（teeth）是人体最坚硬的组织，嵌于上颌骨和下颌骨的牙槽内，呈弓形排列成上牙弓和下牙弓。牙齿的主要功能是机械加工食物，包括咬切、撕裂和磨碎食物，同时在发音过程中起到辅助作用。

1. 牙的形态和结构

牙在外形上可分为牙冠、牙颈和牙根三部分（图5-4）。露出于口腔内的称牙冠，嵌于牙槽内的称牙根，牙冠与牙根交界移行的部分称牙颈。

牙由牙质、釉质、牙骨质和牙髓构成（图5-4）。牙质构成牙的大部分，呈淡黄色。在牙冠，牙质外面覆有光亮坚硬的釉质，为人体最坚硬的组织。在牙颈和牙根的表面覆有牙骨质，结构类似骨组织。牙冠内部的空腔称牙腔，牙腔向下延伸至牙根，称牙根管，牙根管末端的开孔称牙根尖孔。牙的神经、血管通过牙根尖孔和牙根管至牙腔，与结缔组织共同组成牙髓。当牙髓发炎时，由于牙腔内压增高，压迫神经末梢，常引起剧烈疼痛。

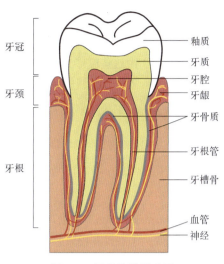

图 5-4　牙的构造模式图
（引自 Indolences，2007）

2. 牙的分类与排列

人类的牙齿因饮食的杂食性而具有不同的形态特征，可分为切牙、尖牙、前磨牙和磨牙。切牙的牙冠呈扁平凿子状，尖牙的牙冠呈锥形，前磨牙的牙冠呈立方形，这三类牙齿通常各有1个牙根；磨牙的牙冠较大，呈立方形，下颌磨牙有2～3个牙根，而上颌磨牙则有3个牙根。

3. 乳牙和恒牙

人的一生中，先后有两组牙萌出。第一组牙称为乳牙，一般自出生后6～7个月开始萌出，3岁左右出齐，共20颗（图5-5）。第二组牙称为恒牙，6～7岁左右，乳牙开始逐渐脱落，恒牙萌出，首先长出第一磨牙，约14岁左右出齐除第三磨牙以外的全部恒牙。第三磨牙一般在成年后长出，俗称智齿，也有终生不萌出者。因此恒牙的数量为28～32颗（图5-6）。

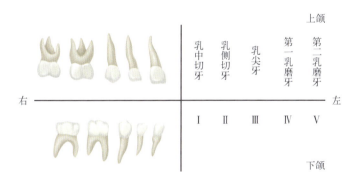

图 5-5　乳牙的名称及符号（引自丁文龙，2018）

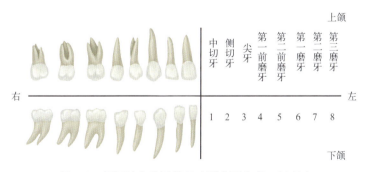

图 5-6　恒牙的名称及符号（引自丁文龙，2018）

（三）唾液腺

人的口腔内有三对大唾液腺：腮腺、下颌下腺和舌下腺，以及无数散在的小唾液腺。唾液（saliva）由这些腺体分泌，是一种无色、无味、接近中性（pH6.0～7.0）的低渗液体。唾液中约99%为水分，其他有机物主要包括黏蛋白、免疫球蛋白、唾液淀粉酶和溶菌酶等。

二、口腔内消化

消化过程始于口腔，食物在此停留15～20s。通过牙齿的咀嚼和舌的搅拌，食物与唾液混合，形成食团，便于吞咽。唾液中的酶对部分食物成分进行初步化学消化。

（一）咀嚼

咀嚼（mastication）是由各咀嚼肌顺序收缩完成的复杂反射性动作。它对食物的机械加工作用包括：①磨碎和混合食物，形成易于吞咽的食团，减少粗糙食物对胃肠黏膜的损伤；②有助于唾液淀粉酶水解淀粉，进行化学消化；③反射性地引起消化管下段和消化腺的活动，为接下来的消化过程做好准备。

（二）唾液的消化作用

唾液在口腔消化阶段起多重作用：首先，唾液湿润并溶解食物，增强味觉，并促进咀嚼和吞咽；其次，唾液具有清洁和保护口腔的功能，其中的溶菌酶和免疫球蛋白有杀菌或抑菌作用；第三，唾液中的淀粉酶可将淀粉分解成麦芽糖，淀粉酶在中性pH（6.0～7.0）范围内最为活跃。即便当食物进入胃后，在胃内pH降至4.5以下之前，唾液淀粉酶仍然能够继续分解食物中的淀粉。

三、口腔卫生

"民以食为天，食以齿为先"。要想尽享天下美食，一口好牙不可少。口腔健康对生活质量有重要影响。世界卫生组织（WHO）将口腔健康列为人体十大健康标准之一，并制定了专业的口腔健康评判标准，其中包括"牙齿清洁、无龋洞、无痛疼感、牙龈颜色正常、无出血现象"等多个指标。根据国家卫生计生委员会2017年发布的《第四次全国口腔健康流行病学调查》，我国儿童龋病的发病率较高，且呈上升趋势，中年人的牙周健康水平也有待提高。

口腔卫生旨在通过清洁口腔，控制菌斑和消除食物残渣，维持口腔及牙颌系统的健康环境，以确保牙齿发挥正常的生理功能。以下是一些维护口腔卫生的具体措施。

（一）漱口

进食后，食物残渣容易滞留在口腔黏膜和牙缝中，及时漱口能够有效清除这些残渣，抑制口腔内微生物的滋生。漱口时建议使用温水，以避免冷水刺激牙齿和牙龈引起不适。漱口时间应持续30～60s，确保口腔各部位得到充分清洁。漱口时，可以通过舌头和嘴唇的挤压动作，推动水流穿过牙缝，帮助清洁牙缝间的食物残渣。同时可以将头部微微向一侧倾斜，使水流在口腔内不断循环，以确保口腔各个区域都得到清洁。可以尝试不同的漱口动作和角度，找到适合自己的方法。

漱口方法可以辅助口腔清洁和保护，但不能取代刷牙。刷牙和漱口应当结合使用，才能更好地维护口腔健康。

（二）刷牙

正确的刷牙不仅能够清除口腔内食物碎渣、软垢及部分牙面上的菌斑，还可以按摩牙龈，减少口腔中的致病因素，增强牙龈组织的抗病能力。如果刷牙不彻底，食物残渣会卡在牙缝和窝沟中，滋生的细菌分解口腔中的糖分并产生酸性物质，从而腐蚀牙齿表面的釉质，造成牙齿脱矿，最终导致龋齿。如果未加以治疗，还可能引发牙髓炎、根尖周炎甚至颌骨感染等严重并发症。

1. 正确的刷牙方法

常见的横刷法容易导致牙龈萎缩和牙颈暴露，甚至在牙颈部形成楔状缺损，建议使用竖刷法。刷牙时将牙刷头斜向牙龈，轻压刷毛，使其贴附牙龈，顺着牙缝刷向牙冠方向。上牙从上往下刷，下牙从下往上刷，确保牙齿的唇面、颊面和舌面都得到清洁。还可采用竖刷法结合水平颤动的方法，虽然稍复杂，但经过练习后一般都可以轻松掌握。

2. "三三制"刷牙

建议一天至少刷牙三次，尤其是在饭后和睡前的刷牙尤为重要。睡眠期间唾液分泌减少，自洁作用减弱，食物残渣留存容易导致细菌滋生。

3. 牙刷的选择

选择合适的牙刷有助于保护牙齿和牙周。建议选择小刷头、刷毛适中、毛束排列合理的牙刷，以便灵活清洁各个牙齿区域。刷牙后应彻底清洗牙刷，保持干燥，建议每三个月更换一次牙刷。

4. 清洁牙间隙

牙间隙是容易藏污纳垢的区域，建议使用牙线清洁，而不是牙签。使用牙线时，将牙线压入牙缝，紧贴牙齿表面上下刮动数次。超声波洗牙也是有效的清洁方式，利用超声波振动可以去除牙菌斑和牙结石，保持牙齿洁白。

（三）口腔保健注意事项

口腔保健还应注意以下几方面。

1. 定期进行口腔健康检查

建议 2～12 岁儿童每半年检查一次；12 岁以上者，每年检查一次；孕妇每 2～3 个月检查一次。

2. 纠正不良习惯

一些不良习惯可能损害牙龈并导致牙颌系统畸形。尤其是在婴幼儿和少儿阶段，长期的偏侧喂奶、单侧咀嚼、口呼吸、吮唇、咬舌、咬颊、咬笔杆、吮指等习惯都会影响口腔健康。因此，应积极纠正这些习惯，以保护牙齿和牙颌系统的正常发育。

3. 合理营养

合理的营养摄入对于牙齿和牙周组织的健康至关重要。以下是相关建议。

（1）增加钙、磷的摄入　钙和磷是牙齿和骨骼的重要组成部分，它们能够帮助保持牙齿坚固，防止脱矿。富含钙的食物包括牛奶、奶酪、酸奶、绿叶蔬菜、杏仁等；而富含磷的食物则包括鱼类、肉类、蛋类和坚果等。

（2）摄取足够的维生素 D　维生素 D 帮助身体吸收和利用钙和磷，促进牙齿的发育和矿化。日常可通过晒太阳合成维生素 D，食物来源包括鱼肝油、蛋黄和强化牛奶等。

（3）摄取维生素 C　维生素 C 对于牙龈组织的健康至关重要，它可以促进胶原蛋白的合成，帮助修复受损的牙龈组织，并增强免疫功能，抵抗牙龈炎症。富含维生素 C 的食物包括柑橘类水果、草莓、菠菜和西蓝花等。

（4）控制糖分摄入　糖分是口腔内细菌代谢酸性物质的主要来源，过多的糖分会导致龋齿的形成，特别是蔗糖。应尽量减少含糖食品和饮料的摄入，特别是在两餐之间和睡前避免食用含糖食品。

（5）多吃富含膳食纤维的食物　富含膳食纤维的食物如水果、蔬菜和全谷物，不仅有助于口腔自洁，还能通过咀嚼促进唾液分泌，帮助中和口腔内的酸性物质，防止牙齿脱钙。

（6）摄入富含氟的食物和水　氟能够帮助增强牙齿的耐酸性，减少龋齿的发生。饮用含氟的水、使用含氟牙膏以及食用一些富含氟的食物（如茶叶和海产品）有助于保护牙齿。

（7）减少酸性食物的摄入　过度食用酸性食品和饮料（如碳酸饮料、柑橘类水果、酸性糖果等）会侵蚀釉质，导致牙齿脱钙和敏感。应减少酸性食物的摄入，并在食用后及时漱口，以中和口腔中的酸性环境。

通过均衡的营养摄入，结合适当的口腔护理，可以有效地保护牙齿和牙龈的健康，并减少和避免口腔疾病的发生。

第二节　咽和食管

一、咽

咽（pharynx）是一个上宽下窄、前后略扁的漏斗形肌性管道，上端附着于颅底，下端于第 6 颈椎下缘平面续于食管，全长约 12cm。咽的后壁平整，前壁不完整，自上而下分别与鼻腔、口腔和喉腔相通。据此，以软腭和会厌上缘平面为界，咽腔可分为鼻咽部、口咽部和喉咽部。咽腔是呼吸道和消化道的共同通道。在鼻咽部的侧壁上有咽鼓管咽口，经咽鼓管与中耳鼓室相通（图 4-3、图 5-1）。

二、食管

食管（esophagus）为一前后扁平的肌性管道，位于脊柱前方，上端在第 6 颈椎下缘平面与咽相续，向下至第 10 胸椎平面穿过膈的食管裂孔，下端与胃的贲门相接。全长约 25cm（图 5-1）。

食管全长粗、细不一，有三处较为狭窄。第 1 个狭窄位于食管和咽的连接处，距中切牙约 15cm。第 2 个狭窄位于食管与左支气管交叉处，距中切牙约 25cm。第 3 个狭窄为食管穿经膈肌处，距中切牙约 40cm。这些狭窄区是异物容易滞留的部位，也是食管癌的好发部位。

三、吞咽过程

吞咽（deglutition）是把口腔内的食团经咽和食管送入胃的过程，是由一系列动作组成的复杂反射活动。吞咽过程所需时间很短，在直立位完成食物的吞咽一般不超过 15s，咽水的话只需 1s。昏迷或脑神经功能障碍时常伴有吞咽功能异常，进食时食物易误入气管，尤其是流食。

根据食团在吞咽时所经过的部位，可将吞咽过程分为以下三期。

1. 口腔期

指食团由口腔进入咽的过程，这一过程是随意动作。主要依靠舌的运动把食团由舌背推向咽部。这些动作是在大脑皮质的控制下进行的。

2. 咽期

指食团由咽进入食管上端的过程。由于食团刺激了软腭和咽部的感受器，引起一系列肌肉的反射性收缩，结果使软腭上升，咽后壁向前突出，封闭了鼻咽通路；同时声带内收，喉头升高并紧贴会厌，封闭了咽与气管的通路，呼吸暂时停止；由于喉头前移，食管上口张开，食团就从咽被挤入食管。这一期进行得极快，通常仅需约 0.1s。

3. 食管期

指食团从食管上端经贲门入胃的过程。当食团通过食管上端时，引起该处的食管括约肌反射性收缩，食管随即产生由上而下的蠕动（peristalsis），这是一种向前（下）推进的波形运动。在食团的前面为一舒张波，后面为一收缩波，这样，食团就很自然地被推送直至胃中。

四、食管癌危险因素及预防

食管癌（carcinoma of esophagus）是原发于食管的恶性肿瘤，临床上以进行性吞咽困难为最典型的症状。中国是世界上食管癌的高发国家，也是世界上高食管癌死亡率的国家之一。

（一）流行病学

世界卫生组织公布的最新资料显示，2022 年度全球新发食管癌 51.5 万例，发病率为 6.1/10 万，居全部恶性肿瘤第 8 位；死亡 44.5 万例，死亡率 5.3/10 万，居第 7 位。中国大陆 2022 年食管癌新发 22.4 万例，发病率为 15.87/10 万，居全国各类恶性肿瘤第 5 位；死亡 18.75 万例，死亡率为 13.28/10 万，居第 4 位。按性别统计，中国男性的食管癌发病率较高，2022 年男性的发病率为 20.5/10 万，女性为 6.2/10 万。

我国食管癌的发病呈现显著的地域聚集性特征，以河南、河北、山西交界的太行山区以及四川北部等地为代表的高发区域，发病率可超过 100/10 万，与周边低发地区形成鲜明对比。流行病学调查显示，农村地区的发病率（18.5/10 万）约为城市地区（9.2/10 万）的 2 倍，这种城乡差异构成了我国食管癌最突出的流行病学特点。在部分高发省份的农村地区，食管癌仍然是严重威胁居民健康的首要恶性肿瘤。

（二）危险因素

食管癌的确切病因目前尚不清楚。食管癌的发生与该地区的生活条件、饮食习惯、存在强致癌物、缺乏一些抗癌因素及有遗传易感性等有关。

1. 亚硝胺类化合物和真菌毒素

（1）亚硝胺 亚硝胺是被公认的化学致癌物，其前体包括硝酸盐、亚硝酸盐、二级或三级胺等，在食管癌高发区的粮食和饮水中，其含量显著增高，且与当地食管癌和食管上皮重度增生的患病率呈正相关。动物实验中用甲苄亚硝胺可诱发大鼠发生食管癌，亚硝胺能诱发人食管鳞状上皮癌已得到证实。

（2）真菌毒素 各种霉变食物均能产生致癌物质。镰刀菌、白地霉菌、黄曲霉菌和黑曲霉菌等真菌不但能还原硝酸盐为亚硝酸盐，还能增加二级胺的含量，促进亚硝胺的合成，与亚硝胺具有协同致癌的作用。

2. 饮食刺激与食管慢性刺激

一般认为食物粗糙、进食过烫、咀嚼槟榔或烟丝等习惯会对食管黏膜产生慢性理化刺激，可致局限性或弥漫性上皮增生，形成食管癌的癌前病变。慢性食管疾病如腐蚀性食管灼伤和狭窄、胃食管反流病、贲门失弛缓症或食管憩室等疾病患者的食管癌发生率较高，可能与患者食管内容物容易滞留所产生的慢性刺激有关。

3. 营养因素

饮食缺乏动物蛋白、新鲜蔬菜和水果，维生素 A、维生素 B_2 和维生素 C 的摄入缺乏，是食管癌的危险因素。流行病学调查表明，食物、饮水和土壤内的元素钼、硒、锌、镁和铁含量较低，可能与食管癌的发生间接相关。

4. 遗传因素

食管癌的发病常表现家族性聚集现象。在我国高发地区，本病有阳性家族史者达 25%～50%，其中父系最高，母系次之，旁系最低。食管癌高发家族的外周血淋巴细胞染色体畸变率较高，可能是决定高发区食管癌易感性的遗传因素。调查还发现高发区居民迁至其他县市后，食管癌发病率与死亡率仍保持较高水平。这些现象说明遗传与食管癌有一定的关系。

5. 癌基因

环境和遗传等多因素引起食管癌的发生，其涉及的分子生物学基础目前认为是癌基因激活或抑癌基因失活的基因变化所致，研究已证实的有 R_6、$p53$ 等抑癌基因失活，以及环境等多因素使原癌基因 H-ras、C-myc 和 hsl-1 等激活有关。

6. 人乳头状瘤病毒

上皮增生是食管癌的一个常见前期病变，表现为食管上皮细胞异常增生，导致组织结构紊乱。研究表明，上皮增生与食管癌的发生存在一定关系，是癌前病变之一，但这种增生并不一定总会发展为癌症。一些研究发现食管上皮增生与人乳头状瘤病毒感染有关，但人乳头状瘤病毒感染与食管癌之间的确切关系有待进一步研究。

（三）预防措施

我国在多个食管癌高发地区建立了防治基地，通过改善饮水质量、防止真菌毒素污染以及纠正不良生活习惯等加强病因学预防，并在疾病高发地区通过普查对高危人群进行筛查，采取药物干预措施。具体的三级预防措施如下。

1. 一级预防

一级预防主要针对病因和高危因素进行干预，以减少发病率。措施包括：①改善生活方式：建议戒烟限酒，减少食用辛辣、刺激性和过热的食物，避免腌制食品和霉变食物的摄入。②养成健康饮食习惯：提倡细嚼慢咽，均衡饮食，增加水果、蔬菜等富含维生素和微量元素的食物摄入，避免暴饮暴食和进食过快。③增强体质：通过户外运动和定期锻炼提高免疫力，增强对食管癌的抵抗力。

2. 二级预防

二级预防主要通过筛查和早期诊断，降低疾病进展风险，主要用于高危人群。措施包括：①定期体检，有食管癌家族史的个体应定期进行体检，及时发现早期病变；②控制前期病变，及时治疗食管炎、息肉、憩室等食管病变，特别是在食管癌高发区定期进行筛查；③电子胃镜筛查，对高危人群进行电子胃镜检查，早期发现癌前病变和早期癌，通过微创手术进行干预，有效提高治愈率。

3.三级预防

三级预防主要针对已确诊为食管癌的患者，通过治疗干预提高生存率和生活质量，减少疾病导致的死亡和残疾。措施包括：①综合治疗：确诊恶性肿瘤后，通过手术、放疗和化疗等方式进行治疗，尽量提高患者的治愈率。②改善生活质量：通过个体化的治疗方案，延长患者的生命周期并减轻痛苦，提高生活质量。

第三节　胃

一、胃的结构

胃（stomach）上连食管，下接十二指肠，是消化管中最膨大的部分。胃有贮存食物、消化食物和内分泌的功能。成人的胃容量约 1500mL，新生儿的胃容量约为 30mL。胃的位置、大小和形态可随其充盈程度、体位的改变而变化，也可因年龄、性别、体型的不同而有差异。

（一）胃的形态和分布

胃大部分位于左季肋区，小部分位于腹上区。胃有两口（贲门和幽门）、两壁（前壁和后壁）和两弯（胃大弯和胃小弯）。上端与食管相续的入口称贲门（cardia），下端连接十二指肠的出口称幽门（pylorus）。上缘凹向右上方称胃小弯，在胃小弯的最低处可见一明显的切迹，称角切迹，它是胃体与幽门在胃小弯的分界。下缘凸向左下方为胃大弯（图 5-7）。

胃可分为 4 部分：近贲门的部分称贲门部；贲门平面以上向左上方膨出的部分称为胃底；位于角切迹与幽门之间的部分称为幽门部；胃底和幽门部之间的部分称为胃体（图 5-7）。

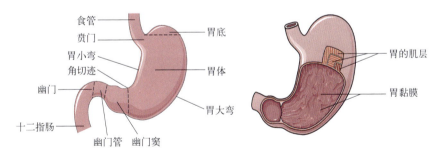

图 5-7　胃的形态、分部和结构（引自 SMART）

（二）胃壁的组织结构

胃壁由黏膜、黏膜下层、肌层和外膜构成（图 5-8），这也是整个消化道的基本分层模式。

1.黏膜

胃的黏膜（mucosa）柔软，血供丰富，空虚时形成很多褶皱，充盈时变平坦。黏膜又可分为上皮、固有层和黏膜肌层。

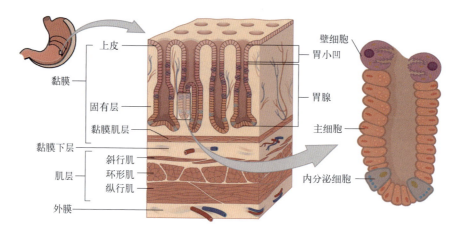

图 5-8　胃壁的组织结构（引自 OpenStax）

黏膜上皮为单层柱状上皮，可分泌黏液覆盖在黏膜表面，防止胃液内高浓度的盐酸和胃蛋白酶对黏膜的侵蚀。固有层为疏松结缔组织，含细胞和纤维较多，并有丰富的血管和淋巴管。胃黏膜上皮细胞向固有膜内凹陷形成胃腺。胃腺为分支管状腺，自下而上分为底、体、颈 3 部，开口于胃小凹。组成胃腺的细胞主要有 4 种，壁细胞、主细胞、颈黏液细胞和内分泌细胞。根据所在部位不同，胃腺分为贲门腺、幽门腺和胃底腺。

2. 黏膜下层

黏膜下层（submucosa）由疏松结缔组织组成，内含小动脉、小静脉和淋巴管。该层中还有黏膜下神经丛（submucosal plexus），由多极神经元与无髓神经纤维构成，神经丛可调节黏膜肌的收缩和腺体的分泌。在食管、胃和小肠等部位的黏膜与黏膜下层共同向管腔内突起，形成皱襞。

3. 肌层

胃壁的肌层（muscularis）在整个消化道中最厚，由内斜行、中环行、外纵行三层平滑肌组成。平滑肌纤维之间有肌间神经丛（myenteric plexus），结构与黏膜下神经丛相似，可调节肌层的运动。肌层的收缩和舒张使消化液与食物充分混合形成食糜，并不断将食糜向消化管下方推送，利于消化和吸收。

4. 外膜

外膜（adventitia）为胃壁的最外层。是由薄层结缔组织与间皮共同构成的浆膜结构。外膜表面光滑，有利于胃肠的运动。

二、胃的消化功能

胃的消化功能主要通过胃运动的机械作用和胃液的化学作用完成。食物进入胃后，经过胃液的水解和胃运动的研磨，变成糊状的食糜（chyme），并逐步排入十二指肠。

（一）机械性消化：胃运动

胃内的机械性消化由胃的平滑肌运动来完成。胃的运动主要表现为三种形式。

1. 紧张性收缩

紧张性收缩（tonic contraction）是消化道平滑肌共有的运动形式。胃壁的平滑肌经常保持在一定程度的持续收缩状态，当食物充满胃时，紧张性收缩能使胃腔内保持一定的压力,从而有助于胃液渗入食物,并协助推动食糜向十二指肠移动。此外,紧张性收缩还有助于保持胃的正常位置,不致出现胃下垂。

2. 容受性舒张

咀嚼和吞咽时,食物对咽、食管等处感受器的刺激反射性地引起胃底、胃体部肌肉舒张,使胃腔容量增加,称为容受性舒张(receptive relaxation),这是胃特有的一种运动形式。其生理意义是使胃能容纳和贮存较多的食物,同时胃内压基本保持不变,从而防止食糜过早进入小肠,有利于食物在胃内的充分消化。

3. 蠕动

蠕动也是消化道的基本运动形式。食物入胃后约 5min,胃蠕动在胃中部出现,频率约为每分钟 3 次,并向幽门方向传播,约需 1min 到达幽门。因此,整个胃通常是一波未平,一波又起。胃的蠕动波既可持续将食糜向幽门方向推进,也可以将一部分食糜反向推回到近侧胃窦和胃体。胃蠕动可促进食物与胃液混合,并进一步磨碎固体食物,最终将食糜从胃体向幽门推送,并排入十二指肠。

(二)化学性消化

胃的化学性消化是通过胃腺分泌胃液来实现的。胃液是一种 pH 为 0.9～1.5 的无色液体。正常人每日分泌量为 1.5～2.5L。胃液的成分除水外,主要有盐酸、胃蛋白酶原、内因子、黏液和碳酸氢盐等。各种胃腺细胞所分泌的胃液成分及其功能如表 5-1 所示。

表 5-1　胃液成分及其功能

胃液成分	分泌细胞	功能
盐酸	壁细胞	①杀灭随食物进入胃内的细菌; ②使食物中的蛋白质变性,易于水解; ③激活胃蛋白酶原,使其转变为有活性的胃蛋白酶,并为其提供必要的酸性环境; ④盐酸进入小肠后,可引起促胰液素、胆囊收缩素等激素的释放,从而促进胰液、胆汁和小肠液的分泌; ⑤盐酸所造成的酸性环境有利于铁和钙在小肠内的吸收
胃蛋白酶原	主细胞 黏液细胞	在酸性环境下被激活为胃蛋白酶,水解蛋白质,生成多肽和少量的氨基酸。胃蛋白酶作用的最适 pH 为 2.0～3.5,当 pH>5 时便失去活性
黏液和 碳酸氢盐	颈黏液细胞 上皮细胞	胃黏液具有较强的黏滞性和凝胶特性,碳酸氢盐可中和胃酸。二者在胃表面形成约 500μm 厚的"黏液 - 碳酸氢盐屏障"(mucus-bicarbonate barrier),可防止胃酸、胃蛋白酶及胃内坚硬食物对胃壁造成损伤,保护胃黏膜(图 5-9)
内因子	壁细胞	内因子与维生素 B_{12} 结合,可保护其免受小肠蛋白水解酶的破坏,并促进维生素 B_{12} 的吸收

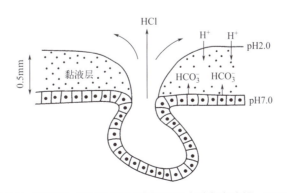

图 5-9　胃黏液 - 碳酸氢盐屏障模式图(引自张建福,2007)

三、保"胃"健康，远离幽门螺杆菌

我国是幽门螺杆菌（*Helicobacter pylori*，Hp）感染高发国家。25%～30% 的 Hp 感染者会出现不同程度的胃肠道疾病，如消化不良、慢性胃炎、消化性溃疡和胃恶性肿瘤等；Hp 感染还与多种胃肠道外疾病，如缺铁性贫血、特发性血小板减少性紫癜、自身免疫病、心血管疾病和脑血管疾病等密切相关。Hp 相关疾病不仅危害人类健康，还会加重社会和家庭的卫生保健负担。随着临床实践和认识的深入，家庭 Hp 感染问题逐渐引起关注。通过健康教育提高公众对幽门螺杆菌及其危害的认识，并对家庭 Hp 感染进行有效管理，可以减少相关疾病的发生，减轻卫生保健负担。

（一）幽门螺杆菌及其发现

由于胃内酸性环境的存在，长期以来人们认为细菌无法在胃中生存。19 世纪时，虽然有学者在尸检过程中观察到胃中存在细菌，但这一发现并未引起广泛关注。直到 20 世纪 70 年代，随着胃镜技术在临床中的普遍应用，幽门螺杆菌最终才得以被发现。

最早是澳大利亚帕斯医院的病理医生沃伦在工作中发现胃部炎症似乎与胃黏膜中的某种"弯曲状细菌"有关，并与临床医生马歇尔展开了合作研究。但是，他们最初基于细菌培养和临床数据的研究论文并未能获得学术界的认可，许多权威专家仍坚信胃内的酸性环境不适合细菌生存。

为了证明这一细菌与胃部疾病的关系，马歇尔决定亲自进行实验。他首先通过胃镜检查确认自己没有细菌感染，然后饮用了含有上述"弯曲状细菌"的培养液。数天后，他开始出现呕吐和胃胀等不适症状，接着马歇尔接受了胃镜检查，显示他的胃黏膜上覆盖了大量弯曲细菌，且伴有显著的炎症反应。马歇尔从自己的胃黏膜中分离出该细菌，并通过体外培养证实了它的存在。随后，他服用了抗生素和抑酸剂，胃黏膜的损伤迅速痊愈。

马歇尔的大胆自我实验最初让他获得了"疯子"的称号，但这一举动无可争议地证明了他的发现。1984 年，马歇尔和沃伦在《柳叶刀》上发表论文，正式命名这种细菌为幽门螺杆菌，并提出了"胃溃疡、胃癌与幽门螺杆菌相关"的假说。在接下来的十多年中，更多科学家投入到这一领域的研究，并获得了详尽的证据。1994 年，世界卫生组织将幽门螺杆菌列为胃癌的 I 类致癌因子；2005 年，马歇尔和沃伦因其突破性发现获得诺贝尔生理学或医学奖；2017 年，世界卫生组织在公布的致癌物清单中再次确认了幽门螺杆菌的 I 类致癌物地位。

马歇尔和沃伦的发现使慢性且难治的胃溃疡从一种难以治愈的疾病，变为通过短期使用抗生素和其他药物即可治愈的病症。这一突破性研究改变了胃溃疡的治疗方式，为无数患者带来了康复的希望。

（二）幽门螺杆菌与胃肠疾病的关系

1. 幽门螺杆菌和消化性溃疡

消化性溃疡（peptic ulcer，PU）是由各种原因引起的胃和十二指肠内胃酸及胃蛋白酶的侵袭作用增强，消化道的黏膜屏障保护作用减弱，最终使胃肠黏膜发生炎性损伤的疾病，其常见的并发症有出血、穿孔、梗阻、癌变等。幽门螺杆菌感染削弱了胃黏膜的屏障功能（图 5-10），并干扰胃酸分泌的负反馈调节，从而导致餐后胃酸分泌增加。定植在十二指肠球部的幽门螺杆菌引起十二指肠炎症，炎症削弱了十二指肠黏膜的防御和修复功能，在胃

酸和胃蛋白酶的侵蚀下最终导致胃和十二指肠的溃疡发生。十二指肠炎症同时导致十二指肠黏膜分泌碳酸氢盐减少，间接增加十二指肠的酸负荷，这进一步促进了溃疡的发生和发展过程。

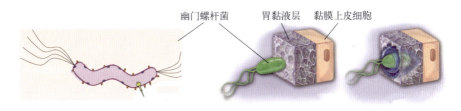

幽门螺杆菌　　胃黏液层　黏膜上皮细胞

图 5-10　幽门螺杆菌及其侵入胃黏膜模式图（修改自 Wikimedia Commons）

以下两方面的研究证据进一步确认了幽门螺杆菌是消化性溃疡的重要病因。首先，消化性溃疡患者的幽门螺杆菌检出率显著高于对照组的普通人群，其中十二指肠溃疡患者的 Hp 检出率约为 90%、胃溃疡患者的 Hp 检出率为 70%～80%；其次，大量临床研究肯定，成功根除幽门螺杆菌后溃疡复发率明显下降，使用常规抑酸治疗后愈合的溃疡年复发率为 50%～70%，而根除幽门螺杆菌可使溃疡复发率降至 5% 以下，这就表明去除病因后消化性溃疡可获治愈。至于为何在感染幽门螺杆菌的人群中只有少部分人（约 15%）发生消化性溃疡，一般认为，这是幽门螺杆菌、宿主和环境因素三者相互作用的不同结果。

2. 幽门螺杆菌与胃癌

幽门螺杆菌感染与胃癌的关系已引起关注。Hp 感染与胃癌有共同的流行病学特点，胃癌高发区人群 Hp 感染率高；Hp 抗体阳性人群发生胃癌的危险高于阴性人群；日本曾报告 132 例早期胃癌患者做局部黏膜切除后随访 66 个月，发现其中 65 例同时接受 Hp 根治的患者无新癌灶出现，而未做 Hp 根治的 67 例中有 9 例胃内有新癌灶；在实验室中，Hp 直接诱发蒙古沙鼠发生胃癌取得成功。1994 年 WHO 宣布 Hp 感染是人类胃癌的 I 类致癌原。

胃癌可能是 Hp 长期感染与其他因素共同作用的结果，其中 Hp 可能起先导作用。Hp 诱发胃癌的可能机制有：① Hp 导致的慢性炎症有可能成为一种内源性致突变原；② Hp 可以还原亚硝酸盐，生成的产物 N - 亚硝基化合物是公认的致癌物；③ Hp 的某些代谢产物促进上皮细胞变异。

3. 幽门螺杆菌与消化道外疾病

幽门螺杆菌不仅与胃肠道疾病密切相关，还可能在心血管系统疾病的发生中起到一定作用。

大量研究表明，Hp 感染与冠心病的发病存在显著关联，甚至可能是冠心病的独立危险因素。临床发现针对 Hp 感染的治疗有助于提高冠心病的治疗效果。相关研究揭示，Hp 通过引发炎症反应、免疫反应、氧化应激以及细胞毒性因子释放，参与冠心病的发生和发展，但具体机制仍不完全明确。深入研究 Hp 感染与冠心病之间的关系，并应用根除 Hp 的治疗方案，可能有助于减少与 Hp 相关的冠心病发病率。

此外，Hp 感染与缺铁性贫血之间的高度关联性逐渐被揭示。部分研究认为，Hp 感染会影响胃肠道对铁的吸收。在合并缺铁性贫血的患者中，抗 Hp 治疗可显著增加铁剂的吸收，带来理想的临床效果。部分患者在常规补铁治疗后，血红蛋白和网织红细胞虽有所上升，症状有所改善，但贫血易复发。然而，联合根除 Hp 的治疗方案不仅能有效缓解症状，还能降低复发率，为未来缺铁性贫血的诊断和治疗提供了新的思路。

（三）幽门螺杆菌的检测方法

幽门螺杆菌的检测方法多样，临床上根据是否需要内镜辅助分为侵入性和非侵入性检查。

侵入性检测需要通过胃镜取胃黏膜组织进行活检，主要包括快速尿素酶试验、组织学检查和 Hp 培养。快速尿素酶试验是侵入性检测的首选方法，具有操作简便、成本较低的优势。然而，该方法的准确性可能受胃黏膜局部 Hp 分布的影响，因此常与组织学检查结合使用，以提高诊断的准确性。Hp 培养虽然技术要求较高，但在科研和药物敏感性检测中具有重要价值。

非侵入性检测包括 ^{13}C 或 ^{14}C 尿素呼气试验、粪便 Hp 抗原检测和血清学检测（Hp 抗体 IgG）。尿素呼气试验具有高敏感性和特异性，不受 Hp 在胃内分布不均的影响，因其操作简便且安全，已成为临床上诊断 Hp 感染的常用方法。然而，检测结果可能受到某些药物（如抗生素、质子泵抑制剂）或胃内其他状况（如残留食物、胃手术后、胃出血或胃黏膜萎缩）的影响，导致假阴性或假阳性结果，因此在结果接近临界值时需谨慎。

血清抗体检测可用于初步诊断 Hp 感染，但由于抗体在根除治疗后可能长期存在，因此不适用于评估治疗后的感染状况或随访。相较而言，粪便 Hp 抗原检测适用于根除治疗后的随访和儿童感染的检测，且不受药物或胃内条件的干扰。为了更准确地检测家庭成员或高危人群的 Hp 感染，建议结合使用多种检测方法，以提高检测的准确性。

（四）幽门螺杆菌感染的防控和管理策略

国内外多项研究提示 Hp 主要通过口 - 口、粪 - 口等传播方式传播，了解这些传播方式的途径，并进行预防，可有效切断 Hp 在人群中的传播（表 5-2）。

表 5-2　Hp 感染的常见传播途径和预防措施

传播方式	传播途径	预防措施
口 - 口传播	共用同一食物器皿，咀嚼食物喂食，湿吻；食用受污染的肉、牛奶、蔬菜等食物，饮用受污染的水；卫生习惯差等	避免食用同一盘食物，推荐分餐制，使用公筷、公勺等，食用健康且安全的食物，避免咀嚼喂食婴幼儿
共用器具传播	共用食品容器、牙科设备等	清洁食品容器，使用安全的牙科设备
粪 - 口传播	食用被排泄物污染的食物，饮用受污染的水以及井水等未经处理的水	仅食用卫生、安全的食物，饮用卫生、安全的水
医源性污染传播	与 Hp 感染者或污染的器具密切接触，使用未彻底消毒的医疗设备等	避免与 Hp 感染者和可疑器具密切接触，对医用设备进行彻底消毒

目前我国和国际上对 Hp 感染的诊治和管理，大多数采取"检测和治疗"策略、"筛查和治疗"策略以及"以家庭为单位"防控策略。

1."检测和治疗"策略

"检测和治疗"策略系针对未经调查、有消化不良症状的年轻（＜60 岁）患者，在低 Hp 感染率地区具有成本效益优势，但不适用于有报警症状或年龄较大（≥60 岁）的患者。

2."筛查和治疗"策略

"筛查和治疗"策略适用于 Hp 感染率较高的地区，或有胃癌家族史、有报警症状且生活在胃癌流行地区的患者。在西方国家，由于 Hp 感染和相关疾病的发生率均较低，以人群为基础的 Hp "筛查和治疗"策略获益较小；在 Hp 感染率较高和胃癌高发地区，Hp 的"筛查和治疗"策略有助于预防胃癌，具有成本效益优势，值得进行基于人群的筛查和干预。

3."以家庭为单位"防控策略

由于 Hp 主要通过经口途径传播，加强宣教、防控共同生活的家庭成员间的交叉感染，可以从源头上减少感染的发生，在 Hp 感染的防控环节中具有重要作用。因此，"以家庭为单位"的防控可作为阻断 Hp 感染和传播的第 3 种补充策略（图 5-11）。

"以家庭为单位"防控 Hp 感染的策略，是对 Hp 感染者的家庭成员进行筛查、治疗和随访。这一策略的优点是不仅能解决就诊患者的问题，还关注到随后的再感染和其他家庭成员的感染，以及被感染家庭成员胃黏膜病变的进展等多个相关问题，是一种更为实用、操作性强的补充策略，有望阻断 Hp 的传播链并防止根除后再感染，但其大规模人群治疗的卫生经济学效益等问题尚待进一步明确。

具有感染风险的家庭成员间的相互关心、督促和参与能提高患者依从性，使监测感染患者的癌前病变和随访变得相对容易。因此，在公众和社区层面预防 Hp 感染应包括基于家庭 Hp 感染防控的内容，以减少传染源，提高公众对 Hp 感染的认识，增强预防意识，逐步建立良好的生活方式和习惯，最终达到减轻 Hp 感染相关疾病和胃癌负担的目的。

另外，临床医师、社区和家庭医生在临床诊治、健康宣教、实施检测等过程中也应正确引导公众，在对感染者或其家庭成员进行必要诊疗的同时，也要避免不必要的医疗资源浪费。

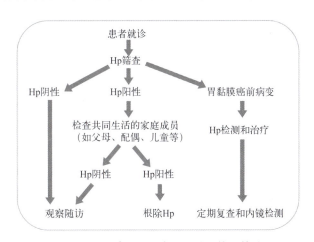

图 5-11　家庭 Hp 感染的防控和管理策略

第四节　小肠

小肠（small intestine）是消化管中最长的器官，在成人中全长为 5～7 米。其上端自胃的幽门处起始，下端于右髂窝处与大肠相连接。小肠是消化和吸收的重要器官（图 5-1）。

一、小肠的结构

（一）小肠的位置和分布

小肠可分为十二指肠、空肠和回肠三部分（图 5-1）。十二指肠（duodenum）为小肠的起始段，上起自幽门，后续空肠，紧贴腹腔后壁，长25～30cm，约相当于成人十二个手指的宽度，故而得名（图5-1）。十二指肠呈"C"形包绕胰头，按其位置不同可分上部、降部、下部和升部。上部又称球部，为溃疡病好发部位。降部后侧壁黏膜上有十二指肠大乳头，是胆总管和胰管末端共同开口处（图5-12）。下部向左横跨第3腰椎。升部向前下方连接空肠。空肠（jejunum）和回肠（ileum）盘曲于腹腔的中、下部，借肠系膜固定于腹后壁，其活动度较大。上段的空肠，上接十二指肠，约占全长的2/5，主要占据腹腔的左上部；下段的回肠约占全长的3/5，下接盲肠，位于腹腔的右下部。空肠管壁较厚，管径较大，黏膜环状襞较密且高，血管分布丰富，因而活体观察时颜色较红；回肠管壁较薄，管径较小，黏膜环状襞较低而疏，血管较少，颜色较淡。空肠和回肠之间并无明显界限，在形态和结构上的变化也是逐渐改变的。

（二）小肠壁的组织特征

同消化管的其他部分一样，小肠壁的组织结构也分为黏膜层、黏膜下层、肌层和外膜层。不同的是，小肠壁的组织向肠腔内形成三级突起，这显著扩大了小肠腔面的表面积（图5-13），有利于消化和吸收的进行。三级突起结构如下。

1. 环状襞

小肠的黏膜层和黏膜下层向肠腔突出形成横行的皱襞，称为环状襞（plicae circulares）。环状襞在小肠上段最为发达。

2. 小肠绒毛

小肠黏膜层的黏膜上皮与固有层向肠腔突起形成许多绒毛样的结构，称小肠绒毛（intestinal villus），是小肠特有的结构。绒毛表面上皮主要有吸收细胞和杯状细胞。

3. 微绒毛

微绒毛（microvilli）是黏膜上皮层吸收细胞游离面上的微细柱状突起，在光镜下形成纹状缘的结构。每个细胞上有1000～2000根微绒毛，能有效增加消化和吸收的面积。

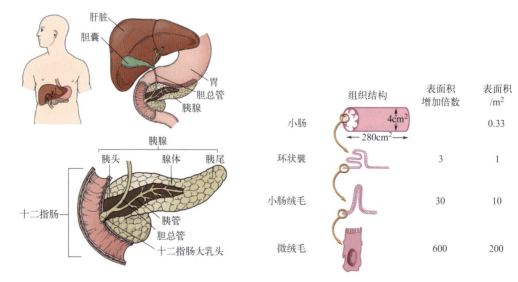

图5-12　十二指肠、胰腺等部分消化器官示意图
（引自 Wikimedia Commons）

图5-13　小肠壁的三级突起结构
（引自姚泰，2001）

二、小肠内消化

小肠是最重要的消化器官，食物在小肠内停留 3～8h，被彻底分解为可以被吸收的小分子物质。小肠内消化包括化学性消化和物理性消化。

（一）化学性消化

通过胃蠕动进入小肠内的食糜，在胰液、胆汁和小肠液的作用下，继续完成其化学性消化过程。

1. 胰液的消化作用

胰液由胰腺分泌。胰腺位于胃的后方，横卧于腹后壁，分头、体、尾三部分，胰头被十二指肠环抱。胰的外分泌部分泌胰液，含各种消化酶，胰液通过胰管进入十二指肠（图5-12）。

胰液是一种无色透明、呈碱性的液体，pH 为 7.8～8.4，渗透压与血浆相等。成人每日分泌胰液 1～2L。胰液是最重要的消化液，其主要功能成分包括各种消化酶和碳酸氢盐（表 5-3）。

表 5-3　胰液的成分及其功能

成分	功能
碳酸氢盐	中和胃酸，为小肠内多种消化酶提供适宜的弱碱性环境
胰淀粉酶	将淀粉水解为糊精和麦芽糖
胰脂肪酶	消化脂肪，将甘油三酯分解成甘油酯和脂肪酸等
胰蛋白酶和糜蛋白酶	将蛋白质分解成多肽和氨基酸（AA）

2. 胆汁的消化作用

胆汁由肝细胞分泌，经输胆管道进入十二指肠。胆囊是储存胆汁的器官。

胆汁是一种具有苦味的有色液汁。肝细胞直接分泌的胆汁呈金黄色，在胆囊中贮存过的胆汁则因被浓缩而颜色变深。肝胆汁呈弱碱性（pH 为 7.4），胆囊胆汁因碳酸氢盐在胆囊中被吸收而呈弱酸性（pH 为 6.8）。正常成人每日胆汁的分泌量为 600～1200mL。胆汁中不含消化酶，其主要成分有胆盐、胆色素（Hb 的分解产物）、胆固醇、卵磷脂和无机盐离子等。

胆汁的主要作用有：①胆汁中的胆盐、胆固醇和卵磷脂等可以乳化脂肪成微滴，增强胰脂肪酶分解脂肪的作用；②胆汁可以促进脂肪酸和脂溶性维生素（如维生素 A、维生素 D、维生素 E、维生素 K）的吸收；③胆汁在十二指肠内可中和部分胃酸；④胆盐能刺激肝细胞分泌胆汁，这被称为胆盐的利胆作用。

3. 小肠液的消化作用

小肠液由十二指肠腺和小肠腺分泌，为弱碱性液体，pH 约为 7.6，成年人每日分泌量为 1～3L，是消化液中分泌量最多的一种。小肠液中除大量水分外，主要有机成分为黏蛋白和肠激酶等。

碱性黏稠的小肠液可保护十二指肠黏膜免受胃酸的侵蚀，并为其他消化酶提供适宜的 pH 环境；小肠液中的肠激酶能激活胰液中的胰蛋白酶原，使之变为有活性的胰蛋白酶，从而有利于蛋白质的消化。

（二）物理性消化：小肠运动

当食糜进入小肠后，小肠运动即增加。小肠运动可使食糜与小肠消化液充分混合，促进食物的消化；还能使食物与小肠黏膜充分接触，有利于营养物质的吸收；并以最适的速度将食糜由小肠上段向下段推送。小肠的运动形式有以下几种。

1. 紧张性收缩

小肠平滑肌的紧张性收缩是小肠其他运动的基础。当紧张性降低时，肠腔易于扩张，肠内容物的混合和转运减慢；相反，紧张性升高时，小肠的转运加快。

2. 分节运动

分节运动（segmentation）是一种以肠管环行肌为主的节律性收缩和舒张运动（图5-14），小肠各段均可发生。在食糜的刺激作用下，由于多处环形肌同时收缩，将食糜分割形成许多节段。随后收缩处舒张、舒张处收缩，使食糜重新分成新的节段，这样反复交替进行。分节运动的作用是使消化液和食糜充分混合，并能增加食糜与肠壁的接触，有利于消化和吸收。此外，它还挤压肠壁，有利于血液和淋巴液的回流。

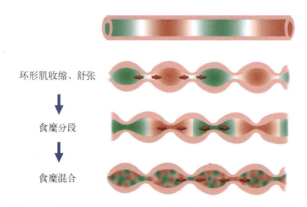

图 5-14　小肠分节运动模式图（引自北京军医学院，2000）

3. 蠕动

小肠的蠕动与食管和胃相似，是环行肌和纵行肌都参与的一种由上而下依次发生的推进性收缩运动。小肠蠕动始于十二指肠，向大肠方向运行，肠内容物即借此向前推送，但蠕动推进速度较慢，平均每分钟 1～2cm。每个蠕动波的运行距离可长可短。小肠的蠕动常伴随分节运动而进行，使经过分节运动作用后的食糜推进到一个新肠段，再开始新的分节运动。此外，小肠还有一种快速的蠕动称为蠕动冲，它可以推进食糜一直到小肠末端，其速度可达每秒 2～25cm。

三、小肠的吸收功能

消化管不同部位的吸收能力及吸收速度是不同的，这主要取决于各部分消化管组织结构的差异，以及食物在各部位被消化的程度和停留时间。在口腔和食管内，食物几乎不被吸收。胃的吸收功能很弱，仅可吸收少量水分和高脂溶性的物质（如酒精及某些药物）。小肠是吸收的主要部位，一般认为，糖类、蛋白质和脂肪的消化产物大部分是在十二指肠和空肠吸收的，回肠能主动吸收胆盐和维生素 B_{12}。对于大部分营养成分而言，当它们到达回肠时，通常已被吸收完毕，因此回肠主要作为吸收功能的贮备。小肠内容物进入大肠时已经不含多少可被吸收的营养物质了，大肠主要吸收水分和盐类。下面介绍小肠内主要物质的吸收。

（一）水的吸收

成年人每日摄入 1～2L 水，每日分泌的消化液为 6～8L，所以胃肠每日吸收的液体总量多达 8L 左右，而每日随粪便排出的水仅 0.1～0.2L。水的吸收是被动的，各种溶质，尤其是 NaCl 的主动吸收所产生的渗透压梯度是水吸收的动力。

（二）无机盐的吸收

一般情况下，单价碱性盐类，如钠、钾、铵盐的吸收很快；多价碱性盐则吸收很慢；而与钙结合形成沉淀的盐则不能被吸收。

1. 钠的吸收

成年人每日摄入 5～8g Na^+，每日分泌入消化液中的 Na^+ 为 20～30g，而每日吸收的 Na^+ 为 25～30g，表明肠内容物中 95%～99% 的钠被吸收回血液。

小肠黏膜对钠的吸收属于主动转运。吸收 Na^+ 的原动力来自于肠上皮细胞基底侧膜上的钠泵。钠泵的活动造成细胞内低 Na^+，且黏膜上皮细胞内的电位较膜外肠腔内负约 40mV 左右，故肠腔内 Na^+ 顺电化学梯度，并与其他物质（如葡萄糖等）被同向地转运入细胞。进入细胞内的 Na^+ 再在基底侧膜经钠泵被转运出细胞，进入组织间液，随后进入血液。

Na^+ 在肠上皮细胞顶端膜通过转运体进入细胞时，往往与葡萄糖、氨基酸和 HCO_3^- 同向转运，所以钠的吸收可为葡萄糖、氨基酸、水、HCO_3^- 等的吸收提供动力。

2. 铁的吸收

铁的吸收量较有限，成年人每日吸收铁约 1mg，仅占每日膳食中含铁量的 5%～10%。铁的吸收与人体对铁的需要量有关。体内铁过多，可抑制其吸收；孕妇、儿童及急性失血者对铁的吸收量增加，比正常人高 2～5 倍。

铁的吸收是一个主动过程，吸收铁的主要部位在小肠上部。铁的吸收过程包括上皮细胞对肠腔中铁的摄取和向血浆中铁的转运，吸收过程均需要消耗能量。在上皮细胞的顶端膜上存在铁的载体，即转铁蛋白（transferrin），它对亚铁（Fe^{2+}）的转运效率比高铁（Fe^{3+}）高 2～15 倍左右，所以 Fe^{2+} 更容易吸收。维生素 C 能将 Fe^{3+} 还原为 Fe^{2+}，因而可促进铁的吸收。胃酸可使铁溶解并使之维持于可被吸收的离子状态，故胃酸有促进铁吸收的作用。胃大部切除或胃酸分泌减少的患者，由于铁的吸收受到影响而可能出现缺铁性贫血。

当机体对铁的需要量增加时，则铁的载体表达增多，小肠对铁的吸收能力增高。铁进入细胞后，只有一小部分通过基底侧膜被主动转运出细胞，并进入血液；而大部分则被氧化为 Fe^{3+}，并与细胞内的脱铁铁蛋白（apoferritin）结合成铁蛋白（ferritin），储存于细胞内留待以后缓慢释放。肠上皮细胞内铁蛋白水平与机体内的铁量相适应。当铁过多时，上皮细胞内的铁蛋白的含量就会增多；如果细胞内铁蛋白大量积聚，可造成组织细胞的损伤。

3. 钙的吸收

钙的主要吸收部位是小肠，其中以十二指肠的吸收能力为最强。食物中的结合钙需要转变成离子钙才能被吸收。

钙的吸收是一个主动转运过程，在小肠黏膜细胞的微绒毛上存在一种钙结合蛋白（calcium-binding protein，CaBP），与 Ca^{2+} 有很强的亲和力。每一分子的钙结合蛋白每次可运载 4 个 Ca^{2+} 进入细胞质。在细胞内，Ca^{2+} 可储存在线粒体内，并可随时被转运出细胞。进

入细胞内的 Ca^{2+} 可通过位于基底侧膜上的钙泵或 Na^+-Ca^{2+} 交换体（Na^+-Ca^{2+} exchanger）被转运出细胞，然后再进入血液。此外，肠腔内的 Ca^{2+} 也可通过上皮细胞顶端膜的 Ca^{2+} 通道进入细胞，或由细胞旁途径被吸收。

机体对 Ca^{2+} 的需要量能够精确调节 Ca^{2+} 的吸收量。维生素 D 是影响钙吸收的关键因素，其他如食物中钙与磷的适当比例、肠内一定的酸度、脂肪、乳酸、某些氨基酸（如色氨酸、赖氨酸和亮氨酸）等都可促进 Ca^{2+} 的吸收；食物中的草酸和植酸均可与 Ca^{2+} 形成不溶解的化合物，从而妨碍 Ca^{2+} 的吸收。

（三）糖的吸收

食物中的糖类通常需要先被分解为单糖才能在小肠内被吸收。各种单糖的吸收速率存在较大差异，其中半乳糖和葡萄糖的吸收速度最快，果糖次之，而甘露糖吸收最慢。葡萄糖的吸收是一个逆浓度梯度的主动转运过程，其能量来自于钠泵的活动，属于继发性主动转运。进入细胞的葡萄糖通过载体介导的易化扩散方式转运至细胞间隙，随后进入血液。由于不同单糖与转运体的亲和力不同，故其吸收速率存在差异。

（四）蛋白质的吸收

食物中的蛋白质经消化分解为氨基酸后，几乎全部被小肠吸收。氨基酸的吸收过程与葡萄糖相似，均为与钠同向转运，属于继发性主动转运，但涉及的转运过程比单糖复杂。目前已确定有三种主要的氨基酸转运系统，分别转运中性、酸性或碱性氨基酸，一般说来，中性氨基酸的转运比酸性或碱性氨基酸速度快。进入上皮细胞的氨基酸也以经载体易化扩散的方式进入组织间液，然后经血液为机体所利用，当蛋白质被小肠吸收后，门静脉血液中的氨基酸含量即刻增高。

曾经认为，蛋白质只有水解成氨基酸后才能被吸收。但近年来发现，许多二肽和三肽也可直接被小肠上皮细胞吸收，且转运效率不低于氨基酸。

（五）脂肪的吸收

在小肠内，脂类的消化产物脂肪酸、甘油酯、胆固醇等迅速与胆汁中的胆盐结合形成水溶性混合微胶粒，然后透过肠黏膜上皮细胞表面的静水层到达细胞的微绒毛。在这里，甘油酯、脂肪酸和胆固醇等又逐渐地从混合微胶粒中释出，并通过微绒毛的细胞膜进入上皮细胞，而胆盐则被留在肠腔内继续发挥作用。

含 12 个碳原子以上的长链脂肪酸及甘油酯进入上皮细胞后，主要在内质网中重新合成为甘油三酯，并与载脂蛋白结合，形成乳糜微粒（chylomicron）。这些乳糜微粒通过胞吐作用进入细胞外的组织间隙，并扩散至淋巴管。而中、短链脂肪酸及甘油酯由于其水溶性，可以直接进入血液循环，无需通过淋巴管。由于动植物油脂中主要含有 15 个以上碳原子的长链脂肪酸，因此脂肪的吸收途径以淋巴为主。

（六）胆固醇的吸收

胆固醇的主要来源是食物和肝脏分泌的胆汁，每日进入小肠的胆固醇为 1～2g。来自胆汁的胆固醇为游离状态，而食物中的胆固醇部分为酯化形式。酯化胆固醇需要在肠腔内经胆固醇酯酶水解为游离胆固醇后才能被吸收。游离胆固醇通过与胆盐形成混合微胶粒，在小肠上部被吸收。吸收后，大部分胆固醇在小肠上皮细胞中重新酯化生成胆固醇酯，随后与载脂蛋白结合形成乳糜微粒，通过淋巴系统进入血液循环。

（七）维生素的吸收

大部分维生素在小肠上段被吸收，只有维生素 B_{12} 是在回肠被吸收的。大多数水溶性维生素（如维生素 B_1、维生素 B_2、维生素 B_6、维生素 PP）是通过依赖于 Na^+ 的同向转运体被吸收的。维生素 B_{12} 须先与内因子结合成复合物后，再到回肠被主动吸收。脂溶性维生素（如维生素 A、维生素 D、维生素 E、维生素 K）的吸收与脂类消化产物相同。

第五节　大肠

食物中的营养成分被小肠吸收以后，进入到大肠（large intestine）。大肠是消化管的最后部分，主要机能是吸收水分、维生素和无机盐，将食物残渣形成粪便并排出体外。

一、大肠的结构

（一）大肠的位置和分布

大肠是位于回肠与肛门之间的消化管，又分为盲肠、阑尾、结肠、直肠和肛管（图 5-15）。

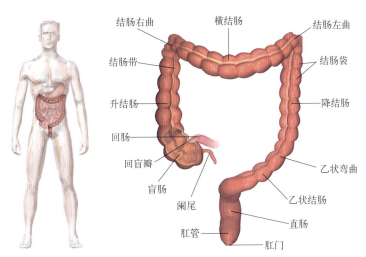

图 5-15　大肠（引自 Wikimedia Commons）

1. 盲肠

盲肠（cecum）是大肠的起始部，位于右髂窝内，长 6～8cm，左接回肠，上通升结肠。在回肠进入盲肠壁入口处的回盲瓣有括约肌功能，既可以防止大肠内容物反流进入小肠，也可以减慢食糜进入大肠的速度，从而使食物在小肠内停留足够时间，得以被充分地消化和吸收。

2. 阑尾

阑尾（vermiform appendix）为盲肠伸出的一段肠管，其细长形似蚯蚓，也称蚓突。阑尾长度因人而异，一般长 6～8cm，内腔与盲肠相通。阑尾是盲肠末端在进化过程中退化形成的。阑尾尖端为游离的盲端，位置多变，但其根部位置较固定，体表投影通常位于右髂前上棘和肚脐连线的中、外 1/3 交点处，临床上称为麦氏（McBurney）点。粪便、结石、寄生虫等聚集于阑尾内可诱发急性阑尾炎，当患者麦氏点出现压痛或者反跳痛的体征时，可辅助诊断。

3. 结肠

结肠（colon）围绕在小肠的周围，呈"M"形，始于盲肠，终于直肠。可分为升结肠、横结肠、降结肠和乙状结肠四部分。

4. 直肠与肛管

直肠（rectum）是消化管位于盆腔内的部分，全长10～14cm，上接乙状结肠，穿过盆膈移行于肛管。

肛管（anal canal）是位于盆膈以下的消化管部分，长度仅为3～4cm，上端续于直肠，末端终于肛门（anus）。肛管被肛门括约肌包绕，平时处于收缩状态，以限制排便。在肛管的黏膜下和皮下有丰富的静脉丛，病理情况下静脉丛曲张、向肛管腔内凸起，称为痔。肛管周围有肛门内、外括约肌和肛提肌等。肛门内括约肌为平滑肌，有协助排便的功能，但无括约肛门功能。肛门外括约肌为骨骼肌，受意识支配，有较强的控制排便功能。

（二）大肠的形态特征

除了直肠、肛管和阑尾外，盲肠和结肠在外形上具有3种特征性结构，即结肠带、结肠袋和肠脂垂，可以据此分辨小肠和大肠。结肠带（colic band）有3条，由肠壁纵行肌增厚而形成，沿着大肠纵轴平行排列，汇集于阑尾根部；结肠袋（haustrum of colon）是由横沟隔开、向外膨出的囊状突起，这是由于结肠带短于肠管的长度，使肠管皱缩而形成的；在结肠带附近有许多大小不等的脂肪突起，称肠脂垂（epiploic appendice），由浆膜和其所包含的脂肪组织形成（图5-16）。

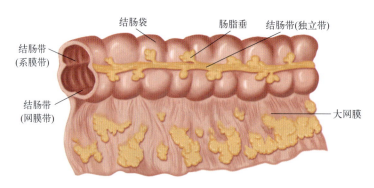

图 5-16　结肠的特征性结构（引自丁文龙，2018）

二、大肠的功能

在消化过程中，大肠的主要机能是吸收残余的水分、无机盐和少量维生素以及排便。

（一）大肠液的分泌

食物残渣对大肠壁的机械刺激引起大肠黏膜表面的柱状上皮细胞及杯状细胞分泌大肠液。大肠液是富含 HCO_3^- 的浓稠碱性液体，大肠液中虽然含有少量二肽酶、淀粉酶，但它们对物质的分解作用及消化意义不大。大肠液的主要作用在于其中的黏液蛋白，具有保护肠黏膜和润滑粪便的作用。

（二）大肠的运动

大肠运动少，速度慢，对刺激的反应迟缓——这些特点适应于大肠暂时储存粪便的功能。大肠运动的形式有 3 种。

1. 袋状往返运动

这是空腹时大肠最常见的运动形式，由环行肌无规律收缩引起，它使结肠出现一连串结肠袋，结肠袋内压力高，从而使结肠袋中的内容物向两个方向作短距离的移动，但并不向前推进，这有利于肠内容物的混合，并使其与肠黏膜充分接触，可促进水和电解质的吸收。

2. 分节推进运动和多袋推进运动

分节推进运动是指环形肌有规则地收缩，将一个结肠袋的内容物推移到邻近肠段。如果在一段结肠同时发生多个结肠袋协同收缩，使其内容物向更远处推送，则称为多袋推进运动。这两种形式的运动的作用是将其内容物推移至结肠的远端。进食后副交感神经兴奋可促进这两种运动。

（三）排便

食物残渣在结肠内停留时间较长，通常超过 10h。在此期间，部分水分被结肠黏膜吸收，剩余的食物残渣经过结肠内细菌的发酵和腐败作用后形成粪便。粪便中不仅包含食物残渣，还含有脱落的肠上皮细胞和大量细菌。此外，粪便中还含有机体代谢产物，如肝脏排出的胆色素衍生物，以及由血液通过肠壁排至肠腔中的某些金属，如钙、镁、汞等的盐类，也随粪便排出体外。

正常情况下，直肠内不储存粪便。当肠道蠕动将粪便推入直肠时，粪便扩张直肠并刺激直肠壁内的感受器，产生的神经冲动通过盆神经和腹下神经传递至腰骶段脊髓的初级排便中枢，同时信号上传至大脑皮质，引起便意。在合适的条件下，即可触发排便反射（defecation reflex）。此时，神经冲动通过盆神经传出，引起降结肠、乙状结肠和直肠收缩，并使肛门内括约肌放松。同时，阴部神经的传出冲动减少，使肛门外括约肌舒张，粪便由此排出（图 5-17）。排便过程中，人可以有意识控制腹肌和膈肌收缩，增加腹内压，以辅助粪便的排出。

正常人的直肠对粪便的机械性扩张刺激具有一定的感觉阈，当达到此感觉阈时即可产生便意。但若在粪便刺激直肠时，环境和条件不适宜排便，便意可受大脑皮质的抑制。人们若对便意经常予以制止，将使直肠对粪便刺激逐渐失去正常的敏感性，即感觉阈升高，加之粪便在结肠内停留过久，水分吸收过多而变得干硬，引起排便困难，这就是造成功能性便秘最常见的原因。

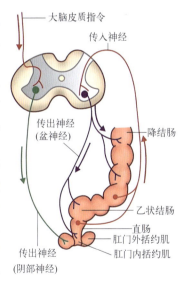

图 5-17　排便反射
（引自 Wikimedia Commons）

三、肠易激综合征

大肠是人体消化道的最后一段，却不是最不重要的一段。消化系统的功能是"取其精华，去其糟粕"——取精华固然重要，去糟粕同样重要。排便功能的异常，也会给人带来巨大困扰。在与排便异常相关的疾病中，肠易激综合征越来越受到关注。

肠易激综合征（irritable bowel syndrome，IBS）是一种以胃肠功能紊乱为特征的心身疾病。临床表现主要包括腹痛、腹泻、便秘和大便性状异常（稀便、黏液便或硬结便），大部分患者还伴有失眠、焦虑、抑郁等情绪或精神障碍。相关流行病学调查表明，IBS 患病率在北美地区达 10%～15%，在亚洲国家为 5%～10%。据欧美国家估算，临床用于治疗 IBS 的直接年均花费高达 17 亿美元；在我国，IBS 患者的医疗支出约占总医疗预算的 3.3%。因此，IBS 不仅严重影响患者的学习、工作及生活质量，且增加医疗资源消耗，带来严重的社会及经济负担。临床药物治疗 IBS 效果存在不确定性，也是导致治疗周期延长和费用增加的主要原因。

（一）临床表现

肠易激综合征起病隐匿，症状反复发作或呈慢性迁延，病程可持续数年至数十年，但全身健康状况通常不受影响。精神紧张、饮食不当等因素常会诱发或加重症状。其主要临床表现为腹痛及排便习惯和大便性状的改变。

1.腹痛

几乎所有 IBS 患者都有不同程度的腹痛，疼痛部位不固定，以下腹和左下腹最为常见。腹痛多在排便或排气后缓解，极少患者会在睡眠中痛醒。

2.腹泻

腹泻一般每天 3～5 次，严重时可达十几次。大便多呈稀糊状，但也可能为成形软便或稀水样便。大便中常有黏液，部分患者的便质较少而黏液量较多，但从不含有脓血。腹泻通常不影响睡眠，有些患者可能腹泻与便秘交替出现。

3.便秘

患者排便困难，粪便干硬且量少，呈羊粪状或细杆状，表面可能附有黏液。

4.其他症状

其他消化道症状包括腹胀、排便不净感及排便窘迫感。部分患者还会有消化不良的表现。不少患者伴有失眠、焦虑、抑郁、头晕、头痛等精神症状。

5.体征

大多数患者无明显体征，但部分患者在腹部可出现轻压痛，有时可触及腊肠样的肠管。直肠指检可能发现肛门痉挛、张力增高及触痛。

6.分型

根据临床特点，IBS 主要可分为腹泻型、便秘型、混合型等（图 5-18）。

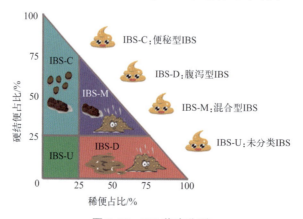

图 5-18　IBS 临床分型

（二）发病机制

肠易激综合征的确切病因及具体的病理生理机制尚未完全阐明，可能由胃肠动力学异常、饮食、精神因素等多方面因素共同引发。

1. 胃肠动力学异常

IBS 患者排便异常的直接原因是胃肠动力学的紊乱。腹泻型患者的结肠传输速度显著加快，导致肠内容物快速、大量进入末端结肠，并频繁被肠蠕动推入直肠；同时，由于传输过快，粪便中的水分吸收不足，从而引发腹泻。相反，便秘型患者的结肠传输速度显著减慢，粪便在大肠内停留时间延长，水分被充分吸收后粪便变干变硬，导致排便困难。

2. 内脏高敏感性

内脏高敏感性是指胃肠道等内脏器官在受到刺激时产生过度反应，这是慢性内脏疼痛障碍的核心机制。简单来说，内脏高敏感性意味着轻微的生理变化或刺激即可引发显著的内脏反应，表现为低疼痛阈值、疼痛扩散、感觉模糊不清和症状多样等特征。临床研究发现，IBS 患者对直肠气囊扩张所产生的初始感觉、排便感、排便紧迫感及最大耐受性等阈值均明显低于健康人。内脏高敏感性使 IBS 患者容易出现腹痛及多种消化道症状，如咽喉不适、烧心、恶心、呕吐、腹胀、腹泻、便秘等，还可能伴有难以描述的主观不适感。

3. 精神因素

IBS 患者对压力事件具有高敏感性。流行病学调查显示，与健康人相比，IBS 患者经历更多的重大生活应激事件，并伴有较高比例的精神或心理症状。寻求治疗的 IBS 患者中，精神疾病的诊断率高达 54%～94%，焦虑是最常见的伴随疾病，诊断率高达 61%（根据美国 DSM- Ⅳ 诊断标准）。目前的研究已逐渐形成共识，即"焦虑和 IBS 存在共同的生物因素"。此外，社会支持对 IBS 患者的病情也有重要影响。良好的社会支持有助于患者在面对社会压力时做出积极应对，而研究表明，IBS 患者的社会支持评分显著低于正常人。

4. 肠道感染

肠道感染是较早被认识到的 IBS 诱因。早在 1950 年，研究发现，第二次世界大战期间罹患急性肠道感染的士兵即使在感染得到控制后，仍常出现无法解释的腹痛、腹泻或腹部不适。后续研究证实，约 30% 的急性肠炎患者最终可能发展为 IBS，尤其是痢疾史阳性者，IBS 的风险可增加两倍。这一机制主要与感染后肠道肥大细胞增生有关。肥大细胞细胞质内含有大量的内分泌颗粒，对刺激应答时，可以脱颗粒释放类胰蛋白酶、组胺、5- 羟色胺（5-HT）等多种生物活性物质，并合成多种细胞因子，从而引起肠黏膜上皮的通透性增加，组织液中的水分扩散进入肠腔，导致稀便发生。

需要注意的是，临床采用抗感染治疗 IBS 需非常慎重，虽然患者有急性肠道感染病史，但目前的主要病情可能是肠道在感染后的超敏反应，是否需要抗感染，要具体看是否还存在感染的证据，盲目抗感染导致肠道菌群失调，反而会加重病情。

5. 食物因素

医学上将不容易被肠道吸收且容易发酵的短链碳水化合物称为高 FODMAP 食物——FODMAP 是一组英文单词的首字母组合——这些食物可能是 IBS 的重要诱因（见表 5-4）。

表 5-4　"FODMAP"食物种类

字母	含义	食物举例	字母	含义	食物举例
F	Fermentable(可发酵的)	果聚糖、低聚半乳糖	M	Monosaccharide(单糖)	蜂蜜、苹果
O	Oligosaccharide(寡糖)	洋葱、面条、面筋	A	And(和)	—
D	Disaccharide(双糖)	牛奶等乳制品	P	Polyol(多元醇)	黄桃、菜花、甜味剂等

　　高 FODMAP 食物因含较多短链碳水化合物，不易被小肠吸收，易聚积并被肠道细菌分解，增加肠道渗透压和肠道气体量，刺激肠腺体的分泌，从而导致内脏高敏感并影响胃肠动力。研究表明，采用低 FODMAP 饮食方案（图 5-19）能够明显改善 IBS 患者的腹痛和腹胀，有效率达到 70%，建议可作为成年人 IBS 的一线干预方法，但需要在医师指导下进行。另外，该饮食方案不推荐长期使用，也不建议健康人预防性使用，因为可能因膳食纤维摄入少导致便秘。相关机制仍在进一步的研究中。

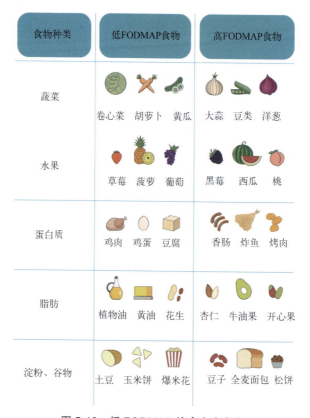

图 5-19　低 FODMAP 饮食方案参考

（三）应对策略

　　本病易反复发作，尚无完全根治的方法。临床治疗的目的主要是消除患者顾虑，改善症状，提高生活质量。治疗原则是在建立良好医患关系基础上，根据主要症状类型进行对症治疗和根据症状严重程度进行分级治疗。需注意治疗措施的个体化和综合运用。

1. 一般治疗

　　向患者告知 IBS 的诊断结果，并详细解释疾病的性质，是治疗过程中最重要的一步。这有助于解除患者的不必要顾虑，提高治疗信心。通过详细询问病史，了解患者的求医原因（如恐癌心理），进行有针对性的解释；尽力发现并消除诱发因素（如饮食因素、应激事件等）。提供膳食和生活方式调整的指导建议可能有助于缓解症状。对失眠、焦虑的患者，可适当使用镇静剂。在整个诊治过程中，建立良好的医患关系，取得患者的信任是 IBS 治疗的基础，轻症患者可能因此无需进一步治疗。

2. 针对主要症状的药物治疗

对于症状明显的患者，可根据具体情况使用药物控制症状。常用药物如下。

（1）解痉剂　对于腹痛，可使用抗胆碱能药物如阿托品、普鲁本辛、东莨菪碱等，但需注意不良反应。也可使用特异性肠道平滑肌钙拮抗剂，如匹维溴铵。

（2）止泻药　对于腹泻，可选用洛哌丁胺或复方地芬诺酯，但需注意便秘、腹胀等不良反应。轻症患者可使用吸附剂，如双八面体蒙脱石等。

（3）导泻药　对于便秘症状，可使用导泻药。建议使用作用温和的轻泻药，以减少不良反应和药物依赖性。常用的药物包括容积性泻药如欧车前制剂或甲基纤维素，渗透性轻泻剂如聚乙二醇（PEG）、乳果糖或山梨醇。

（4）肠道动力感觉调节药　新近报道显示，5-HT$_4$受体部分激动剂替加色罗对改善便秘、腹痛、腹胀有效，适用于便秘型 IBS 患者。

（5）抗抑郁药　对于腹痛严重且上述治疗无效，特别是伴有明显精神症状的患者，可尝试使用抗抑郁药物。

3. 心理行为治疗

对于症状严重、顽固，经一般治疗和药物治疗无效的患者，应考虑心理行为治疗。常见疗法包括认知疗法、催眠疗法和生物反馈疗法等。

4. 其他

近年来有研究报道使用益生菌治疗 IBS，但其疗效及具体作用机制尚需进一步研究。中医中药对 IBS 也有较好的治疗效果。

第六节　健康饮食

"民以食为天"。科学、合理的饮食不仅能够解决温饱问题，而且还能有针对性地为机体提供所需的营养物质，有利于组织细胞的新陈代谢和组织器官的功能维护，达到促进健康和预防疾病的作用。

居民膳食指南（dietary guidelines，DG）是基于营养科学原理和居民健康需求，结合当地食物生产供应情况及人群生活习惯，由政府或权威机构研究制定的关于食物选择和身体活动的指导意见。它是国家推动合理食物消费、改善人群健康的重要组成部分，为公众提供营养保障，帮助培养健康的饮食习惯和生活方式，以促进整体健康和预防慢性疾病。以下将介绍由中国营养学会编写的《中国居民膳食指南（2022）》中的关于健康饮食的重要内容。

一、八大"膳食准则"

（一）食物多样，合理搭配

平衡膳食能最大程度地满足人体的生长发育、免疫功能和生理需求，同时提供必要的能量和营养素，降低患膳食相关慢性疾病的风险。合理的饮食是免疫系统强大的基础，良好的免疫系统对健康至关重要。充足的能量和均衡的营养，有助于免疫系统保持活力和功能。平衡膳食模式可降低心血管疾病、高血压、结直肠癌和 2 型糖尿病的发病风险。摄入过少或过多的碳水化合物都可能增加死亡风险。

这一准则的具体内容包括：①坚持谷类为主的平衡膳食模式；②每天的膳食应包括谷薯类、蔬菜水果、畜禽鱼蛋奶和豆类食物；平均每天摄入 12 种以上食物，每周 25 种以上，合理搭配；③每天摄入谷类食物 200～300g，其中包含全谷物和杂豆类 50～150g；薯类 50～100g。

（二）吃动平衡，健康体重

体重变化是判断一段时期内能量平衡与否最简便易行的指标，也是判断吃动是否平衡的指标。目前常用的判断健康体重的指标是体重指数（BMI），我国健康成年人（18～64 岁）的 BMI 范围是 18.5～23.9kg/m²，65 岁以上老年人的适宜体重和 BMI 应该略高（20～26.9kg/m²）。

除了日常的身体活动，如家务活动、职业性身体活动、交通往来活动以外，还应加强主动性运动。主动性运动的形式多种多样，主要包括有氧运动、抗阻运动（力量运动）、柔韧性运动和平衡协调类运动。运动时应兼顾不同类型的运动。

这一准则的具体内容包括：①各年龄段人群都应天天进行身体活动，保持健康体重；②食不过量，保持能量平衡；③坚持日常身体活动，每周至少进行 5 天中等强度身体活动，累计 150min 以上；④鼓励适当进行高强度有氧运动，加强抗阻运动，每周 2～3 天；⑤减少久坐时间，每小时起来动一动。

（三）多吃蔬果、奶类、全谷物、大豆

蔬菜水果、全谷物、奶类、大豆是维生素、矿物质、优质蛋白、膳食纤维和植物化学物的重要来源，对提高膳食质量起关键作用。

在一餐的食物中，首先保证蔬菜重量大约占 1/2，这样才能满足一天"量"的目标。天天吃水果。选择新鲜应季的水果，变换种类购买，在家中或工作单位把水果放在容易看到和方便拿到的地方，这样随时可以吃到。与液态奶相比，酸奶、奶酪、奶粉有不同风味，又有不同蛋白质浓度，可以多品尝，丰富饮食多样性。每周可用豆腐、豆腐干、豆腐丝等制品轮换食用，既变换口味，又能满足营养需求。推荐每天吃全谷物食物 50～150g，相当于一天谷物的 1/4～1/3。杂豆可以和主食搭配食用，发挥膳食纤维、B 族维生素、钾、镁等均衡营养作用，提高蛋白质互补和利用。

这一准则的具体内容包括：①蔬菜水果、全谷物和奶制品是平衡膳食的重要组成部分；②餐餐有蔬菜，保证每天摄入不少于 300g 的新鲜蔬菜，深色蔬菜应占 1/2；③天天吃水果，保证每天摄入 200～350g 的新鲜水果，果汁不能代替鲜果；④吃各种各样的奶制品，摄入量相当于每天 300mL 以上液态奶。⑤经常吃全谷物、大豆制品，适量吃坚果。

（四）适量吃鱼、禽、蛋、瘦肉

控制总量，分散食用。将这些食物分散在每天各餐中，避免集中食用，最好每餐有肉，每天有蛋。食谱定量设计，能有效控制动物性食物的摄入量。

这一准则的具体内容包括：①鱼、禽、蛋类和瘦肉摄入要适量，平均每天 120～200g；

②每周最好吃鱼2次或300～500g，蛋类300～350g，畜禽肉300～500g；③少吃深加工肉制品；④鸡蛋营养丰富，吃鸡蛋不弃蛋黄；⑤优先选择鱼，少吃肥肉、烟熏和腌制肉制品。

（五）少盐少油，控糖限酒

烹调时应尽量保留食材的天然风味，减少对盐和调味品的依赖。特定人群如孕妇、乳母和儿童少年应避免饮酒，其他人群应限制饮酒量。

这一准则的具体内容包括：①培养清淡饮食习惯，少吃高盐和油炸食品，成年人每天摄入食盐不超过5g，烹调油25～30g；②控制添加糖的摄入量，每天不超过50g，最好控制在25g以下；③反式脂肪酸每天摄入量不超过2g；④不喝或少喝含糖饮料；⑤儿童青少年、孕妇、乳母以及慢性病患者不应饮酒；成年人如饮酒，一天饮用的酒精量不超过15g。

（六）规律进餐，足量饮水

一日三餐，两餐的间隔以4～6h为宜。早餐安排在6:30～8:30，午餐11:30～13:30，晚餐18:00～20:00为宜。学龄前儿童除了保证每日三次正餐外，还应安排两次加餐。用餐时间不宜过短，也不宜太长。建议早餐用餐时间为15～20min，午、晚餐用餐时间为20～30min。

这一准则的具体内容包括：①合理安排一日三餐，定时定量，不漏餐，每天吃早餐；②规律进餐、饮食适度，不暴饮暴食、不偏食挑食、不过度节食；③足量饮水，少量多次；在温和气候条件下，低身体活动水平成年男性每天喝水1700mL，成年女性每天喝水1500mL；④推荐喝白水或茶水，少喝或不喝含糖饮料，不用饮料代替白水。

（七）会烹会选，会看标签

配料（表）是了解食品主要原料、鉴别食品组成的最重要途径。按照"用料量递减"原则，配料（表）通常按配料用量高低依序列出食品原料、辅料、食品添加剂等。营养成分表说明每100g（或每100mL）食品提供的能量以及蛋白质、脂肪、饱和脂肪酸、碳水化合物、糖、钠等营养成分的含量值，及其占营养素参考值的百分比。

这一准则的具体内容包括：①在生命的各个阶段都应做好健康膳食规划；②认识食物，选择新鲜的、营养素密度高的食物；③学会阅读食品标签，合理选择预包装食品；④学习烹饪、传承传统饮食，享受食物天然美味；⑤在外就餐，不忘适量与平衡。

（八）公筷分餐，杜绝浪费

采用分而食之的"分餐"方式，就餐时一人一小份，每个人餐具相对独立，或者使用公筷公勺，可以有效地降低发生经口、经唾液传播传染性疾病和交叉感染的风险；分餐制还有利于明确食物种类、控制进餐量，实现均衡营养，培养节约、卫生、合理的饮食"新食尚"。

这一准则的具体内容包括：①选择新鲜卫生的食物，不食用野生动物；②食物制备生熟分开，熟食二次加热要热透；③讲究卫生，从分餐公筷做起；④珍惜食物，按需备餐，提倡分餐不浪费；⑤做可持续食物系统发展的践行者。

二、膳食宝塔

中国居民膳食指南修订专家委员会以公众健康需求和社会大众利益为出发点，综合总结了与食物和健康相关的知识与经验，并将其转化为一系列可供公众直接应用和实践的建议及膳食方案。同时，该委员会采用了具有文化特色的"膳食宝塔"（图5-20）作为食物指南图形进行宣传，使其成为国家营养传播和教育战略的重要标志。膳食宝塔通过"塔状"形式展示各类食物的种类及摄入量，形象地描述和量化了平衡膳食模式。宝塔旁标注的各类食物摄入量，代表1600～2400kcal膳食在一日三餐中的平均推荐用量。

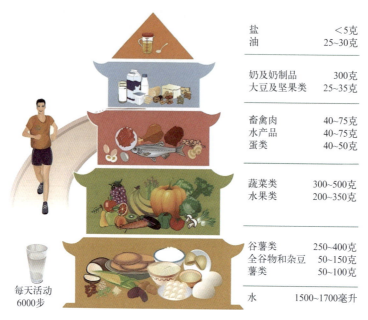

盐	<5克
油	25～30克
奶及奶制品	300克
大豆及坚果类	25～35克
畜禽肉	40～75克
水产品	40～75克
蛋类	40～50克
蔬菜类	300～500克
水果类	200～350克
谷薯类	250～400克
全谷物和杂豆	50～150克
薯类	50～100克
水	1500～1700毫升

每天活动6000步

图5-20　中国居民平衡膳食宝塔（引自中国营养学会，2022）

三、东方健康膳食模式

长期以来，我国一直缺乏具有中国特色的膳食模式。结合我国近期的营养调查和疾病监测发现，东南沿海地区（浙江、上海、江苏、福建、广东）居民的膳食模式具有蔬菜水果摄入丰富，常食鱼虾等水产品、大豆制品和奶类食物，烹调清淡少盐等优点。而且这些地区的居民高血压和心血管疾病的发病率及死亡率较低，预期寿命较高。因此，中国营养学会建议以东南沿海一带膳食模式代表我国"东方健康膳食模式"，发挥健康示范作用。

小结

消化和吸收是有机体从外界摄取营养物质、提供能量、维持生命活动所必不可少的生理功能。消化是食物在消化管内被分解为能被吸收的小分子物质的过程，可分为机械性消化和化学性消化。吸收是指食物经消化后的小分子物质，以及维生素、无机盐和水分透过消化道黏膜，进入血液和淋巴循环的过程。

消化系统让我们享受了美食的快乐，但从口腔到胃肠的诸多消化系统疾病也成了生活中无法摆脱的烦恼。只有保持良好的消化系统健康，才能拥有更加充实和愉快的生活体验。

《黄帝内经》云："五谷为养，五果为助，五畜为益，五菜为充，气味合而服之，以补精益气。"今天我们结合现代营养科学提出了新的膳食准则。遵循科学指南，保持平衡饮食，实现健康长寿，才是"民以食为天"的题中应有之义。

思考题

1. 试述消化道各段在消化和吸收过程中的不同作用。
2. 八大"膳食准则"的具体内容有哪些？举例说明怎么才算平衡膳食？
3. 如何应对幽门螺杆菌感染？
4. 请对自己的口腔健康状况进行评估，并对存在的问题提出解决方法。
5. 你听说过"粪菌移植"吗？查阅资料，说明粪菌移植可能改善肠易激综合征的原因。

参考文献

［1］ Betts G J，Desaix P，Johnson E，et al. Anatomy & Physiology. OpenStax［M］. Houston：Rice University，2013.

［2］ 丁文龙，刘学政.系统解剖学［M］.9版.北京：人民卫生出版社，2018.

［3］ 王庭槐.生理学［M］.9版.北京：人民卫生出版社，2018.

［4］ 葛均波，徐永健，王辰.内科学［M］.9版.北京：人民卫生出版社，2018.

［5］ 艾洪滨.人体解剖生理学［M］.2版.北京：科学出版社，2015.

［6］ 赫捷，邵康.中国食管癌流行病学现状、诊疗现状及未来对策［J］.中国癌症杂志，2011，21（7）：501-504.

［7］ 丁松泽，杜奕奇，陆红，等.中国居民家庭幽门螺杆菌感染的防控和管理专家共识（2021年）［J］.胃肠病学，2022，27（12）：734-746.

［8］ 赵锦绣.幽门螺杆菌的相关研究进展［J］.继续医学教育，2020，34（9）：61-63.

［9］ 中华医学会消化病学分会.肠易激综合征诊治的共识意见［J］.中华内科杂志，2003，42（9）：669-670.

［10］ 中国营养学会.中国居民膳食指南（2022）［M］.北京：人民卫生出版社，2022.

［11］ Canavan C，West J，Card T. The epidemiology of irritable bowel syndrome［J］. Clinical epidemiology，2014，6：71-80.

［12］ Chey W D，Kurlander J，Eswaran S. Irritable bowel syndrome：a clinical review［J］. JAMA，2015,313（9）：949-958.

［13］ Dinan T G，Cryan J F. Gut-brain axis in 2016：Brain-gut-microbiota axis-mood，metabolism and behaviour［J］. Nature Reviews Gastroenterology & Hepatology，2017，14（2）：69-70.

［14］ Fond G，Loundou A，Hamdani N，et al. Anxiety and depression comorbidities in irritable bowel syndrome (IBS)：a systematic review and meta-analysis［J］. European Archives of Psychiatry and Clinical Neuroscience，2014，264（8）：651-660.

［15］ 张建福，彭聿平，闫长栋.人体生理学［M］.北京：高等教育出版社，2007.

［16］ 姚泰.人体生理学［M］.3版.北京：人民卫生出版社，2001.

［17］ 北京军医学院.人体生理学课件［M］.北京：高等教育出版社，2000.

第六章 泌尿系统与健康

引言：上善若水

人体的泌尿系统通过生成和排出尿液的方式清除体内的尿素、尿酸和肌酐等代谢废物以及进入体内的异物，维持内环境的稳态。肾脏是泌尿系统最重要的器官。

如果把身体比作一座繁华的城市，那么肾脏就是这座城市中最勤劳的"清道夫"，夜以继日地工作，确保城市的干净与有序。

五脏六腑之中，老百姓对于"肾脏"是相对陌生或疏远的：我们流连于沁人"心脾"的风景，怀念感人"肺腑"的故事，珍惜"肝胆"相照的情谊。我们也曾伤"心"欲绝、"肝肠"寸断。但我们的悲喜从不与"肾"共鸣。

恰如岁月静好是因为总有人在负重前行，肾脏亦是为我们的身心健康默默负重前行的重要器官。造物之神深谙这一点，于是只有一颗心脏的人类，却有两颗肾脏——而这似乎仍然不够：全球超过5亿人的肾脏存在不同程度的损害，每年有数百万人的死亡与慢性肾脏病有关。全球有150多万人依靠肾脏透析或肾脏移植维持生命，这一数字预计在未来十年内还将成倍增长。

2006年国际肾脏病学会与国际肾脏基金联盟设立了"世界肾脏日"（每年3月份的第二个星期四），旨在促进公众对肾脏的关爱和对肾脏健康的重视。

虽然透析和器官移植看似为肾衰竭患者提供了最终的解决方案，但显然并不能因此高枕无忧：高昂的治疗费用、稀缺的肾源和器官移植后的排异反应，都是很多患者难以逾越的拦路虎。

老子曰：上善若水。

中医典籍中说"肾为水脏"，认识人体的"水脏"，用健康的生活方式和负重前行的双肾保持对话，善莫大焉。

第一节　泌尿器官

泌尿系统（urinary system）由肾、输尿管、膀胱和尿道组成（图 6-1），主要功能是通过排泄作用清除机体新陈代谢产生的终产物，如二氧化碳、尿素、水和无机盐等。这一排泄功能对于维持体液总量、电解质平衡和酸碱平衡具有重要作用，是机体内环境稳定的关键机制。通过泌尿系统的协调作用，人体能够有效调节体内多余的代谢废物，保障各项生理活动的正常进行。

一、肾脏

肾（kidney）位于腹后壁脊柱两侧，成人的肾脏位置大致在第 11 胸椎至第 3 腰椎之间，左右各一，右肾较左肾低约半个椎体。临床上，医生用手掌叩击人体后背的肾区（图 6-2），查看是否存在肾区叩击痛，以了解肾脏健康状况，这是肾脏体格检查的重要方法之一。

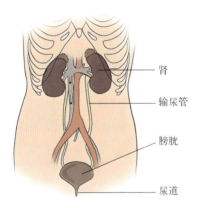

图 6-1　人体泌尿系统的组成
（引自 Wikimedia Commons）

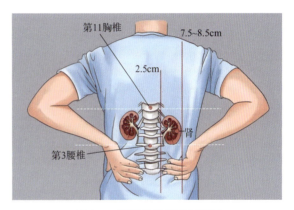

图 6-2　肾区体表投影示意图

（一）肾脏的大体结构

肾脏表面光滑，由结缔组织膜形成的纤维囊包裹。肾形似蚕豆，长约 11.5cm，平均重量为 120～150g。肾内侧缘中部凹陷，深入肾内形成的空腔称肾窦。肾窦的开口称为肾门，是肾血管、肾盂、淋巴管及神经等进出肾的部位（图 6-3）。

在冠状面上，肾实质可分为表层的皮质和深部的髓质。肾皮质厚约 0.5cm，主要由肾小体与肾小管构成，血管较多，呈红褐色；肾髓质位于皮质深部，约占肾实质的 2/3，血管较少，呈淡红色。肾髓质由 15～20 个肾锥体组成，2～3 个肾锥体的尖端合并成肾乳头，肾乳头的顶端有数个乳头孔。每 1～3 个肾乳头被漏斗状的肾小盏包绕，每个肾有 7～8 个肾小盏，每 2～3 个肾小盏再合并为 1 个肾大盏。2～3 个肾大盏再集合成扁漏斗状的肾盂。肾盂出肾门后逐渐变窄，连接于输尿管。

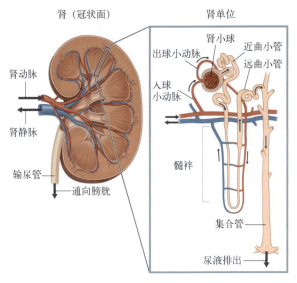

肾（冠状面）　　　　　　　肾单位

图 6-3　肾的形态结构（左）和肾单位示意图（右）（引自 Wikimedia Commons）

（二）肾脏的组织结构

1. 肾单位

肾单位（nephron）是肾的基本功能单位，与集合管（collecting duct）共同完成泌尿功能。每个肾脏约有 100 万个肾单位，每个肾单位由肾小体（renal corpuscle）和与之相连的肾小管（renal tubule）组成（图 6-4）。肾小管汇合入集合管。

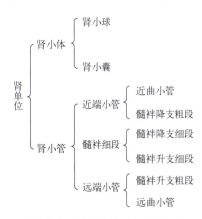

图 6-4　肾单位的组成及命名

肾小体呈球形，直径约 200μm，包括肾小球（renal glomerulus）和肾小囊（renal capsule）两部分。肾小球是一个由毛细血管盘曲而成的血管球，其两端分别与入球小动脉和出球小动脉相连。入球小动脉进入肾小球后多次分支形成袢状毛细血管网，再汇合成出球小动脉。肾小管的末端膨大、包裹肾小球形成肾小囊，故肾小囊为双层上皮结构，两层细胞之间形成肾小囊腔，并与肾小管管腔相通，此段肾小管称为近曲小管（图 6-3）。

肾小管管壁由单层上皮细胞构成。长 30～50mm，按照位置分别命名为：①近端小管（proximal tubule），包括近曲小管和髓袢降支粗段。近曲小管上连肾小囊腔，是肾小管中最粗的一段。②髓袢细段，由降支和升支组成一"U"形小管，管径细，管壁薄，由扁平上皮细胞构成。③远端小管（distal tubule）包括髓袢升支粗段和远曲小管。远曲小管较短，迂曲盘绕在所属肾小体附近，远曲小管末端与集合管相连（图 6-4）。

2. 集合管

集合管是由皮质延伸至髓质锥体乳头孔的小管，沿途逐渐接受远曲小管的汇入，管径逐渐增粗，管壁也变得更厚。集合管的管壁由立方或柱状上皮细胞构成，并最终汇入乳头管，将形成的尿液排入肾盏。集合管在尿液生成过程中发挥关键作用，特别是在尿液的浓缩和水、电解质调节过程中起着重要作用。集合管的功能直接影响到最终尿液的浓度和体积，是维持体内水分平衡的重要环节。

二、输尿管、膀胱和尿道

（一）输尿管

输尿管（ureter）是细长的肌性管道（图6-1）。上端连接肾盂，沿腹后壁下降延伸，下端进入盆腔接膀胱，成人的输尿管长约25cm，其中有三个生理狭窄部位：一是在肾盂与输尿管的连接处，二是在输尿管跨越髂血管的部位，三是在输尿管进入膀胱的入口处。当肾结石形成后下降时，容易在这些狭窄部位停留，导致尿路阻塞及肾绞痛。右侧输尿管结石引起的右下腹部绞痛需与阑尾炎的腹痛相鉴别，以避免误诊。

（二）膀胱

膀胱（urinary bladder）位于盆腔耻骨联合的后方，是一个用于储存尿液的肌性器官，成人的膀胱容量为350～500mL。膀胱的形态、大小及位置因年龄和尿液量的多少不同而有所变化。男性膀胱的下方有前列腺，后方邻近直肠；女性膀胱则位于耻骨联合与子宫、阴道之间。膀胱壁由平滑肌构成，尿道内口处的环形肌增厚形成尿道内括约肌，起到控制排尿的作用。

（三）尿道

尿道（urethra）是连接膀胱与体外的管道，通过括约肌控制排尿。男性和女性的尿道在长度和结构上有明显差异。男性尿道长度为15～20cm，分为前列腺部、膜部和海绵体部，不仅是泌尿系统的器官，也是生殖系统的一部分，通过尿道排出尿液和精液。女性尿道则较短，为3～5cm，位于阴道前方，仅为泌尿系统的器官，负责排尿，与生殖系统相邻但不直接相通。

第二节　尿生成和排尿

一、尿的形成过程

流经肾脏的血液经过肾小球的滤过形成原尿，原尿再经过肾小管和集合管的重吸收和分泌作用形成终尿，所以尿的生成过程可以概括为"两个阶段，三种作用"。

（一）肾小球的滤过作用

肾小球的滤过作用是尿液形成的第一阶段。当血液流经肾小球毛细血管时，水分和小分子物质通过肾小球滤过膜进入肾小囊腔，形成原尿。通过微量化学分析采集肾小囊腔内的液体发现，除蛋白质含量极低外，其他成分如葡萄糖、氯化物、磷酸盐、尿素、尿酸和肌酐等的浓度与血浆几乎相同（见表6-1），渗透压和酸碱度也接近血浆的水平。这些结果证实，肾小囊内的液体是血浆在经过肾小球毛细血管时滤过而来的。

表 6-1　正常人血浆、原尿和终尿成分比较

成分	血浆 /（g/100mL）	滤液 /（g/100mL）	尿 /（g/100mL）	尿浓缩倍数
水	90	98	96	1.1
蛋白质	8	0.03	0	—
葡萄糖	0.1	0.1	0	—
Na^+	0.33	0.33	0.35	1.1
K^+	0.02	0.02	0.15	7.5
Cl^-	0.37	0.37	0.6	1.6
$H_2PO_4^-$，HPO_4^{2-}	0.004	0.004	0.15	37.5
尿素	0.03	0.03	1.8	60
尿酸	0.004	0.004	0.05	12.5
肌酐	0.001	0.001	0.1	100
氨	0.0001	0.0001	0.04	400

1. 滤过的结构基础

肾小球毛细血管与肾小囊腔之间的隔膜称为滤过膜（filtration membrane），是血液流经肾小球发生滤过的结构基础。滤过膜包括毛细血管内皮、基膜和肾小囊脏层上皮 3 层结构（图 6-5），每层中的小孔和裂隙共同形成了多层的筛样结构，使滤过过程得以进行。

（1）毛细血管内皮　内皮细胞上存在大量微小的孔隙，这些孔隙允许水和小分子物质自由通过，而大分子物质则被阻挡。

（2）基膜　是滤过膜的主要屏障，为水凝胶形成的纤维网状结构，其间隙较小，不允许分子量大于 70000 的物质通过，如血浆蛋白、球蛋白（分子量＞90000）等大分子物质。

（3）肾小囊脏层上皮　由足细胞构成，这些足细胞的突起互相交织形成裂隙膜，并在其中起到筛选作用。

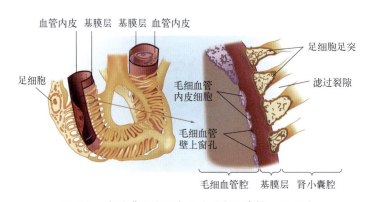

图 6-5　滤过膜结构示意图（引自王庭槐，2018）

滤过膜各层还含有带负电荷的糖蛋白，这些带负电荷的成分阻止了同样带负电荷的物质（如血浆中的白蛋白）通过，即使这些物质的分子量低于滤过限制分子量（如白蛋白分子量为 69000），也因为电荷的排斥作用而不能被滤过。这种精细的结构和功能保证了原尿的成分主要为血浆中的水分和小分子物质，而血浆蛋白和其他大分子物质得以保留在血液中。

2. 滤过的动力

肾小球滤过作用的动力是有效滤过压。由于肾单位的结构和肾血液供应的特点，肾小球内血压较高，因而在肾小球毛细血管与肾小囊腔之间形成了足够的压差，这是推动血浆从肾小球滤出的动力，而血浆胶体渗透压和肾小囊内压（简称囊内压）则是滤过的阻力（图6-6）。因此有效滤过压的计算公式是：

$$有效滤过压 = 毛细血管血压 - (血浆胶体渗透压 + 肾小囊内压)$$

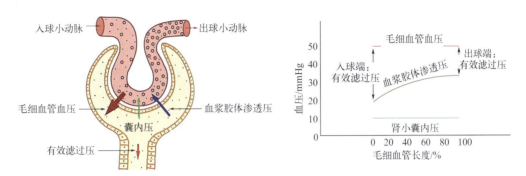

图 6-6　肾小球毛细血管血压、血浆胶体渗透压和囊内压对肾小球有效滤过压的影响
（修改自 Deranged Physiology）

正常情况下，肾小球毛细血管血压约为45mmHg，肾小球毛细血管入球端胶体渗透压约为25mmHg，肾小囊内压约为10mmHg，将上述数据代入以上公式，可以计算出肾小球毛细血管始端的有效滤过压为：

$$有效滤过压 = 45 - (25 + 10) = 10mmHg$$

由于肾小球滤过作用过程中水和小分子物质不断滤出，血浆蛋白质浓度逐渐升高，使血浆胶体渗透压逐渐增加，出球端的胶体渗透压可升至35mmHg。因此，出球端的有效滤过压为：

$$有效滤过压 = 45 - (35 + 10) = 0mmHg$$

计算结果表明，随着滤过的进行，血浆中的蛋白质浓度逐渐上升，滤过的阻力也随之增大，导致有效滤过压逐渐减小。当血液接近出球小动脉时，滤过阻力与滤过动力相等，有效滤过压降至零，此时滤过作用停止，这种状态称为滤过平衡（filtration equilibrium）。这种平衡标志着滤过过程的终点，确保了体内的水和电解质保持在适宜的水平。

（二）肾小管和集合管的重吸收和分泌

原尿的生成只是尿液形成的第一步。原尿在流经肾小管和集合管的过程中，经过一系列的重吸收和分泌作用，最终形成终尿（final urine）。与原尿相比，终尿的成分和体积发生了显著变化：正常情况下，两肾每天生成约180L的超滤液，但最终形成的尿液量仅约为1.5L。

在这一过程中，原尿中全部的葡萄糖和氨基酸，约99%的水，部分Na^+、Ca^{2+}和尿素被肾小管和集合管重吸收；而肌酐、H^+和K^+等则被分泌到小管液中而排出体外。可见，肾小管和集合管上皮细胞对小管液中的各种物质进行了选择性重吸收（selective reabsorption）和主动分泌或排泄（excretion）。肾小管和集合管的重吸收和分泌功能对于维持体内的水、电解质和酸碱平衡至关重要。

1. 调节体液容量，维持水和渗透压平衡

机体内的水分主要来源于食物和饮料，少部分来自体内物质的氧化代谢。水的排出主要通过肾脏以尿液的形式排出，其次是通过皮肤、肺和肠道排出。水的摄入和排出保持动态平衡，是维持体液容量和渗透压稳定的关键，也是保持内环境理化因素相对稳定的必要条件。

在水的几种排出途径中，皮肤和肺的排水量主要取决于体温和环境温度，大肠的排水量则与消化和吸收情况有关，与进水量无直接关系。肾脏的排水量中，有一部分是与尿中溶质一起必然排出的（约 500mL），而与进水量无关；其余排水量则会随着进水量的变化而变化，被称为"调节性排水量"。肾脏在维持水平衡中起着特别重要的作用。

体内含水量的变化（由进水或失水引起），可导致体液容量和渗透压偏离正常水平。此时，渗透压感受器和容量感受器能感受这些变化，通过神经内分泌系统释放抗利尿激素，调节肾小管及集合管的重吸收功能，从而调节肾的排水量，纠正体液容量和渗透压的变化，保持体液容量和渗透压的平衡。

2. 维持电解质平衡

体液中电解质成分的相对稳定是细胞进行正常生理活动的必要条件。正常机体代谢过程中，作为代谢终产物的一部分电解质被排出体外，因此需经常摄入适量电解质予以补充。如果摄入量超过机体的需要，电解质的排出量将随之增加，以保持电解质平衡，维持内环境的相对恒定。体液中的电解质，主要有钠、钾、氯、钙、磷、镁、碳酸氢根和磷酸氢根等，通过神经内分泌系统对肾脏机能的调节，可以保持体液中电解质平衡。

3. 维持体内的酸碱平衡

体液酸碱平衡对机体正常功能至关重要，任何超过正常范围的酸碱度变化都可能影响酶的活性，引发代谢紊乱，严重时甚至危及生命。体液酸碱平衡由血液缓冲系统、呼吸系统（通过排出二氧化碳调节血液中的碳酸浓度）和肾脏（通过泌氢和泌氨作用排酸保碱）共同维持。

总之，肾脏通过重吸收和分泌作用调节体内水、电解质及酸碱平衡，从而确保机体正常生理活动的顺利进行。严重的肾功能障碍，如急、慢性肾炎，泌尿道梗阻或失水等，会导致肾功能衰竭，代谢废物无法排出，最终导致尿毒症。尿毒症通常通过血液透析疗法进行治疗，血液透析疗法利用半透膜的原理，把患者的血液引出体外并通过净化装置清除其中的代谢废物、致病物质和多余的水分，同时补充需要的物质，从而纠正体内的电解质和酸碱失衡。

二、尿的成分和理化性质

（一）尿的颜色和气味

健康人的新鲜尿液通常呈透明的淡黄色，其颜色深浅与尿量成反比：尿量多时颜色较淡，尿量少时颜色较深。尿液的颜色也常受药物影响，例如服用核黄素（维生素 B_2）后尿液会呈深黄色。

新鲜尿液有挥发性酸的气味，但久置后，由于细菌分解尿素，会产生氨臭味。常见的颜色异常尿液包括血尿（呈洗肉水色）、胆红素尿（呈深黄色或浓茶色）、血红蛋白尿（酱油色）和蛋白尿（米汤色）等。

（二）尿量

正常人每日尿量一般在 1000～2000mL 之间，平均约为 1500mL。尿量的多少主要取决于水的摄入量和其他途径（如出汗）的水分排出量。尿量异常情况包括多尿、少尿和无尿（见表 6-2）。病理性多尿可能导致脱水，少尿则使代谢终产物不能及时排出，聚积于体内，引发不良后果；无尿的情况则更为严重，可能导致急性肾衰竭。

表 6-2　尿量异常

尿量	判断标准	尿量	判断标准
正常	1000～1500mL/24h	少尿	少于 400mL/24h
多尿	尿量长期保持在 2500mL/24h 以上	无尿	少于 50mL/24h

（三）尿的成分、比重和酸碱度

尿液由 95%～97% 的水和 3%～3.5% 的溶质组成。溶质主要包括电解质和非蛋白含氮化合物。电解质以 Cl^-、Na^+、K^+ 较多，硫酸盐和磷酸盐次之。非蛋白含氮化合物中以尿素最多，肌酐、尿酸、氨等较少（表 6-3）。

表 6-3　正常成年人尿中的主要化学成分及排出量

无机成分	24h 排出量 /g	有机成分	24h 排出量 /g
Cl^-	5～9	尿素	10～30
Na^+	3～5	肌酐	1.0～2.0
K^+	2～4	尿酸	0.1～1.0
Ca^{2+}	0.1～0.3	马尿酸	0.1～1.0
Mg^{2+}	0.1～0.2	氨	0.3～1.2
硫[①]	0.6～1.0	糖	0.13～0.5
磷[①]	0.7～1.5	高碳脂肪酸	0.002～0.003
		尿胆素原	0.03～0.13

① 指无机盐中的硫和磷。

尿的比重随尿量而变动，一般介于 1.012～1.025 之间，最大变动范围为 1.001～1.035。尿比重小于 1.003 者称为稀释尿，尿比重大于 1.025 者称为浓缩尿。

尿的 pH 变动范围一般在 5.0～7.0 之间，最大变动范围可达 4.5～8.0。尿液的酸碱度受饮食影响较大：吃混合食物时，尿液多呈酸性，因为蛋白质分解后产生的酸根（硫酸根和磷酸根）较多；长期素食者，则因果蔬类食物中的苹果酸和柠檬酸等化合物在体内氧化分解而转变为碳酸氢盐排出，使尿液酸性降低，甚至呈弱碱性。

三、排尿活动及其调节

尿生成是一个连续不断的过程。持续不断进入肾盂的尿液，由于压力差以及肾盂的收缩而被送入输尿管，再因输尿管的周期性蠕动而被输送到膀胱。尿液在膀胱内贮存并达到一定量时，则引起反射性排尿动作，将尿液经尿道排出体外。因此，排尿（micturition）是一个间歇进行的过程。

（一）膀胱与尿道肌肉的神经支配

1. 与排尿功能有关的肌肉

与排尿有关的肌肉有平滑肌和骨骼肌2种。

其中，膀胱与尿道连接处有两种括约肌，紧连着膀胱的为尿道内括约肌，是平滑肌；其下部有尿道外括约肌，是受意识支配的骨骼肌。尿道内、外括约肌收缩时封闭尿道，阻止排尿。

构成膀胱壁肌层的平滑肌称逼尿肌（detrusor muscle），逼尿肌极为发达，具有紧张性、适应性和伸展性等生理特征。当逼尿肌收缩时促进排尿过程。

2. 膀胱和尿道的神经支配

共有三对传出神经与排尿活动有关（图6-7，表6-4）。

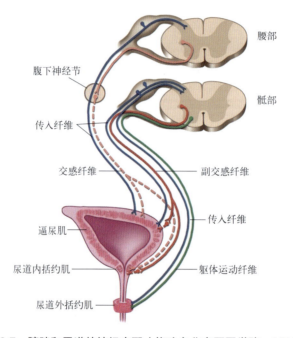

图6-7　膀胱和尿道的神经支配（修改自北京军医学院，2000）

表6-4　膀胱和尿道的神经支配

神经支配	起源及性质	兴奋效应
盆神经	起自$S_{2\sim4}$（含副交感神经）	逼尿肌收缩，尿道内括约肌松弛
腹下神经	起自$L_{1\sim2}$（含交感神经）	逼尿肌松弛，尿道内括约肌收缩
阴部神经	起自$S_{2\sim4}$（躯体运动神经）	尿道外括约肌收缩

支配逼尿肌和尿道内括约肌的是盆神经中的副交感纤维和腹下神经中的交感纤维。副交感纤维兴奋使逼尿肌收缩、尿道内括约肌松弛，从而促进排尿；反之，交感纤维兴奋能使逼尿肌松弛、尿道内括约肌收缩，有促使膀胱储尿的作用。

支配尿道外括约肌的是阴部神经中的躯体运动纤维，兴奋时能引起尿道外括约肌收缩，有阻止排尿的作用。

上述三种神经也含有传入纤维。传导膀胱充胀感觉的传入纤维在盆神经中；传导膀胱痛觉的传入纤维在腹下神经中；而传导尿道感觉的传入纤维则是在阴部神经中。

（二）膀胱内尿量与膀胱内压的关系

在正常情况下，膀胱的逼尿肌在副交感神经的轻度兴奋作用下，保持一定的紧张状态。当膀胱内的尿量少量增加时，逼尿肌会适应性地扩展，保持膀胱内压相对稳定。然而，当膀胱内尿液达到一定容量后，膀胱内压开始显著上升。

正常成人膀胱内尿量达到 100～150mL 时，可引起膀胱充盈的感觉；尿量达到 150～200mL 时，出现尿意；尿量达到 250～450mL 时，则引起排尿活动，这时的尿量是膀胱所能耐受而无不适感的最大容量，称为膀胱生理性容量。当膀胱内尿量增加到 400～500mL 时，膀胱内压急剧上升。若膀胱内尿量增加到 700mL 以上，膀胱处于过度扩张状态，可出现痛感。

（三）排尿反射和排尿控制

排尿活动是一种反射活动（图 6-8）。当膀胱尿量充盈到一定程度时（400～500mL），膀胱壁的牵张感受器受到刺激而兴奋。冲动沿盆神经传入，到达骶髓的排尿反射初级中枢；同时，冲动也到达脑干和大脑皮质的排尿反射高位中枢，引发排尿欲望。排尿反射进行时，冲动沿盆神经传出，引起逼尿肌收缩、尿道内括约肌松弛，于是尿液进入后尿道。这时尿液还会进一步刺激尿道内的感受器，冲动沿阴部神经再次传到脊髓排尿中枢，进一步加强其活动，并反射性地抑制阴部神经的传出活动，使尿道外括约肌开放，最终在逼尿肌收缩的压力下将尿液排出体外。这一正反馈调节过程反射性地加强排尿中枢的活动，直至尿液完全排空。排尿末期，尿道海绵体肌肉的收缩会将残留尿液排出。排尿过程中，腹肌和膈肌可在意识控制下收缩产生较高的腹内压，协助排尿。

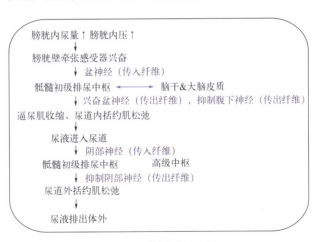

图 6-8　排尿反射途径

大脑皮质等高位中枢可以对脊髓初级中枢进行促进或抑制性调控，从而控制排尿反射。由于小儿大脑发育尚未完全，控制排尿中枢的能力较弱，容易出现排尿次数增多或夜间遗尿的现象。

排尿和贮尿功能的任何障碍都可能导致排尿异常，临床上常见的有尿频、尿潴留和尿失禁。尿频通常是由膀胱炎症或机械性刺激（如膀胱结石）引起的；尿潴留则表现为膀胱过度充盈但无法排出，常由于腰骶部脊髓损伤导致排尿中枢功能障碍或尿流受阻；当脊髓受损导致初级中枢与大脑皮质的联系中断时，排尿失去意识控制，可导致尿失禁。

第三节　慢性肾脏病

肾脏被誉为人体的"清道夫"，通过生成尿液清除体内代谢废物，同时保留水分和其他有用物质，维持水、电解质和酸碱平衡。然而，尽管人体拥有两个肾脏，但似乎还是不堪重负。根据国际肾脏病学会和国际肾脏基金联合会的统计，全球超过5亿人存在不同程度的肾损害，每年有数百万人因慢性肾脏病引发的心脑血管疾病而死亡。截至2023年，全球约有170多万人依赖肾脏透析或肾脏移植维持生命，据国际肾脏病学会预测，这一数字将在2030年突破300万。

鉴于当前全球慢性肾脏病发病率不断上升，而公众对该病的防治知识普遍缺乏，国际肾脏病学会与国际肾脏基金联盟联合于2006年共同发起倡议，将每年3月份的第二个星期四定为"世界肾脏日"，这一纪念日旨在提高公众对慢性肾脏病及其相关心血管疾病和死亡率的认识，强调早期检测和预防的重要性，促进社会对肾脏健康的关注，并呼吁采取积极的措施减少慢性肾脏病对全球健康的威胁。

通过早期识别和干预，可以显著降低慢性肾脏病的发展速度及其对心血管健康的影响。因此，世界肾脏日不仅是一个宣传活动，更是一种呼吁，提醒人们重视肾脏健康，积极预防和管理慢性肾脏病，保护肾脏功能以提高生活质量。

一、什么是慢性肾脏病

慢性肾脏病（chronic kidney disease，CKD）指由于各种原因导致的肾脏结构和功能的长期损伤（持续超过3个月），包括肾小球滤过率（glomerular filtration rate，GFR）正常或不正常的病理损伤、血液或尿液成分异常、影像学检查异常，或GFR下降至低于$60\text{mL}/(\text{min}\cdot1.73\text{m}^2)$超过3个月。

（一）慢性肾脏病分期

慢性肾脏病早期通常无明显症状，多在体检时发现；晚期可表现为食欲下降、恶心、呕吐、水肿、酸中毒等尿毒症症状。目前，慢性肾脏病主要依据GFR水平分为1～5期（见表6-5）。GFR是指单位时间内（每分钟）两肾生成的原尿量，正常成年人及2岁以上儿童的GFR为$90\sim120\text{mL}/(\text{min}\cdot1.73\text{m}^2)$。

表6-5　慢性肾脏病的分期

分期	描述	GFR/[mL/(min·1.73m²)]	干预策略
1	肾损伤指标（+） GFR正常	≥90	GFR无异常，重点诊治原发病
2	肾损伤指标（+） GFR轻度降低	60～89	减慢CKD进展，降低心血管病风险
3	GFR中度降低	30～59	减慢CKD进展，评估治疗并发症
4	GFR重度降低	15～29	综合治疗，肾脏替代治疗准备
5	肾衰竭	<15或透析	适时肾脏替代治疗

慢性肾脏病 1 期患者的肾功能处于正常阶段，2 期肾功能为轻度下降，3 期肾功能为中度到重度下降，4 期肾功能为严重下降，5 期又称为终末期肾病或尿毒症期，肾功能严重衰竭，多需要进行透析治疗或肾移植。慢性肾脏病 3～5 期又称慢性肾功能不全期。各期患者临床表现差别很大。

（二）识别肾脏病变的讯号

慢性肾脏病起病隐匿，许多患者在早期容易忽视，错失治疗时机。若病情发展至终末期才被发现，治疗难度和代价会大幅增加。因此，及早识别肾脏病变的信号非常重要。以下症状和体征可能提示肾脏疾病的发生，应及时就医检查。

1. 消化道症状

当肾脏不能完全把体内的毒素经过尿液排出体外时会出现口臭、呕吐、晨起刷牙有恶心感等消化道症状。食欲不振也可能是肾脏病变的重要讯号。而口中甚至身上有氨气味，则极有可能是提示肾功能衰竭的症状。

2. 腰酸、腰痛

腰部酸痛的原因很多，排除外伤和腰肌劳损等常见原因后，需要考虑有无肾脏病变的可能，慢性肾脏病变刺激肾脏包膜，可能导致腰部酸胀、疼痛；运动或一般劳动就感到特别疲乏无力；休息之后体力有所恢复，但不如以前等表现。

3. 水肿

肾脏病导致的水肿多表现为晨起眼睑或面部水肿，午后消退、劳累后加重、休息后减轻，严重时可出现下肢、腰骶部等低垂部位的水肿。

4. 尿液异常

正常尿液呈透明的微黄色。如果尿液像洗衣粉水一样、呈现出大量泡沫，且久久不能消失，可能是其中含有过多的蛋白成分，临床称为蛋白尿；如果尿液呈现洗肉水样颜色，说明有红细胞被肾小球滤过，临床称为血尿。怀疑蛋白尿和血尿时可进行尿常规检查以确认。另外，正常人的尿量为每日 1000～2000mL，无论尿量增多还是减少，都有可能是肾脏疾病的表现。

5. 皮肤症状

当慢性肾脏病进入终末期时，尿素经皮肤排泄增加，毒素引发周围神经病变，患者可出现皮肤瘙痒、色素沉着和皮下出血点等症状。

6. 高血压

慢性肾脏病引起的高血压称为肾性高血压，属于继发性高血压的一种。患者也会出现头痛、头晕、眼花、耳鸣等症状。然而，由于部分患者长期血压偏高，对高血压症状已逐渐耐受，可能并无明显的不适感。

7. 贫血

慢性肾脏病发展到 3 期就会出现贫血症状，如面色苍白、乏力、心悸、气短等。贫血症状常常被原发肾脏疾患及肾功能衰竭的症状所掩盖。但当原有肾脏疾患进展缓慢、肾衰症状不典型时，贫血可能成为肾衰竭患者的重要症状。

（三）肾功能检查及其意义

慢性肾脏病在早期常无症状或症状不典型，因此诊断主要依赖实验室检查。以下是评估肾功能的五个常见指标。

1. 血肌酐

血肌酐（creatinine，Cr）是评估肾功能最常用的指标之一。肌酐是蛋白质在体内代谢的最终产物，与肌肉量和代谢率密切相关，主要通过肾小球滤过排出体外。当肾功能受损时，肌酐排出受阻，在体内蓄积，成为有害的毒素。血肌酐水平受年龄、性别、肌肉量、运动量以及饮食等多种因素影响。一般肌肉发达的男性、年轻人血肌酐值相对较高；女性和体型较瘦者血肌酐值相对较低；儿童的血肌酐值比成年人更低一点。血肌酐值的正常范围是成年男性 44～132μmol/L、成年女性 70～106μmol/L。血肌酐浓度升高是肾小球滤过功能下降的常见表现，老年人、消瘦或营养不良者的血肌酐值普遍偏低，一旦升高需格外警惕。

2. 血尿素氮

尿素氮（urea nitrogen，UN）是蛋白质在体内代谢的终末产物，通常由肾脏代谢后进入原尿，其中 30%～40% 会被肾小管重吸收，其余部分则通过尿液排出体外。当肾功能不全或失代偿时，血尿素氮水平会升高。因此，临床上常将血尿素氮作为评估肾小球滤过功能的重要指标。

但血尿素氮很容易受到饮食、发热等的干扰，准确度不如血肌酐。所以，单纯这一指标的升高，不一定就是肾功能减退，需要医生参照是否有其他的临床症状进行结合分析，需要排除急性传染病、高热、上消化道大出血、大面积烧伤、严重创伤、大手术和甲状腺功能亢进以及高蛋白饮食等，再进行进一步的肾功能评估。正常情况下血尿素氮的值是 3.2～7.1μmol/L。

3. 血尿酸

尿酸（uric acid，UA）是核蛋白和核酸中嘌呤分解代谢的最终产物，尿酸主要是在肝脏中生成，大部分经肾小球滤过后随尿排出体外。正常情况下，血液内的尿酸水平处于动态平衡，成年男性为 149～416μmol/L，成年女性为 89～357μmol/L。当肾脏发生病变时，尿中排出的尿酸会减少，血尿酸就会升高。血尿酸的检测有助于肾脏损伤的早期诊断。此外，如果血尿酸长期偏高，过多的尿酸盐结晶会沉积在关节与软骨处，引起痛风。

4. 内生肌酐清除率

内生肌酐为体内肌酐代谢产生，每天生成量相对稳定，肌酐通过血液流经肾小球滤过后基本不被肾小管吸收，而是随尿液排出体外。内生肌酐清除率(creatinine clearance rate，CCr) 检测需要留取血液标本，并留取 24h 尿量进行检测，检测出血和尿的肌酐水平后，通过公式计算出患者的内生肌酐清除率。内生肌酐清除率的正常值，成年男性为（105±20）mL/min，成年女性为（95±20）mL/min。

因为血肌酐水平受到人体的肌肉含量、代谢率等影响，因此通过内生肌酐清除率检测能更精确地评估肾功能的情况，缺点是检测方法略复杂一些。

5. 血清尿素

血清尿素(serum urea，SU)，又称脲，是体内蛋白质代谢的终末产物。其分子量较小，不与血浆蛋白结合，能够自由通过肾小球滤过。约 50% 的尿素在进入原尿后会被肾小管和集合管重吸收，同时肾小管也分泌有少量尿素。肾实质受损时，血清尿素浓度会升高。成年人血清尿素的正常范围为 1.8～7.1mmol/L，儿童的正常范围为 1.8～6.5mmol/L。

（四）慢性肾脏病预防的首要目标人群

人体摄入的食物和水分中的代谢废物最终都需要通过肾脏排出，这增加了肾脏的负担，可能损害其健康。研究表明，长期高盐高脂饮食、缺乏运动等不良生活方式会导致超重和肥胖，这些因素是高血压和糖尿病的高危因素，而这些疾病又进一步增加了慢性肾脏病和心脑血管疾病的风险。

从 40 岁开始，成年人肾脏逐渐出现退行性变化，肾血流量和肾小球滤过率每 10 年下降约 10%，肾小管的浓缩功能每 10 年下降约 5%。老年人因这些生理特性导致药物在肾脏的排泄减少，血药浓度增加、半衰期延长，从而提高了不良反应的发生率。此外，药物在肾脏中的沉积增多也可能引起药物性肾损伤。

基于以上原因，以下人群是预防慢性肾脏病的重点目标群体：①超剂量服用抗生素、解热镇痛药、乱服中药的人群；②长期吸烟饮酒者；③老年人、原发性高血压患者、糖尿病患者；④肥胖、饮食不均衡人群。针对这些高危人群，调整生活方式、合理用药和定期健康检查是预防慢性肾脏病的重要措施。

二、慢性肾脏病食养原则和建议

根据现代营养学、中医学、肾脏病学理论以及最新的文献证据，国家卫健委和中国营养学会联合专家提出了针对慢性肾脏病患者的十条食养原则和建议，旨在通过科学饮食管理帮助患者减轻肾脏负担，改善生活质量，延缓疾病进展。这些建议对于慢性肾脏病的预防也有重要的借鉴意义。

（一）食物多样，分期选配

食物多样是实现合理膳食、均衡营养的基础。慢性肾脏病患者应保持食物种类丰富多样，建议每日 12 种以上，每周达 25 种以上，合理搭配，保证营养素摄入全面和充足，少盐、少调味品、限酒或不饮酒，限制或禁食浓肉汤或老火汤。慢性肾脏病患者的膳食应在平衡膳食基础上，根据慢性肾脏病分期选配食物种类和质量，以减少肾脏负担。

慢性肾脏病 1～2 期患者总体膳食建议：强调植物性食物为主，主食来源以全谷物、杂豆类、薯类及水生蔬菜等为主；餐餐有蔬菜，每天应达 300～500g，其中深色蔬菜占一半以上；水果应适量；常吃奶类、大豆及其制品，适量吃鱼、禽、蛋、畜肉；尽量不吃烟熏、烧烤、腌制等过度加工食品；控制盐、油、糖和调味品的使用量。

慢性肾脏病 3～5 期患者总体膳食建议：遵守植物性食物为主的膳食原则，实施低蛋白饮食，蛋白质摄入总量为每日每公斤理想体重 0.6g。主食兼顾蛋白质的用量（可选择淀粉含量高、蛋白质含量低的食物如红薯、土豆、莲藕、山药、绿豆粉丝等食物代替部分或全部谷类食物）；餐餐有蔬菜；水果应适量；常吃大豆及其制品，适量鱼、禽、蛋、奶、畜肉；尽量不吃烟熏、烧烤、腌制等过度加工食品；控制盐、油、糖和调味品的使用量。

慢性肾脏病 5 期透析阶段仍然实施植物性食物为主的膳食，依情况适当调整动物性食物、豆类、蔬菜和水果摄入量。

（二）能量充足，体重合理，谷物适宜，主食优化

慢性肾脏病患者的营养不足患病率在 18%～75% 不等，尤其是慢性肾脏病 3～5 期患者常因食欲减退而致营养素摄入减少，易出现体重下降和营养不足。充足的能量摄入是保持慢性肾脏病患者适宜体重的重要保障，推荐慢性肾脏病患者的能量摄入量为每日每公斤理想体重 30～35kcal，对于超重或肥胖患者，总能量摄入可减少 500～750kcal，以使其体重降至适宜范围内。慢性肾脏病患者的适宜体重可根据体重指数（BMI）来判断，合并水

肿的慢性肾脏病患者需计算调整体重。

针对慢性肾脏病 1～2 期患者，主食建议谷薯类为主，1/3 为粗杂粮。

而对于慢性肾脏病 3～5 患者，为减轻患者肾脏的负担，需实施低蛋白饮食，主食虽以谷薯类为主，但为保障优质蛋白质的摄入，需优化主食，减少米面食物（米面食物中含蛋白质多且非优质蛋白质会增加肾脏负担）。建议以蛋白质含量低、能量高的食物作为主食，如红薯、土豆、木薯、山药、芋头、豆薯等食物及其制品（如小麦淀粉、红薯粉、土豆粉、木薯粉、西米、绿豆粉丝、豌豆粉丝）来作为能量补充，也可选择水生蔬菜，如莲藕、马蹄等食物来补充能量。有条件者可选择低蛋白大米（或淀粉）和肾病专用能量补充剂等低蛋白高能量食品来辅助增加能量，以帮助患者丰富食物的选择，提高膳食干预的依从性，改善生活质量，从而延缓疾病进展。

（三）蛋白适量，合理摄入鱼禽豆蛋奶肉

蛋白质是维持机体组织更新和功能的重要营养素，但慢性肾脏病患者大多存在蛋白丢失的问题，而摄入过多的蛋白质会增加肾脏负担，可能加速疾病进展。因此，慢性肾脏病患者应根据疾病的不同阶段，在临床营养师或专科医生指导下合理选择蛋白质的种类和摄入量。

1. 优质蛋白为主

患者摄入的蛋白质中优质蛋白应占总量的 50% 以上，优质蛋白质主要存在于动物性食物（如鱼、禽类）和大豆及其制品中。优质蛋白质含有丰富的必需氨基酸，易被人体吸收利用，有助于减少肾脏的代谢负担。

2. 鱼禽类优先

建议慢性肾脏病患者优先选择白肉类，如鱼和禽类，因为这些食物的脂肪含量较低且含有优质蛋白质。相较于红肉（如猪肉、牛肉、羊肉），白肉更易消化，对肾脏的负担较小。红肉应尽量少吃，每周 1～2 次，每次不超过 50 克。当患者出现肾性贫血时，可以适当增加摄入红肉的次数，以补充血红素铁。

3. 控制蛋类和奶类

鸡蛋和奶类中含有较高的磷，慢性肾脏病患者应控制这些食物的摄入量。建议鸡蛋每天不超过 1 个，奶类不超过 300mL，以避免磷的过量摄入。

4. 发挥植物蛋白优势

植物性食物，如大豆及其制品（如豆腐、腐竹等），是理想的蛋白质和钙来源，且对肾脏的负担相对较轻，有助于延缓肾脏疾病的进展。相比动物蛋白，植物蛋白在慢性肾脏病饮食中更有优势。

5. 优化蛋白质来源顺序

在选择蛋白质的食物来源时，优先选择鱼禽类，其次为大豆类，最后是蛋、奶和畜肉。这种顺序有助于控制蛋白质的质量，减少对肾脏的损伤。

合理摄入蛋白质不仅能帮助慢性肾脏病患者维持必要的营养，还能减轻肾脏的代谢压力，从而延缓疾病进展。建议患者在临床营养师或专科医生的指导下，制订个性化的蛋白质摄入计划。

（四）蔬菜充足，水果适量

蔬菜和水果中含有丰富的维生素、矿物质、膳食纤维和植物化学物质等，有助于维持慢性肾脏病患者的健康。鼓励慢性肾脏病患者适当进食蔬菜水果，推荐每日摄入蔬菜

300～500g、水果 200～350g，糖尿病肾病患者每日水果摄入量可适当减量至 100～200g。当患者出现水肿或高钾血症时，则需谨慎选择蔬菜和水果，并计算其中的含水量和含钾量，蔬菜推荐清水浸泡并焯水处理后食用，水果则可根据具体情况选用，必要时咨询临床营养师或专科医生。

慢性肾脏病 3～5 期的患者，除关注蔬菜和水果中的水分和含钾量外，还需注意其中的蛋白质含量，通常绿叶蔬菜含蛋白质 2～4g/100g，瓜菜含蛋白质 0～1g/100g，大部分水果蛋白质含量为 1～2g/100g。

蔬菜水果中的植物化学物质如类胡萝卜素、类黄酮、花青素和有机硫化合物等，具有抗氧化、抗炎和调节肠道菌群的作用，对慢性肾脏病具有预防和保护作用。尤其是富含类胡萝卜素的深色蔬菜水果，如胡萝卜、菠菜、南瓜等，可以延缓肾功能下降。因此，慢性肾脏病 3～5 期的患者应优先选择蛋白质含量较少的瓜菜，适当选择深色蔬菜和水果。

（五）少盐控油，限磷控钾

控制盐的摄入对于慢性肾脏病患者至关重要，这有助于改善高血压状况，减少蛋白尿的出现以及缓解水肿症状。建议每日盐摄入量不超过 5g，并避免烟熏、烧烤、腌制食品等高盐加工食品的摄入，限制酱油、味精、鸡精等调味品的使用。提倡使用天然调味料——如山楂、柠檬、辣椒、花椒和醋，来替代过多的盐分。对于水肿患者，应在临床营养师或专科医生的指导下实行低盐饮食，每日盐摄入不超过 3g；严重水肿时应采取无盐膳食（钠＜1000mg）或低钠膳食（钠＜500mg）。

烹调油和肥肉摄入过多会导致总能量摄入过多，增加肥胖和心血管疾病的风险，并影响肾脏病的控制。建议慢性肾脏病患者将烹调油摄入量控制在 25～40g，脂肪摄入不应超过总能量的 35%。在低蛋白饮食的基础上，慢性肾脏病 3～5 期患者可增加富含中链甘油三酯或 ω-3 脂肪酸的油，如亚麻籽油、紫苏籽油等，作为能量补充来源。

由于肾功能损害，慢性肾脏病患者容易出现高磷血症和高钾血症。控制磷的摄入是防治高磷血症的关键。磷普遍存在于动物性和植物性食物中，尤其是在瘦肉、蛋、奶、内脏、海藻、干豆类、坚果等。相比动物性食物，植物性食物中的磷吸收率较低。选择加工食品时，应阅读标签，避免含磷添加剂较多的产品。推荐慢性肾脏病患者以植物性食物为主，控制每日膳食磷摄入不超过 800～1000mg，以维持正常血磷水平。对于慢性肾脏病 3～5 期患者，在低蛋白饮食的同时，选择磷/蛋白质含量比值低的食物，并注意钙磷平衡。

钾对健康至关重要，但血清钾过高或过低都可能危及生命。正常情况下，机体通过尿液和汗液排出钾。如果慢性肾脏病患者无高钾血症且每日尿量大于 1000mL，可不必担心摄入钾过多的风险。建议慢性肾脏病患者根据个体情况调整钾的摄入量。出现高钾血症时，应立即就医，严格控制高钾食物摄入，每日钾摄入量应不超过 2000～3000mg，血钾应维持在 3.5～5.5mmol/L。摄入避免浓肉汤、老火汤、菜汤，烹调时应先焯水弃汤后食用，以减少钾含量。

（六）适量饮水，量出为入

水是维持人体健康不可或缺的重要物质。对于无水肿且尿量正常的慢性肾脏病患者，建议每日饮水量为 1500～1700mL，以维持正常的生理代谢。对于有水肿或尿量减少的慢性肾脏病患者，应根据每日尿量和透析脱水量来合理规划饮水量，以实现"量出为入"。此类患者在饮食中还需减少含水量高的食物摄入，避免加重水肿的风险，并应在临床营养师或专科医生的指导下执行低盐饮食。

（七）合理选择食药物质，调补有道

1. 因人制宜

根据不同体质和病情选择适合的食养方案。如气虚者偏于脾气虚的，可以选用山药、茯苓来补脾；肾气虚者则可用黄精、山药。对于血虚者，可选择阿胶来补血。湿热体质者可食用赤小豆、金银花、菊花等清热利湿的食物，而血瘀体质者可用桃仁、山楂等化瘀的食材。具体食材搭配应根据不同证型进行个性化调整。

2. 因时制宜

食疗应顺应季节变化，强调"天人相应，顺应自然"的理念。春季养阳，可摄入温补类食物，如大枣、龙眼肉、核桃仁等；夏季天气炎热，多汗失液，宜选择滋阴清热利湿的食材，如赤小豆、冬瓜、绿豆、薏苡仁等；秋季气候干燥，可食用养肺润燥的食物，如雪梨、山药、蜂蜜、银耳；冬季寒冷，宜进食温补之品，如当归和阿胶等。

3. 因地制宜

我国地势有高低之分，气候有寒热温燥之别。一方水土养一方人，应根据地域环境特点，合理膳食。如东南地势低，气候温热潮湿，宜适当食用甘淡渗湿之品，如茯苓、橘皮、薏苡仁等；西北地处高原，气候寒冷干燥，宜选用温热滋润之品，如百合、大枣、龙眼肉等。

（八）合理选择营养健康食品，改善营养状况

慢性肾脏病患者易出现营养不足，常伴随 B 族维生素、维生素 D、钙、铁、锌等营养素的缺乏。尤其在低蛋白饮食过程中，如果营养不平衡，患者可能表现为体重下降、水肿、消瘦和肌肉减少。为避免这些问题，建议患者定期接受营养评估和监测，由临床营养师或专科医生提供营养指导。若发现营养不足，应及时调整饮食，并在必要时补充营养健康食品，如膳食营养补充剂、肾病型能量补充剂或特殊医学用途配方食品，以预防和纠正营养缺乏。

（九）规律进餐，限制饮酒，适度运动

建立良好的生活方式，包括规律进餐、定时定量和适度运动，是保持慢性肾脏病患者健康的关键。每日的三餐和加餐应相对固定，避免暴饮暴食或过度饥饿，减少外卖和聚餐，零食宜选择天然食物如水果和薯类，尽量避免过度加工食品。对于体重下降的患者，可以增加餐次，帮助补充能量和营养。

饮酒对肾脏有直接的损害作用，并可增加高尿酸血症、糖尿病和心血管疾病的风险，因此建议慢性肾脏病患者尽量减少或避免饮酒，特别是 3～5 期的患者，应严格禁酒。

适度运动能够提高心肺功能、改善肌力、降低心血管疾病风险，并延缓肾病进展。推荐每周进行 3～5 次中等强度运动，如快走、骑车、游泳等，每次 30～60min。此外，如无禁忌，每周可进行 3 次抗阻运动，如哑铃训练或器械运动，可以增强肌肉力量和耐力。运动方案应根据个体状况进行评估和定制，以减少运动相关不良事件的风险。

（十）定期监测，强化自我管理

定期监测健康状况是成功实施膳食干预和预防营养不良的重要保障。建议慢性肾脏病患者每日监测血压、体重和尿量，每周记录饮食情况，并定期进行营养风险筛查和人体成分分析。根据监测结果，临床营养师或专科医生将提供膳食评估、营养状况诊断、营养处方和运动处方等服务。及时调整饮食、运动和用药方案，有助于防治并发症，延缓疾病进

展，提高生活质量。

自我管理能力是肾病饮食疗法的关键。患者应学习慢性肾脏病相关知识，掌握营养标签的识别、食物交换表的使用，并将这些技能融入日常生活。此外，家庭和社区应为患者提供支持，营造友好的用餐氛围，定期组织膳食烹饪交流活动，帮助患者更好地融入和回归社会。

为优化慢性肾脏病患者的营养管理，建议与临床营养师和专科医生建立长期的随访关系。患者应主动参与定期咨询，接受个性化的营养教育和指导，尤其在初诊、年度检查或病情变化时，应及时就医和咨询，以获得有效的营养治疗方案，改善自身健康和临床结局。

三、合理用药，避免肾脏损伤

药物相关性肾损伤是一种常见的医疗问题。2013 年，一项针对 659946 例住院患者的全国性回顾性研究显示，高达 40% 的急性肾损伤（acute kidney injury，AKI）是不合理用药引起的。特别是老年人，因肾功能下降导致急性肾衰竭（acute renal failure，ARF）的风险和死亡率更高。因此，了解药物的肾毒性并合理用药是预防急性肾损伤和慢性肾脏病的重要措施。

（一）认识肾毒性药物

1. 已明确可能引起肾损伤的西药

多种西药被证实具有肾毒性，包括抗生素、非甾体抗炎药、抗肿瘤药、抗癫痫药、利尿剂、脱水剂、免疫抑制剂、他汀类降脂药等。抗生素是引发药物性肾损伤的主要药物类别，占 39%～54%，老年人和已有肾功能损害的患者尤为易感。常见的肾损伤抗生素包括氨基糖苷类、β- 内酰胺类、抗真菌药（如两性霉素 B）和磺胺类药物。肾损伤机制涉及直接毒性作用、免疫反应、缺血性损伤等。

2. 已有临床证据可能导致肾损伤的药物

质子泵抑制剂（如奥美拉唑）在老年患者中使用普遍，近年来被认为可能引发肾损伤，临床表现为急性肾衰竭，伴随症状包括发热、体重减轻、恶心、皮疹等，尿液中可出现嗜酸细胞、脓尿、蛋白尿等异常。

阿司匹林作为冠心病二级预防的常用药物，长期服用亦可引发肾功能异常，其风险与年龄、服药剂量和时间有关。阿司匹林与氯吡格雷联用可增加肾损伤的风险。

3. 可引起肾损伤的中药

中药中的关木通和青木香，过去常见于多种制剂组方，如龙胆泻肝丸（含关木通）和冠心苏合丸（含青木香）等。现已明确，关木通和青木香因含有强烈肾毒性和致癌性的马兜铃酸，可引起肾损伤。中国国家药品监督管理局已分别于 2003 年和 2004 年禁止了关木通和青木香作为药材生产、销售和使用，所有含有关木通或青木香的中成药必须按标准完成处方替换后才能继续生产销售。

另外，中药雷公藤及其制剂也是常见的肾毒性药物，临床应用可能出现少尿、水肿、血尿、蛋白尿等症状，肾脏病理表现为肾小球和肾小管的广泛损害。尽管存在肾毒性，雷公藤因其强效免疫抑制作用，仍在类风湿关节炎、系统性红斑狼疮等自身免疫性疾病中被谨慎使用，但需要在专科医师的指导下严格控制剂量并监测不良反应，严禁自行服药。

4. 需慎重使用的中药

某些中药在大量或长期服用时会对肾脏产生毒性影响，如益母草、牵牛子等。益母草可能引起肾小管损伤，严重时甚至导致休克；牵牛子大量服用可能引发急性肾衰竭。其他中药如苍耳子、附子和乌头、鸦胆子、川楝子、山慈菇等，以及斑蝥、全蝎、蜈蚣、海马等虫类药物，和雄黄、朱砂、轻粉、胆矾、砒霜等矿物药，由于含有毒性成分，使用不当可能导致多器官损伤。此外，部分中药注射液因纯度和成分问题也存在肾毒性风险。因此，这些药物应在专业指导下使用，避免不良后果。

（二）老年人的用药原则

关于老年人用药，国内尚无系统的临床用药指南，国际上常用的用药指导数据库在药物性肾损伤定义、肾毒性药物分类、药物剂量调整等方面存在较大差异，对临床指导价值有限，这也是目前临床合理用药面临的主要问题之一。为避免老年人发生肾损伤，尤其是已有基础肾脏疾病或肾功能减退的老年群体，应遵循下列用药基本原则。

1. 减少用药的种类，避免不必要用药及多种药物联合应用

不同药物间可能产生多种相互作用，部分药物的不良反应是由药物合用引起的，因此药物联合使用时应在医师和药师的指导下进行。老年人通常有多种基础疾病，药物联合使用情况较为常见。此外，一些老年人还服用成分不明的秘方、土方等，使得他们成为药物不良反应的高危人群。老年人的记忆力和自理能力下降，容易导致误服、多服、漏服等现象。因此，在不影响治疗效果的前提下，应尽量减少药物种类、剂量和服药频次，以降低不良反应风险。

2. 注意中西药联用的潜在风险

老年人常见中西药联合使用的情况。若中西药配伍不当，容易产生或增加副作用。例如，氨基糖苷类、大环内酯类抗生素等与大黄苏打片、三黄片、牛黄解毒片等中成药同用时，因该类中成药中含有高浓度鞣质，可能与抗菌药形成难溶的沉淀，增加肝肾毒性。此外，六味地黄丸中的山茱萸，香砂六君子丸中的陈皮、山楂均含丰富的有机酸，与酸性药物如阿司匹林合用时，可能因尿液酸化而使阿司匹林的排泄减少，加重肾毒性风险。

3. 严格掌握用药适应证，遵照医嘱或说明书服用，切忌盲目用药

一般用药应从小剂量开始，逐渐加量至最佳的维持治疗剂量；尽量选择口服方式而非输液；服用磺胺类抗生素、苯溴马隆或静脉用药时，应多饮水以促进药物和代谢产物的排泄。对于需服用肾毒性药物的患者，应在专业医师的指导下进行，并定期监测尿酶、尿蛋白、尿沉渣及肾功能。有药物过敏史的患者应在病历中标明相关药物，并告知医师。一旦出现药物不良反应，应立即停药并携带所用药物就医。此外，可参考老年人潜在不适当处方筛查工具（STOPP）和处方遗漏筛查工具（START）进行用药指导，以减少不当用药的风险。

4. 根据肾小球滤过率调整药物用量及间隔时间

临床常用血清肌酐水平估算肾小球滤过功能，但老年人因活动减少，肌肉萎缩、肌肉代谢减慢，肌肉容积下降，外加进食少，导致血清肌酐生成量较低，在肾功能下降早期往往肌酐处于正常水平，因而有学者提出针对老年患者采用2～3种方法对肾功能进行综合评估，如肌酐清除率、胱抑素C、科克罗夫特-高尔特公式（C-G公式）、肾脏病饮食改良研究公式（MDRD公式）和慢性肾脏病流行病学协作组公式（CKD-EPI公式）等。其中CKD-EPI公式在评估肾功能以及估算药物剂量方面优于其他计算公式。

合理用药是预防肾脏损伤的重要环节，尤其对于老年人和已有肾功能减退的患者至关重要。药物相关性肾损伤在临床中十分普遍，尤其常见于多种药物联合使用的情况下。正确认识肾毒性药物、合理选择用药方案、避免中西药不当配伍、严格遵循用药适应证并根据肾功能评估调整药物剂量，是减少药物性肾损伤的重要策略。老年患者用药应特别关注

个体差异，定期监测肾功能，并在专业医师指导下进行药物调整，以最大限度降低肾损伤风险，保护肾脏健康。

小结

泌尿系统由肾、输尿管、膀胱及尿道组成。泌尿系统通过生成和排出尿液的方式清除体内的尿素、尿酸、肌酐等代谢废物和进入体内的异物，维持内环境的稳态。

慢性肾脏病是现代社会严重危害人类健康的疾病之一。避免不健康的生活方式、饮食习惯和用药，可以从源头上避免罹患该病。从疾病的早期表现和化验检查中尽早发现疾病，可以进行早期有效的干预治疗。

肾脏是人体的"清道夫"，为我们的健康保驾护航；健康饮食，杜绝不合理用药，是避免肾脏损伤的重要原则。

思考题

1. 尿液是如何生成的？
2. 素食者的尿液为何呈碱性？
3. 简述排尿反射的过程。如果脊髓高位截断的话，会影响排尿反射吗？
4. 哪些症状和实验室检查对慢性肾脏病有诊断意义？
5. 谈谈你对"合理用药"的理解。

参考文献

［1］ 丁文龙，刘学政．系统解剖学［M］．9版．北京：人民卫生出版社，2018．

［2］ 王庭槐．生理学［M］．9版．北京：人民卫生出版社，2018．

［3］ 葛均波，徐永健，王辰．内科学［M］．9版．北京：人民卫生出版社，2018．

［4］ 艾洪滨．人体解剖生理学［M］．2版．北京：科学出版社，2015．

［5］ Levin A，Eckardt K U，Tonelli M. The Global Kidney Health Summit Outputs：details to guide the nephrology community along the road to global kidney health［J］．Kidney International Supplements，2017，7（2）：61-62.

［6］ 谭荣韶，于康，窦攀，等．成人慢性肾脏病食养指南（2024年版）［J］．卫生研究，2024，53（3）：357-362.

［7］ Stevens P E，Levin A. Kidney Disease：Improving Global Outcomes Chronic Kidney Disease Guideline Development Work Group Members. Evaluation and management of chronic kidney disease：synopsis of the kidney disease：improving global outcomes 2012 clinical practice guideline［J］．Annals of Internal Medicine，2013，158（11）：825-830.

［8］ 李平，文玉敏，严美花．关注老人肾脏健康：注意安全用药［J］．中华肾病研究电子杂志，2017，6（3）：101-104.

［9］ Rosner M H. Acute kidney injury in the elderly［J］．Clinics in Geriatric Medicine，2013，29（3）：565-578.

［10］ 安玉，蒋琦，刘志红．慢性肾脏病：全球肾脏健康状况及应对措施［J］．肾脏病与透析肾移植杂志，2018，27（1）：61-64.

第七章 生殖系统与健康

引言：生命从何而来？

　　地球已经有 46 亿年的历史，从一个炽热的岩浆球逐渐演变为如今充满生命的蓝色星球，地球成为了已知宇宙中唯一孕育生命的星体。然而生命的起源在某种程度上依然是未解之谜。

　　姑且不论最初的生命形式是如何起源的，地球能够达到现在的状态，离不开多种多样的生命在地球上繁衍生息，循环往复。在这个浩瀚的宇宙中，生命及其延续是一个奇迹。

　　个体的生命是有限的，而通过生殖活动可以繁衍后代。生殖不仅是个体和物种延续的手段，也是自然选择和进化的重要机制，那些适应环境的个体更有可能成功繁殖，从而将有利基因传递下去。

　　生殖是指生长发育成熟的生物体能够产生与自己相似的子代个体的功能，它是生命活动的最基本特征之一。生物的生殖方式有有性生殖和无性生殖两种。低等的单细胞生物一般是通过无性生殖繁衍后代，而大多数植物、动物包括人类则是通过有性生殖繁衍后代的。随着动物的进化，从水生到陆生，其生殖方式从体外受精发展到体内受精，而哺乳动物则由卵生发展到胎生。哺乳动物和人类形成了专门的生殖器官来完成生殖功能。

　　虽然全球人口仍在持续增长，但增长的速度已经显著放缓。目前全球人口已超过 80 亿，根据联合国的预测，全球人口将在 2050 年前后达到约 97 亿的峰值，然后逐渐稳定，甚至可能开始减少。近年来，许多国家和地区，包括中国、欧洲、美洲、日本和韩国，已经出现了生育率低于更替水平（即每名女性平均生育 2.1 个子女）的趋势。我国人口已经于 2022 年开始出现负增长，这不仅反映了人们家庭观念、社会经济发展和文化的变迁，也与生殖健康息息相关。

　　相较于人口数量，人类健康更加值得关注。1994 年在开罗举办的国际人口与发展会议上，将生殖健康定义为：生殖健康是指与生殖系统及其功能和过程所涉一切事宜，包括身体、精神和社会等方面的健康状态，而不仅仅指没有疾病或虚弱。因此，男女均有权获知并能实际获取他们所选定的安全、有效、负担得起和可接受的计划生育方法，有权获取他们所选定的、不违反法律的调节生育率的方法，有权获得适当的保健服务。更加重要的是，要使妇女能够安全地怀孕和生育。

　　从程序上来说，生殖健康权利自开罗会议之后正式成为了人权的一部分。

第一节　男性生殖系统

男性生殖系统包括内生殖器（internal genital organ）和外生殖器（external genital organ）两部分。

一、男性内生殖器

男性内生殖器（male internal genital organ）由负责产生生殖细胞和分泌激素的生殖腺（睾丸）、用于运送生殖细胞的输精管道和附属腺（精囊、前列腺、尿道球腺）组成（图7-1）。这些器官共同作用，支持男性的生殖功能和性激素的调节。

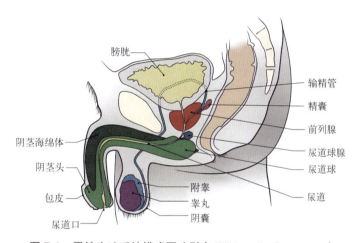

图 7-1　男性生殖系统模式图（引自 Wikimedia Commons）

（一）主生殖腺：睾丸

睾丸（testis）位于阴囊内（图 7-1、图 7-2），呈扁椭球形，左右各一，表面光滑。胎儿时期睾丸位于腹腔中，至其发育的最后两个月下降至阴囊中。若出生后如睾丸未能下降或下降不完全，导致阴囊内无睾丸或仅一侧有睾丸，称为隐睾症，是儿童中最常见的生殖系统先天畸形之一。由于腹腔温度较高，不利于精子形成，隐睾通常会导致不育。睾丸在青春期随着性成熟快速发育，在老年期逐渐萎缩。

睾丸表面覆以致密结缔组织构成的白膜，睾丸实质被分隔为 100～200 个睾丸小叶。每个小叶内有 2～4 条盘曲的生精小管（seminiferous tubule），是产生精子的地方（图 7-2）。在生精小管之间是间质细胞，主要功能是产生睾酮。

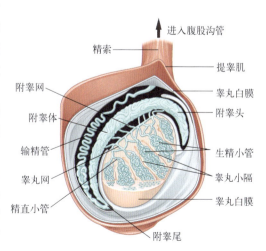

图 7-2　睾丸、附睾组织结构
（引自 OpenStax）

1. 生精小管和精子生成

生精小管的基膜上紧贴着精原细胞，这些原始生精细胞从人的青春期开始，经过一系列分裂和发育阶段，最终形成精子。精子的生成过程包括：精原细胞→初级精母细胞→次级精母细胞→精子细胞→精子。各发育阶段的生精细胞从基膜到管腔依次排列，最终成熟精子脱离支持细胞进入生精小管管腔（图7-3）。从精原细胞发育成为精子约需2个半月。

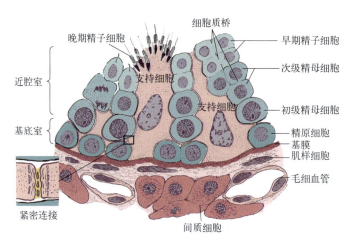

图7-3　生精小管管壁组织结构模式图（引自李继承，2018）

生精小管的末端汇合为精直小管，进入睾丸纵隔形成睾丸网。15～20条输出小管从睾丸纵隔发出，经睾丸后缘上部进入附睾（图7-2）。

成熟精子形似蝌蚪，长约60μm，由头部和尾部两部分组成。头部卵圆形，主要由高度浓缩的细胞核染色质构成，前端的顶体富含顶体酶，帮助精子与卵子结合。尾部是精子的运动装置，又称鞭毛，分为颈段、中段、主段和末段。鞭毛中心的轴丝由中心粒构成，中段的线粒体鞘为精子活动提供能量（图7-4）。

精液是精子和精囊、前列腺、尿道腺分泌液的混合物，呈碱性，含有营养物质和前列腺素。每次射精的精液总量约1.5～5.0mL，每毫升精液含精子4000万至2.5亿。每毫升精液精子数低于1500万为少精子症，是男性不育的较常见病因。

2. 睾丸间质和雄激素

在生精小管之间的结缔组织构成睾丸间质，其中的间质细胞能分泌雄激素（androgen），主要有睾酮（testosterone，T）、脱氢表雄酮（dehydroepiandrosterone，DHEA）、雄烯二酮（androstenedione）和雄酮（androsterone）等。其中以睾酮的生物学作用最强，其余几种的生物活性不及睾酮的1/5，且睾酮在进入靶组织后还可转变为活性更强的双氢睾酮（dihydrotestosterone，DHT）。正常男性每天分泌4～9mg睾酮。雄激素在体内发挥多种生理作用。

（1）促进精子的生成　间质细胞分泌的睾酮经生精小

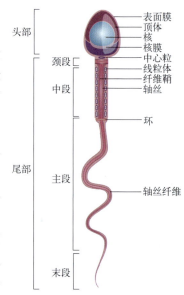

图7-4　精子超微结构模式图
（引自 Wikimedia Commons）

管的基膜进入小管，与生精细胞的相应受体结合促进精子的生成和发育。

（2）对附性器官和第二性征的影响　睾酮能刺激附性器官（如前列腺和精囊）的生长发育，促使男性副性征（如体毛、喉结和声音低沉）出现，并维持其正常状态。

（3）对生精过程的影响　睾酮进入生精小管可直接与生精细胞的雄激素受体结合，或转化为活性更强的双氢睾酮再与雄激素受体结合，促进生精细胞的分化和精子的生成。

（4）对性行为和性欲的影响　睾酮与男性的性行为以及正常性欲的维持有关。睾丸功能低下的患者，血中雄激素水平较低，常出现阳痿和性欲降低，用雄激素治疗效果较好。

（5）对代谢的影响　睾酮能促进蛋白质的合成并抑制其分解，这种促进作用不仅表现在促进附性器官组织的蛋白质合成，还表现为促进肌肉、骨骼、肾脏和其他组织的蛋白质合成，因而能加速机体生长；睾酮还参与调节机体水和电解质的代谢，有类似于肾上腺皮质激素的作用，可使体内钠、水潴留。此外，睾酮还能通过促进肾脏合成促红细胞生成素，刺激红细胞的生成。

（二）附属腺和精子输送管道

1. 附睾

附睾（epididymis）是精子储存和进一步成熟的主要场所，也是精子输送的管道。附睾呈新月形，位于睾丸的后上方，由一条长约 6m 的管道盘旋弯曲形成，分为头、体、尾三部分（图 7-2）。在附睾中，精子进一步成熟，具备了运动能力和受精能力。

2. 输精管和射精管

输精管（ductus deferens）是附睾管的直接延续，长约 50cm，起自附睾尾部，出阴囊，经阴茎根部两侧的皮下上行，随精索穿过腹股沟管进入盆腔，再向内下至膀胱底后面膨大成输精管壶腹（图 7-1）。其末端与精囊的排泄管汇合成射精管（ejaculatory duct）。输精管在活体触摸时呈坚实的圆索状，在阴茎根部两侧皮下的位置较浅，是计划生育手术实行输精管结扎的部位。从腹股沟管的腹环进入腹股沟管并延伸至睾丸上端，有一对柔软的圆索状结构，称精索（spermatic cord）。精索是连接睾丸与腹壁的重要结构，内有输精管，睾丸动、静脉，输精管动、静脉，淋巴管和神经等。

射精管由输精管的末端与精囊的排泄管汇合而成，长约 2cm，向下穿过前列腺实质，开口于尿道的前列腺部。

3. 精囊

精囊（seminal vesicle），又称精囊腺，是一对位于膀胱底后方的长椭圆形囊状器官，其分泌液是精液的主要成分，占比最大，其中富含果糖等物质，为精子的生存和活动提供营养和能量。

4. 前列腺

前列腺（prostate）是男性生殖器官中最大的腺体，位于膀胱颈下方（图 7-1），包绕尿道的前列腺部，形如前后略扁的栗子。幼年时前列腺很小，随着性成熟迅速增大，老年时逐渐萎缩。前列腺分泌的液体也是精液的主要成分，具有促进精子活性和运动的作用。中老年人常发生前列腺内结缔组织增生，造成前列腺肥大，严重时压迫尿道，引起排尿疼痛、困难。

5. 尿道球腺

尿道球腺（bulbourethral gland）位于尿道膜部两侧，是一对豌豆大小的球形腺体（图

7-1）。腺体通过长 30～40mm 的排泄管开口于尿道球部。其分泌液参与精液的组成，有助于润滑尿道，为精子创造适宜的环境。

精囊、前列腺和尿道球腺的分泌液均呈弱碱性，适于精子的生存和活动，其与精子共同组成乳白色的精液。

二、男性外生殖器

（一）阴茎

阴茎（penis）由头、体、根三部分组成，根部固定于耻骨下支和坐骨支。阴茎的主要结构包括两条阴茎海绵体和一条尿道海绵体，外层包覆筋膜和皮肤。两条阴茎海绵体位于阴茎的背侧，尿道海绵体位于腹侧，前端膨大形成阴茎头，后端形成尿道球（图7-5）。海绵体为勃起组织，内含与血管相通的腔隙。在性兴奋时，海绵体充血膨胀，使阴茎变粗变硬，从而实现勃起功能。

（二）阴囊

阴囊（scrotum）是位于阴茎后下方的囊状结构，内含睾丸、附睾和精索等生殖器官（图 7-1）。阴囊壁由皮肤和肉膜构成，其中肉膜形成的阴囊中隔将阴囊分为左右两个腔。肉膜为浅筋膜，含有平滑肌纤维，可根据外界温度的变化而舒缩，从而调节阴囊内部的温度，有利于精子的生成和发育。

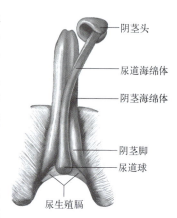

图 7-5　阴茎的外形和结构
（引自 Wikimedia Commons）

阴茎头
尿道海绵体
阴茎海绵体
阴茎脚
尿道球
尿生殖膈

第二节　女性生殖系统

女性生殖系统包括内生殖器和外生殖器。

一、女性内生殖器

女性内生殖器（female internal genital organ）包括卵巢、输卵管、子宫和阴道（图7-6）。卵巢是主要的生殖腺，负责产生卵子并分泌雌激素。卵子产生并发育成熟后经输卵管运送，在输卵管壶腹部与精子结合为受精卵。受精卵游移到子宫，植入子宫内膜并发育成胎儿。子宫不仅是胎儿生长的场所，也是周期性产生月经的部位。阴道则是胎儿分娩和月经排出的通道。

（一）主生殖腺：卵巢

卵巢（ovary）为一对实质性器官，位于髂内、外动脉所夹的卵巢窝内，是女性的主要生殖腺（图 7-6）。卵巢呈扁椭圆形，灰红色，分为内、外两侧，前、后两缘和上、下两端。成年女子卵巢重 5～6g，卵巢的大小和形状因年龄和生理状态的变化而不同。在性成熟之前，卵巢表面光滑；随着青春期开始及排卵次数的增多，卵巢的体积逐渐增大并形成瘢痕。35～40 岁时卵巢开始缩小，绝经后约 50 岁时逐渐萎缩。

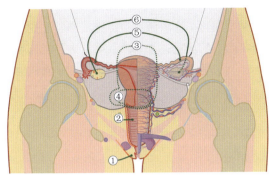

①—外阴部　②—阴道　③—子宫　④—子宫颈　⑤—输卵管　⑥—卵巢

图 7-6　女性内生殖器（冠状面）示意图（引自 Wikimedia Commons）

1. 卵巢组织和卵子生成

卵巢上皮在胚胎时期为立方上皮，成年后变成扁平上皮。上皮深面为一层致密结缔组织的被膜，称为白膜。被膜内为卵巢实质，分为浅层的皮质和深层的髓质。皮质中含有数以万计的不同发育阶段的卵泡，卵泡由中央的卵母细胞和周围的卵泡细胞组成。髓质由疏松结缔组织、血管、淋巴管和神经等组成。

卵子是由卵原细胞在卵泡中生长发育形成的。其发育经历了原始卵泡、初级卵泡、次级卵泡和成熟卵泡几个阶段（图 7-7）。出生前后，卵巢中的卵原细胞发生减数分裂并停在第一次减数分裂的前期，形成初级卵母细胞。原始卵泡由初级卵母细胞和周围的单层卵泡细胞构成。随着卵泡的发育，初级卵母细胞体积增大，卵泡细胞不断增殖，由单层变为多层，称为颗粒细胞。

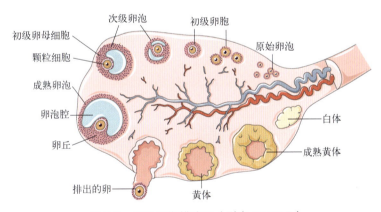

图 7-7　卵巢周期模式图（引自 SMART）

出生时女性的双侧卵巢内共有 30 万～40 万个原始卵泡，进入青春期后（13～14 岁），卵巢中仅余约 4 万个原始卵泡。性成熟后，每月有 10～20 个卵泡发育，但通常只有一个优势卵泡最终成熟并排卵，其余大部分在发育过程中闭锁退化。从青春期到绝经期（15～50 岁），女性会排出 400～500 个次级卵母细胞。

2. 雌激素

卵巢中的颗粒细胞是雌激素（estrogen）的主要合成场所，雌激素在女性生殖器官发育、维持女性第二性征及代谢调节等方面发挥重要作用。

（1）雌激素对生殖器官的作用　①雌激素可促进性器官发育成熟；②雌激素是卵泡发育成熟和排卵不可缺少的调节因素；③雌激素可促进输卵管上皮细胞增生，促进输卵管的分泌和运动，有利于精子和卵子的运送；④雌激素可促进月经周期和妊娠期子宫内膜和腺体的增生，腺体分泌增加，利于精子通过。它还可以提高子宫肌的兴奋性，提高其对催产素的敏感性，利于分娩；⑤促使阴道上皮增生，糖原含量增加，表层细胞角质化，糖原分解使阴道呈酸性（pH4～5），从而增强阴道抵抗力。

（2）维持乳房发育及第二性征　雌激素刺激并维持乳房发育，促进女性第二性征的出现，同时对维持性欲有积极作用。

（3）雌激素对代谢的影响　①促进肾小管对钠的重吸收，发挥保水、保钠的作用；②加强成骨细胞的活动，抑制破骨细胞的活动，促进钙、磷沉积，加速骨的生长和成熟；③降低血浆胆固醇，减少动脉硬化的发生。

3. 孕激素

孕激素（progestin）在黄体生成素（luteinizing hormone，LH）作用下由黄体产生，主要为孕酮（progesterone，P）。孕激素主要作用于子宫内膜和平滑肌，由于靶细胞内孕酮受体的含量受雌激素调节，所以孕酮必须在雌激素作用的基础上发挥作用。孕激素的主要功能如下。

（1）对子宫的作用　孕酮在雌激素作用下，使增生期的子宫内膜进一步增厚，并进入分泌期，为受精卵着床前的子宫内生存环境及着床过程提供适宜的条件。着床后，孕酮促进子宫内膜基质细胞转化为蜕膜细胞，提供胚泡生长所需的活性物质。此外，孕酮还能降低子宫肌细胞的兴奋性及对催产素的敏感性，抑制子宫收缩，维持胚胎的生长环境。同时，孕酮减少宫颈黏液的分泌、增加其黏度，在宫颈口形成栓塞，阻止精子穿行。

（2）对乳腺的作用　在雌激素作用的基础上，孕酮促进乳腺的进一步发育，并为产后泌乳做好准备。

（3）产热作用　孕酮可作用于下丘脑体温调节中枢发挥产热作用。女性基础体温在排卵后升高约 0.5℃，黄体期体温维持该水平，随着黄体萎缩，体温逐渐下降。临床上常以此基础体温变化作为判断排卵的标志之一。绝经后或卵巢摘除后，基础体温的此变化特点消失。注射孕酮可提高基础体温。

（二）附属内生殖器

1. 输卵管

输卵管（oviduct）是一对长 10～14cm 的肌性管道，一端连接于子宫底的两侧，另一端呈伞状扩展并开口于腹腔（图7-6）。输卵管由内向外依次分为子宫部、峡部、壶腹部和漏斗部。输卵管的主要功能是捕捉排出的卵子，并为精子与卵子的结合提供场所。

2. 子宫

子宫（uterus）位于骨盆中央，膀胱和直肠之间，下端接阴道（图7-6）。子宫呈倒梨形，分为底、体、颈三部分。子宫底为输卵管子宫口以上的部分，子宫底两侧与输卵管相连的部位称子宫角。子宫下端较窄且呈圆柱状的部分为子宫颈，子宫底与子宫颈之间为子宫体。子宫体与子宫颈相连处狭窄的部分称为子宫峡。子宫壁由外向内依次为外膜、肌层和内膜。成年女性子宫内膜周期性地增生、脱落形成月经。

3. 阴道

阴道（vagina）是连接子宫与外生殖器的肌性管道（图 7-6），是女性的性交器官，同时也是月经排出和胎儿娩出的通道。阴道位于直肠与膀胱之间，下端通过阴道口开口于阴道前庭。阴道具备一定的弹性和伸缩性，以适应性交和分娩的需求。

二、女性外生殖器

女性外生殖器（female external organ）统称为外阴或女阴，包括阴阜、大阴唇、小阴唇、阴道前庭等结构（图 7-8）。

1. 阴阜

阴阜是耻骨联合前方的皮肤隆起处，富含皮下脂肪组织，性成熟后皮肤上长有阴毛，起到一定的缓冲保护作用。

2. 大、小阴唇

大阴唇是一对纵向隆起的皮肤皱襞，其表面覆盖有阴毛，具有保护外阴和减少摩擦的功能。小阴唇位于大阴唇的内侧，是一对较薄、光滑无毛的皮肤皱襞，富含血管和神经，具有感觉敏锐的特性。

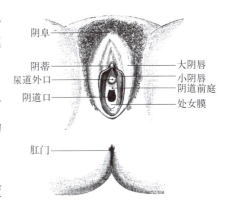

图 7-8　女性外生殖器
（引自 Wikimedia Commons）

3. 阴道前庭

阴道前庭位于小阴唇之间的裂隙区域，包含四个开口：前部的尿道外口、后部的阴道口，以及阴道口两侧的前庭大腺开口。前庭大腺能够分泌黏液以润滑阴道口。

4. 阴蒂

阴蒂位于耻骨联合的前下方，由两根阴蒂海绵体构成，其头部富含感觉神经末梢，是女性性敏感区之一，能够产生强烈的感觉刺激。

三、乳房

乳房（mamma，breast）位于胸前部的胸大肌表面，女性乳房发达，具有泌乳功能，而男性乳房不发达。成年未哺乳的女性乳房通常呈半球形，外观紧张且富有弹性。哺乳期时，乳房体积增大，停止哺乳后逐渐萎缩，老年女性的乳房萎缩更加明显。

乳房中央为乳头，是乳腺管的开口处，其周围是颜色较深的环形区域，称为乳晕。乳房由 15～20 个乳腺叶构成，每个乳腺叶通过一条输乳管与乳头相连（图 7-9）。在正常情况下，乳房表面皮肤光滑且均匀；而在患有乳腺癌时，乳房表面皮肤可能出现凹凸不平的"橘皮样"变化，这是乳腺癌的重要临床表现，此特征有助于早期发现和诊断乳腺癌。

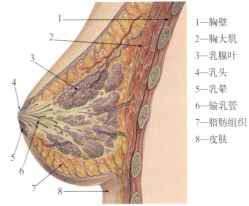

1—胸壁
2—胸大肌
3—乳腺叶
4—乳头
5—乳晕
6—输乳管
7—脂肪组织
8—皮肤

图 7-9　女性乳房矢状切面
（引自 Wikimedia Commons）

第三节　生殖过程

生殖是生物延续后代的基本活动。在人类，生殖过程以男女两性的性交开始，整个过程包括精子和卵子的相遇并受精、受精卵在子宫内的着床与生长发育、胎儿的娩出及授乳。女性在生殖活动中承担了主要角色。

一、受精

受精（fertilization）是精子与卵子结合形成受精卵的过程。女性在每个月经周期一般会产生一个成熟的卵子，而正常成年男性一次射精的精液量为 1.5～5mL，含有（0.4～2.5）亿个精子。性交后，精液被射入阴道穹隆并迅速凝固，可防止精子外溢并免受阴道酸性环境的破坏。

精子通过自身鞭毛的摆动，并在阴道、子宫和输卵管的协助下，向输卵管的壶腹部——受精的主要部位运行。尽管射入体内的精子数量庞大，但最终仅有数十个精子能到达受精部位，而通常只有一个精子与卵子发生结合。

精子的表面覆盖着精浆物质，这些物质阻止精子直接与卵子结合。因此，精子必须在女性生殖道内停留一段时间，通过去除表面精浆物质以便与卵子结合，此过程称精子的获能。获能后的精子会发生顶体反应，这一反应是指精子释放顶体中的特异性酶，从而使精子卵子的质膜融合，使精子得以进入卵细胞中，完成雌雄原核的融合，最终形成受精卵。

受精卵在输卵管蠕动和纤毛的推动下逐渐向子宫腔移动。在此过程中，受精卵经卵裂逐步发育形成胚泡，为后续的着床做好准备。

二、着床

着床（implantation）是指胚泡植入子宫内膜的过程，通常发生在受精后 7～8 天。此时，子宫内膜正处于分泌期，为胚泡着床提供了最佳的环境。成功的着床关键在于胚泡的发育和抵达子宫的时间与子宫内膜的发育同步。在着床过程中，胚泡不断向母体发送信号，促使母体进行相应的调整以适应着床的需求。胚泡表面的滋养层细胞具有微绒毛，这些微绒毛与子宫内膜绒毛交织成网，从而将胚泡稳固地植入子宫内膜，为后续的胎儿发育奠定基础。

三、妊娠的维持

受精卵成功着床后，胚胎与母体之间逐渐形成胎盘，实现母体与胎儿之间的实质性联系。胎盘不仅为胎儿的发育提供必要的物质和能量，还通过分泌多种激素来维持正常妊娠。妊娠早期，胎盘分泌人绒毛膜促性腺激素（human chorionic gonadotropin，HCG），以维持并延长黄体的功能。大约在受精后第 12 天，HCG 可以在母体尿液中检测到，成为早期妊娠诊断的重要依据。

在妊娠的晚期，胎盘分泌雌激素和孕激素，以替代卵巢功能，维持子宫内膜的结构，使其适应胚胎发育的需求。此外，胎盘还分泌人绒毛膜生长催乳素（human chorionic somatomammotropin，HCS），调节母体和胎儿之间糖、脂肪和蛋白质的代谢，促进胎儿的生长和发育。

妊娠期间，在雌激素和孕激素的共同作用下，子宫显著增大以适应胎儿的生长需求。同时，乳腺也会明显发育和增大，为产后哺乳做好准备。这些生理变化共同保障了妊娠的顺利进行，支持胎儿在母体内健康发育。

四、分娩

从末次月经第一天开始计算，人类的妊娠期约 280 天，至此胎儿已经发育成熟。分娩（parturition）是成熟胎儿从母体子宫自然产出的过程，可分为三个阶段。①子宫颈扩张期：在此阶段，子宫肌节律性收缩，推动胎头紧抵子宫颈，子宫颈逐渐扩张，为胎儿娩出做准备；②胎儿娩出期：胎儿由宫腔经子宫颈和阴道排出母体；③胎盘娩出期：胎盘与子宫分离并排出体外。

分娩的主要动力来源于子宫的节律性收缩。妊娠末期，子宫肌的兴奋性显著提高，开始出现不规则的收缩，逐渐转变为有规律的节律性收缩，这些收缩促使子宫颈扩张并推动胎头紧抵子宫颈。胎儿对子宫颈的压迫会引起正反馈，刺激垂体释放催产素，使子宫收缩更为强烈。在子宫、腹肌和膈肌的共同作用下，胎儿被顺利娩出，随后胎盘也被排出体外，从而完成整个分娩过程。

五、授乳

婴儿出生后 6～12h，母体即可开始授乳。最初分泌的母乳是富含蛋白质和免疫物质的初乳，随后逐渐转为常乳。母乳营养丰富，易于消化吸收，并含有大量免疫球蛋白，可以增强婴儿的免疫力，因此母乳喂养对于婴儿的正常发育非常重要。

乳腺的分泌受神经 - 体液机制的调节。婴儿吮吸乳头时，刺激信号通过传入神经传递到中枢神经系统，触发下丘脑分泌催产素，并通过神经垂体释放入血。同时，下丘脑分泌催乳素释放因子，刺激腺垂体分泌催乳素。在催乳素和催产素的共同作用下，乳腺的肌上皮细胞和导管平滑肌细胞收缩，促使乳汁分泌，这一过程称为泌乳反射，属于正反馈调节。

第四节　性生理和避孕

性生理学是生殖医学的重要基础学科之一，与计划生育和生殖健康关系密切。青春期是从少年到成年的过渡阶段，也是从性不成熟到发育成熟的时期。进入青春期后，人体中发育最慢的性器官也发育成熟，并开始具备生育能力。青春期中发生的生理变化常伴随着心理和行为方面的改变，这些表现与下丘脑 - 腺垂体 - 性腺轴的活动及其他内分泌腺激素的作用直接相关。

一、性成熟的表现

在青春期，由于机体迅速发育成熟，个体的体格形态、性器官及第二性征等方面都会发生很大的变化。

（一）青春期体格形态的变化

1. 身高突增

青春期身高的快速增长是显著的体格变化之一。女孩的身高生长突增通常从 10～11 岁开始，而男孩一般从 12～13 岁开始。因此，在 11 岁左右，女孩的身高往往大于同龄男孩，在按年龄绘制的身高曲线图上形成第一次交叉。男孩则在 13～15 岁之间迎来身高增长的高峰期，而此时多数女孩已经进入生长的缓慢期，男孩的身高逐渐超过同龄女孩，从而在身高曲线上形成第二次交叉（图 7-10）。

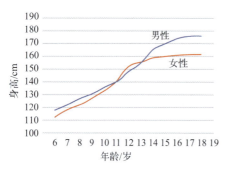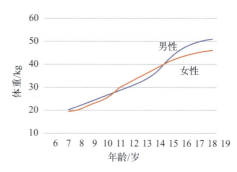

图 7-10 按年龄绘制的身高 / 体重曲线

在整个青春期，男孩身高平均增长 28cm，其中在生长突增阶段，平均每年增高 7～9cm，最多可达 10～12cm。女孩在整个青春期身高平均增长 25cm，在生长突增时每年平均可长 5～7cm，最多可达 9～10cm。

虽然男孩生长突增比女孩开始晚，但是每年的生长幅度比女孩大，且停止生长的年龄也比女孩晚，因此男孩成年后的身高通常比女孩高约 10cm 左右。

2. 体重突增

青春期体重的增长高峰虽然不如身高突增明显，但其增长持续时间较长，通常可延续至性成熟后。青春期体重的年均增长幅度较大，一般每年可增加 5～6kg，生长较快的可增加 8～10kg。体重的增长与骨骼、肌肉和脂肪的增长有关。青春期肌肉的增长尤为显著，8～15 岁时，肌肉质量仅占全身的 5.4%，而在 15～18 岁时，由于增长迅速，肌肉质量占全身质量的比例可增至 11.6%。男性肌肉的增长通常持续到 20 多岁才达到高峰。由于体重增长模式与身高类似，男女体重的增长曲线也呈现出两次交叉（图 7-10）。

3. 外形的显著变化

青春期骨骼和肌肉的显著增长导致外形发生显著变化。到 18 岁左右时，男性的身高、体重、肩宽、胸围和小腿长度等各项身体指标的绝对值通常高于同龄女性，尤其是在身高和肩宽方面差距明显。此外，女性在青春期皮下脂肪的增长较为持续，脂肪主要分布在乳房、臀部和上臂内侧等部位；而男性在经历身高和体重的突增后，脂肪的增长则逐渐减少。因此，成年男子通常体型健壮、肩部较宽，而成年女子则表现为身体丰满、髋部较宽的特征。这种因青春期发育形成的男女体态差异，称为二性体态（sexual dimorphism）（图 7-11）。

（二）性器官的发育

1. 男性性器官的发育

男性青春期最早出现的变化是睾丸体积增大，其发育过程可分为三个时期。

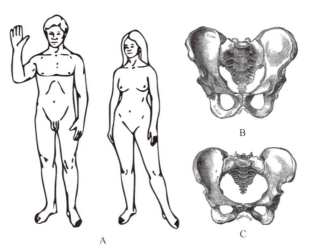

图 7-11　成年男女外形的差异（引自艾洪滨，2015）
（A）二性体态；（B）成年男性骨盆；（C）成年女性骨盆

第一期（9～12岁）：这是青春期的开始阶段。此时，睾丸中的生精细胞主要为精原细胞和精母细胞，睾丸间质细胞能够分泌少量的睾酮，但附性器官如阴囊、阴茎和前列腺等仍处于幼稚状态，尚未有明显的发育变化。

第二期（12～15岁）：这一阶段，睾丸体积迅速增大，生精小管显著发育，生殖系统中开始出现精子细胞和精子，尽管精子的数量仍然较少。同时，间质细胞分泌的睾酮量增加，促进了阴囊、阴茎、前列腺等附性器官的快速生长和发育以及男性第二性征的逐渐显现。

第三期（15岁以后）：此阶段，睾丸及附性器官发育基本接近成人水平，精子数量显著增加，且睾酮的分泌量也与成年男性相似。这一时期男性性器官成熟，具备了完全的生殖能力。

2. 女性性器官的发育

在青春期，女性的性器官开始显著发育，卵巢体积逐渐增大，由青春期前的不到1cm³增加到2～10cm³，并开始出现卵泡发育。在雌激素的作用下，子宫体积增大，子宫体长度占子宫总长度的比例增加至约三分之二。此外，阴道长度也从青春前期的8cm增加到月经初潮时的11cm左右。

随着雌激素水平的升高，外阴部位如大阴唇、小阴唇及阴蒂等性器官也开始发育，表现为组织增厚和显著的形态变化。青春期的一个重要标志是月经初潮的出现，此时通常为无排卵性月经。约在初潮后的半年到一年半之间，卵巢逐渐成熟并开始排卵，但在此期间黄体期常较短，排卵功能仍在逐渐完善中。这些变化共同标志着女性从青春期走向生育能力成熟期。

（三）第二性征的出现

第二性征，又称副性征，是两性间高度分化且具有显著差异的特征，主要体现在乳房、毛发、体型、体力、嗓音和举止等方面。各项第二性征的发育年龄、顺序和幅度存在显著的个体差异。

1. 男性第二性征发育

男性第二性征随睾丸的发育逐渐出现和发展。青春期开始后，阴茎根部最先出现短而纤细的毛发，随后逐渐变为黑色、卷曲状。性成熟时阴毛可向上蔓延至腹部和大腿内侧。腋毛通常比阴毛晚1～2年出现。唇和颌部开始长出胡须，额头发际逐渐后移，形成典型的成年男性面貌。

喉结凸起是男性独有的第二性征，通常从12岁左右开始出现，18岁时已接近成人大小，凸起后的喉结使男性声音变低且粗。有1/3～1/2的男孩在青春期会出现一侧或两侧的乳房发育，表现为乳头突起，偶尔在乳头下方形成硬块，少数人会有轻微触痛感，通常数月后消失，这可能与青春期相对增多的雌激素分泌有关。

2. 女性第二性征发育和初潮

女性第二性征的最早表现是乳房的发育，其发育过程可按乳头、乳晕和乳房隆起的程度分为5个时期。Ⅰ期：仅见乳头凸起；Ⅱ期：乳房及乳头轻度隆起，乳晕扩大；Ⅲ期：乳房、乳晕进一步增大凸起；Ⅳ期：乳房更增大，乳头和乳晕也更增大，并在乳房上形成继发的小丘状隆起；Ⅴ期：乳房发育完全，外形呈平滑圆丘状，乳晕与乳房又恢复在同一丘面上。

乳房发育的时间和大小存在个体差异，约3/4的女性在16～18岁时乳房发育至成人大小。两侧乳房的发育可能存在先后差异，出现不对称是正常现象，随着进一步发育，通常会消失或变得不明显。阴毛和腋毛的出现顺序因个体和种族而异，一般腋毛比阴毛晚半年至一年出现。

月经初潮是青春期中期的重要标志之一，也是女性发育成熟的关键表现。月经初潮时，卵巢功能尚未完全成熟，因此初潮往往无规律，需约1年时间逐渐形成月经周期。初潮后的一段时间内，卵巢尚未完全具备排卵功能，初潮后1年内开始排卵的女性仅占18%，1～3年内无排卵属正常现象，这段时间被称为正常生理不孕期。初潮的出现时间与身体各方面的发育程度密切相关，通常在身高和体重突增达到峰值的1～2年后出现。目前，我国女性月经初潮的平均年龄为12～13岁。

二、性兴奋与性行为

性兴奋（sexual excitation）是人在受到精神或肉体上的性刺激时，性器官和其他部位出现的一系列生理变化。而性行为（sexual behavior）是指在性兴奋的基础上发生的性接触活动，包括性交（sexual intercourse）和与性器官相关的活动（如性自慰）。

在自然情况下，性行为最基本的功能是生殖，以达到维持种族繁衍的目的。对于低等动物来说，生殖是性行为的唯一功能。而在人类，性行为除保证人类的生存与发展外，尚有满足性生理和性心理的本能需要。因此，性行为不仅属于性生理的范畴，也是性心理学和性社会学的研究对象。

（一）男性的性兴奋与性行为

男性的性兴奋主要表现为阴茎勃起和射精，除了心理刺激外，还涉及复杂的生理机制。

1. 阴茎勃起

阴茎勃起（erection）是指受到性刺激时阴茎迅速充血、变硬并挺起的现象。勃起的主要机制是阴茎内动脉扩张导致血流量增加，同时静脉回流受阻，维持勃起状态。勃起时阴茎的血容量可达80～200mL，阴茎海绵体内的压力可达75mmHg。

勃起的生理过程涉及神经传导和血管调节，是由心理刺激和机械性刺激引发的反射活动。主要传出神经为副交感舒血管纤维，通过释放乙酰胆碱和血管活性肠肽（VIP），使阴茎血管舒张。此外，含有一氧化氮合酶（nitric oxide synthase）的神经纤维释放的一氧化氮具有强烈的舒血管效应，被认为是引发勃起的重要因素。实验显示，使用一氧化氮合酶抑制剂可阻止刺激引起的勃起。此外，降钙素基因相关肽（CGRP）也可能参与勃起过程，其作用机制与促进前列腺素释放有关，局部注射前列腺素 E 已被用于治疗勃起功能障碍，并取得一定疗效。

2. 射精

射精（ejaculation）是男性在性高潮时精液通过尿道射出体外的过程，包括移精和排射两个阶段。首先，腹下神经的兴奋引发附睾和输精管的平滑肌有序收缩，将精子输送至尿道，并与前列腺和精囊的分泌物混合形成精液，此过程称为移精。接着，阴部神经兴奋引起阴茎基底部尿道海绵体肌的节律性收缩，压迫尿道并将精液射出，这一过程伴随着强烈的快感，即性高潮（orgasm）。

射精后进入不应期，即短时间内无法再次发生勃起和射精，不应期的长短受年龄、身体状况等因素的影响。射精是一种脊髓反射活动，其基本中枢位于脊髓腰骶段，高位中枢可通过儿茶酚胺和 5-羟色胺系统对脊髓中枢的活动进行调节，前者起激活作用，而后者起抑制作用。

（二）女性的性兴奋与性行为

女性的性兴奋主要包括阴道润滑、阴蒂勃起及性高潮等一系列生理变化。

1. 阴道润滑

女性在受到性刺激后，阴道壁的血管充血，由血管滤出一种稀薄的黏性液体，该液体可由阴道流至外阴部，润滑阴道和外阴，有利于性交的进行。此外，由于阴道下 1/3 部分充血，使阴道口缩窄，对插入阴道的阴茎产生"紧握"效果。同时，阴道上 2/3 部分扩张，子宫颈和子宫体抬高，使阴道上段变得更加宽松，阴道可伸长 1/4，有利于性交和容纳精液。

2. 阴蒂勃起

阴蒂是女性性器官中最敏感的部位之一，尤其是阴蒂头部分布有丰富的感觉神经末梢，是重要的性感受器。当性兴奋时，阴蒂充血、膨胀并勃起，敏感性显著增强，为女性带来性快感并有助于达到性高潮。

3. 性高潮

女性性高潮是指外阴和阴道受到足够的刺激后，子宫、阴道、会阴及骨盆部肌肉出现自主的节律性收缩，同时伴随一些全身性反应，这种状态类似于男性射精时的兴奋反应。与男性不同，女性的性高潮后不应期较不明显，通常可以较快地再次进入兴奋状态。女性的性高潮不仅受生理影响，心理因素也起着关键作用。若情绪低落或感到不安，性反应可能无法完全出现，更难以达到性高潮。因此，良好的情绪和心理状态是女性性反应的重要保障。

三、性行为的调节

人类的性行为受中枢神经系统与内分泌激素的调控，也受到环境及心理等因素的影响。

（一）性行为的神经调节

性行为的调节主要是在中枢神经系统的控制下，通过条件反射和非条件反射实现的。

例如，阴茎勃起的基本反射中枢位于脊髓腰骶段，同时受大脑皮质的性功能中枢及间脑、下丘脑的皮层下中枢调节。阴茎受自主神经系统和躯体神经系统的神经支配，自主神经来自盆神经丛，包括交感神经纤维和副交感神经纤维；躯体神经纤维起自脊髓骶段，构成阴部神经。

阴茎海绵体中分布有肾上腺素能、胆碱能和非肾上腺素能非胆碱能神经纤维，多种神经递质及受体参与其中。乙酰胆碱可通过抑制去甲肾上腺素的释放，并促使血管内皮细胞释放内皮舒张因子（即 NO），从而促进阴茎勃起。相反，去甲肾上腺素与血管平滑肌细胞上的 α 受体结合可导致阴茎血管收缩，抑制勃起。近年来，NO 被发现是导致阴茎海绵体血管平滑肌舒张的重要递质。此外，组胺和 5- 羟色胺与其受体的结合分别能促进或抑制勃起。精神和心理因素同样会干扰性功能中枢的正常活动，调节神经递质的释放，影响阴茎的勃起反射。

（二）性行为的激素调节

性欲（sexual desire）是性兴奋和性行为的基础，受到多种激素的调控。在男性，雄激素（如睾酮）能刺激性欲并引起阴茎勃起；在女性，雌激素也能促进性欲，但性欲的维持需要雄激素的参与。睾酮水平高的女性，其阴道对性刺激的敏感性较高，可通过提高靶器官的敏感性而使附性器官做好性反应的准备，而非直接激发性行为。此外，孕激素具有抑制性欲的作用，而催产素对两性的性功能和性行为都有显著影响。由此可见，性行为受到多种内分泌激素的复杂调控。

（三）性行为的心理调节

心理因素在性兴奋和性行为中的作用是多方面的，它们通过复杂的生理和心理机制共同影响个体的性健康和性体验。快乐、幸福和放松等正面情绪能使人更容易进入性兴奋状态，从而提升性体验。相反，焦虑、抑郁、愤怒和压力等负面情绪会引发身体的应激反应，导致血管收缩、心跳加快，进而抑制性欲望和性兴奋。另外，对自己身体的满意度和自尊心会增强性自信，从而提高性兴奋和性行为的满意度，自信的人更能放松，更容易体验到性快感；相反，对自己外貌或身体的负面评价会导致性自卑，减少性欲望，影响性兴奋。自卑感可能导致回避性行为，降低性体验的质量。工作压力和生活负担过重，导致过度疲劳，会降低性欲望和性兴奋，适当的压力管理和放松技术，如冥想、瑜伽和慢跑等，坚持练习都可以有助于增强性兴奋和性功能。

四、避孕节育

作为人类，孕育后代并非两性性生活的唯一目的，因此当没有怀孕目的和计划的时候，应当做好避孕措施，防止意外怀孕。正常妇女有约三十年的生育期，如果不避孕有可能多次意外怀孕，导致多次人流，会对妇女的身心健康造成很大的伤害。

（一）避孕节育的知情选择

1984 年，由世界健康联盟促进自愿绝育机构（AVSC）举办的国际研讨会首先提出，绝育手术应遵循自愿选择的原则。随后，1994 年在开罗召开的人口与发展大会上，进一步提出了两个知情选择的概念：①生育知情选择，即夫妇和个人有权自由且负责任地决定其生育的数量和生育间隔；②避孕知情选择，指男女双方有权获得相关避孕信息，并选择适合自己的安全、有效的计划生育方法。

避孕节育的知情选择是每个人应享有的基本权利。目前，全球大多数计划生育项目都遵循这一原则，提倡以充分知情和自愿为基础进行个人决策。知情选择涉及三个方面：首先，个人决定是否接受避孕措施；其次，从多种方法中选择最适合自己的避孕方式；最后，对于不愿接受服务的人，可以选择是否遵循医生的转诊建议或进行进一步的考虑。

避孕方法的知情选择是计划生育优质服务的核心内容，强调以人为本。避孕方法的效果、安全性和可接受性等因素会直接影响个人的选择和持续使用。同时，避孕方法可能产生的不良反应也会影响选择的决策过程。各国的国情、政策、文化背景、风俗习惯及使用者的生活和工作条件等都会影响对避孕方法的接受程度。以下介绍避孕的常用方法。

（二）避孕方法

避孕是指采用科学方法，使育龄女性在不影响正常性生活和身心健康的情况下暂时避免怀孕。常见的避孕方法包括屏障法避孕、药物避孕、宫内节育器避孕、结扎术以及性行为控制法避孕等。这些措施通常在性行为之前或过程中使用；而事后避孕措施则可在性行为后数天内发挥避孕作用。

1. 屏障法避孕

屏障法避孕是利用物理阻隔的方式防止精子进入子宫，以达到避孕的效果。主要种类包括男用安全套、女用安全套、子宫颈帽、避孕隔膜，以及含有杀精剂的避孕海绵等。其中，最普遍使用的避孕措施是安全套。

男用安全套是最常用的屏障避孕方法。使用时，将安全套套在勃起的阴茎上，通过物理阻隔防止精子进入女性体内。现代安全套大多由乳胶制成，筒状设计的直径为29～35mm，顶端有小囊状储精囊，用于收集精液。使用时，选择合适的型号并排出储精囊内的空气，以确保避孕效果。射精后，应趁阴茎尚未软缩时将安全套连同阴茎一起取出，以避免精液泄漏。男用安全套的优点包括价格低廉、易于使用且几乎没有副作用。女用安全套由柔软的塑料材料制成，可放置于阴道内，形成屏障以阻止精子进入子宫。其使用方法简单，但普及率相对较低。

屏障法避孕是便捷且易于获取的避孕方式。研究表明，为青少年提供安全套并不会影响其开始性行为的年龄或行为频率，反而能够有效减少意外怀孕的风险和性传播疾病的发生率。

2. 宫内节育器避孕

宫内节育器（intrauterine device，IUD）是我国育龄期妇女广泛使用的主要避孕措施，是一种安全、简便、经济、有效的可逆避孕工具。

（1）宫内节育器及其作用原理　宫内节育器分为惰性和活性两大类。惰性宫内节育器属于第一代IUD，主要为不锈钢圆环及其改良品。虽然其放置后出血和疼痛较轻，但脱落率和带器妊娠率较高，现已停止生产和使用。活性宫内节育器属于第二代IUD，内含活性物质如金属、激素、药物及磁性物质。活性IUD克服了惰性IUD的缺点，副作用减少，避孕效果显著。常见的活性IUD包括带铜T形宫内节育器（如Tcu-IUD和Vcu-IUD）及药物缓释型宫内节育器。这些宫内节育器通过在宫内持续释放铜离子等来阻碍精子运动和胚胎着床。

宫内节育器放置后成为子宫腔内异物，因改变子宫腔内环境和导致子宫内膜表层发生无菌性炎性反应，从而阻碍受精卵着床。含孕激素宫内节育器释放的孕酮，还能引起子宫内膜腺体萎缩和间质蜕膜化，影响受精卵着床。此外，宫内节育器改变了宫颈黏液性状，使宫颈黏液稠厚，不利于精子穿透。

（2）宫内节育器置入前后的注意事项 宫内节育器的置入应在知情同意的前提下，由专业医生操作。置入禁忌证包括急慢性生殖器官炎症、生殖器官肿瘤、月经紊乱、子宫畸形、严重慢性疾病、铜过敏史等。

行宫内节育器放置术后的注意事项有：①术后休息：术后可有少量阴道出血和下腹不适，需休息3日，避免重体力劳动、性生活和盆浴；②检查脱落情况：术后3个月内月经期或排便时注意节育器是否脱落；③定期复查：术后1、3、6个月及1年复查一次，以后每年复查一次；④保持清洁：注意术后表现，如腹痛、发热、出血超过月经量且持续7天以上，应及时就诊。

在以下情形下，需要进行宫内节育器取出术：①放置节育器后副作用严重，出现并发症经治疗无效者；②带器妊娠者；③改用其他避孕措施或绝育者；④计划再生育者；⑤放置期限已满、需更换者；⑥绝经1年者；⑦确诊节育器嵌顿或移位者。

（3）宫内节育器的副作用 首先，最常见的副作用是出血，在行宫内节育器放置术后3个月内较常见，一般表现为月经过多、经期延长或周期中不规则点滴出血。患者需要注意休息，并在医生指导下进行补充铁剂等用药治疗。经治疗无效可考虑更换节育器，仍无效应改用其他避孕方法。其次，腰酸腹坠也是宫内节育器置入的常见副作用，主要与节育器和宫腔大小及形态不符有关，轻者不需处理，重者注意多休息，并在医生建议下予以解痉药治疗或其他处理。另外，严重的宫内节育器的并发症如感染，节育器嵌顿或断裂、异位和脱落等一旦发生，需要及时到妇科寻求专业处理。

3. 药物避孕

药物避孕通常仅适用于女性，目前适用于男性的避孕药物仍在临床测试阶段。国内常用的避孕药多为人工合成的甾体激素类药物，主要成分为雌激素和孕激素，具有安全、有效、经济、方便的优点。

（1）药物避孕原理 药物能通过抑制排卵、阻碍受精和着床等方式达到避孕效果。①抑制排卵：药物通过抑制下丘脑释放促性腺激素释放激素（GnRH），影响垂体对卵泡刺激素（FSH）和LH的合成与分泌，使卵巢的卵细胞发育障碍，无法正常排卵或导致黄体功能不足；②阻碍受精：避孕药减少宫颈黏液分泌、增加黏液黏稠度和降低拉丝度，使精子难以穿透。同时，它还可以直接杀死精子或影响其功能，从而阻止受精过程；③阻碍着床：避孕药能改变子宫内膜的功能和形态，持续小剂量雌激素的作用可使子宫内膜腺体发育迟缓，呈萎缩状态；孕激素的作用可使子宫内膜腺体和间质发生类分泌期的改变，从而不利于胚胎着床。

（2）避孕药物类型及注意事项 健康的育龄期女性可选择多种药物避孕方法，包括短效避孕药、长效避孕药、长效避孕针、速效避孕药、缓释避孕药和外用避孕药。尽管大多数避孕药为非处方药，仍需在医生指导下使用，以避免潜在副作用。

药物避孕的禁忌证包括：①重要器官病变：严重的心血管疾病，急、慢性肝炎及肾炎。②血液及内分泌疾病：各型血液病或血栓性疾病，内分泌疾病如糖尿病及甲状腺功能亢进症。③恶性肿瘤、癌前病变或有子宫、乳房肿块。④哺乳期、产后未满半年或月经未来潮。⑤月经异常：月经稀少、频发、闭经等。⑥药物不耐受：服药后有偏头痛或持续性头痛等症状。⑦高危人群：如年龄＞35岁的吸烟妇女。

（3）避孕药的副作用及处理　避孕药可能导致类早孕反应、月经改变、体重增加及色素沉着等副作用。①类早孕反应：避孕药中含有雌激素，可刺激胃黏膜，服药初期可出现恶心、呕吐、头晕、乏力、纳差等类似妊娠早期的反应。一般不需处理，1～3个周期后可自行减轻或消失。重者可在医生指导下予以对症处理。②月经改变：服药后可改变月经周期，使经期缩短、经血量减少、痛经减轻或消失。漏服、服用减量制剂后可发生不规则少量阴道流血（突破性出血），需在医生指导下进行药物调整。③体重增加及色素沉着：一般无需处理，症状显著者可改用其他避孕措施。

4. 紧急避孕

紧急避孕是指在无防护性措施的情况下进行性生活后或避孕失败后，采用的防止妊娠的避孕方法。常见紧急避孕方法包括宫内节育器和紧急避孕药物。紧急避孕药物通常在无保护性交后尽快服用，以阻止排卵、受精或着床。它是一种应急措施，适合偶发情况，而非常规避孕手段。

5. 安全期避孕

安全期避孕是指通过避开易受孕期性交，不用其他药具而达到避孕目的的方法，又称自然避孕法。精子进入女性生殖道后可存活2～3日，成熟卵子自卵巢排出后能存活1～2日，而受精能力最强的时间是排卵后24h内。因此，排卵前后4～5日内为易受孕期，其余时间不易受孕，被视为安全期。

使用安全期避孕法必须准确确定排卵的日期。一般用基础体温测定、宫颈黏液评估的方法判定排卵期。月经规律者可通过月经周期推算排卵期。由于女性排卵可受情绪、健康状况以及外界环境因素等影响而提前或推后，也可发生额外排卵，因此，安全期避孕不是绝对可靠、安全的。

五、性传播疾病

性传播疾病也称性病，是主要通过性行为传播的感染性疾病，有些性病还可通过血液、接触被污染的物品传播，或由患病母亲在怀孕、分娩和哺乳时传给新生儿。常见的性病包括梅毒、淋病、尖锐湿疣、非淋菌性尿道炎、生殖器疱疹、软下疳和性病性淋巴肉芽肿等。

性病对妇女及其子女的健康危害严重，可能导致盆腔感染、宫外孕、不孕等后果。在怀孕期间，性病患者容易并发绒毛膜炎，增加早产风险；新生儿可能因感染性病而出现结膜炎、先天性缺陷、肺炎、脓毒血症等，增加新生儿死亡率。梅毒尤其危险，可通过胎盘感染胎儿，导致先天性梅毒。

性病的主要症状是阴道、尿道分泌物异常，外阴或阴道出现湿疹、溃疡、菜花状突起，皮肤出现结节，有些患者还有全身症状，如发热、无力、食欲不振、消瘦及关节疼痛等。但有的患者，其症状很轻微，或经过对症治疗症状已缓解，很容易被忽视。

疑有性病者应及时到医院诊治，不应盲目使用非正规治疗方法，以免延误病情。性病的治疗需配偶双方同时接受治疗。如果治疗及时得当，而且没有再次感染，多数性病可以治愈。避免再次感染性病是至关重要的，因此，保持良好的个人卫生和性行为安全十分关键。

小结

生殖是指生长发育成熟的生物体能够产生与自己相似的子代个体的功能，它是生命活动的最基本特征之一。在人类，由专门的生殖器官来完成生殖行为。男性生殖系统主要由睾丸和附性器官组成。女性生殖系统主要由卵巢和附性器官组成。

生殖过程包括受精、着床、妊娠、分娩和授乳等环节。女性是生殖活动的主要承担者。

性生理与计划生育和生殖健康关系密切。进入青春期后，人体中发育最慢的性器官也发育成熟，并开始具备生育能力。人类的性行为受中枢神经系统与内分泌激素的调控，也受到环境及心理等因素的影响。作为人类，孕育后代并非两性性生活的唯一目的，因此当没有怀孕目的和计划的时候，应当做好避孕措施，防止意外怀孕。

生殖健康是女性和男性的共同需求与权利。

思考题

1. 试述人类的生殖过程。
2. 青春期个体的体格形态、性器官及第二性征等方面都发生了怎样的显著变化？
3. 为什么要避免意外怀孕？
4. 查阅资料，了解有关人乳头状瘤病毒（HPV）疫苗的作用和接种注意事项。

参考文献

［1］ 丁文龙，刘学政.系统解剖学［M］.9版.北京：人民卫生出版社，2018.
［2］ 谢幸，孔北华，段涛.妇产科学［M］.9版.北京：人民卫生出版社，2018.
［3］ 王庭槐.生理学［M］.9版.北京：人民卫生出版社，2018.
［4］ 李继承，曾园山.组织学与胚胎学［M］.9版.北京：人民卫生出版社，2018.
［5］ 艾洪滨.人体解剖生理学［M］.2版.北京：科学出版社，2015.
［6］ 叶芬，徐元屏.妇产科学［M］.重庆：重庆大学出版社，2016.
［7］ 吴尚纯.避孕药具不良反应与避孕方法知情选择［J］.实用妇产科杂志，2008，24（3）：143-144.
［8］ Booth K A，Wyman T D. Anatomy，physiology，and pathophysiology for allied health［M］. New York：McGraw Hill，2007.
［9］ Beckmann C R B，Herbert W，Laube D，et al. Obstetrics and gynecology［M］. Philadelphia：Lippincott Williams & Wilkins，2013.

第八章 神经系统与健康

引言：运筹帷幄的"神"

人体不同系统各司其职，行使诸如运动、循环、呼吸以及消化等不同的功能。而神经系统，则负责管控其他系统基本功能的正常运行、应激状态下的变化适应以及相互间的机能协调。如果一定要给人体的各个系统按重要性排个座次，排在第一位的无疑应该是神经系统。

神经系统的组织结构遍布全身。脑和脊髓通过脑神经和脊神经联系到身体的各个角落，所以才能"运筹帷幄之中，决胜千里之外"：各种感觉信息通过上行通路传递到各级中枢，而脑的指令再通过下行通路逐级传达。

这种操控有时瞬间完成，宛如电光石火般迅速，例如缩手反射、膝跳反射、角膜反射等；有时则充满了博弈与平衡的奥妙，展现在交感神经与副交感神经的此消彼长、相互拮抗之中。神经系统的操控能力不仅依赖于先天的自然反应，还可以通过后天学习不断升级和完善——经典条件反射与操作式条件反射揭示了神经系统的学习机制与适应能力。

人类在漫长的生物进化过程中，通过生产劳动和社会交流，使其神经系统完成了迭代升级。尤其是大脑皮质，不仅感觉和运动的功能更趋完善，而且形成了语言，因而能进行复杂的认知和抽象的思维活动，使人脑的功能远胜于其他动物。

神经系统的健康问题尤为值得关注。中枢的器质性病变会引起严重的感觉、运动和反射障碍；而情感、意志、行为和认知方面的精神活动异常则反映出大脑高级皮质功能的紊乱。"神经病"和"精神病"都是神经系统的问题，这些疾病不仅会严重影响患者的生活质量，还会给家庭和社会带来沉重的负担。

神经系统仍有很多未解之谜：意识是如何产生的，又储存在哪里？为什么有些记忆永远铭刻于脑中而有些却逐渐消失？梦境的真正意义和作用是什么？阿尔茨海默病和帕金森病的确切病因是什么？如何能更有效地增强神经再生和自我修复的能力？

随着对神经科学的研究不断深入，我们将不断揭开神经系统的神秘面纱，也会提供更科学的方法帮助人们预防和治疗神经系统疾病，帮助人们享有更长久的高质量生活。

第一节　神经系统的结构

神经系统包括中枢神经系统（central nervous system）和周围神经系统（peripheral nervous system）两部分（图 8-1）。中枢神经系统包括脑和脊髓，周围神经系统包括与脑相连的脑神经和与脊髓相连的脊神经。

周围神经分为躯体神经和内脏神经。躯体神经（somatic nerve）分布于体表、骨骼肌、骨、关节等部位；内脏神经（visceral nerve）分布于内脏器官、心血管和腺体等部位。躯体神经和内脏神经中的纤维，有感觉纤维和运动纤维之分，这样周围神经中的神经纤维按功能就相应地分为 4 类：躯体感觉神经纤维、内脏感觉神经纤维、躯体运动神经纤维和内脏运动神经纤维。其中，内脏运动神经也被称为自主神经或植物神经，根据其发出部位和功能的不同，分为交感神经（sympathetic nerve）和副交感神经（parasympathetic nerve）两种。

一、脊髓和脊神经

（一）脊髓的位置、外形和节段

1. 脊髓的位置

脊髓（spinal cord）位于椎管内，成人脊髓全长 42～45cm，重约 30g。脊髓呈前后略扁的圆柱形，上端在枕骨大孔处与延髓相连，下端变细呈圆锥状，称脊髓圆锥（conus medullaris）（图 8-2）。

胚胎 4 个月以后，脊髓的生长速度明显比椎骨的要慢，而脊髓上端是固定的，因此脊髓相对于椎管的长度是越来越短的。到胎儿出生，脊髓的下端仅延伸到第 3 腰椎平面的位置；到成年阶段，脊髓在第 1 腰椎下缘的位置就终止了。

自脊髓圆锥向下伸出一根细丝，称终丝（filum terminale），由结缔组织构成，止于尾骨的背面，有稳定脊髓的作用。

2. 脊髓的外形

脊髓全长粗细不均匀，具有两个明显的膨大部分（图 8-2）。上部的膨大称为颈膨大（cervical enlargement），位于颈髓第 4 节至胸髓第 1 节之间；下部的膨大称为腰骶膨大

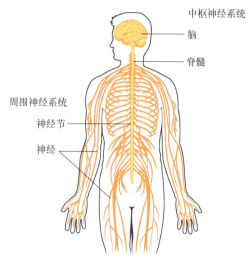

图 8-1　人体神经系统分布示意图（引自 OpenStax）

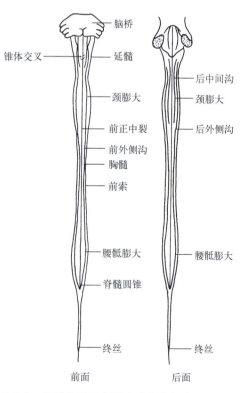

图 8-2　脊髓外形示意图（引自朱长庚，2002）

（lumbosacral enlargement），位于腰髓第 1 或第 2 节至骶髓第 3 节之间。这两个膨大区域神经细胞和纤维数量显著增多，以适应人类四肢活动的复杂性和功能需求。

脊髓的横断面上有 6 条平行的纵沟（图 8-3），前面正中的沟较深且宽，称为前正中裂；后面正中的沟较深但较窄，称为后正中沟。这两条沟将脊髓分成大致对称的左右两半。在前正中裂和后正中沟的外侧，分别有一对浅沟，为前外侧沟和后外侧沟。自前外侧沟有脊神经前根纤维发出，自后外侧沟有脊神经后根纤维进入脊髓。每节段的前、后根纤维在椎间孔处汇合，构成脊神经。在汇合之前的后根上有一膨大，称为脊神经节。脊神经节是假单极神经元（感觉神经元）的胞体聚集所形成的。

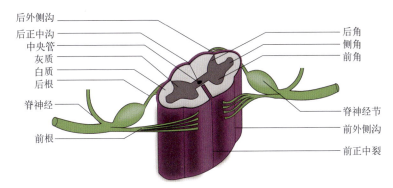

图 8-3　脊髓和脊神经模式图（引自 Wikimedia Commons）

3. 脊髓的节段

每一对脊神经相连的脊髓部分称为一个节段，人体共有 31 对脊神经，因此脊髓分为 31 个节段（图 8-4），具体包括颈髓 8 个节段、胸髓 12 个节段、腰髓 5 个节段、骶髓 5 个节段，以及尾髓 1 个节段。

31 对脊神经从上到下依次通过椎骨之间的椎间孔穿出。由于成人脊髓长度与椎管长度不一致，因此脊髓的各个节段在高度上与相应序数的椎骨并不完全对齐。特别是腰、骶、尾段的脊神经需要先在椎管内垂直下行一段距离，随后再从相应的椎间孔穿出。这些向下延伸的神经根在椎管内围绕终丝形成了马尾神经，简称马尾（cauda equina）。

（二）脊髓的内部结构

脊髓的各个节段在内部结构上具有相似的特征（图 8-3）。在脊髓的横切面上，可以看到中央呈 "H" 形的灰暗区域，被称为脊髓灰质。灰质的中央有一细管，称为中央管，它纵贯脊髓全长，上端通向第四脑室，下端为盲端，管内含有脑脊液。围绕灰质的浅色区域被称为白质。

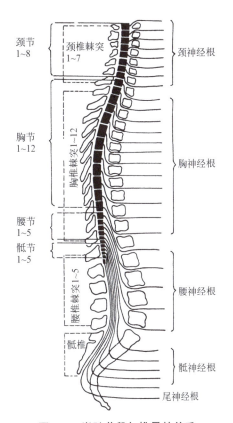

图 8-4　脊髓节段与椎骨的关系
（引自朱长庚，2002）

1. 灰质

灰质主要由神经元的胞体、短树突和神经胶质细胞组成。灰质因内含丰富的血管和充足的血液供应，呈现出灰暗的颜色，因此得名。灰质向前突出的部分称为前角（anterior horn），向后突出的部分称为后角（posterior horn）。前角内含有运动神经元，它们的轴突伸出脊髓，形成脊神经的前根。小儿麻痹症就是由于前角发生病变，损伤了这些运动神经元，导致运动功能障碍。后角则包含中间神经元，接受来自脊神经后根的感觉神经纤维，这些感觉神经元的胞体位于脊神经节内。在脊髓的胸段和腰段，前角和后角之间还有侧角（lateral horn），内有调节内脏活动的植物性神经细胞。

2. 白质

白质主要由纵行的有髓神经纤维组成，因含有大量髓磷脂而呈现白色。每侧的白质通过脊髓表面的纵沟分为三个部分：前正中裂与前外侧沟之间的部分称为前索；前外侧沟与后外侧沟之间的部分为侧索；后正中沟与后外侧沟之间的部分为后索。在灰质的前连合部位，有连接两侧白质的横向纤维，称为白质前连合。

白质中的纵行纤维组成脊髓各节段之间以及脊髓与大脑之间的上下通路。通常，具有相同起始、终止、走行和功能的纤维聚集在一起，形成传导束（也称纤维束），包括上行传导束、下行传导束和固有束。主要的传导束如图8-5所示。

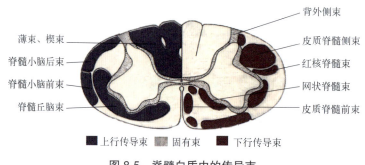

图8-5　脊髓白质中的传导束

（三）脊神经

脊神经（spinal nerve）连接于脊髓，共有31对，包括8对颈神经、12对胸神经、5对腰神经、5对骶神经和1对尾神经。每条脊神经由前根和后根在椎间孔的稍内侧合并，经过椎间孔离开椎管。脊神经的后根由感觉神经纤维组成，而前根由运动纤维组成，因此每条脊神经都包含躯体感觉纤维和躯体运动纤维。躯体感觉纤维来自脊神经节内的神经元；躯体运动纤维则来自脊髓灰质前角的运动神经元。此外，脊神经内还含有内脏感觉纤维和内脏运动纤维。因此，每条脊神经都是混合性神经（图8-6）。

脊神经出椎间孔后，立即分为前支、后支、脊膜支和交通支。其中，脊膜支最细小，经椎间孔返回椎管，分布于脊髓的被膜和脊柱的韧带；交通支为连于脊神经前支与交感干之间的细支；后支较细小，为混合性，主要分布于躯干背侧的深层肌和皮肤；前支粗长，主要分布于躯干的前外侧壁以及四肢的皮肤和骨骼肌。除第2～11胸神经的前支外，其他脊神经的前支都分别交织成神经丛，再由神经丛发出分支分布于相应的区域。脊神经的神经丛左、右对称，有颈丛、臂丛、腰丛和骶丛。

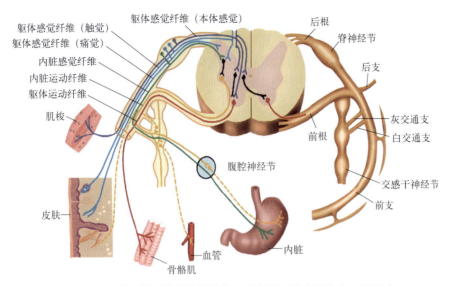

躯体感觉纤维（触觉）
躯体感觉纤维（痛觉）
内脏感觉纤维
内脏运动纤维
躯体运动纤维
肌梭
皮肤
骨骼肌
血管
躯体感觉纤维（本体感觉）
后根
脊神经节
后支
灰交通支
白交通支
前根
腹腔神经节
交感干神经节
前支
内脏

图 8-6　脊神经的纤维成分及其分布示意图（引自丁文龙，2018）

1. 颈丛

颈丛（cervical plexus）由第 1～4 颈神经前支交织而成，位于胸锁乳突肌的深面（图 8-7）。颈丛可分为皮支和肌支两部分。皮支从胸锁乳突肌的后缘中点处穿出，呈放射状分布于颈前外侧部、肩部、头的后外侧部及耳郭等处的皮肤。肌支则主要支配颈部深层肌肉、舌骨下肌群以及膈肌等。膈神经是颈丛中重要的肌支。

2. 臂丛

臂丛（brachial plexus）由第 5～8 颈神经前支和第 1 胸神经前支的大部分组成（图 8-7）。臂丛穿过锁骨下动脉和锁骨的后方进入腋窝，围绕腋动脉排列。臂丛主要分布于颈部和背部的浅层肌肉（除斜方肌外）、上肢的肌肉和皮肤。其主要分支包括肌皮神经、正中神经、尺神经、桡神经等。

3. 腰丛

腰丛（lumbar plexus）由第 12 胸神经前支的部分纤维、第 1～3 腰神经前支，以及第 4 腰神经前支的部分纤维构成（图 8-8）。腰丛的分支除支配髂腰肌和腰方肌外，还主要分布

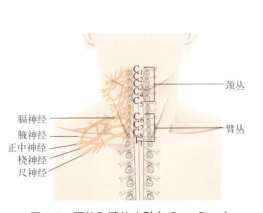

膈神经
腋神经
正中神经
桡神经
尺神经
颈丛
臂丛

图 8-7　颈丛和臂丛（引自 OpenStax）

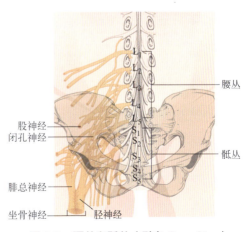

股神经
闭孔神经
腓总神经
坐骨神经
胫神经
腰丛
骶丛

图 8-8　腰丛和骶丛（引自 OpenStax）

于腹部前外侧壁的下部、股部前侧和内侧的肌肉和皮肤。股神经（femoral nerve）是腰丛中最大的分支，它通过腹股沟韧带的深面，位于股动脉的外侧，走行至股部分为肌支和皮支。肌支主要支配股部前群肌肉，皮支除分布于股前部的皮肤外，还有一条长支，伴随大隐静脉下行至足内侧缘，分布于小腿内侧及足底内侧缘的皮肤。膝跳反射的传入神经和传出神经均为股神经。

4. 骶丛

骶丛（sacral plexus）由第 4 腰神经前支部分纤维和第 5 腰神经前支组成的腰骶干，以及全部骶神经和尾神经的前支构成（图 8-8）。骶丛位于盆腔内、梨状肌的前方，其分支主要分布于盆壁、会阴、臀部、股后部、小腿和足部。

骶丛的主要分支是坐骨神经（sciatic nerve），这是全身最粗大的神经，直径可达 1cm 左右。坐骨神经通过梨状肌下方的孔离开盆腔，在臀大肌的深面下行，经坐骨结节和股骨大转子连线的中点下行，穿过股肌后群，至腘窝的上角处分为胫神经和腓总神经两个终支。坐骨神经的主干分布于髋关节和股肌后群。跟腱反射（又称踝反射）的传入和传出神经均为胫神经。在生理学实验中，常用蟾蜍或青蛙的坐骨神经 - 腓肠肌标本来观察腓肠肌的收缩，腓肠肌由胫神经支配。

二、脑和脑神经

脑位于颅腔内，成人脑的平均重量约为 1400g。新生儿的脑重约 455g，到 1 岁末几乎翻倍增长。此后，脑重量的增长速度显著减缓，至 20～25 岁时达到最高重量。相比脊髓，脑的结构和功能更为复杂。人脑可以分为延髓、脑桥、中脑、间脑、大脑和小脑 6 个部分，其中延髓、脑桥和中脑通常合称为脑干。与脑相连的 12 对周围神经统称为脑神经。

（一）脑干

1. 脑干的外形

脑干（brain stem）由延髓、脑桥和中脑三部分组成（图 8-9、图 8-10）。延髓和脑桥位于枕骨基底部的斜坡上，背面紧邻小脑。延髓向下在枕骨大孔处与脊髓相接，而中脑则是脑干较为狭窄的部分，向上连接间脑。脑干从上至下发出第 Ⅲ～Ⅻ 对脑神经。大脑皮质、小脑、脊髓之间的联系都要通过脑干进行。

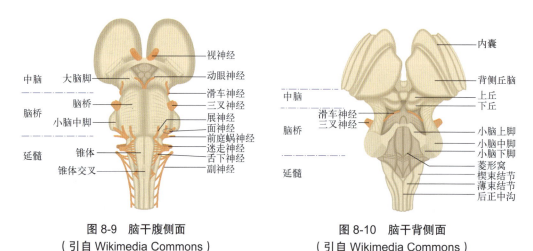

图 8-9　脑干腹侧面　　　　　　　图 8-10　脑干背侧面
（引自 Wikimedia Commons）　　　（引自 Wikimedia Commons）

（1）延髓　延髓（medulla oblongata）呈圆锥形，下端较细，与脊髓相连，上端较粗，与脑桥相接。延髓的前方中线两侧有一对长圆形的隆起，称为锥体。锥体部分纤维在腹侧面中线处交叉，形成锥体交叉。延髓附着有第Ⅸ～Ⅻ对脑神经。

（2）脑桥　脑桥（pons）位于延髓与中脑之间，腹侧面膨大，可见横行纤维与小脑相连，形成小脑中脚（又称脑桥臂）。脑桥和延髓的背侧面形成一个菱形凹陷，称为菱形窝，是第四脑室的底部。脑桥附着有第Ⅴ～Ⅷ对脑神经。

（3）中脑　中脑（mesencephalon）位于间脑和脑桥之间。腹侧面有两对纵行的纤维束，逐渐向上分开，称为大脑脚。中脑的背侧面有两对隆起，上方1对称为上丘，下方1对称为下丘，分别与视觉和听觉反射相关。中脑附着有第Ⅲ～Ⅳ对脑神经。

2. 脑干的内部结构和功能

脑干内的灰质和白质互相间隔分散，灰质为神经元胞体聚集处，称神经核。其中有的神经核和相应的脑神经直接相连，为脑神经核（图8-11）。在脑干内还有一些分散的小神经核，它们与一些纤维交织联系，形成网状结构。网状结构是皮质下的重要调节中枢，与调节肌肉张力和内脏活动有关。

脑干具有连接脊髓、小脑和大脑的功能，其内的神经核和网状结构构成了许多反射活动的中枢。尤其是延髓内存在与维持生命活动密切相关的"生命中枢"，包括呼吸中枢、心跳中枢、血管运动中枢和吞咽中枢等。因此，当延髓受到损伤时，常会导致呼吸和心血管功能障碍，甚至引发呼吸和心跳停止，严重威胁生命安全。

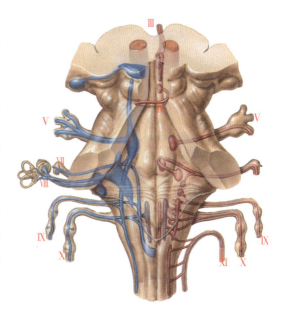

图 8-11　脑神经核与相连的脑神经
（引自 Netter，2019）

（二）间脑

间脑（diencephalon）向下连接脑干，向上与端脑相连，并被膨大的大脑半球覆盖。由于间脑的外壁与大脑半球的组织相愈合，因此间脑与大脑半球之间的界限不如其他脑部结构之间的界限明显。间脑主要包括丘脑和下丘脑等结构。丘脑呈卵圆形，其前下方附着有第Ⅱ对脑神经（视神经）。两侧丘脑之间形成一个狭窄的矢状间隙，称为第三脑室，该脑室向下通过中脑导水管与第四脑室相通（图8-12、图8-13）。

1. 丘脑

丘脑（thalamus）位于间脑的背侧面，是间脑中最大的部分，由一对卵圆形的灰质团块组成。这两块灰质通过丘脑间黏合连接。丘脑的前端突起称为前结节，后端膨大部位称为丘脑枕。在丘脑枕的下方，有两个小的隆起，分别是内侧膝状体（medial geniculate body）和外侧膝状体（lateral geniculate body）（图8-14）。内侧膝状体接收来自下丘的听觉信息，而外侧膝状体则接收来自上丘的视觉信息，二者合称为后丘脑。

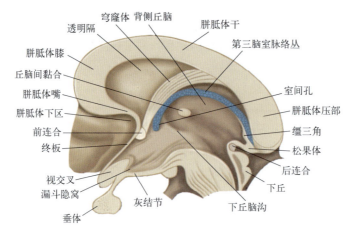

图 8-12　间脑（正中矢状切面）（引自丁文龙，2018）

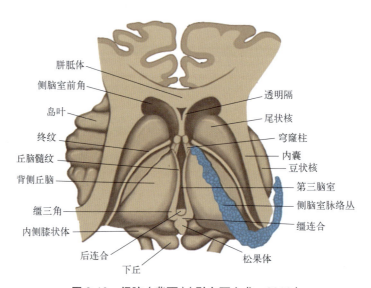

图 8-13　间脑（背面）（引自丁文龙，2018）

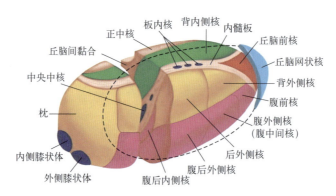

图 8-14　丘脑核群模式图（引自丁文龙，2018）

丘脑的灰质内部有一块由白质构成的内髓板。在水平面上，内髓板呈"Y"形，将丘脑大致分为3大核群：前核、内侧核和外侧核。丘脑前核主要与内脏活动调节相关；内侧核的内侧部分与脑干的网状结构紧密相连；外侧核是全身浅感觉和深感觉传导路径的换元站，并对这些感觉信息进行初步分析和综合处理。

2. 下丘脑

下丘脑（hypothalamus）位于丘脑下方，组成了第三脑室侧壁的下半部分和脑室的底部（图 8-12、图 8-13）。人类的下丘脑很小，只含有 4cm³ 的神经组织，重量约 4g，仅占整个脑组织的 0.3%。

下丘脑虽然区域很小，但其中包含众多功能各异的神经核团（图 8-15）。其中，调节人体昼夜节律的视交叉上核位于视上区和室周区；腹内侧核被称为"饱食中枢"，而下丘脑外侧核则是"摄食中枢"，二者共同调节摄食行为。作为调节内脏功能的皮质下高级中枢，下丘脑通过调节交感神经和副交感神经的活动，维持机体内环境的稳定。

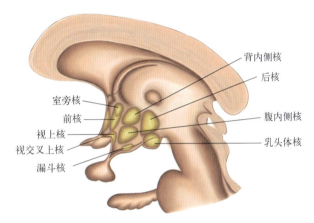

图 8-15　下丘脑核群模式图（引自丁文龙，2018）

（三）小脑

小脑（cerebellum）呈扁圆形，位于颅后窝延髓和脑桥的背面、大脑枕叶的下方。小脑通过 3 对小脑脚和中脑、脑桥、延髓直接相连（图 8-16）。

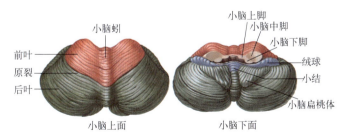

图 8-16　小脑（引自 Netter，2019）

小脑的上面平坦，被大脑半球覆盖，下面的中间部凹陷，容纳延髓。小脑中间比较狭窄的部位，称为蚓部；两侧膨隆的部分称为小脑半球。小脑表面有许多平行的浅沟，两沟之间是一个叶片，表面被覆的一层灰质，称小脑皮质。小脑半球的下面前内侧部有一个突出的部分，称为小脑扁桃体。由于其位置靠近枕骨大孔，当颅内肿瘤体积增大或外伤导致颅内压升高时，小脑扁桃体可能嵌入枕骨大孔，形成小脑扁桃体疝，从而压迫延髓，危及生命。

根据小脑的发生、机能和纤维联系，通常把小脑分为3叶。其中，绒球小结叶在小脑下面，包括半球上的绒球和蚓部上的小结。绒球和小结间以绒球脚相连；前叶位于小脑上面，为原裂（小脑上面第一个较深的裂）以前的部分；后叶为原裂以后的部分，是小脑中最大的区域。

小脑的主要功能包括维持身体平衡、调节肌肉的紧张度以及协调运动。临床上，小脑病变可能导致行走不稳和肌张力改变。

（四）大脑

大脑（cerebrum）由左右两个半球组成，每个半球的表面覆盖着一层灰质，称为大脑皮质或大脑皮层，灰质以下为髓质。髓质中埋藏着多个灰质核团，统称为基底核。左右半球内部各有一个腔隙，称为侧脑室。由于人类大脑半球的高度发展，这些半球覆盖了间脑、中脑和小脑的上部。左右大脑半球之间有一条深裂，称为大脑纵裂，裂的底部连接着两侧半球的宽厚纤维板，称为胼胝体。大脑半球与小脑之间的分界处则是大脑小脑裂。

1. 大脑的外形和分叶

大脑半球表面分布着许多深浅不一的沟，沟与沟之间的隆起部分称为脑回。每个半球分为背外侧面、内侧面和底面三个部分。背外侧面呈凸起状态，内侧面较为平坦，两者以上缘为界；底面凹凸不平，与背外侧面以下缘为界。

大脑半球由中央沟、外侧裂和顶枕沟（见表8-1、图8-17）分为五个叶：中央沟之前、外侧裂以上的部分为额叶；中央沟之后、顶枕沟之前的部分为顶叶；顶枕沟之后较小的区域为枕叶；外侧裂以下为颞叶。顶叶、枕叶、颞叶之间的分界线为假想线：在大脑下缘，从枕叶的后极向前约4cm处有一枕前切迹，从此切迹至顶枕沟的连线为枕叶的前界，自此线中点至外侧裂的后端为顶叶与颞叶的分界。外侧沟的深部隐藏着岛叶（又称脑岛），岛叶四周由环状沟与额叶、顶叶、颞叶相隔开（图8-18）。

表 8-1　大脑半球表面的沟、裂及其走向

大脑沟	位置和走向
中央沟	起自大脑半球上缘中点稍后方，向前下、斜行于大脑半球背外侧面
外侧裂	起自大脑半球底面，转到背外侧面，由前下方行向后上方
顶枕沟	位于大脑半球内侧面的后部，从前下方走向后上方，并略转至背外侧面

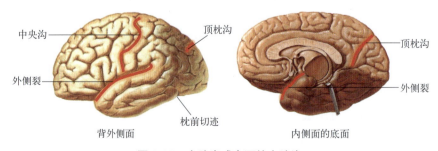

图 8-17　大脑半球表面的大脑沟

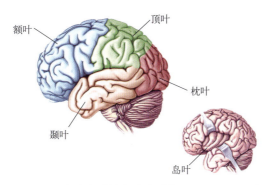

图 8-18　大脑半球的分叶（引自 Mader，2002）

（1）背外侧面重要的沟和回（图 8-19）　中央沟的前后分别有与之平行的中央前沟和中央后沟。中央沟与中央前沟之间的区域称为中央前回，而中央沟与中央后沟之间的区域为中央后回。从中央前沟向前水平延伸出额上沟和额下沟，将额叶划分为额上回、额中回和额下回。

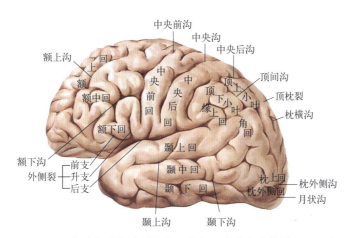

图 8-19　大脑半球背外侧的主要沟和回（引自芮德源，2015）

中央后沟的后部有沿前后方向延伸的顶间沟，将顶叶分为顶上小叶和顶下小叶。顶下小叶上分布有围绕大脑外侧裂末端的缘上回和围绕颞上沟后端的角回。

颞叶上有与大脑外侧裂大致平行的颞上沟和颞下沟，将颞叶分为颞上回、颞中回和颞下回。

（2）内侧面重要的沟和回（图 8-20）　在大脑半球的内侧面，有围绕胼胝体背面的胼胝体沟及其上方与之平行的扣带沟。扣带沟大约在中点处向上延伸出中央旁沟，再向后又向上发出扣带回缘沟。内侧面后部有一条前后走行的距状裂，向前连接顶枕沟，向后延伸至枕极附近。

扣带回缘沟与中央旁沟之间的区域为旁中央小叶，这实际上是中央前、后回的上端翻过大脑半球上缘，延伸到内侧面的部分。顶枕沟与距状裂之间的部分称为楔叶，属于枕叶的一部分。扣带回位于胼胝体和扣带沟之间，环绕着胼胝体。扣带回在胼胝体尾端折转向前，延续至脑底面的海马旁回。海马旁回向前逐渐形成钩状结构，称为海马旁回钩（简称

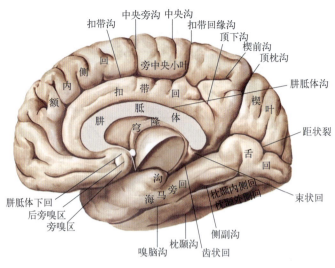

图 8-20　大脑半球内侧的主要沟和回（引自芮德源，2015）

钩）。海马旁回和钩从两侧围绕中脑，扣带回、海马旁回和钩三者连成一环，围绕在脑干的边缘，被称为边缘叶，主要与嗅觉、内脏活动和情绪活动相关。

2. 大脑的内部结构

大脑的灰质主要集中于表面，形成大脑皮质，而内部的髓质则主要由白质构成，埋藏在髓质深部的为基底核。

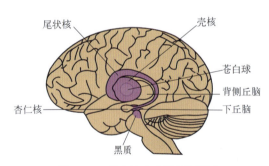

图 8-21　基底核（大脑侧面观）
（引自 Wikimedia Commons）

（1）基底核　基底核（basal nuclei）为大脑半球髓质内靠近基底部的灰质核团，包括尾状核、豆状核、杏仁核等（图 8-21）。

尾状核分为头、体、尾 3 部分：前端膨大的部分称为尾状核头；中段为尾状核体，沿着丘脑的背侧缘向后延伸；尾状核尾部折向腹侧并最终与杏仁核相连。豆状核位于尾状核的前下方，与尾状核头相连，其余部分则被内囊隔开，与尾状核和丘脑分离。豆状核进一步分为外侧的壳核和内侧的苍白球。

在种系发生上，尾状核和壳核是较新的结构，合称新纹状体；苍白球是较古老的部分，称旧纹状体。

（2）白质　大脑皮质的深面为白质，由大量神经纤维组成，这些纤维负责连接大脑内不同的区域，包括回与回之间、叶与叶之间、两半球之间的连接纤维；以及大脑皮质与脑干、脊髓之间的传导纤维。其中，胼胝体和内囊是大脑白质中重要的结构（图 8-22）。

胼胝体（corpus callosum）位于两半球间裂的底部，由联系左右大脑皮质的连合纤维构成，负责协调两半球的功能。内囊（internal capsule）位于丘脑、尾状核和豆状核之间，包含大量的上下行纤维，主要连接大脑皮质与皮质下各中枢。内囊的外侧为豆状核，内侧为尾状核和丘脑。内囊是重要的传导通路，有关躯体的运动、感觉、听觉和视觉等上下行传导束都集中通过内囊，因此，如果内囊有病变，可能引起偏瘫、偏盲和偏身感觉障碍。

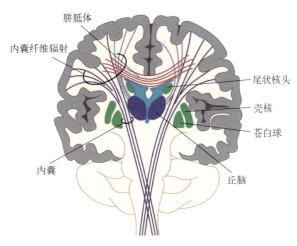

图 8-22　胼胝体、内囊（脑额状面）（引自 Wikimedia Commons）

（五）脑神经

脑神经（cranial nerves）共有 12 对（图 8-23），根据其所含纤维的性质，可分为运动性神经、感觉性神经和混合性神经。每对脑神经的名称、性质、连脑部位、分布及功能、损伤后主要表现详见表 8-2。

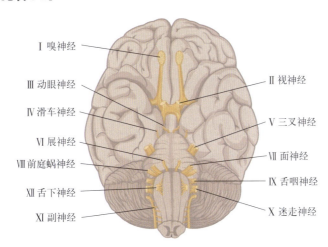

图 8-23　脑神经（引自 OpenStax）

表 8-2　脑神经的名称、性质、连脑部位、分布及功能、损伤后主要表现

顺序及名称	性质	连脑部位	分布及功能	损伤后主要表现
Ⅰ 嗅神经	感觉性	端脑	鼻腔嗅黏膜，嗅觉	嗅觉障碍
Ⅱ 视神经	感觉性	间脑	视网膜，视觉	视觉障碍
Ⅲ 动眼神经	运动性	中脑	支配眼球外肌和瞳孔括约肌活动	眼外下斜视，上睑下垂，对光反射消失
Ⅳ 滑车神经	运动性	中脑	支配上斜肌，使眼球转向外下方	眼不能转向外下方，轻微内斜视
Ⅴ 三叉神经	混合性	脑桥	咀嚼肌运动；面部皮肤、上颌黏膜、牙龈、角膜等的浅感觉，舌前 2/3 一般感觉	头面部皮肤、鼻腔黏膜感觉障碍，角膜反射消失，咀嚼肌瘫痪，张口时下颌偏向患侧

顺序及名称	性质	连脑部位	分布及功能	损伤后主要表现
Ⅵ展神经	运动性	脑桥	支配外直肌；使眼球外转	眼内斜视
Ⅶ面神经	混合性	脑桥	面部表情肌运动，舌前 2/3 黏膜的味觉，泪腺、颌下腺、舌下腺的分泌	面肌瘫痪、额纹消失、眼睑不能闭合、口角歪向健侧、分泌障碍、角膜干燥、舌前 2/3 味觉障碍
Ⅷ前庭蜗神经	感觉性	延髓、脑桥	传导耳蜗听觉、前庭器官的平衡觉	眩晕、眼球震颤、听力障碍
Ⅸ舌咽神经	混合性	延髓	咽肌运动；咽部感觉、舌后 1/3 的味觉和一般感觉、颈动脉窦的压力感受器和颈动脉体的化学感受器的感觉	咽反射消失，分泌障碍，咽感觉障碍，舌后 1/3 味觉障碍，一般感觉障碍
Ⅹ迷走神经	混合性	延髓	咽喉肌运动和咽喉部感觉；心脏活动；支气管平滑肌；横结肠以上的消化管平滑肌的运动和消化腺体的分泌	发音困难、声音嘶哑、吞咽困难、内脏运动障碍、腺体分泌障碍、心率加快、内脏感觉障碍、耳郭及外耳道皮肤感觉障碍
Ⅺ副神经	运动性	延髓	胸锁乳突肌，使头转向对侧；斜方肌，提肩	面不能转向健侧，不能提患侧肩胛骨
Ⅻ舌下神经	运动性	延髓	舌肌的运动	舌肌瘫痪，伸舌时舌尖偏向患侧

第二节　神经系统的功能

一、神经系统的感觉功能

人类和动物的主要感觉包括视觉、听觉、嗅觉、味觉、触觉、痛觉、温度觉和本体感觉。形成感觉是神经系统的重要功能，依赖于 3 部分结构的活动：感受器、感觉传入通路和大脑皮质的感觉区。

（一）感受器

感受器（receptor）是能接受特定刺激并将刺激的能量转化为神经冲动的特殊结构。人体内存在着多种类型、从简单到复杂的感受器。

1. 感受器的存在形式

按照其结构的复杂程度，感受器可以分为：①简单感受器：除了感觉神经末梢本身以外，没有其他特殊结构，比如皮肤中的痛觉感受器，也称为痛觉神经末梢。②复杂感受器：在感觉神经末梢外面包裹有由结缔组织等形成的特殊结构，如皮肤中感受压力的环层小体。③完整的感受器细胞：感受器以细胞的形式存在，如视网膜上的感光细胞，这些细胞通过突触与感觉神经末梢连接，是最复杂的感受器形式。感受器和其附属结构共同构成感觉器官，如眼睛为视觉器官，耳朵为听觉和前庭器官。

2. 感受器的分类

根据刺激的来源和感受器的位置，感受器可分为 4 类：①外感受器（exteroceptor）：指皮肤感受器，提供靠近身体的外部环境变化的信息。②距离感受器（teleceptor）：指视觉、听觉和嗅觉等感受器，能提供距离身体较远的外部环境变化的信息。③本体感受器（proprioceptor）：指肌肉、肌腱、关节、前庭和半规管中的感受器，能提供关于身体在空间中的位置和运动状态的信息。④内感受器（interoceptor）：指内脏感受器，能提供关于内脏器官功能状态的信息。

另外，还可以根据所接受刺激的理化性质，将感受器分为化学、温度、机械、光、声、渗透压等感受器（表 8-3）。

表 8-3　感受器的分类

分类	敏感刺激	举例
化学感受器	化学物质浓度及变化	嗅觉感受器、味觉感受器
温度感受器	温度变化	热感受器、冷感受器
机械感受器	机械力及变形刺激	本体感受器
光感受器	可见光	视觉感受器
声感受器	声波	听觉感受器
渗透压感受器	渗透压的变化	下丘脑渗透压感受器

3. 感受器的一般生理特性

感受器的生理特性体现在以下 4 个方面。

（1）感受器的适宜刺激　每种感受器都有一种最容易被它感受而引起兴奋的适宜刺激（adequate stimulus）。感受器对其他种类的刺激则不敏感或根本不发生反应。例如，视觉感受器对光的刺激非常敏感，光就是视觉感受器的适宜刺激；听觉感受器对声波的刺激非常敏感，声波就是听觉感受器的适宜刺激。光不引起听觉感受器的兴奋，同样的道理，声波不引起视觉感受器的兴奋。

（2）感受器的换能作用　感受器是一种生物换能器，能将作用于它们的各种形式的刺激能量转换为传入神经的动作电位，这一作用称为感受器的换能作用（transducer function）。在换能过程中，感受器会在感觉神经纤维末端或感受器细胞上产生一种过渡性的电位变化，通常是由跨膜离子电流引起的膜去极化而产生的局部电位，称为感受器电位（receptor potential）。当感受器电位增大到与感受器细胞相连的传入神经纤维的阈电位水平时，会引发动作电位，并传向中枢（图 8-24A）。

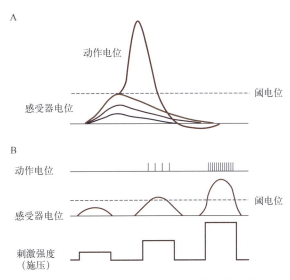

图 8-24　感受器电位引发动作电位（A）和感受器的强度编码作用（B）（引自王庭槐，2018）

（3）感受器的编码作用　在将外界刺激转化为神经动作电位的过程中，感受器还将环境变化的信息转移到动作电位的序列中，实现信息的编码（coding）。被编码的环境变化信息包括刺激的类型、部位、强度和持续时间等基本属性。例如，较低强度的刺激可产生较小幅度的感受器电位，若未达到阈电位水平，则不会产生动作电位；增加刺激强度使感受器电位去极化达到阈电位时，即会引发动作电位；若刺激强度进一步增加，并使感受器电位保持在阈电位水平以上，动作电位则会重复发生，频率增加（图8-24B）。感受器对不同强度刺激的反应体现了其对强度的编码作用。

（4）感受器的适应现象　当恒定强度的刺激持续作用于感受器时，感觉神经纤维上的动作电位频率会逐渐降低，甚至停止产生，这种现象称为感受器的适应（adaptation）。例如，"入芝兰之室，久而不闻其香"形象地描述了嗅觉感受器的适应现象。不同感受器的适应速度存在显著差异，可分为快适应感受器和慢适应感受器两类。

快适应感受器以嗅觉和触觉感受器为代表，这类感受器能够快速适应持续刺激，这对生命活动极为重要，有助于感受器和中枢及时接受新的刺激。

慢适应感受器以肌梭、颈动脉窦压力感受器和痛觉感受器为代表，只要有刺激存在，无论持续时间多长，这些感受器始终会发放神经冲动。慢适应感受器的特性对动物的生命活动同样至关重要，能帮助机体对某些功能状态进行长时间持续监测，并根据变化及时调整活动。例如，疼痛刺激通常可能预示潜在的伤害性危险，如果痛觉感受器表现出明显适应性，就很大程度上失去了警示作用。

（二）感觉传入通路

各种感受器产生的感觉信息最终通过两条主要途径传入大脑皮质：一种是特异性感觉传入通路，即感觉信息通过脊髓和脑干中的特定传导束传达到大脑皮质的特定区域，从而产生特定的感觉；另一种是非特异性感觉传入通路，该通路的作用并非引起特定的感觉，而是维持大脑皮质的兴奋状态（图8-25）。

1. 特异性感觉传入通路

视觉、听觉、嗅觉、味觉、躯体感觉等均属于主观意识上能够说出的特定感觉，相应地这些感觉通路都属于特异性感觉传入通路。这里仅简要介绍躯体感觉的传入通路，分为浅感觉和深感觉传导通路，两者均由三级神经元组成。

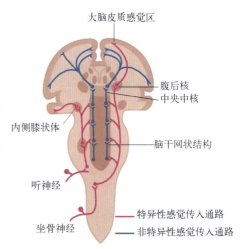

图8-25　感觉传入通路示意图
（引自北京军医学院，2000）

浅感觉传导通路负责传导皮肤和黏膜的痛觉、温度觉及粗略触觉；深感觉传导通路负责传导本体感觉，即由肌、肌腱、关节等运动器官在不同状态（如运动或静止）下产生的感觉，包括位置觉、运动觉和震动觉等。需要特别注意的是，皮肤的精细触觉（如两点辨别和纹理感知）是通过深感觉传导通路进行传导的。

在躯干和四肢的浅感觉传入通路中，三级神经元依次位于脊神经节、脊髓后角固有核和丘脑腹后外侧核（图8-26）。头面部的浅感觉传入通路中，三级神经元分别位于三叉神经节、三叉神经感觉核和丘脑腹后内侧核（图8-27）。躯干和四肢的深感觉与精细触觉传入通路中，三级神经元位于脊神经节，脊髓的薄束核、楔束核及丘脑腹后外侧核（图8-28）。

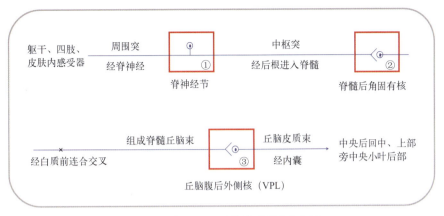

图 8-26　躯干和四肢的浅感觉传入通路

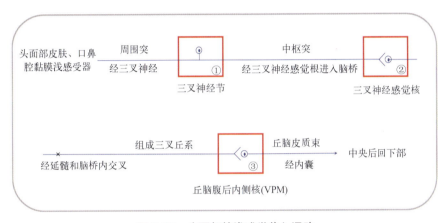

图 8-27　头面部的浅感觉传入通路

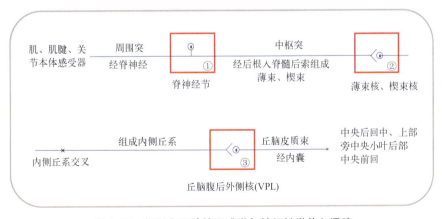

图 8-28　躯干和四肢的深感觉与精细触觉传入通路

2.非特异性感觉传入通路

所谓非特异性感觉传入通路，是指上述特异性感觉传入通路的第二级神经元的轴突，经过脊髓和脑干上行时，发出许多侧支，分别与脑干网状结构中的神经元形成突触联系，在网状结构内经多次交换神经元上行，到达丘脑的中央中核等结构，由丘脑的这些核团再发出纤维呈弥散性地投射到大脑皮质的广泛区域（图 8-25）。由于感觉信息在传递过程中经历多次神经元交换，丧失了感觉冲动的特异性，并且以广泛弥散的方式投射到大脑皮质，这条通路不会形成特定的主观感觉（即人们无法明确感知到的感觉）。然而，这些信息能够维持大脑皮质神经元的兴奋状态，对维持觉醒和意识水平起到重要作用。

（三）大脑皮质对感觉的分析

躯体感觉神经上传的感觉信息经过特异性感觉传入通路，投射到大脑皮质的特定区域，即躯体感觉代表区，主要包括体表感觉区和本体感觉区。大脑皮质的神经元对传入的感觉信息进行最后的分析综合，使之进入意识的领域，转化为主观的感觉。

1. 体表感觉区

体表感觉区包括第一躯体感觉区（primary somatosensory area）和第二躯体感觉区（secondary somatosensory area）（图 8-29）。

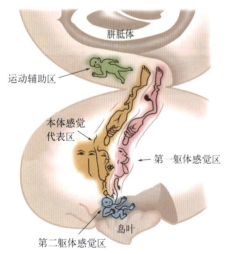

图 8-29　躯体感觉代表区在大脑的位置
（引自北京军医学院，2000）

第一躯体感觉区位于中央后回和旁中央小叶后部，其感觉投射有以下规律：

① 躯体感觉信息的皮质投射是交叉的，即一侧体表的感觉冲动投射到对侧的中央后回，但头面部的感觉投射则为双侧。

② 该区的布局呈头足倒置：上肢代表区在中间部位，下肢代表区在上方，而头面部在底部；但在头面部内部的感觉区是正立的。

③ 躯体各部位在皮质投射区的面积大小，与相应体表部位的实际面积不成比例，而是与该部位的感受器数量及传导这些感受器冲动的纤维数量有关。

第二躯体感觉区位于大脑外侧沟的上壁，由中央后回底部延伸到脑岛的区域，面积远小于第一躯体感觉区。第二躯体感觉区定位较差、感觉分析粗糙，可能与痛觉的分析处理有关。

2. 本体感觉区

躯体深部感觉信息主要投射到中央前回的运动区。切除动物运动区皮层，由本体感觉刺激作为条件刺激建立的条件反射活动发生障碍。刺激人脑中央前回会使受试者出现企图发动肢体运动的感觉。损伤感觉区会引起运动区相应区域出现大量的神经纤维和神经元的溃变。

二、神经系统对躯体运动的调节

人体的任何运动，不论是反射性的还是随意性的，都是在一定程度的肌紧张和一定姿势的前提下进行的，神经系统是肌紧张、姿势和随意运动的调控者。下面按照从中枢神经系统初级部位到高级部位的顺序，依次分析脊髓和脑对躯体运动的调控。

（一）脊髓对躯体运动的调节

脊髓前角有 α 和 γ 两类运动神经元，其轴突经前根离开脊神经后，直达所支配的骨骼肌。骨骼肌中的一般肌纤维，为粗大的梭外肌纤维，受 α 运动神经元支配，当 α 运动神经元兴奋时，梭外肌收缩产生运动或张力变化。与梭外肌纤维并连的肌梭（muscle spindle）是感受肌肉牵拉的本体感受器，肌梭中的细小肌纤维即梭内肌纤维（intrafusal fiber），受 γ 运动神经元支配，γ 运动神经元兴奋时，梭内肌收缩可引起肌梭感受器的兴奋。脊髓调节躯体运动是以反射方式进行的，主要反射如下。

1. 屈肌反射与对侧伸肌反射

当一侧肢体皮肤受到伤害性刺激时，引起受刺激一侧肢体的屈肌收缩、伸肌舒张，导致肢体屈曲，这种反射称为屈肌反射（flexor reflex）。屈肌反射的作用是使肢体迅速避开伤害性刺激，具有保护意义。如果受到的伤害性刺激较强，在受刺激一侧的肢体屈曲的同时，对侧肢体会出现伸直反射，这种现象称为对侧伸肌反射（crossed extensor reflex）。对侧伸肌反射的生理意义在于通过对侧肢体的伸直来支撑体重，维持身体姿势的平衡，从而防止跌倒（图8-30）。

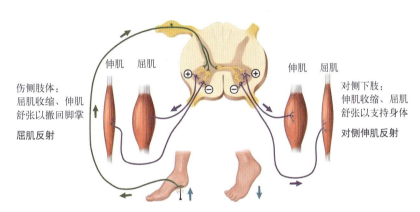

图8-30　一侧下肢的屈肌反射和对侧伸肌反射的反射弧

2. 牵张反射

当骨骼肌受到外力牵拉而伸长时，可反射性地引起受牵拉的肌肉收缩，称为牵张反射（stretch reflex）。牵张反射可分为肌紧张和腱反射两种类型。

（1）肌紧张　肌紧张（muscle tonus）是指缓慢而持久地牵拉肌肉时发生的牵张反射，其表现为被牵拉的肌肉轻度而持续地收缩，使骨骼肌维持一定的紧张性而不被拉长，这可能是同一肌肉内的不同肌纤维交替收缩的结果，因而不易疲劳。人体的肌紧张主要表现在伸肌，其生理意义在于对抗重力牵引，维持一定的躯体姿势，同时也是其它复杂运动的基础。

（2）腱反射　腱反射（tendon reflex）是指快速牵拉肌腱时引起的牵张反射。例如，叩击膝部髌骨下的股四头肌肌腱，使肌肉的肌梭感受器受到牵拉刺激时，则引起股四头肌收缩，从而发生膝关节前伸的动作，这就是膝跳反射（图8-31）。腱反射的减弱或消失，提示该反射弧传入、传出通路，脊髓反射中枢受到损害；而腱反射的亢进则提示可能存在高级中枢的病变。

上述两种牵张反射的反射弧基本相似。其感受器是位于肌梭中央部分的牵张感受器，其效应器是梭外肌纤维。当肌肉受到牵拉时，牵张感受器兴奋，冲动经肌梭传入纤维到达脊髓，引起 α 运动神经元兴奋，随后，兴奋经 α 运动神经元传出，使其支配的梭外肌纤维发生收缩，从而完成反射过程（图8-31）。

（二）脑干对肌紧张的调节

脑干对运动的调控主要体现在对肌紧张的调节，这是通过脑干网状结构易化区和抑制区的活动而实现的（图8-32）。

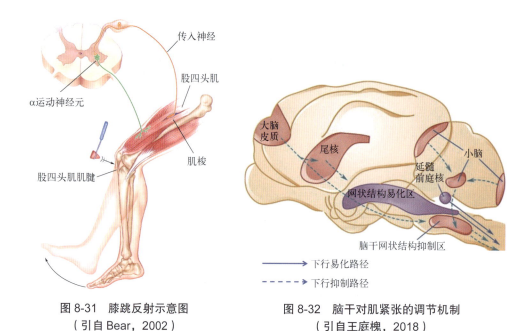

图 8-31　膝跳反射示意图
（引自 Bear，2002）

图 8-32　脑干对肌紧张的调节机制
（引自王庭槐，2018）

1. 易化区及其下行易化作用

脑干网状结构易化区的范围较广，分布于脑干中央区域的背侧，还包括丘脑和下丘脑的中线核群，它们与延髓的前庭核、小脑前叶两侧部分共同作用，通过网状脊髓束向下与脊髓前角的γ运动神经元联系，使γ运动神经元传出冲动增加，引起梭内肌的收缩、肌梭敏感性升高，从而增强肌紧张。同时，易化区对α运动神经元也有一定的易化作用。

2. 抑制区及其下行抑制作用

脑干网状结构抑制区较小，位于延髓网状结构的腹内侧。它通过网状脊髓束发放下行抑制冲动，经常抑制γ神经元，使肌梭敏感性降低，从而减弱肌紧张。此外，大脑皮质运动区、纹状体和小脑前叶蚓部等处，也有抑制肌紧张的作用。

正常情况下，脑干网状结构的下行易化作用和下行抑制作用保持着协调平衡，其中下行易化作用略占优势，从而维持正常的肌紧张。在动物实验中发现，如果在中脑上、下丘之间切断脑干，动物会出现四肢伸直、头尾昂起、脊柱僵硬等伸肌过度紧张的现象（图8-33），这种现象被称为去大脑僵直（decerebrate rigidity）。去大脑僵直的发生是由于切断了大脑皮质、纹状体等部位与脑干网状结构抑制区的联系，抑制区活动减弱，而易化区活动相对增强，从而引起肌紧张亢进，表现为僵直现象。当人类患有某些脑部疾病时，也可能出现类似于去大脑僵直的症状。

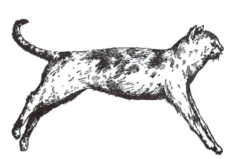

图 8-33　去大脑僵直
（引自 Wikimedia Commons）

（三）小脑对躯体运动的调节

小脑通过与大脑皮质的双向纤维联系，接收大脑皮质下行的信号并反馈至大脑皮质。小脑的主要功能包括维持身体平衡、调节肌紧张以及协调骨骼肌的随意运动。根据进化顺序，小脑分为古小脑、旧小脑和新小脑。古小脑包括绒球小结叶，旧小脑包括小脑前叶和后叶的后部，新小脑指后叶连接脑桥纤维的部分，主要包含小脑半球。这些区域在躯体运动的调节中具有不同的功能。

古小脑与脑干前庭核有密切的纤维联系，主要负责调节身体的平衡。古小脑受损时，患者会出现身体平衡障碍，而随意运动则无明显影响，表现为站立困难或不稳、身体倾斜、步态蹒跚等症状。

旧小脑与调节肌紧张有关，它对肌紧张既有易化作用又有抑制作用，这可能是通过脑干网状结构的易化区和抑制区而实现的。在进化过程中，小脑对肌紧张的抑制作用逐渐减弱，而易化作用则逐渐加强。人类小脑损伤后，主要表现为肌紧张降低，即易化作用减弱，从而造成肌无力症状。

新小脑与大脑、丘脑、脑干等部位的神经核有密切的纤维联系，其功能是协调随意运动，使各种精细动作得以准确、熟练地进行。新小脑受损者可表现出随意运动的力量、方向和准确性异常，动作往往过度或不足，行走摇晃，步态不稳。这种新小脑损伤后的动作性协调障碍，称为小脑性共济失调。

（四）大脑对躯体运动的调节

大脑皮质是躯体运动调控的最高级和最复杂的中枢部位。它接受感觉信息的传入，并根据机体对环境变化的反应和意愿，策划和发动随意运动，从而使身体能够灵活、精准地应对外部环境的变化。

1. 大脑皮质运动区

大脑皮质中负责控制躯体运动的区域称为皮质运动区（cortical motor area），主要包括中央前回（4区）和运动前区（6区）。这些区域接受本体感觉冲动，感知躯体的姿势、各部位在空间的位置以及运动状态，并根据机体的需要和意愿，调整和控制全身的运动。皮质运动区对躯体运动的控制具有以下特征（图8-34）：①交叉性支配：一侧皮质运动区主要

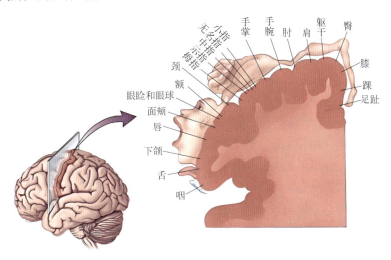

图8-34　中央前回躯体运动区功能定位特点（引自 Bear，2002）

支配对侧躯体的骨骼肌，但头面部肌肉通常受到双侧皮质运动区的控制。②特定区域支配特定肌肉：大脑皮质的不同区域负责控制身体不同部位的肌肉，总体上，功能定位呈现头足倒置的模式，但头面部代表区的内部是正立的。③代表区面积与运动复杂度相关：皮质运动区的面积大小与肌肉运动的复杂性和精细度有关。例如，拇指的代表区面积可以是躯干代表区的数倍之多。从运动区前后的安排来看，躯干和近端肢体的代表区在前部（6区），远端肢体的代表区在后部（4区）；手指、足趾、唇和舌等肌肉的代表区在中央沟前缘。

2. 运动传导通路

大脑皮质的运动区对躯体运动的调节，是通过锥体系和锥体外系完成的。

（1）锥体系及其功能　锥体系是控制人体骨骼肌随意运动的主要传导通路，由上运动神经元和下运动神经元两级神经元组成。上运动神经元（upper motor neuron）是位于大脑皮质运动区的锥体细胞，其轴突组成锥体束，其中一部分下行到脊髓，构成皮质脊髓束；一部分下行止于脑干运动神经核，构成皮质脑干束，也叫皮质核束（图8-35、图8-36）。下运动神经元（lower motor neuron）是位于脑神经核和脊髓前角中的运动神经元，这些神经元的胞体和轴突构成了传导运动冲动的最后公路（final common pathway），其中的轴突构成了脑神经和脊神经中的躯体运动纤维以及特殊内脏运动纤维。

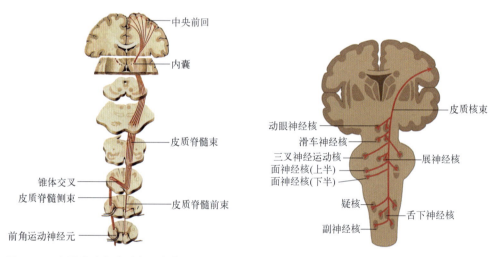

图 8-35　皮质脊髓束（引自丁文龙，2018）　　　图 8-36　皮质脑干束（引自丁文龙，2018）

（2）锥体外系及其功能　锥体外系是指除锥体系以外的所有下行控制骨骼肌运动的传导通路。这些纤维起始于中央前回以外的大脑皮质，并在下降过程中与纹状体、小脑、红核、黑质及网状结构等多个部位广泛联系，通过多次更换神经元，最终终止于脊髓前角运动神经元或脑神经运动核。锥体外系的主要功能是调节肌紧张和协调肌群之间的活动。

（3）锥体系与锥体外系的关系　锥体系和锥体外系在对运动的控制中并非孤立进行，而是紧密协作的。锥体系负责主动选择和启动特定的肌肉群，而锥体外系则负责协调这些肌肉与其他肌群之间的关系，如协同肌和拮抗肌的调节，从而保证动作的流畅性和稳定性。锥体系通过直接传导信号控制特定肌肉的精细运动，而锥体外系则调节整体的肌肉协调性和紧张度，为锥体系的动作提供适宜的背景支持，换句话说，锥体系执行的运动是在锥体外系维持的稳定、协调环境中进行的。因此，锥体系和锥体外系是互相依赖、彼此补充的系统，共同确保人体的运动既精确又协调。

三、神经系统对内脏活动的调节

与躯体运动不同，内脏活动不受意识控制，因此调控内脏活动的神经系统称为自主神经系统（autonomic nervous system，ANS），又称为植物神经系统。通常所说的自主神经系统主要是指支配心肌、平滑肌和腺体的传出神经，而不包括传入神经。

（一）自主神经系统

自主神经系统主要分布在由心肌、平滑肌和腺细胞等组成的内脏器官和组织中，在中枢神经系统的控制下调节这些器官的活动。根据其结构和功能，自主神经系统分为交感神经系统和副交感神经系统。人体大多数内脏器官受到交感神经和副交感神经的双重支配（图 8-37）。

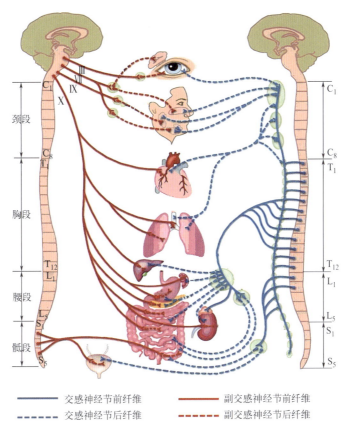

图 8-37　自主神经分布示意图（引自北京军医学院，2000）

1. 自主神经的结构特征

自主神经由节前神经元和节后神经元组成。节前神经元的胞体位于中枢神经系统内，其发出的神经纤维称为节前纤维（preganglionic fiber）。节前纤维在到达效应器官前进入神经节内换元，由神经节内的神经元发出节后纤维（postganglionic fiber），支配效应器官。节前纤维为有髓鞘的 B 类纤维，传导速度较快；而节后纤维为无髓鞘的 C 类纤维，传导速度较慢。交感神经节包括椎旁神经节和椎前神经节，均距离效应器官较远，因此交感神经的节前纤维短而节后纤维长；副交感神经节通常位于效应器官壁内，因此其节前纤维较长而节后纤维较短。

交感神经起自胸腰段脊髓灰质的侧角，副交感神经起自脑干的脑神经核和骶段脊髓灰质相当于侧角的部位。交感神经兴奋时产生的效应较广泛；而副交感神经的兴奋效应相对局限。其主要原因是：

① 神经纤维分布范围：交感神经分布广泛，几乎支配所有内脏器官；而副交感神经分布较局限，有些器官没有副交感神经支配，如皮肤和肌肉的血管、一般的汗腺、竖毛肌、肾上腺髓质和肾脏只有交感神经支配；

② 神经传导的辐散程度：交感神经在节前与节后神经元换元时的辐散程度较高，一个节前神经元往往与多个节后神经元发生突触联系，例如，猫颈上神经节内的交感节前与节后纤维之比为 1∶（11～17）。而副交感神经在节前与节后神经元换元时的辐散程度较低，如睫状神经节内的副交感节前与节后纤维之比值仅为 1∶2。哺乳动物交感神经节后纤维除直接支配效应器官细胞外，还有少量纤维支配器官壁内的神经节细胞，从而对副交感神经发挥调节作用（表8-4）。

表8-4　交感神经与副交感神经的特点

特点	交感神经	副交感神经
低级中枢部位	胸、腰部 $T_1 \sim L_3$ 灰质侧角	骶部 $S_{2\sim4}$ 脑干（第Ⅲ、Ⅶ、Ⅸ、Ⅹ对脑神经核）
神经节位置	离效应器远：椎旁神经节、椎前神经节	离效应器近：神经节位于器官旁和器官内
神经纤维长度	节前＜节后	节前＞节后
节前∶节后神经元	"1"对"多"	"1"对"少"
支配的效应器	较广泛（几乎所有脏器）	较局限
功能	紧急情况时动员、利用潜能	促消化、吸收，储备能量

2. 自主神经系统的功能

自主神经系统的主要功能是调节心肌、平滑肌和腺体等的活动。交感神经与副交感神经对其所支配器官的效应，是通过其末梢释放不同的递质作用于不同的受体来实现的。大多数交感神经末梢释放的递质是去甲肾上腺素（NE），只有少数交感神经末梢（支配汗腺、骨骼肌血管）释放的递质为乙酰胆碱（ACh）；而副交感神经末梢释放的递质主要是乙酰胆碱。这些递质通过与各自的受体（胆碱能受体和肾上腺素能受体）结合，产生不同的生理反应。例如，去甲肾上腺素主要通过激活肾上腺素能受体（α 和 β 受体）来增加心率、促进血管收缩和调节代谢；而乙酰胆碱则主要通过激活胆碱能受体（如 M 型和 N 型受体）来减慢心率、促进腺体分泌及平滑肌收缩。胆碱能受体和肾上腺素能受体的具体分布及生理功能详见表8-5。

表8-5　自主神经系统受体分布及生理功能

效应器		胆碱能系统		肾上腺素能系统	
	受体	效应	受体	效应	
自主神经节	N_1	兴奋节后神经元	—	—	
眼球	虹膜环形肌	M	收缩（缩瞳）	—	—
	虹膜辐射状肌	—	—	α_1	收缩（扩瞳）
	睫状体肌	M	收缩（视近物）	β_2	舒张（视远物）

效应器		胆碱能系统		肾上腺素能系统	
		受体	效应	受体	效应
心脏	窦房结	M	心率减慢	β_1	心率加快
	房室传导系统	M	传导减慢	β_1	传导加快
	心肌	M	收缩力减弱	β_1	收缩力增强
血管	冠状血管	M	舒张	α_1 β_2	收缩 舒张（为主）
	皮肤黏膜血管	M	舒张	α_1	收缩
	骨骼肌血管	M	舒张①	α_1 β_2	收缩 舒张（为主）
	脑血管	M	舒张	α_1	收缩
	腹腔内脏血管	M	—	α_1 β_2	收缩（为主） 舒张
支气管	支气管平滑肌	M	收缩	β_2	舒张
	支气管腺体	M	促进分泌	α_1 β_2	抑制分泌 促进分泌
胃肠	胃平滑肌	M	收缩	β_2	舒张
	小肠平滑肌	M	收缩	α_2 β_2	舒张② 舒张
	括约肌	M	舒张	α_1	收缩
	腺体	M	促进分泌	α_2	抑制分泌
其他内脏	胆囊和胆道	M	收缩	β_2	舒张
	膀胱逼尿肌	M	收缩	β_2	舒张
	膀胱括约肌	M	舒张	α_1	收缩
	子宫平滑肌	M	可变③	α_1 β_2	收缩（有孕） 舒张（无孕）
	唾液腺	M	分泌大量稀薄唾液	α_1	分泌少量黏稠唾液
皮肤	皮肤汗腺	M	促进温热性发汗①	α_1	促进精神性发汗
	皮肤立毛肌	M	—	α_1	收缩

① 为交感节后胆碱能纤维支配。

② 可能是突触前受体调制递质的释放所致。

③ 因月经周期，循环血中雌、孕激素水平，妊娠以及其他因素而发生变动。

3. 自主神经系统的机能特点

（1）双重神经支配，作用相互拮抗　多数内脏器官如心脏、胃、肠、眼球的虹膜等，均受到交感神经和副交感神经的双重支配，两者作用往往是拮抗的。例如，心脏受到交感神经兴奋时，心率加快、心收缩力增强；而副交感神经兴奋时则表现为心率减慢、心收缩力减弱。在胃肠道中，交感神经的兴奋使平滑肌舒张，导致胃肠运动减弱，而副交感神经的兴奋则使平滑肌收缩增强，促进胃肠运动。交感和副交感神经之间的对立统一关系，是神经系统对内脏活动进行调节的重要特点。然而，在某些器官中，交感和副交感神经的作用并非完全对立。例如，两类神经都能促进唾液腺的分泌，表现为协同作用，区别在于：

交感神经引起的分泌较少且黏稠，而副交感神经引起的分泌则较多且稀薄。

（2）紧张性作用　自主神经系统具有紧张性作用，即在安静状态下，交感和副交感神经持续发放低频率的神经冲动，使效应器保持轻度的活动状态。例如，切断支配心脏的交感神经，心率会减慢；而切断迷走神经时，心率则会加快。在不同环境条件下，这两种神经的活动会有一方相对占优势：剧烈活动时，交感神经的活动占据主导地位；而在安静休息时，副交感神经则更为活跃。

（3）调节效应受效应器不同功能状态的影响　自主神经对内脏器官的调节效应会受到效应器本身功能状态的影响。例如，交感神经对未孕动物的子宫平滑肌具有抑制作用，而对怀孕动物的子宫平滑肌则表现为兴奋作用，这与子宫在不同状态下受体类型的变化有关（表8-5）。当胃幽门处于收缩状态时，迷走神经的刺激会导致其舒张；而当幽门已经舒张时，迷走神经的刺激反而使之收缩。

（4）对整体生理功能调节的意义　交感神经系统的调节范围广泛，能够迅速使机体适应急剧变化的环境，因此被视为能量动员系统。在机体遭遇剧痛、失血、休克、缺氧、恐惧等应急状态时，交感神经系统的活动增强，表现为呼吸加快、心跳增强、内脏血管收缩、骨骼肌血管舒张、代谢活动加快、糖原分解增加，并常伴有肾上腺素分泌增多，形成"交感-肾上腺素系统"的整体反应。相反，副交感神经系统的作用范围较小，其作用主要在于保护机体、休整恢复、促进消化吸收、积蓄能量及加强排泄和生殖功能，因此被视为能量储备系统。副交感神经系统活动增强时，表现为心脏活动的抑制、瞳孔缩小以避免强光的刺激、消化功能增强，以促进营养物质的吸收和能量的补给等。副交感神经活动增强时，常伴有胰岛素分泌增多，因此，副交感神经系统也被称为"迷走-胰岛素系统"。

（二）中枢神经系统对内脏的调节

调节内脏活动的中枢分布于中枢神经系统的多个部位，这些中枢既各自分工，又相互协调，从而确保内脏器官的正常功能。

1. 脊髓对内脏活动的调节

脊髓是调节某些内脏反射的初级中枢，通过脊髓发出的交感神经和副交感神经来调节部分内脏的活动。例如，排尿反射、排便反射、发汗反射和血管运动反射等都可以在脊髓水平完成。即使在脊髓高位截瘫的患者中，基本的排尿和排便反射仍然能够进行。然而，仅依靠脊髓本身的反射活动无法完全满足生理功能的需要，因为在正常情况下，脊髓的调节功能还受到来自更高位中枢的调控。因此，截瘫患者虽然能够进行排尿反射，但因缺乏高位中枢的控制，排尿不再受意识调节，且常出现排尿不完全的现象。

2. 脑干对内脏活动的调节

脑干是多个重要内脏反射的中枢所在。心血管运动、呼吸运动、胃肠运动、消化腺分泌以及某些物质代谢的调节，其基本反射中枢均位于延髓；瞳孔对光反射的中枢则位于中脑内。延髓对生命活动至关重要，当延髓受到压迫或损伤时，可能立即导致呼吸和心跳停止，危及生命，因此延髓被称为"活命中枢"。

3. 下丘脑对内脏活动的调节

下丘脑是大脑皮质下调节内脏活动的较高级中枢，与边缘系统、脑干网状结构之间有密切的形态和功能联系。它不仅能调节内脏活动，还能够将内脏活动与其他生理过程联系起来，确保内脏活动与其他生理功能的协调。下丘脑的主要功能如下。

（1）对水平衡的调节　水平衡包括水的摄入和排出两个方面，人体通过渴觉引起饮水，而排水则主要取决于肾脏的活动。损坏下丘脑可导致动物烦渴与多尿，说明下丘脑能调节水的摄入与排出，从而维持机体的水平衡。下丘脑对肾排水的调节是通过控制视上核和室旁核合成和释放抗利尿激素实现的。下丘脑前部可能存在渗透压感受器，可根据血液中渗透压的变化调节抗利尿激素的合成和分泌。

（2）对体温的调节　下丘脑包含调节体温的基本中枢。下丘脑前部有大量对温度变化敏感的神经元，负责感受体温变化；下丘脑后部在接收到这些信号后，调节人体的产热和散热过程，以维持体温的稳定。下丘脑后部被认为是整合体温调节功能的关键区域。

（3）对情绪反应的影响　下丘脑与情绪反应密切相关。动物实验表明，在间脑水平以上切除大脑的猫，会出现类似"发怒"的表现，如毛发竖立、呼吸加快、心跳加速、血压升高、瞳孔扩大等，这种现象称为"假怒"。下丘脑内的防御反应区位于近中线的腹内侧区，刺激该区域可引发防御性行为。临床观察也发现，下丘脑疾病常伴有异常情绪反应。

下丘脑调节情绪反应的功能与杏仁核密切相关。杏仁核在正常情况下对下丘脑的防御反应区具有抑制作用。在失去杏仁核的抑制作用后，下丘脑的防御反应区功能亢进，从而引起假怒现象。情绪反应多表现为自主神经系统的变化，尤其是交感神经系统的亢进。长期的不良情绪如紧张、愤怒、忧虑、烦闷等，可能导致自主神经功能紊乱，并引发内分泌功能的改变，进而导致相关的身心疾病，如神经官能症、冠心病和高血压等。

（4）对生物节律的控制　下丘脑视交叉上核的神经元具有日周期节律活动，是体内日周期节律的控制中心。这种节律性活动可能与视网膜传入至视交叉上核的神经冲动有关，若切断该通路，其节律性活动将发生改变。

此外，下丘脑还调节垂体和其他内分泌功能，具体内容详见"内分泌系统与健康"一章。

4. 大脑皮质对内脏功能的调节

大脑皮质中与内脏活动关系密切的结构主要是边缘系统和新皮质的某些区域。边缘系统包括边缘叶以及与其密切相关的皮质和皮质下结构。动物实验表明，刺激大脑皮质不同区域可以引起多种内脏活动的变化。例如：刺激皮层内侧面4区，可引起直肠和膀胱运动的变化；刺激4区底部，可引起消化道运动及唾液分泌的变化；刺激6区的特定部位，可引发竖毛和出汗反应；刺激8区和19区，会导致眼球外肌运动和瞳孔反应；刺激扣带回前部，则可能出现心率减慢和胃运动抑制等现象。这些实验结果表明，大脑皮质的活动对内脏功能具有重要的调节作用。临床上也观察到，人们在紧张、生气等情绪状态下，血压会发生明显变化，同时也会影响消化和吸收功能。这些都进一步说明，大脑皮质在调控内脏机能方面扮演着关键角色。

四、睡眠与觉醒

睡眠与觉醒是大脑的重要功能活动。除了行为表现上的不同，这两种状态的区别还可以通过记录脑电图等电生理学方法进行客观描述和判定。

（一）脑电活动和脑电图

大脑皮质神经元的活动会产生电位变化，这些变化可以通过大脑这个容积导体传导至脑的表面。当大脑没有明显刺激时，皮质本身会产生持续的节律性电位变化，称为自发脑电活动（spontaneous electrical activity of brain）。将记录电极放置于头皮上即可记录到这种自发的脑电活动（图 8-38A），称为脑电图（electroencephalogram，EEG）。脑电图是研究睡眠的重要工具，其应用使得对睡眠状态的客观描述和定量分析成为可能。

脑电波的基本波形，主要依据其频率不同分为 α、β、θ 和 δ 波四种（图 8-38B）。

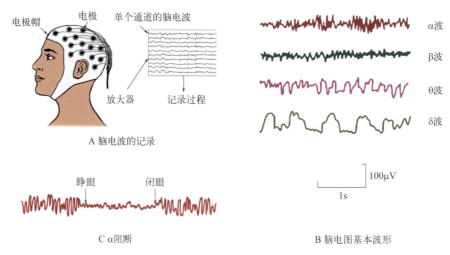

图 8-38　脑电图记录及基本波形

1. α 波

α 波的频率为 8～13Hz，幅度为 20～100μV，枕叶和顶枕区最显著，波形近似正弦波。正常人在清醒、安静、闭目时，α 波呈现出由小变大、再由大变小的规律性变化，形成典型的"梭形"波，每一梭形持续 1～2s。当受试者睁眼或受到其他刺激（如声音、针刺）时，α 波会立即消失并转变为快波，这种现象称为"α 阻断（alpha block）"（图 8-38C）。α 波是大脑皮质处于清醒安静状态时的电活动主要表现。

2. β 波

β 波的频率为 14～30Hz，幅度为 5～20μV，主要在额叶和顶叶明显。当受试者睁眼看物、听到突然的声音或进行思考活动时，β 波会出现。有时，β 波与 α 波会同时出现在同一部位，且 β 波叠加在 α 波之上。β 波通常被认为是大脑皮质处于紧张状态时的电活动主要表现。

3. θ 波

θ 波的频率为 4～7Hz，幅度为 100～150μV，主要出现在颞叶和顶叶。在困倦时较易出现 θ 波。

4. δ 波

δ 波的频率为 0.5～3Hz，幅度为 20～200μV。正常成年人在清醒状态下几乎没有 δ 波，而在睡眠和深度麻醉时则常见，主要在颞叶和枕叶区显著。

（二）睡眠与觉醒

觉醒（wakefulness）与睡眠（sleep）是人体正常生命过程中的两种不同状态，它们随昼夜交替而形成周期性活动。觉醒状态下，机体对外界和内部环境的刺激反应敏感，并能做出相应的反应，体力和脑力活动也只能在此时进行。而在睡眠状态下，机体对内外环境刺激的敏感性降低，肌张力下降，躯体反射机能减弱。睡眠不仅能恢复精力和体力，还能促进生长发育，增强学习和记忆能力，并有助于情绪的稳定。

成人一般每天需要睡眠7～9h，婴儿需要18～20h，儿童需要12～14h。老年人的睡眠时间一般较少，通常为5～7h，但也有老年人的睡眠时间并未减少。人的一生中，约有1/3的时间用于睡眠。睡眠是必要的和最好的休息方式，对维持身心健康，保证清醒状态下充满活力地从事各种活动至关重要。

1. 睡眠的两种状态

人在睡眠过程中会出现周期性的眼球快速运动，结合脑电图等的观察，将睡眠分为快速眼动睡眠（rapid eye movement sleep，REM sleep）和非快速眼动睡眠（non-rapid eye movement sleep，NREM sleep）。NREM睡眠的脑电图呈高幅慢波特征，也称慢波睡眠（slow wave sleep，SWS）（图8-39）。

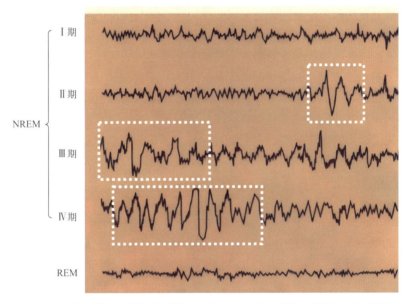

图8-39　正常成年人睡眠各期脑电图特征（白色虚线框强调其中的δ波）

（1）非快速眼动睡眠　NREM睡眠是一般所熟悉的睡眠状态，脑电图以出现高幅慢波（即δ波）为特征。根据睡眠的深度，NREM睡眠又顺序分为四个阶段：Ⅰ期（入睡期）、Ⅱ期（浅度睡眠期）、Ⅲ期（中度睡眠期）和Ⅳ期（重度睡眠期）。随着睡眠逐渐加深，脑电图中δ波的比例逐渐增多。NREM睡眠阶段的生理变化主要包括：①嗅觉、视觉、听觉、触觉等感觉功能减退；②骨骼肌的肌紧张降低，腱反射减弱；③循环、呼吸以及交感神经活动随着睡眠的加深而逐渐减弱且保持稳定，但腺垂体的生长激素分泌显著增多。因此，NREM睡眠有助于恢复体力和促进生长发育。

（2）快速眼动睡眠　REM睡眠的脑电图与清醒状态下的脑电图类似，呈现低幅快波的特征，因此也被称为快波睡眠（fast wave sleep，FWS）。由于其脑电波与慢波睡眠有显著不同，REM睡眠又被称为异相睡眠（paradoxical sleep，PS）。在REM睡眠期间，各种感觉功能进一步减退，肌紧张进一步降低，肌肉几乎完全松弛；交感神经活动明显降低；下丘脑的体温调节功能也显著减弱，这些表明REM睡眠的深度比NREM睡眠更深。

尽管如此，在 REM 睡眠阶段，仍会出现一些阵发性活动，如快速的眼球运动、部分肢体抽动、心率和血压升高、呼吸加快且不规则等。这些阵发性表现可能与梦境活动相关，因为在 REM 睡眠被唤醒时，绝大多数人会报告正在做梦。这些现象也可能解释了为何哮喘、心绞痛等疾病易在夜间发作。在快波睡眠期间，脑内蛋白质合成加快，因此认为快波睡眠有助于精力恢复并增强记忆功能。

慢波睡眠与快波睡眠是两种能够相互转化的睡眠时相。一般在入睡后，首先进入慢波睡眠，持续 80～120min 后转入快波睡眠，快波睡眠持续 20～30min 后再转回慢波睡眠，如此反复进行。在整个睡眠过程中，这种转化发生 4～5 次。随着睡眠接近后期，快波睡眠的持续时间逐渐延长。在成年人中，慢波睡眠和快波睡眠都可直接转为觉醒状态，但入睡时一般是先进入慢波睡眠，再转化为快波睡眠。

2. 睡眠和觉醒的产生机制

觉醒和睡眠的产生机制非常复杂，目前仍在研究中。已知脑内的多个部位和投射纤维构成了促觉醒和促睡眠两个系统，通过相互作用和相互制约，形成复杂的神经网络来调节睡眠觉醒周期和睡眠各状态的转化。

（1）与觉醒有关的脑区　觉醒的产生与脑干网状结构的活动密切相关，相关结构被称为网状结构上行激动系统（ascending reticular activating system）。大脑皮质的感觉运动区、额叶、眶回、扣带回、颞上回、海马、杏仁核和下丘脑等部位通过下行纤维作用于网状结构，促使其兴奋。此外，觉醒还与多个脑区广泛联系，这些脑区包括脑桥蓝斑去甲肾上腺素能系统、低位脑干的中缝核 5- 羟色胺能系统、脑桥头端被盖胆碱能神经元、中脑黑质多巴胺能系统等。这些系统之间的广泛纤维联系可能通过丘脑和前脑基底部向上投射至大脑皮质，从而产生和维持觉醒状态。

（2）与睡眠有关的脑区　脑内有多个区域促进 NREM 睡眠，其中最重要的是腹外侧视前区（ventrolateral preoptic area，VLPO）。VLPO 内的促睡眠神经元发出的纤维投射到与觉醒有关的脑区（如蓝斑去甲肾上腺素能神经元等），通过抑制这些觉醒脑区的活动，促进觉醒向睡眠的转化，进而产生 NREM 睡眠。研究表明，视交叉上核的纤维通过其他核团中继后投射到下丘脑外侧部的增食因子能神经元和 VLPO，将昼夜节律信息传递给促觉醒和促睡眠的脑区，从而调节觉醒与睡眠的转换。此外，其他促进 NREM 睡眠的脑区还包括延髓网状结构的脑干促眠区（也称上行抑制系统），间脑促眠区（位于下丘脑后部、丘脑髓板内核群邻旁区和丘脑前核），以及前脑基底部促眠区（位于下丘脑或视前区和 Broca 区）。

桥脑头端被盖外侧区的胆碱能神经元在 REM 睡眠的启动中起关键作用，这些神经元被称为 REM 睡眠启动（REM-on）神经元，其电活动在觉醒时停止，但在 REM 睡眠期间明显增加。与之相对，蓝斑去甲肾上腺素能神经元和中缝背核的 5- 羟色胺神经元既能启动和维持觉醒，也能终止 REM 睡眠，称为 REM 睡眠关闭（REM-off）神经元。这些神经元在觉醒时放电频率较高，在 NREM 睡眠时放电减少，而在 REM 睡眠时放电停止。因此，REM 睡眠的发生和维持可能由 REM-on 和 REM-off 神经元之间的相互作用来控制。

五、脑的高级功能

（一）学习和记忆

学习和记忆是脑的重要高级机能，是所有认知活动的基础。学习（learning）是指人和动物通过接受外界环境信息而改变自身行为的神经活动过程；记忆（memory）是指将学到的信息进行储存并能够在需要时提取和再现的神经活动过程。学习和记忆是密不可分的统一神经生理活动：学习是信息获取的途径，记忆是信息保存和再现的机制，二者共同构成了适应环境的重要方式。学习可分为非联合型学习（nonassociative learning）和联合型学习（associative learning）两种形式。而记忆可分为短时程记忆、长时程记忆等形式。

1. 学习

（1）非联合型学习　非联合型学习是指对单一刺激做出的行为反应的改变，是一种简单的学习形式，分为习惯化和敏感化两种。

① 习惯化：习惯化（habituation）指个体对周围环境中无害的、反复出现的刺激反应逐渐减弱的过程。例如，环境中的持续噪声不会引起人们的探究反射。这种现象是由于突触传递的减弱，使个体能够忽视无意义的信息，从而避免对这些无害刺激进行不必要的应答。

② 敏感化：敏感化（sensitization）指个体对伤害性或令人不适的刺激反应增强的过程。例如，伤口处的轻微触碰会引起明显的疼痛和回避反应。敏感化是由于突触传递的增强，使个体对潜在的伤害性刺激反应更加敏感，从而有助于避开可能的危险。

（2）联合型学习　联合型学习是指需要两个不同种类的事件在时间上接近且有规律地重复出现，从而在脑内形成联系，使人或动物能够通过"甲事件"预见到"乙事件"的发生。这种形式的学习分为经典条件反射（classical conditioning）和操作式条件反射（operated conditioning）两种类型。

① 经典条件反射：经典条件反射是由俄国生理学家巴甫洛夫（Ivan Pavlov）在20世纪初创立的，也称为巴甫洛夫条件反射（图8-40）。他以狗为实验对象，研究了铃声刺激与食物刺激之间的联系。实验中，给狗食物会引起唾液分泌，这是非条件反射（unconditioned reflex），食物是非条件刺激（unconditioned stimulus，US）。而单独的铃声刺激并不会引起狗的唾液分泌，因为铃声对于唾液分泌来说是无关的刺激。

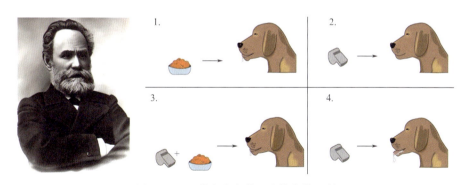

图 8-40　巴甫洛夫和他研究的条件反射

然而，当实验者在每次给狗喂食前都先给予铃声刺激，并经过多次重复后，狗会在听到铃声时分泌唾液。此时，铃声已从无关刺激转变为条件刺激（conditioned stimulus，CS），进而成为进食的信号。由条件刺激引起的反射被称为条件反射（conditioned reflex）。条件反射的形成过程是条件刺激（CS）和非条件刺激（US）在时间上反复多次结合，通过后天学习建立起来的。

这种条件反射的形成过程称为强化（reinforcement）。如果条件反射建立后不再进行强化，反射活动会逐渐减弱，直至完全消失，这一现象称为条件反射的消退（extinction）。条件反射的消退过程实际上是两个刺激间新的联系的习得，也是一个新的学习过程，体现了学习的可塑性和动态性。

② 操作式条件反射：操作式条件反射由美国心理学家斯金纳（B.F. Skinner，1904—1990）命名，是一种受意识控制的、更为复杂的条件反射（图 8-41）。它要求人或动物必须完成某种特定的动作或操作，在此基础上建立条件反射。例如，将大鼠放入一个实验箱，箱内设置一个杠杆。当大鼠在走动中偶然踩到杠杆时，杠杆会触发机关发放食物。经过多次重复，大鼠逐渐学会主动踩杠杆以获得食物，从而形成了条件反射。

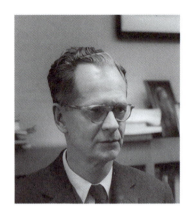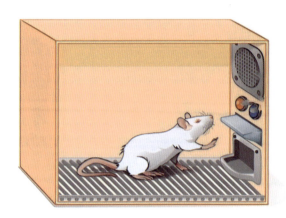

图 8-41　斯金纳和他研究条件反射的实验箱（引自 OpenStax）

操作式条件反射的学习过程依赖于奖赏或惩罚的结果。例如，通过获得食物或水等奖赏而建立的反射，称为趋向性条件反射（approach conditioned reflex）。相反，如果大鼠踩杠杆获得的是电击或其他伤害性刺激，它们将学会为避免惩罚而不再踩杠杆，形成抑制性条件反射，这种反射称为回避性条件反射（avoidance conditioned reflex）。

操作式条件反射强调行为的后果对学习过程的影响，通过正性或负性结果的强化，塑造和调节个体的行为反应，是对环境适应的重要方式。

机体在复杂多变的环境中，通过不断在非条件反射的基础上建立新的条件反射，从而使反射的数量变得无限。与非条件反射相比，条件反射大大扩展了机体对外界复杂环境的适应范围，使得机体能够识别尚在远方的刺激物性质，并预先做出相应的反应。因此，条件反射赋予了机体更大的预见性、灵活性和适应性，使得个体能够更有效地应对多变的环境挑战。

2. 记忆

外界环境中有大量信息通过感官进入大脑，但只有大约 1% 的信息能够长期储存，其余的大部分信息会被遗忘。能够长期储存的信息往往是那些对个体具有重要意义且反复作用于大脑的内容。

（1）记忆的过程　记忆的过程分成四个连续的阶段：感觉性记忆、第一级记忆、第二级记忆和第三级记忆。感觉性记忆是指信息通过感觉器官进入大脑感觉区内贮存的阶段，贮存的时间不超过 1s。若经过处理，把那些不连续的、先后进入的信息整合成新的连续的印象，则由感觉性记忆转入第一级记忆。信号在第一级记忆中贮存的时间也只有几秒。如果进一步反复学习运用，信息便在第一级记忆中循环，延长第一级记忆的时间，这样便可转入第二级记忆，记忆的持续时间可以从几分钟到几年不等。第二级记忆涉及不断使用和运用的信息，这些信息经过长期巩固后，可以转化为更稳定的记忆形式。如自己的名字和每天都在进行的操作手艺等，这些记忆通过长期的反复使用而被牢固保留，属于第三级记忆。

记忆的 4 个阶段中，前两个阶段属于短时程记忆，后两个阶段属于长时程记忆。

（2）遗忘　遗忘是指部分或完全失去记忆和再认的能力。大脑通过感官系统接收大量信息，但只有少量信息能保留在记忆中，大部分信息会被遗忘，因此遗忘是不可避免的生理现象。遗忘从学习后立即开始，感觉性记忆和第一级记忆阶段遗忘速率较快，之后逐渐减慢。遗忘并不代表记忆痕迹（memory trace）完全消失，例如复习已经遗忘的内容比学习新的信息要容易得多。遗忘的主要原因是条件刺激久未得到强化，导致反射消退；另一个原因是新信息的干扰。

临床上，因脑疾患引起的记忆障碍称为遗忘症（amnesia），分为顺行性遗忘症（anterograde amnesia）和逆行性遗忘症（retrograde amnesia）两种。顺行性遗忘症指患者不能再形成新的记忆，而已形成的记忆则不受影响。例如，脑的自然衰老导致的记忆功能减退，主要表现为新近记忆和短时记忆障碍，对学习新事物感到困难，但对早年经历的记忆保持完好。海马和颞叶皮层损伤所导致的记忆障碍也属此类，其机制与信息无法从第一级记忆转入第二级记忆有关。逆行性遗忘症是指患者不能回忆发生记忆障碍之前一段时间的经历，但仍可形成新的记忆。这种遗忘可能由脑震荡、电击、麻醉等非特异性脑疾患引起，其发生机制可能是由于第二级记忆出现紊乱，而第三级记忆则保持正常。

（二）语言和其他认知

1. 人类大脑皮质的语言中枢和一侧优势

人类大脑皮质与动物的本质区别在于能够进行思维和意识等高级活动，并通过语言和文字进行表达。为此，人类大脑皮质进化出了相应的语言中枢，负责说话、阅读、书写等功能。这些语言中枢的损伤可导致失语症（aphasia），影响语言表达和理解能力。

在大脑皮质的不同区域，分布着与语言相关的特定中枢（图 8-42）：额中回后部有书写语言中枢，负责书写能力的控制；额下回后部有说话语言中枢，主导语言表达和口语功能；颞上回后部存在听觉语言中枢，主要用于听觉语言的理解；而在角回有视觉语言中枢，主要负责阅读和文字识别。各个语言中枢间的密切联系和分工，使得人类能够完成复杂的语言活动。不同脑区的损伤症状如表 8-6 所示。

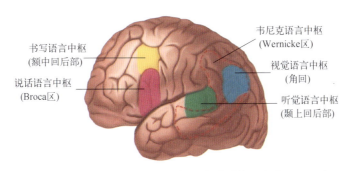

图 8-42　人类大脑皮质语言中枢分布（引自丁文龙，2018）

表 8-6　失语症分类及其对应的大脑皮质的损伤部位

失语症	损伤部位	表现
运动性失语症	Broca 区	患者能看懂文字，听懂谈话，自己不会说，与发音有关的肌肉并不麻痹
失写症	额中回后部接近中央前回的手部代表区	患者能听懂说话，看懂文字，自己也会说，但是不会书写
失读症	角回	视觉、书写、说话和对别人谈话的理解均正常，但看不懂文字的含义
流畅失语症	左侧颞叶后部或 Wernicke 区	患者的语言输出是流畅的，但言不达意，对语言的理解能力有明显缺陷
传导失语症	弓状束	语言的输出和对语言的理解都正常，仅是对部分词不能很好地组织或不能想起来
感觉性失语症	颞上回后部损伤	患者能讲话、书写及看懂文字，但是听不懂别人谈话的含义

语言是人类交流思想和传递信息的重要工具，语言中枢所在的大脑半球被称为优势半球（dominant hemisphere）。人类两侧大脑半球的功能是不对等的。习惯使用右手的成年人，其语言中枢通常位于左侧大脑皮质，这种一侧优势现象是人类所特有的，并与人类习惯使用右手密切相关。虽然一侧优势现象与遗传有一定关系，但主要是通过后天生活逐步形成的。左侧优势通常在 10～12 岁左右逐步确立。如果成年后左侧半球受到损伤，右侧大脑皮质很难重新建立语言中枢。

左侧大脑皮质通常在语言功能上占据主导地位，而右侧半球则在非语言性的认知功能上具有优势，如空间辨认、深度知觉、触觉和压觉的感知、图像视觉识别、音乐欣赏等。这种功能分工并非绝对，而是相对的，反映了大脑半球间复杂而精细的协调与互补关系。

2. 第一信号系统和第二信号系统学说

人类除了像动物一样能够利用声、光、气味等具体刺激作为信号形成各种条件反射，还能利用语言和文字作为信号来建立条件反射。前者是现实存在的具体信号，称为第一信号；后者属于抽象信号，是人类特有的，称为第二信号。人类具备两个信号反应系统：第一信号系统是指能对第一信号的刺激建立条件反射的皮层机能系统；第二信号系统是指能对第二信号的刺激建立条件反射的皮层机能系统。

例如，"望梅止渴"是第一信号系统的活动，酸梅的形状和颜色作为第一信号，使人看到后分泌唾液，这是通过第一信号建立的条件反射。而当看到"酸梅"这个词（文字），或听到与朋友谈论"酸梅"（语言）时产生唾液分泌，这就属于大脑皮质第二信号系统的活动。

动物只有一个信号系统，而人类具备两个信号系统，这是人类区别于动物的本质特征之一。第二信号系统的发生与发展是人类社会化的产物，通过社会劳动和交往，人类发展了语言。语言和文字作为现实的抽象化信号，使人类能够进行抽象思维和表达，这是人类认知活动的独特性所在。

3. 大脑皮质的其他认知功能

大脑皮质除语言功能外，还有许多其他认知功能。如前额叶皮层参与短时程情景式记忆和情绪活动；颞叶联络皮层可能参与听觉和视觉的记忆；而顶叶联络皮层则可能参与精细躯体感觉和空间深度感觉的学习等。

临床发现，右侧顶叶损伤的患者常表现为穿衣失用症（apraxia），患者虽然没有肌肉功能障碍，但很难完成穿衣动作。右侧顶叶、枕叶及颞叶结合部损伤的患者常分不清左右侧，穿衣困难，不能绘制图表。额顶部损伤的患者常有计算能力缺陷，出现失算症（acalculia）。

右侧颞中叶损伤常引起患者视觉认知障碍，患者不能分辨他人面貌，有的甚至不认识镜子里自己的面部，只能根据语音来辨认熟人，称为面容失认症（prosopagnosia）。

4. 两侧大脑皮质功能的互补性

人类的两侧大脑皮质在功能上出现互补性专门化的分化，但并不互相隔绝，而是能够互通信息，相互配合。未经学习的一侧在一定程度上能获得另一侧皮层经过学习而获得的某种认知功能。例如，右手学会某种技巧动作后，左手虽未经训练，但在一定程度上也能完成该动作。这种协调功能主要依赖于大脑两半球之间的胼胝体连合纤维，它们在完成感觉、视觉及双侧运动的协调方面起重要作用，通过连合纤维，一侧皮层的学习活动可传递至另一侧皮层，从而实现功能的相互补充和协调。

第三节　常见神经疾病及健康促进

在现代临床实践中，神经系统的疾病被分为神经疾病和精神疾病两大类，分别属于神经病学（neurology）和精神病学（psychiatry）两个不同的临床分支，在医院则相应设立了神经科和精神科两个专科。神经疾病的主要临床症状为运动、感觉和反射障碍，通常是由于神经系统组织和器官的器质性损伤或病变所致。而精神疾病则主要表现为大脑高级皮质功能紊乱所引起的情感、意志、行为和认知等精神活动障碍，通常不伴有器质性损伤。但如果神经疾病的病变累及大脑，也常常会伴有精神症状。本节讨论的对象是神经科疾病。

一、脑卒中

脑卒中（stroke），也称中风，是一种由于脑部血液供应突然中断或脑血管破裂导致的急性神经系统疾病。临床主要症状包括：突发的面部、手臂或腿部麻木或无力，通常见于一侧身体；突发的困惑、语言困难或理解困难；突发的视力问题、行走困难、眩晕或协调障碍；以及突发的严重头痛等。

根据病理机制，脑卒中分为缺血性卒中和出血性卒中。缺血性卒中由脑血管阻塞导致，而出血性卒中则由脑血管破裂引起。脑卒中严重威胁中国居民的身心健康，是我国成人致死、致残的首要原因，具有高发病率、高复发率、高致残率、高死亡率和高经济负担的特点。随着社会的发展，我国居民的生活方式发生了显著变化，尤其是随着人口老龄化和城镇化进程的加速，脑血管疾病的危险因素暴露水平逐步上升，导致以脑卒中为代表的脑血管疾病的负担日益增加。

（一）脑卒中流行病学现状

脑卒中是最常见的脑血管疾病，在全球范围内广泛发生，每年大约有 1500 万例新发病例。患病率随着年龄的增加显著升高，尤其在 65 岁以上人群中，脑卒中发病率更高。发展中国家和低收入国家的脑卒中负担正在不断上升。

《中国脑卒中防治报告 2023》指出，脑卒中在中国过早死亡原因中仍然居于首位。2021 年的全球疾病负担（Global Burden of Disease，GBD）研究数据显示，脑卒中是中国按伤残调整生命年（disability-adjusted life year，DALY）计算健康损失的首要病因，超过了心脏病、呼吸系统疾病和消化系统肿瘤等其他疾病。

近年来，我国脑卒中患者的出院人数及人均住院医药费用呈增长趋势。以《中国卫生健康统计年鉴2020》数据为例，2019年，我国缺血性卒中的出院患者人数达到4335072人，出血性卒中为611709人，分别比2010年增长了约4倍和2倍（图8-43）。这一增长趋势，一方面反映出我国人口老龄化结构的加剧和脑卒中危险因素的普遍存在，使得脑卒中发病率持续上升；另一方面也显示出随着健康教育的广泛开展和卒中防治工程的实施，公众对卒中的预防和治疗意识不断增强，导致就诊率增加。

与2010年相比，2019年我国缺血性卒中和出血性卒中患者的人均住院医药费用分别为9809元和20106元，分别增长了37%和82%（图8-44）。这些数据反映了卒中负担的加重以及医疗资源的巨大需求，也提示了加强卒中预防和控制的重要性。

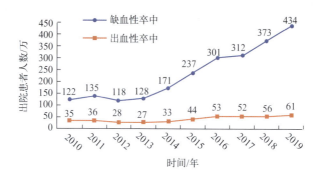

图 8-43　中国 2010～2019 年缺血性卒中与出血性卒中出院患者人数
（《中国卫生健康统计年鉴 2020》数据）

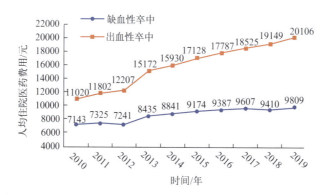

图 8-44　中国 2010～2019 年缺血性卒中与出血性卒中出院患者人均住院医药费用
（《中国卫生健康统计年鉴 2020》数据）

（二）脑卒中危险因素

卒中的危险因素分为不可干预性危险因素和可干预性危险因素，不可干预性危险因素主要包括年龄、种族和遗传因素等。可干预性危险因素是卒中预防主要干预的危险因素，包括高血压病、糖尿病、血脂异常、心脏病、吸烟、酒精摄入、饮食、超重或肥胖、活动不足、心理因素等。养成健康的生活方式，改变不良的生活习惯，早发现、早治疗、早控制可控危险因素是降低卒中发病风险的基本策略。

1. 高血压病

高血压病是卒中最重要的可干预危险因素，我国 73.0% 的脑卒中发病都与高血压有关。中国高血压队列研究显示，血压升高与卒中的发生风险呈正相关；高血压病也与卒中预后相关。有研究结果表明，缺血性卒中或短暂性脑缺血发作患者发病后未控制的高血压可增加发病后 1 年不良功能结局及卒中复发风险。

2. 糖尿病

糖尿病作为脑卒中的独立危险因素，可使缺血性脑卒中的发病风险增加 2～4 倍。我国 20～79 岁糖尿病患病人数高达 1.164 亿，其中年龄超过 65 岁以上患者 3550 万人，是全球糖尿病患病人数最多的国家。我国约 14% 的成年卒中患者中合并糖尿病，与无糖尿病人群相比，合并糖尿病患者的全因死亡率及卒中相关病死率均显著增加。

3. 血脂异常

血脂异常是动脉粥样硬化发生发展的重要危险因素之一，同时也是卒中发生的独立危险因素。我国 18 岁及以上居民血脂异常患病率约为 34%，且城市高于农村，而血脂异常患者的血脂异常知晓率（31.0%）、治疗率（19.5%）和控制率（8.9%）均在较低水平。血总胆固醇浓度、低密度脂蛋白胆固醇浓度及甘油三酯浓度均可显著增加缺血性卒中的发生风险；出血性卒中发生风险增高与总胆固醇和高密度脂蛋白胆固醇异常相关，但与低密度脂蛋白胆固醇和甘油三酯水平无关。

4. 心房颤动

心房颤动（房颤）是脑卒中的重要危险因素之一，房颤患者发生脑卒中的风险是健康人群的 4～5 倍。数据显示，76.5% 的非瓣膜性房颤患者和 72.8% 的瓣膜性房颤患者被归类为卒中高风险人群。在我国，45 岁以上居民的房颤患病率为 1.8%，据此估算，全国约有790 万名房颤患者。然而，在这些患者中，仅有 6.0% 的高危房颤患者接受了抗凝治疗。抗凝治疗是预防房颤患者卒中的关键手段，上述数据表明我国在房颤相关卒中预防领域仍需大力提高患者的治疗率与治疗依从性。

5. 高同型半胱氨酸血症

高同型半胱氨酸血症是脑卒中的独立危险因素之一。我国人群中高同型半胱氨酸血症（同型半胱氨酸＞15μmol/L）的患病率为 27.5%。研究显示，增加叶酸和维生素 B_6 的摄入量可以显著降低卒中风险：每天增加 100μg 叶酸或每天增加 0.5mg 维生素 B_6，均可有效降低血清同型半胱氨酸水平，从而减少卒中的发生。

6. 心理因素

心理因素对脑卒中的发生有重要影响，尤其是重度抑郁发作可能显著增加卒中风险。研究表明，卒中风险与抑郁症状的数量呈剂量反应关系。与抑郁症状较少（0～2 个）的群体相比，抑郁症状较多（6～7 个）的群体卒中风险显著增加。这表明，抑郁程度越高，卒中风险越大。因此，重视心理健康、及时干预抑郁症状不仅有助于提高生活质量，也在降低脑卒中风险方面具有重要意义。

7. 吸烟

吸烟是脑卒中独立的危险因素，可使缺血性脑卒中的发生风险增加 90.0%。中国疾病预防控制中心办公室发布的数据表明，2018 年我国吸烟人数高达 3.8 亿。研究表明，卒中家族史与缺血性卒中发生风险之间的相关性在吸烟者中更为显著，而在戒烟 10 年以上者与不吸烟者之间无差异。在卒中或短暂性脑缺血发作发生后 6 个月内戒烟可显著降低 5 年内卒中复发、心肌梗死及死亡这一复合指标的发生风险。这表明戒烟不仅对预防初次卒中有益，对于降低卒中复发和其他心血管病发病风险也具有重要意义。

8. 酒精摄入

酒精摄入量与脑出血风险呈正相关，饮酒越多，风险越大。2023 年全国流行病学调查显示，我国 15 岁以上居民的饮酒率为 29.1%，其中 48.5% 男性存在规律饮酒行为。与不饮酒者或已戒酒者相比，大量饮酒（男性每周饮酒＞350g，女性＞210g）使出血性卒中风险增加 2.3 倍，缺血性卒中风险增加 1.8 倍。研究发现，即使是小剂量饮酒（平均每天酒精摄入量＜15g）也显著增加缺血性卒中的发生风险。饮酒行为还会导致卒中相关的死亡率升高。一项针对中国男性的 15 年随访研究显示，与不饮酒者相比，长期饮酒者的卒中相关死亡率上升 16%，且死亡风险随着饮酒量的增加而不断升高。这提示了减少饮酒或戒酒对预防卒中及其相关死亡的重要性。

9. 不合理膳食

不合理膳食是脑卒中的重要危险因素之一。与我国南方传统饮食（以大米、蔬菜和水果为主）相比，北方传统饮食（以精制谷物和盐渍蔬菜为主）与卒中风险增加密切相关。北方高盐、高脂的饮食习惯对血压和心血管健康有不良影响，进而增加卒中发生的风险。

2020 年发表的一项建模研究指出，在中国推广使用高钾低钠盐代替普通钠盐，可以显著降低血压水平，每年可预防约 36.5 万例卒中的发生，并可预防约 20.8 万例因卒中导致的死亡。这一研究提示，通过改善膳食习惯和调整食盐摄入类型，可以有效降低卒中风险，从而对公众健康产生积极影响。

10. 超重或肥胖

脑卒中与肥胖之间存在显著的正相关关系，当 BMI 在 $25.0 \sim 50.0 \mathrm{kg/m^2}$ 时，BMI 每增加 $5.0 \mathrm{kg/m^2}$，脑卒中的发生率增加 40.0%。肥胖不仅影响心血管健康，还会增加血压、血脂异常和糖尿病等卒中相关危险因素。

《中国居民营养与慢性病状况报告（2020 年）》显示，我国 18 岁以上居民的超重率和肥胖率分别为 34.3% 和 16.4%，18 岁及以上居民男性和女性的平均体重分别为 69.6kg 和 59.0kg，与 2015 年发布结果相比分别增加 3.4kg 和 1.7kg。这表明，随着超重和肥胖的流行，我国卒中的发病风险和疾病负担正在持续增加。控制体重、保持健康的 BMI 是降低脑卒中风险的重要策略。

11. 体力活动不足

体力活动不足是脑卒中和其他心脑血管疾病的高危因素。研究表明，缺乏体力活动与卒中高患病率密切相关。为了有效降低心脑血管疾病风险，2019 年美国心血管病一级预防指南建议，每周应进行不少于 150min 的中等强度有氧体力运动，或不少于 75min 的高强度有氧体力运动。即使不能达到这些推荐强度，适当进行一些中高强度的运动也对健康有益。

令人欣慰的是，根据《2020 年全民健身活动状况调查公报》及国家体育总局 2023 年监测数据，我国 7 岁及以上居民中经常参加体育锻炼（每周 ≥3 次，每次 ≥30min）者的比例已达 37.2%，较 2014 年提升 3.3 个百分点。15 岁及以上人群主动锻炼率进一步增长至 52.6%，其中中老年群体（50～69 岁）的锻炼参与率提升最为显著，较 2018 年增长约 15%。公众健康意识的提升和体力活动的增加趋势对于卒中预防和整体心脑健康的改善具有积极意义。

12. 空气污染

空气污染是脑卒中的重要环境危险因素之一。一项基于 5 家医院的研究结果表明，短期（1 天）暴露在 PM10、PM2.5 和 PM1 大气环境的居民缺血性卒中发生风险增高。一项纳入 15 个省（自治区、直辖市）117575 名成年居民的研究结果表明，长期生活在高浓度 PM2.5 大气环境的居民新发卒中风险增高，PM2.5 浓度每增加 $10\mu g/m^3$，新发卒中风险增加 13%，其中缺血性卒中风险增加 20%，出血性卒中风险增加 12%。因此，减少空气污染暴露、改善空气质量对于降低卒中风险和保护公众健康至关重要。

（三）脑卒中的一级预防策略

脑卒中具有高发病率、高致残率、高病死率和高复发率的特点。一级预防可以大大降低脑卒中的发病率、复发率和死亡率，但在我国脑卒中预防工作仍处于发展阶段，无论是广大人群还是医疗机构，对脑卒中的重视程度都尚显不足。

脑卒中的一级预防是针对疾病发生的预防，重点在于对危险因素的管理。这包括控制高血压、糖尿病、高脂血症等医学风险因素，以及管理不健康的行为和生活方式，如吸烟、饮酒、肥胖、缺乏运动等。已有研究证实，禁烟、减少膳食中盐的摄入、多吃新鲜水果和蔬菜、规律锻炼身体、避免过量饮酒等措施可以有效降低脑卒中的风险。

1. 血压管理

基于不同群体的血压管理策略包括：① 30 岁以上人群每年至少进行一次常规血压筛查；②普通高血压患者应将血压控制在 140/90mmHg；③ 65 岁及以上高血压患者推荐血压控制目标在 <150/90mmHg，若能耐受可降低至 140/90mmHg 以下；④高血压合并糖尿病患者应严格控制血压在 140/90mmHg 以下，伴蛋白尿肾病患者应进一步降至 <130/80mmHg；⑤建议优先选择长效降压药物，以有效控制 24h 内血压，降压治疗能够降低 20.0%～32.0% 的脑卒中发病风险；⑥高血压患者在控制血压的基础上补充叶酸，可显著降低首发脑卒中风险；⑦高血压患者应保持良好的情绪，不良情绪可使血压波动，增加缺血性脑卒中的发生率。

2. 血糖管理

有效的血糖管理是预防脑卒中的重要措施，尤其对糖尿病患者而言。血糖管理的策略包括：①定期检测血糖：应根据医生建议定期检测血糖水平，必要时进行糖化血红蛋白（HbA1c）或糖耐量试验，以便及早识别糖尿病和糖尿病前期。②血糖控制目标：糖化血红蛋白控制目标为 <7.0%，成人 2 型糖尿病患者的空腹血糖应控制在 4.4～7.0mmol/L 之间，餐后血糖应控制在 4.4～10.0mmol/L 之间。③联合药物治疗：糖尿病患者在严格控制血糖和血压的基础上，应遵医嘱联合使用他汀类调脂药物，有助于进一步降低首发脑血管病的风险。④健康膳食模式：糖尿病患者应采用有利于心脏健康的饮食模式来控制血糖水平，如减少高糖、高脂肪食物的摄入，增加膳食纤维的摄入。⑤遵医嘱增加降糖药物：若饮食和运动不足以控制血糖水平，必要时应遵医嘱增加降糖药物的使用，以进一步预防脑卒中的发生。

通过以上血糖管理措施，糖尿病患者可以有效降低卒中和其他心脑血管疾病的发病风险，改善整体健康状况。

3. 血脂管理

血脂管理是预防脑卒中的重要策略之一。降低血脂的基础措施包括控制饮食、戒烟限酒、增加运动等生活方式的调整。对于血脂异常者，除了改善生活方式外，还可遵医嘱服用他汀类药物来调节血脂水平。血脂异常患者应每 3～6 个月进行一次血脂检测，以监测和评估血脂控制效果，及时调整治疗方案。

4. 房颤筛查和抗凝治疗

房颤是脑卒中的主要风险因素之一，尤其是 65 岁及以上人群。积极进行房颤筛查，推荐采用脉诊结合心电图检查的方式，能够及早发现房颤风险。根据房颤风险评估结果，必要时应在医生指导下选择合适的药物进行抗凝治疗，以降低脑卒中风险。对于不适合抗凝治疗的高危人群，如有出血风险的患者，可以根据医生的建议考虑左心耳封堵术，这是一种通过物理方法降低血栓形成和脑卒中风险的有效手段。通过筛查、评估和适当的治疗，能够显著降低房颤患者的卒中风险。

5. 饮酒与吸烟管理

饮酒和吸烟管理是脑卒中一级预防的重要内容。具体建议包括：①戒酒或减少酒精摄入：饮酒者应尽可能戒酒或减少酒精的摄入量。建议男性每日酒精摄入量不超过 25.0g，女性不超过 15.0g。不饮酒者不应通过饮酒来预防心脑血管疾病。②严格戒烟：吸烟者应严格戒烟，以降低卒中和其他心血管疾病的发病风险。不吸烟者应避免被动吸烟，因为被动吸烟也会增加心脑血管疾病的发病风险。

通过严格的饮酒和吸烟管理，可以有效减少相关风险因素对脑卒中的影响，促进整体心脑血管健康。

6. 体重管理

体重管理是预防脑卒中及相关代谢性疾病的重要措施。超重与肥胖的证据内容包括：$24.0kg/m^2 \leqslant BMI < 28.0kg/m^2$ 为超重，$BMI \geqslant 28.0kg/m^2$ 为肥胖。为有效管理体重，应制订个性化体重管理方案，建议以减少体重的 5.0%～15.0% 为体重管理目标，可显著改善高血糖、高血压、血脂异常等代谢异常。建议每日记录体重、饮食及运动情况，必要时接受专业减重指导；建议至少每月 1 次评估饮食、体力活动和体重变化，如果 3 个月内体重下降 < 5.0%，则重新评估并及时调整体重。

基于循证医学的运动建议包括：①健康人群应每周至少进行 3～4 次中等或以上强度的有氧运动，每次至少持续 40min；对于日常工作主要是久坐的人群，建议每坐 1h 进行一次短时间（2～3min）的体育活动；②建议人们采取以有氧运动为主、抗阻运动为辅的运动方式，包括步行、快走、慢跑、游泳、瑜伽、足球、八段锦等，建议根据自身情况制订个性化运动方案，从而降低脑卒中的发生风险。通过科学的体重管理和合理的运动规划，不仅可以改善代谢异常，还能够有效降低卒中和其他心脑血管疾病的发生风险。

7. 饮食管理

合理的饮食管理是预防脑卒中和心血管疾病的重要措施。具体饮食管理建议包括：①控制食盐摄入：对于高血压人群，建议每日食盐摄入量不超过 6g。应减少钠的摄入量，增加钾的摄入量，减少使用含盐调味品和加工食品，鼓励使用无钠盐来降低钠的摄入量。②多样化饮食：饮食应种类多样化，并保证能量和营养摄入的合理平衡。建议在膳食中增加全谷物的摄入量，减少饱和脂肪酸和胆固醇的摄入。③限制高热量食品：应限制动物脂肪、含糖饮料等高热量食品的摄入，控制胆固醇的摄入量，建议每日摄入胆固醇不超过 300mg。

通过科学的饮食管理，可以有效调节血压、血脂和血糖水平，减少卒中和其他心脑血管疾病的发病风险，同时提升整体健康水平。

8. 健康教育

脑卒中预防工作不仅需要医务人员的专业指导，更需要全社会的广泛参与和个人的自我管理。数据显示，中国目前约有 1100 万例脑卒中幸存者，每年新增首发脑卒中患者超过240 万例，每年约 110 万人死于脑卒中。有研究显示，人们对高血压、糖代谢异常、血脂异常、吸烟、饮酒等危险因素的知晓率依次仅为 65.0%、36.0%、33.0%、31.0%、26.0%。因此，我国脑卒中的一级预防任务任重而道远。

健康教育的实施策略包括 2 个方面：①加强公众教育：提高公众对脑卒中的识别和防治意识。针对不同人群开展多种形式和渠道的健康宣教，如知识讲座、视频宣教、处方手册、广播、社区讲座等，提高公众对卒中相关风险因素的认识。②强调医疗机构的专业指导：医疗机构应对就诊或咨询的人员进行专业指导，建立健康档案，进行分类、评估、跟踪和随访。通过系统的健康管理，提高人们对脑卒中的知晓率，帮助公众养成良好的行为习惯，提高服药依从性，从而降低脑卒中风险。

通过全方位的健康教育和预防管理，能够提升公众对卒中风险因素的认识，推动社会整体健康水平的提升，最终减少脑卒中的发生率和复发率。

二、阿尔茨海默病

阿尔茨海默病（Alzheimer disease，AD）是一种慢性、进行性的大脑退行性疾病，是老年痴呆最常见的形式，主要表现为记忆力减退和认知功能障碍。患者早期症状包括记忆力下降、语言障碍和判断力减退，随着病情进展，患者可出现严重的记忆丧失、混乱、情绪波动、人格改变以及丧失独立生活能力。

AD 的确切病因尚不明确，遗传因素、环境因素和生活方式因素均可能在疾病的发生中发挥作用。病理机制的核心是脑内异常蛋白质的沉积，包括 β- 淀粉样蛋白斑块和 tau 蛋白缠结，这些异常蛋白质的积累被认为是导致神经元损伤和大脑功能退化的主要原因。

目前，AD 尚无治愈方法，但一些药物可以帮助缓解症状和延缓病程，例如乙酰胆碱酯酶抑制剂和 N- 甲基 -D- 天冬氨酸（NMDA）受体拮抗剂等。非药物治疗也在 AD 管理中发挥重要作用，包括认知训练、物理治疗、情绪支持和生活方式调整等，以改善患者的生活质量，延缓功能退化的进程。

（一）阿尔茨海默病的流行病学

1. 患病率

根据全球疾病负担（GBD）研究数据，2019 年全球 AD 及相关痴呆的患病人数达到了 5162 万例，全球总体患病率为 667.2/10 万。同年，我国 AD 及相关痴呆患者总人数约为1314 万，占全球患者总数的 25.5%，是全球 AD 患者最多的国家之一。

全球范围内，AD 的患病率随着年龄的增加显著上升。65 岁以上人群的患病率为5%～10%，而在 85 岁以上人群中，患病率则高达 30%～50%。女性患 AD 的风险高于男性，这可能与女性寿命较长以及雌激素水平变化有关。研究表明，女性在所有年龄段的 AD 患病率和发病率均高于男性，提示了性别在疾病风险中的重要影响。

2. 经济负担

根据世界卫生组织的数据，2019 年 AD 及相关痴呆的经济负担为每年 1.3 万亿美元，预计 2030 年将增加到 1.7 万亿美元，若包括照料等间接费用，总成本将高达 2.8 万亿美元。一项系统综述报告显示，2019 年中低收入国家痴呆相关费用平均占 GDP 的 0.45%，高收入国家达 1.4%。我国是支出最高的中低收入国家之一，2019 年达 1950 亿美元，预计 2030 年将增至 5074.9 亿美元，2050 年可能达到 1.89 万亿美元。

（二）危险因素

AD 等认知障碍疾病的发病风险与多种因素相关，包括社会人口学因素、遗传因素、生活方式、疾病或功能障碍和环境因素。

1. 社会人口学因素

年龄、性别等社会人口学因素与 AD 的发生密切相关。具体包括：①年龄：随着年龄的增长，AD 的发病风险呈指数增长。②性别：女性患病风险高于男性。③受教育程度：受教育程度低与较高的 AD 发病风险相关。④社会经济水平：经济水平高的人群患病风险较低，生活在低社会经济水平地区且个体经济地位较低的 AD 患者，其死亡风险高于生活在高社会经济水平地区的患者。⑤性格：研究表明"强势"是 AD 发病的危险因素，而"独立"和"自律"是 AD 发病的保护因素。

2. 遗传因素

家族史是 AD 的重要风险因素，有家族史的人患病风险更高。某些基因突变［如编码载脂蛋白 E（ApoE）的 $ApoE4$ 基因］与 AD 的发病显著相关，携带该基因突变者的患病风险增加。在我国散发性 AD 人群中，约 36.2% 携带 $ApoE4$ 等位基因，而非痴呆人群中仅16.6%～19.5% 携带该基因。一项针对中国人群的荟萃分析表明，携带 $ApoE4$ 等位基因者患 AD 的风险是不携带者的 2.85 倍。

3. 生活方式

吸烟和饮酒是 AD 的危险因素。我国≥60 岁老年吸烟者的 AD 风险是不吸烟者的 1.85倍，每日饮酒者的风险是偶尔饮酒者的 1.72 倍。

相反，经常锻炼、积极社交、参与认知活动是 AD 的保护因素，能够显著降低认知障碍的风险。经常锻炼者发生轻度认知障碍的风险比不经常锻炼者低一半；积极的社交活动和子女探望均能有效降低认知功能障碍的发生；几乎每天参与认知活动的老年人，如打牌或打麻将、阅读书籍或报纸的人，出现认知障碍的风险较低。

总睡眠时间和夜间睡眠时间与认知障碍风险呈 U 型关系，说明适当的睡眠时间有助于减少风险。总睡眠时间为 8h 和夜间睡眠时间为 6～7h 者患认知障碍的风险最低，失眠患者的痴呆风险增高。

膳食中补充抗氧化剂、叶酸、维生素 B_3、维生素 C 和维生素 E、多酚和多不饱和脂肪酸对预防 AD 有益，食用鱼、水果、蔬菜和饮用咖啡或咖啡因饮料也可以降低 AD 风险。研究还表明，与非健康饮食模式相比，健康饮食模式（如地中海饮食）可使 AD 的风险降低 57%。

4. 疾病或功能障碍

多种疾病和功能障碍已被证明会增加 AD 和相关痴呆的风险，其中包括糖尿病、高血压、抑郁、创伤性脑损伤、心脑血管疾病、超重和肥胖、血脂异常、贫血、慢性肾病、慢性呼吸系统疾病、口腔疾病、听力受损、视觉障碍和步速减低等。这些健康问题通过不同的病理机制，如促炎反应、血管损伤或神经退行性病变，增加了认知功能障碍的发生概率，因此需要特别关注与管理。

5. 环境因素

根据哈佛大学公共卫生学院的最新研究，PM2.5 的浓度升高与认知障碍的风险显著相关。研究发现，每年平均 PM2.5 暴露浓度每增加 $2\mu g/m^3$，患痴呆的风险会增加约 17%。基于中国老年健康长寿研究（CLHLS）发现，我国的空气污染防治政策对延缓老年人认知功能衰退具有积极作用，改善空气质量有助于降低 AD 和其他认知障碍的发生风险。

（三）治疗现状

1. 药物治疗

目前我国国家药品监督管理局批准用于治疗 AD 的主要药物包括胆碱酯酶抑制剂（如多奈哌齐和卡巴拉汀）及 NMDA 受体拮抗剂美金刚。这些药物能够改善认知功能，延缓病情进展。2024 年 1 月，仑卡奈单抗（lecanemab）注射液获批上市，用于治疗由 AD 引起的轻度认知障碍（mild cognitive impairment，MCI）和轻度痴呆。该药物是一种靶向可溶性和不溶性 β- 淀粉样蛋白（Aβ）的 IgG1 单克隆抗体，可减少 Aβ 斑块的沉积。一项包括中国在内的全球多中心 Ⅲ 期临床试验 Clarity AD 研究表明，早期 AD 患者使用仑卡奈单抗后，脑内 Aβ 负荷显著降低，有效延缓疾病进展。

临床上还使用奥拉西坦、吡拉西坦、脑蛋白水解物、银杏叶提取物片等辅助药物治疗多种老年期痴呆，但缺乏高质量的循证医学证据。

对于 AD 引起的精神和行为症状，临床上可选用非典型抗精神病药物（如奥氮平、利培酮、喹硫平）和 5- 羟色胺类药物（如西酞普兰、丁螺环酮）。

此外，基于 AD 进展期间证候演变规律的中医药疗法，具有一定的疗效。根据《中国阿尔茨海默病痴呆诊疗指南（2020 年版）》和 2024 年的《中国阿尔茨海默病蓝皮书（精简版）》，中医明确将"肾虚髓减、痰瘀互结、毒损脑络"作为 AD 的核心病机，提出了"早期补肾为主并贯穿全程，中期化痰活血泻火，晚期解毒固脱"的序贯疗法，该疗法结合西药治疗能起到协同增效作用。

药物治疗能缓解 AD 患者的症状，因此患者应积极接受治疗。然而，《2023 年中国阿尔茨海默病：事实与数字》显示，10.3% 的认知障碍患者未接受任何治疗，使用最多的抗痴呆药物为多奈哌齐（52.4%）和美金刚（34.6%）。在接受治疗的患者中，近一半（48.9%）对现有药物效果不满意，36.7% 认为药物价格过高。此外，乡村医生调研结果显示，患者"用药难度大，不配合治疗"（63.3%）的情况较为普遍。

由此可见，我国 AD 患者的药物治疗情况虽有所改善，但整体服药率仍较低，尤其在乡村地区存在用药困难、不配合治疗等突出问题。为此，亟需采取措施，改善我国 AD 患者的治疗现状，提升整体治疗效果。

2. 非药物治疗

非药物治疗是药物治疗的有效补充，在帮助 AD 患者保持认知功能、日常生活能力以及改善精神行为症状方面取得了显著进展。主要非药物治疗方法包括认知训练、神经调控等，近年来逐渐应用于临床实践。

（1）认知训练 认知训练旨在提升认知功能和认知储备，训练内容涵盖定向力、感知觉能力、注意力、记忆力、执行功能、逻辑推理、加工速度及语言功能等多个认知领域。根据患者的具体情况，可采用线下认知训练门诊与线上认知训练平台相结合的管理模式。2019年，中国发布了第一个认知训练专家共识，填补了认知训练领域的空白，为认知障碍领域提供了理论依据和实施参考。

近年来，认知训练的临床应用和研究取得了显著进展。为推动认知障碍临床治疗，专家组先后发布了《认知训练中国指南（2022年版）》和《认知数字疗法中国专家共识（2023）》。这些指南为认知障碍的预防、干预和管理提供了科学依据，并为老龄化社会提供了无明显不良反应、早期可广泛应用的干预手段。未来，认知训练的发展应结合认知神经科学和人工智能的最新进展，优化方案和内容，以进一步提高干预效果。

（2）神经调控 神经调控通过物理或化学手段对神经系统的信号传递进行调节，以改善疾病症状。临床应用主要集中在脑功能刺激，包括侵入性和非侵入性脑刺激。侵入性脑刺激包括深部脑刺激和迷走神经刺激等方法。与之相比，非侵入性脑刺激具有无创性和较少不良反应的优点，包括重复经颅磁刺激、经颅直流电刺激、经颅交流电刺激和光生物调节等方法。

目前，经颅磁刺激、经颅直流电刺激、经颅交流电刺激和经颅超声刺激等技术的注册临床试验已完成或正在进行中，均显示出较好的临床治疗效果，对维持或改善AD患者的认知功能、生活质量和日常生活能力有积极作用。2023年发布的《无创神经调控技术辅助阿尔茨海默病治疗的中国专家共识》为AD患者的临床治疗提供了技术选择的建议。

（四）面向未来的健康促进策略

随着我国人口老龄化的加剧，AD及相关痴呆在我国的患病率和发病率均不断上升。目前，我国已有1300余万AD及相关痴呆患者，给社会和经济带来了巨大负担。面对这一挑战，未来应从以下几方面加强健康促进。

1. 强化AD早期防控措施

建议加大科普力度，提高公众对AD相关知识，特别是预防手段的了解。积极推广认知功能障碍筛查试点，逐步扩大范围，建立全国性、标准化的认知障碍筛查服务制度。针对中老年人群，应加强AD相关危险因素的识别与控制，开展早期筛查和干预，强化保护性因素的推广，以避免或延缓AD的发生。

对认知功能筛查发现的认知障碍人群，应提供便捷的科普服务和转诊通道，实施早期干预，延缓疾病进展。各省相关部门应参考中国脑认知健康指数的各个维度、指标的得分情况及变化趋势，查缺补漏，学习先进，优化本省卫生资源的配置，针对性地强化认知障碍疾病防控工作。

这些策略旨在推动AD的早期发现和预防，通过建立健全的筛查和干预机制，全面提升社会对AD防控的响应能力，减轻未来的社会和经济负担。

2. 健全我国认知障碍疾病专科规范化诊疗体系

近年来，我国在三级认知中心建设方面取得初步成效，但诊断延迟、诊疗资源不足及认知障碍专科人才短缺等问题依然存在。因此，需要进一步健全认知障碍疾病专科的规范化诊疗体系。

应基于数字诊疗平台和三级认知中心体系，构建线下与线上相结合、多场景联动的认知障碍数字诊疗新模式，推动优质医疗资源下沉，实现各级中心间的互动与数据共享。推广"认知中心规范化诊疗 - 社区记忆门诊筛查管理 - 居家持续干预监测"的服务模式，提升认知障碍疾病诊疗的同质化水平、可及性和患者的依从性，为全国范围内的诊疗体系建设提供参考样板。

同时，应加强我国医疗保障体系建设，扩大认知障碍疾病诊疗项目的医保覆盖力度，包括神经心理评估、生物标志物检测、神经调控等非药物治疗项目，提升患者的医疗保障水平。这些措施将推动我国认知障碍疾病诊疗事业的全面发展，提高患者的生活质量，并为应对日益加重的老龄化社会问题提供有效解决方案。

3. 鼓励 AD 诊治技术的创新和推广应用

我国 AD 的诊治手段和临床研究蓬勃发展，未来应加大对疾病的诊断、干预等领域科技创新的支持力度，推动相关科学技术的研发和应用。目前，国内自主研发的 AD 诊断试剂盒，如尿 AD7c-NTP（阿尔茨海默病相关神经丝蛋白）检测试剂盒，已获得国家专利和医疗器械注册证，为 AD 早期筛查提供了重要依据。随着新一代超敏检测技术的诞生，血液生物标志物的研究发展迅速，$ptau_{181}$、$ptau_{217}$（异常磷酸化的 tau 蛋白亚型）等血液标志物在 AD 的早期诊断和疾病监测中显示出巨大潜力，因其非侵入性、成本较低、便捷等优势，有望在临床推广应用，以辅助 AD 的早期诊断。

未来应结合数字技术的优势，创新传统诊疗技术和模式，推动先进辅助诊断和干预手段的应用，如数字化认知测评软件、数字化生物标志物和数字化认知干预技术等。通过推广数字疗法，并引入云计算等技术，构建集评估、决策和干预为一体的智能化、整合式认知障碍疾病数字诊疗平台，为我国 AD 的早期诊断和治疗提供有效支持。这些创新措施将有助于改善 AD 患者的诊疗体验，提升诊治效果，并推动我国在 AD 防治领域取得更大突破。

4. 积极解决 AD 患者照护困境

大部分 AD 患者完全或部分依赖他人照料，家庭照料为主要模式。应对 AD 患者的家庭照料者提供照料理念和照料方法的指导和培训，以减轻照料负担。同时，应发展多种服务模式，包括居家照护、社区照护和机构照护，特别是建立养老机构失智专区的设置标准，组织相关人才培训，推动养老机构设立认知障碍照护专区。

对于中重度痴呆患者中的独居、无固定照护人、失独和经济困难等特殊老年人群，应提供兜底保障，确保其基本生活和照护需求得到满足。完善长期护理保险制度，健全多层次医疗保险保障体系，增加资金投入，以降低 AD 患者的经济负担。这些措施将有助于缓解 AD 患者及其家庭的照护困境，提高患者生活质量，并构建更完善的社会支持体系。

第四节　精神障碍与精神健康促进

精神障碍（mental disorder）是指一类具有临床诊断意义的精神健康问题，表现为认知、情绪和行为的改变，常伴有痛苦体验和功能损害。1986 年，WHO 将"精神健康（mental health）"定义为"个人能够认识自身能力，能够应对正常的生活应激，能够有成效地工作，以及能够对所在社区做出贡献的良好状态"。精神健康促进强调多学科合作、多部门联合，通过公共资金和资源，以提高全社会福祉为目标，具体包括以下几方面：一是为精神障碍患者提供有效的治疗和康复服务，帮助他们恢复功能；二是通过预防措施减少精神障碍的发生；三是广泛开展精神健康宣传教育，提升公众对精神健康问题的认识，培养积极的应对策略，增强心理韧性。这些措施的实施需要政府、社区、医疗机构、教育部门和家庭等多方面的协作，共同营造一个支持精神健康的社会环境。

一、精神障碍概述

（一）精神障碍的流行状况

据 WHO 数据显示，目前全球约有 4.5 亿人患有精神障碍，全球每 4 人中就有 1 人在其人生的某个阶段经历精神障碍问题。当今世界排名前十的导致残疾和早死的主要疾病中，有五种属于精神障碍。目前，各类精神障碍已经成为全球范围内主要的致残和疾病负担原因之一，仅次于心血管疾病。精神卫生问题已成为全球各国面临的突出社会问题。WHO 的官员指出，人类已由"传染病时代""躯体病时代"进入"精神疾病时代"。

根据世界精神卫生调查（World Mental Health Survey，WMHS）的结果，精神障碍在所有参与调查的国家中都非常普遍，多种精神障碍的共患现象也十分常见。调查显示四类主要精神障碍的患病率范围分别为：焦虑障碍（anxiety disorder）4.8%～31.0%、心境障碍（mood disorder）3.3%～21.4%、冲动控制障碍（impulse-control disorder）1.3%～25.0%、药物滥用导致的精神障碍（substance use disorder）1.3%～15.0%。哈佛公共卫生学院的学者收集了 1980～2013 年间 63 个国家的精神障碍调查资料，分析结果表明，17.6% 的受访者在过去 12 个月内曾有精神障碍症状，29.2% 有过精神疾病史。

2019 年《柳叶刀·精神病学》发表了基于 2013~2015 年我国 31 省 157 个县/区的精神障碍流行病学调查（样本量 32552 人）数据，调查显示患病率位列前三的精神障碍分别是焦虑障碍（4.98%）、心境障碍（4.06%）和酒精药物使用障碍（1.94%）。

（二）精神障碍的疾病负担

1. 精神障碍的流行病学负担

全球疾病负担（GBD）研究显示，精神障碍的疾病负担逐年增加。1990 年，神经精神疾患的总负担占全球疾病总负担的 10.4%，而到了 2004 年，这一比例增长至 13.1%。2010 年，世界卫生组织将神经障碍和精神障碍分别计算，精神障碍占全球总疾病负担的 7.4%。按伤残损失健康生命年（years lived with disability，YLD）计算，2010 年精神障碍所致的 YLD 占全部疾病负担的 22.7%。

从 1990 年到 2010 年，每 10 万人口的伤残调整生命年（DALY）下降了 23.4%，非传染性疾病的 DALY 下降了 3.8%，但精神与行为障碍导致的 DALY 却增加了 5.9%。GBD 研究还指出，精神障碍是 15～39 岁青壮年人群中的主要疾病负担之一。

在中国，精神障碍也逐渐成为主要的疾病负担来源，并有不断升高的趋势。2020 年，中国神经精神疾患占总疾病负担的 15.5%，高于全球平均水平。在包括中国在内的全球范围内，导致 YLD 的前 20 位疾病和伤害中，精神与行为障碍均有 7 种，其中重症抑郁障碍均排名第二。这些数据表明，精神障碍已成为一个不可忽视的公共健康问题，亟需更有效的防控措施和政策支持。

2. 精神障碍的经济负担

根据世界卫生组织的报告，2010 年全球精神疾病负担约为 2.5 万亿美元，其中 2/3 为间接成本（如生产力下降、失业和照护费用）。预计到 2030 年，这一负担将超过 6 万亿美元。为更好理解这一数字的规模，可以进行以下比较：2009 年全球医疗总费用为 5.1 万亿美元，远低于 2030 年精神疾病预期的全球负担；许多欠发达国家每年的 GDP 不足 1 万亿美元；过去 20 年全球海外发展援助的总值也不到 2 万亿美元。这些对比说明精神疾病对全球经济的影响极其严重且不断加剧。

3. 家庭负担

精神障碍患者往往难以完全治愈和康复，这给患者家庭及其成员（或照料者）带来了严重的负担，具体分为客观负担和主观负担。客观负担包括患者的疾病症状和行为对家庭生活的扰乱性影响，以及由此引起的各种问题。患者可能会对家庭的经济状况、家庭成员的生理和心理健康、社交活动、日常生活和家庭关系产生负面影响。例如，家庭需要支付高额医疗费用、减少工作时间照顾患者、承受社会歧视等。主观负担则是指家庭成员在照顾患者过程中所承受的心理和精神压力。家属往往会体验到负面的情绪反应，如内疚感、焦虑、抑郁、愤怒、耻辱和无助感。这些情绪不仅影响家庭成员的心理健康，也会对家庭整体的幸福感和功能产生不良影响。

精神障碍患者的家庭负担，既包括具体的物质和生活影响，也涵盖了难以量化的心理压力，突出反映了精神障碍对家庭带来的多重挑战。这种双重负担需要得到社会、医疗系统和公共政策的更多关注和支持，以帮助减轻家庭的压力和提高家庭生活质量。

4. 社会负担

疾病的社会负担是指疾病对社会多个层面造成的负面影响，包括患病群体社会功能的下降，疾病对社会造成的经济压力，以及疾病对社会人群心理、经济贸易、商业和社会安定等方面的冲击。精神障碍的特有症状，如认知、情感和行为方面的紊乱，会显著损害患者的社会功能，这不仅增加了防治精神障碍的资源需求，还对整个社会产生了多方面的影响。

精神障碍患者因缺乏自知力，经常发生意外事件甚至肇事肇祸，严重影响社区安定，扰乱公众心理，给社会和经济带来严重负担。近年来，世界各地频发的精神障碍患者凶杀事件进一步凸显了这一问题，成为社会关注的焦点。这些事件不仅威胁公共安全，还加剧了社会对精神障碍的恐惧和歧视，阻碍了精神健康问题的正视与解决。

因此，精神障碍不仅是一个医疗问题，更是一个社会问题。它需要社会、政府、医疗机构和公众的共同努力，通过完善防治措施、加强社会支持、普及精神健康知识等方式，降低其对社会的广泛影响。

（三）精神障碍与躯体疾病的关系

精神障碍与躯体疾病共患现象非常普遍，二者相互影响。精神障碍常与癌症、心血管疾病、艾滋病等躯体疾病共存，并相互加重。例如，抑郁症患者更易患心肌梗死和糖尿病，而这些躯体疾病也会增加患抑郁症的风险。艾滋病患者、艾滋病病毒感染者及患其他慢性疾病的人群由于长期的病痛和心理压力，不仅面临更高的精神障碍患病率，也具有更高的自杀风险。中枢神经系统疾病（如脑肿瘤、外伤、脑血管病等）和影响中枢神经系统的全身性疾病（如肝肾疾病、中毒、内分泌异常等）可直接导致各种精神症状的出现。此外，精神障碍和躯体疾病常受共同因素的影响，如低社会经济地位，这既是精神障碍的危险因素，也与许多躯体疾病的发生相关。

精神障碍与躯体疾病的共患和相互作用使得预防和治疗变得更为复杂。因此，在临床实践中，需要对共患病进行综合管理，关注精神和躯体健康的双重干预，才能有效改善患者的整体健康状况和生活质量。

二、影响精神健康的因素

根据生理-心理-社会医学模式，精神健康受到生物、心理和社会文化因素的综合影响。这些内外因素在精神障碍的发病中共同起着决定性的作用。了解这些影响因素有助于更好地预防精神障碍的发生，促进人群的精神健康。

（一）生物学因素

1. 遗传因素

研究表明，一些常见的精神障碍如精神分裂症、情感障碍、人格障碍和部分精神发育迟滞具有显著的遗传倾向。大多数精神障碍，如精神分裂症和情感性精神障碍，被认为是复杂的多基因遗传性疾病。例如，精神分裂症的研究显示，6 号、8 号和 2 号染色体区域可能包含易感基因位点，其中 *5-HT2a*、*DRD3*、*NOTCH4*、*COMT*、*DISC1* 和 *DISC2* 被认为是关键候选基因。

2. 神经生化因素

随着现代神经科学及其分支学科（如神经解剖学和神经生化学）的发展，关于脑结构与功能的认识逐步深入，许多研究表明神经生化因素与精神障碍密切相关。例如，研究发现精神分裂症与中枢神经系统的多巴胺功能亢进密切相关，提示多巴胺系统的异常可能是其病理机制之一。同时，5-羟色胺也被认为在精神分裂症的病因和治疗中起着重要作用。在情感障碍的研究中，人们发现神经功能低下与 5-羟色胺和去甲肾上腺素水平的下降有关，这些神经递质的失衡可能是导致情感障碍（如抑郁症和躁狂症）的重要因素。

这些发现表明，神经递质及其功能异常与多种精神障碍的发生有直接关系，这为疾病的诊断和治疗提供了重要的生物学依据，也为未来研究提供了新的方向。

3. 躯体因素

躯体因素对精神健康的影响广泛，包括感染、躯体疾病、颅脑疾病和精神活性物质等多方面。急性和慢性躯体感染及颅脑感染均可能引发精神障碍，这与感染过程中出现的高热、电解质失衡、代谢产物积聚、维生素缺乏、神经递质改变及血液微循环障碍导致大脑结构损伤和功能紊乱有关。例如，梅毒螺旋体在潜伏期后可侵入大脑，导致神经梅毒，引发中枢神经系统的退行性病变。人类免疫缺陷病毒（HIV）能够直接感染中枢神经系统的胶质细胞，导致中枢神经皮质萎缩、白质脱髓鞘和空泡样改变，表现为艾滋病痴呆综合征。另有研究表明，孕期感染弓形虫是子代精神分裂症的重要危险因素。

内脏器官的病变、内分泌失调、代谢异常和胶原病等也会导致精神障碍，因为这些因素可能引发脑缺氧、脑血流量减少、电解质平衡失调及神经递质改变。如肝性脑病和肾功能不全等躯体疾病常导致精神障碍；垂体、甲状腺、甲状旁腺、肾上腺及性腺功能紊乱也与精神障碍密切相关。某些疾病如糖尿病、铜代谢障碍、肝豆状核变性及系统性红斑狼疮在疾病进展过程中也可能出现精神症状。

颅脑损伤、脑血管病、颅内肿瘤和脑退行性疾病是脑器质性精神障碍的主要病因，特别是涉及脑弥漫性损害及位于颞叶、额叶、胼胝体、基底核和边缘系统的病变。研究显示，脑外伤后一年内精神障碍发生率为 18.3%，其中继发于颞叶损伤的精神障碍占 62.8%，继发于额叶损伤的占 30.2%。

精神活性物质（如工业毒物、成瘾物质、医用药物和一氧化碳等）也可能引发精神障碍。工业毒物如苯、有机汞、四乙铅和重金属等对中枢神经系统有较大危害，如 1956 年日本"水俣病"事件就是由工业毒物造成的神经、精神疾病。毒品如海洛因、吗啡等不仅对社会造成巨大危害，更对吸食者神经中枢造成极大损伤，表现为错觉、幻觉、思维障碍、被害妄想、被跟踪感等精神分裂症状，以及情感冲动无法自控、兴奋躁动、暴力倾向等行为障碍，有的还会伴有焦虑、抑郁等症状。

4. 年龄和性别

年龄和性别虽然不是直接导致精神障碍的病因，但对精神障碍的发生有显著影响，不同年龄和性别的人群患不同精神障碍的风险各不相同。

儿童期由于身心发育尚不成熟，情感和行为较为幼稚，更容易出现行为障碍、神经症及儿童精神分裂症等特有的精神障碍。青春期由于内分泌系统的急剧变化和自主神经功能的不稳定，更容易发生神经症、精神分裂症或躁狂抑郁症。中年期则处于脑力和体力的巅峰期，随着思维和情感的复杂化，容易出现妄想和抑郁症状。老年前期和老年期，由于内分泌、神经系统、心脑血管系统的退行性变化，以及心理功能的衰退，这些人群更易患抑郁症、偏执状态、阿尔茨海默病和脑动脉硬化性精神障碍。

研究表明，不同性别人群的精神障碍发生风险也有所不同。女性因情感丰富、个性敏感脆弱，同时受内分泌和生理周期的影响较大，抑郁症、神经症性障碍和阿尔茨海默病的发病率高于男性。相反，男性因饮酒、外伤、感染等风险较高，因此更易患酒精依赖、脑动脉硬化性精神障碍、颅脑损伤性精神障碍及神经衰弱。

（二）心理因素

心理素质和人格特质对精神健康有着重要影响。拥有良好心理素质和适宜人格特质的人，通常能保持较好的精神健康状态；相反，心理素质较差或人格特质不良的人在面对心理应激时，更容易出现精神障碍。

1. 心理素质

心理素质是以生理条件为基础，将外界的刺激内化为稳定、基本、隐性的心理品质，具有基础性、衍生性和发展功能，并与个体的适应行为和创造行为密切相关。心理素质本身并不是直接的致病因素，但若心理素质较差或易感性较高，遇到外界不利因素的影响时，可能会引发精神障碍。而心理素质良好、性格坚强稳定、外向的人，即使在同样的有害因素影响下，也能保持较好的精神状态，表现出较高的耐受能力。通常情况下，心理素质水平高的人往往表现出心理健康的状态，而心理素质水平低的人则易陷入心理不健康状态，容易产生心理问题。

发展心理学家研究发现，许多处于逆境的儿童并未如人们预期般被困境打倒，反而成长为"有信心、能力和爱心"的个体，这种现象背后的关键因素是心理韧性。心理韧性（psychological resilience）是指个体在面对生活中的逆境、创伤、悲剧、威胁或其他重大压力时所表现出的良好适应能力，它意味着个体在遭遇生活压力和挫折后能够迅速"反弹"。培养心理韧性有助于个体在逆境中缓解抑郁情绪，在挑战中实现成长，进而促进身心健康的发展。

2. 人格

人格（personality）是个体思想、情感和行为的特有模式，包含了个体区别于他人的稳定而统一的心理特性。人格主要由气质和性格组成：气质是一个人与生俱来的、稳定的心理特性，反映了个体的先天素质；而性格是在气质的基础上，通过个体与社会环境的交互作用形成，受后天环境影响较大。

研究表明，不同的人格特征与精神障碍的发生风险密切相关。艾森克人格测验结果显示，神经质（neuroticism）特征明显的人易产生神经症性障碍，如焦虑症和抑郁症；精神质（psychoticism）特征明显的人更容易罹患精神分裂症。Kraepelin 则指出，循环型人格（cyclothymic personality）者更容易患躁狂抑郁障碍。此外，具有回避、依赖、冲动等人格特征的人与情感障碍密切相关；表演型人格者容易患癔症；强迫型人格者更易罹患强迫症；而分裂样人格障碍者则具有更高的罹患精神分裂症的风险。

（三）社会决定因素

社会决定因素是指社会分层的基本结构和社会条件对人们健康产生影响的外部因素。与生物学因素、心理素质和人格等个体内在因素相比，外在的社会因素在精神障碍的发生和发展中往往起到重要的促进或调节作用，特别是对群体精神健康的影响。主要的社会决定因素包括。

1. 人口学结构

人口老龄化是全球人口发展的必然趋势之一，被认为是"历史上未曾出现的社会现象"。预期寿命的延长和人口老龄化不仅影响精神障碍病种的变化，也对精神障碍的患病率产生重要影响。老年人群中精神障碍的发病率较高，如脑血管疾病和神经系统退化引起的精神障碍越来越多。此外，随着医疗技术的进步，慢性精神障碍患者的预期寿命不断延长，因此在新患者增加的同时，原有的老患者仍然生活在社区中，这也导致了精神障碍的患病率上升。随着人口老龄化的发展，老年性精神障碍，特别是老年性痴呆，成为全球关注的重点问题。调查表明，中国老年性痴呆患者数量已从 1990 年的 368 万激增至 2020 年的超 1500 万，30 年间增长了 4 倍多，预计这一增长趋势随我国人口老龄化的发展还将继续延续下去。

2. 政策环境

精神卫生政策和法规在促进精神健康、治疗精神障碍、康复以及保护精神障碍患者权益方面起着至关重要的作用。它们为全人群的精神健康促进提供基本原则和策略，明确资源分配，制订具体的行动计划和方案，对一个国家或地区精神卫生服务的发展具有重大影响。

一个国家通过社会福利政策，如住房、教育和就业等，为精神健康创造良好的社会和环境支持条件，能够帮助民众采取并维持健康的生活方式。此外，保障基本的公民、政治、社会经济和文化权利是促进精神健康的基础。在没有这些权利所带来的安全与自由的情况下，维持良好的精神健康状态将非常困难。就业立法中关于产假的规定，尤其是带薪产假，已被证实是有效的健康促进工具。这些政策使母亲能够花更多时间陪伴新生儿，增强亲子之间的情感联系，从而促进母婴双方的心理健康。完善的精神卫生政策和法规不仅保护精神障碍患者的权益，还能促进全社会精神健康水平的提升。

3. 文化宗教背景

文化因素，如价值观、风俗习惯和宗教信仰，对精神障碍的发生和发展有重要影响。

价值观作为社会意识的一部分，会随社会变化而调整，若个体的价值观念与社会环境产生冲突，容易导致心理压力和情感性精神障碍，如强迫、抑郁症和焦虑症，甚至可能诱发精神分裂症。这些冲突常与个体的社会经济状况、应对能力和社会支持水平等社会心理因素共同作用。

风俗习惯和文化传统可以增强人群间的认同感、归属感和信任感，有利于精神健康。然而，不同地区和民族的风俗差异也会导致文化冲击，影响个体的心理适应能力，特别是当面临新的文化环境时，如少数民族学生在融入新的文化中可能遭遇焦虑、抑郁和交流障碍。

宗教作为一种重要的精神支持，能够帮助人们应对压力和困境，通过寻求精神力量来提升心理健康。在面对创伤或文化适应压力时，宗教信仰程度较高的人群较少发生创伤后应激障碍（posttraumatic stress disorder，PTSD）和抑郁症，宗教信仰发挥了显著的保护和缓冲作用。

此外，大众传媒在文化传播中扮演了重要角色。媒体对灾难的过度报道可能加剧社会恐慌，甚至诱发更多心理问题。近年来，对自杀事件的报道频率增加，且内容往往情绪化，对青少年等易感人群产生不良影响。

4. 父母的养育方式

研究表明，父母的养育方式对儿童的认知、情感、心理健康和社会适应能力有重要影响。如果父母经常对儿童采取强迫、威胁、生气、责骂、拒绝或排斥的方式，儿童往往表现出抑郁、焦虑、强烈的攻击性或反社会倾向。还有研究发现，父母的过度保护、过度控制、拒绝和缺乏情感温暖与社会焦虑障碍的发生密切相关。青少年抑郁症的高发也与家庭中的不良教养方式，如严厉惩罚、否定、过度干涉和保护等有关。有研究指出，常受到父母否定的成年子女，其抑郁发生率是受到父母肯定的子女的三倍以上，其中，父亲对女儿的否定影响尤为显著。父母的养育方式特别是父母的关怀程度与子女的情绪障碍（如抑郁、焦虑）密切相关。父母的过度保护会使子女的情绪障碍发生率增加9%，而父母的适度关注则有助于降低子女的情绪障碍发生率，其中父亲的适度关注可使发生率降低19%，母亲的适度关注则可降低23%。

因此，父母的养育方式在儿童、青少年乃至成年时期对其抑郁、焦虑等精神障碍的发生起着关键作用，是影响子女心理健康的重要因素。

5. 社会资本

社会资本（social capital）是指个体或团体之间的关联，包括社会网络、互惠性规范和由此产生的信任，是人们在社会结构中所处的位置给他们带来的资源。社会资本通过增加健康信息的传播、扩大人际交往的机会，有助于营造积极的社会环境，并增强个体的自我认同感。

拥有较多社会网络的人，往往能获得更多的社会支持资源，通过内部认知系统缓冲应激事件对身心健康的负面影响，从而形成积极、成熟的应对方式，维持并提升心理健康水平；相反，缺乏社会支持的人，可能会形成消极的应对方式，对身心健康产生不良影响。社会支持在非应激状态下也有利于维持个体良好的情绪体验和身心状况，如社会信任作为缓冲应激事件的因素，可以促进个体更积极地应对问题，以良好心态面对环境挑战，保护精神健康；而社会互惠能够促进信息交流和共享，增强集体活动的参与感，使个体获取更多社会和情感支持，积极影响精神健康。

6. 应激性事件

地震、海啸、洪灾等自然灾害，以及战争、交通事故、恐怖袭击等人为灾难是影响精神健康的主要社会因素。这些因素的特点是对生存环境具有毁灭性的破坏作用。它们对精神健康的影响往往具有突发性、广泛性、长期性的特点。例如，2011年3月11日，日本东北部海域发生 9 级强烈地震，引发海啸并导致福岛第一核电站发生爆炸与核泄漏事故。该事故引发日本及邻国部分民众的核恐慌，在世界范围内造成重大的社会影响。

三、精神健康促进

（一）认识精神健康促进的重要性

1. 健康的内涵和需要

世界卫生组织在 1998 年修订的章程中，将健康定义为：健康是生理、心理、精神和社会方面的一种动态的圆满状态，而不仅仅是没有疾病和虚弱。这一定义不仅包含了生理层面的健康，也强调了心理和社会层面的健康，而且明确提出了精神层面的健康。强调精神层面的健康是为了应对现代社会，尤其是发达工业化国家物质文明高度发展时，伴随而来的精神空虚、迷失、焦虑和恐惧等问题。

1986 年首届国际健康促进大会通过的《渥太华宣言》中，提出了健康促进的基本概念和理论，作为健康促进的重要组成部分，精神健康促进也越来越受到重视。精神健康促进不仅着眼于预防精神障碍，还关注个体心理韧性和应对压力的能力，旨在提高人群的整体精神健康水平，减少社会的精神健康负担。

2. 精神障碍患者治疗的沉重负担

精神障碍多为慢性病或反复发作的疾病，具有低死亡率和高致残率的特点。其带来的负担主要体现在以下两方面：一是长期治疗和护理所需的巨大医疗费用；二是精神障碍患者及其看护人员因失业和生产力下降导致的间接经济损失，这部分损失在总经济负担中占更大比例。此外，由于精神障碍患者常缺乏自知力，易发生肇事肇祸事件，对社会经济发展和社会安定构成严重影响。

因此，推动精神健康促进，预防精神障碍的发生，对减轻个人、家庭及社会的经济和社会负担具有重要意义。有效的精神健康促进和预防措施，不仅能改善患者及其家属的生活质量，还能减少因精神障碍而引发的社会问题，为社会的整体和谐与经济发展提供保障。

3. 精神卫生服务资源供给不足

精神障碍的沉重负担对患者、政府和社会造成了巨大的经济和社会代价。目前，各国面临的主要挑战是精神障碍负担与精神卫生服务资源之间的巨大差距，特别是在发展中国家，这一问题尤为突出。

精神卫生服务资源供给不足主要表现在专业人员短缺、医疗设施匮乏、服务覆盖率低、治疗和康复资源分配不均等方面。许多国家精神卫生服务的投入与实际需求不匹配，导致精神障碍患者难以及时获得诊断、治疗和康复支持。因此，加强精神卫生服务资源的供给，优化资源配置，提升服务能力，是减少精神障碍负担、提高患者生活质量的重要措施。

4. 患者的人权保障

对于精神障碍患者而言，除了疾病本身带来的痛苦，他们还常常面临耻辱和歧视带来的隐形负担。在全球范围内，无论是在精神卫生机构还是在社区中，侵犯精神障碍患者基本人权和自由的现象依然普遍。这种侵害不仅妨碍患者获取充分的治疗和照料，还剥夺了他们享有公民、政治、社会和文化权利的机会，使他们难以融入社会，进一步加重"被孤立"的感觉，从而导致病情恶化。

歧视和病耻感不仅源于社会和人际关系，也与政策和法律密切相关。某些政策可能会限制精神障碍患者的选举权、驾驶权、财产权和婚育权，进一步加剧他们的社会排斥感。此外，虽然部分国家的劳动法规定不得随意解雇精神障碍患者，但缺乏对患者工作环境的合理调整，如未强制要求用人单位将患者安置在压力较小的岗位，这导致许多患者因无法胜任工作而被解雇。

因此，确保精神障碍患者的基本人权和自由不被侵害是社会的责任。加强法律保护、减少政策歧视、增强社会包容性，将有助于精神障碍患者更好地融入社会并改善其生活质量。

（二）精神障碍的危险因素和保护因素

世界卫生组织在《精神障碍的预防：有效干预措施与政策的选择》中详细列出了影响精神障碍的常见危险因素和保护因素。这些因素对于政策制定者和实践者在精神卫生领域的工作具有重要指导意义。了解这些因素可以帮助识别哪些因素与精神卫生密切相关，以及其中哪些是可以通过干预改变的，从而制定更有效的预防和干预措施（表 8-7）。

表 8-7　精神障碍的危险因素和保护因素

危险因素（risk factors）	保护因素（protective factors）
·学术失败和校风颓废（academic failure and scholastic demoralization）	·处理压力的能力（ability to cope with stress）
·注意缺陷（attention deficit）	·应对逆境的能力（ability to face adversity）
·低出生体重（low birth weight）	·适应能力（adaptability）
·社会阶层低（low social class）	·自主性（autonomy）
·虐待和忽视儿童（child abuse and neglect）	·早期认知刺激（early cognitive stimulation）
·慢性失眠（chronic insomnia）	·运动锻炼（exercise）
·慢性疼痛（chronic pain）	·安全感（feelings of security）
·交流障碍（communication deviance）	·驾驭感（feelings of mastery and control）
·早孕（early pregnancy）	·良好的教养（good parenting）
·虐待老人（elder abuse）	·文化素养（literacy）
·孤独（loneliness）	·良好的亲情关系（positive attachment and early bonding）
·情绪不成熟和控制障碍（emotional immaturity and dyscontrol）	·积极的亲子互动（positive parent-child Interaction）
·过度使用精神活性物质（excessive substance use）	
·内科疾病（medical illness）	·解决问题的能力（problem-solving skills）
·父母患精神疾病（parental mental illness）	·亲社会行为（pro-social behaviour）
·暴露于攻击、暴力和创伤（exposure to aggression, violence and trauma）	·自尊（self-esteem）
·父母物质滥用（parental substance abuse）	·生活技能（skills for life）
·家庭冲突或家庭破裂（family conflict or family disorganization）	·社交和冲突处理技巧（social and conflict management skills）
·围生期并发症（perinatal complication）	·社会情感发展（socio-emotional growth）
·神经生化失衡（neurochemical imbalance）	·家人和朋友的社会支持（social support of family and friends）
·丧亲之痛（personal loss-bereavement）	·压力管理（stress management）
·工作技能和习惯差（poor work skills and habits）	
·阅读障碍（reading disability）	
·感觉障碍或器质性损伤（sensory disability or organic handicap）	
·社交能力差（social incompetence）	
·应激性生活事件（stressful life events）	
·孕期物质滥用（substance use during pregnancy）	
·照料慢性病或痴呆患者（caring for chronically ill or dementia patients）	

注：引自WHO《精神障碍的预防：有效干预措施与政策的选择》。

（三）精神障碍的阶梯式保健策略

近年来，国外学者提出了一种基于疾病发生发展过程的阶梯式保健服务模式（stepped care service model）。该模式以三级预防策略为基础，结合非正式社区保健（如家庭、学校、监狱、非政府组织）、初级卫生保健、基层医疗、精神卫生专业治疗等资源，通过生物、心理、社会等多学科协同合作，旨在减少精神障碍的发生，并将心理问题的不良影响降至最低。该模式包括以下不同阶段和水平的干预措施。

1. 普遍预防

这一阶段属于初级预防，强调根据个体在不同年龄阶段的身心发展特点制定相应措施，营造有利于个体身心健康的环境。例如，为孕妇提供合理的膳食建议，确保营养充足；普及相关知识，提高孕妇的保护意识，避免环境中不良因素（如 X 射线、苯、铅等物理和化学因素）对胎儿的影响，确保胎儿的正常发育，为新生儿的身心健康奠定基础。此外，通过家长管理培训等项目，促进婴儿与父母或其他照护者之间建立良好的依恋关系。

2. 目标干预

目标干预主要是针对高危人群或个体进行有针对性的预防，包含以下两个方面。

（1）一级预防　针对高危人群和个体的危险因素进行预防措施。例如，在学校设立独立的心理咨询室，为易感的青少年提供倾诉和支持的平台，帮助他们应对诸如校园欺凌、家庭暴力、父母酗酒、离异等问题。这些心理干预措施能有效减少心理压力对青少年的影响，从而降低精神障碍的发病风险。

（2）筛检和健康检查　在高危人群中开展筛检和健康检查，尽早发现那些有发育、行为或精神问题的个体，并及时进行干预和治疗。例如，研究表明，与在亲生父母身边成长的儿童相比，在寄养家庭中成长的儿童和青少年患精神障碍的风险显著增加。因此，应设立专门的精神卫生服务机构，为这些家庭和儿童提供长期观察与服务，特别是在关键的发育阶段。一旦出现精神或行为问题，立即展开多种形式的积极干预和治疗，以减少长期影响。

3. 专业干预、中期照护和长期住院治疗

这一阶段包括药物治疗和心理治疗，属于三级预防，重点在于根据患者所处的疾病不同阶段，提供不同形式和程度的干预。

（1）专业干预　主要针对中度精神障碍患者，通过药物和心理治疗来稳定病情。此类干预需由精神卫生专业人员进行，并需要根据患者的具体情况调整治疗方案。

（2）中期照护　针对经过初步治疗后需要继续管理的患者，主要在家庭或社区中进行。照护对象多为存在潜在危险或需要特殊护理的患者，中期照护注重患者在社区中的康复和再适应过程，同时为患者和家庭提供支持服务，以减少复发的可能。

（3）长期住院治疗　适用于患有严重精神障碍且长期影响日常生活能力的患者。此类患者常常已无法通过门诊治疗获得良好的效果，需要在精神卫生机构接受更为专业的住院治疗，包括综合性药物、心理和行为干预，以控制病情、改善生活质量。

由于精神障碍是由生物、心理和社会因素共同作用引起的，因此在干预过程中应全面考虑患者的生理、教育、社会和心理需求。提倡多学科、多部门的协同合作，不仅注重疾病本身的治疗，还应帮助患者提高社交能力，减轻社会排斥带来的负面影响。干预过程中，需尽可能避免对患者贴上负面标签，减少因歧视而带来的二次伤害，从而促进患者更好地融入社会。

神经系统包括中枢神经系统和周围神经系统两部分，中枢神经系统包括脑和脊髓，周围神经系统包括脑神经和脊神经。各种生命活动的实现均依赖神经系统的调控、联络和协调作用。

神经系统的功能可以归纳为3个方面：感觉功能、运动功能和脑的高级功能。感觉功能的完成有赖于感受器、感觉传入通路和大脑皮质感觉区3部分结构和功能的完整；运动功能是指神经系统对躯体运动和内脏活动的调节作用；脑的高级功能则包括学习和记忆、语言功能和睡眠等。

神经系统的疾病分为神经疾病和精神疾病两大类，前者多因器质性损伤引起，主要表现为运动、感觉和反射障碍，后者通常不伴有器质性损伤，主要表现为大脑高级皮质功能紊乱引发的情感、意志、行为和认知等精神活动障碍。二者有所区别又相互联系，都是健康促进的重点干预对象。

思考题

1. 用示意图画出"手指被针刺后感到疼痛"过程中，感觉形成的通路。
2. 如何从生理学角度解释"久居兰室，不闻其香"的原因？
3. 基于牵张反射的原理讨论人在"放松"状态下的身体功能变化。
4. 经典条件反射和操作式条件反射的区别是什么？人类的学习都可以通过这两种形式进行解释吗？
5. 脑卒中的一级预防策略有哪些？
6. 阿尔茨海默病的非药物治疗方法研究有何进展？
7. 试述影响精神健康的因素。

参考文献

[1] Netter F H. 奈特人体解剖学彩色图谱［M］.7版.北京：人民卫生出版社，2019.

[2] 芮德源，朱雨岚，陈立杰.临床神经解剖学［M］.2版.北京：人民卫生出版社，2015.

[3] Strominger N L，Demarest R J，LaemLe L B. Reflexes and Muscle Tone［C］// Noback's Human Nervous System. 7th ed. Totowa：Humana Press，2012.

[4] Wu S，Wu B，Liu M，et al. Stroke in China：advances and challenges in epidemiology， prevention，and management［J］. The Lancet Neurology，2019，18(4)：394-405.

[5] 《中国脑卒中防治报告2021》编写组.《中国脑卒中防治报告2021》概要［J］.中国脑血管病杂志，2023，20（11）：783-792.

[6] 《中国卒中报告》编写委员会.中国卒中报告2020（中文版）（2）［J］.中国卒中杂志，2022，17（6）：553-567.

[7] 王刚，齐金蕾，刘馨雅，等.中国阿尔茨海默病报告2024［J］.诊断学理论与实践，2024，23（3）：219-256.

[8] 陶芳标，马骁，杨克敌.公共卫生学概论［M］.北京：科学出版社，2009.

[9] 朱长才，王晓南，陈勇，等.公共卫生与预防医学导论［M］.武汉：武汉大学出版社，2013.

［10］ 丁文龙，刘学政.系统解剖学［M］.9版.北京：人民卫生出版社，2018.

［11］ 王庭槐.生理学［M］.9版.北京：人民卫生出版社，2018.

［12］ 艾洪滨.人体解剖生理学［M］.2版.北京：科学出版社，2015.

［13］ Bear M F，Connors B W，Paradiso M A.神经科学——探索脑：第2版［M］.王建军，译.北京：高等教育出版社，2004.

［14］ 朱长庚.神经解剖学［M］.北京：人民卫生出版社，2002.

［15］ 北京军医学院.人体生理学课件［M］.北京：高等教育出版社，2000.

［16］ Sylvia S. Mader.人体解剖生理学（影印版）［M］.北京：高等教育出版社，2002.

［17］ Bear M F，Connors B W，Paradiso M A. Neuroscience：Exploring the Brain［M］.3rd ed. Philadelphia：Lippincott Williams & Wilkins，2007.

第九章 特殊感官与健康

引言：跟着"感觉"走

人，总是跟着"感觉"走的。全身遍布各种感受器，其中复杂程度最高的莫过于眼和耳。中国古代有"千里眼"和"顺风耳"的神话传说，虽然是夸张的故事，却也形象地说明了眼和耳能够感受到身体之外乃至非常遥远之处的信息。眼、耳通过接受视、听信息极大地丰富了人的感知，是我们熟悉环境、认识世界的重要途径。

人们对自己的眼既熟悉又陌生。除了睡觉的时候，我们无时无刻不在用眼。用手隔着眼皮就能摸到自己的"眼珠子"，眼皮边缘有长长的眼睫毛，爱美的人还会用各种方法装饰自己的眼睛：眼妆、假睫毛、美瞳……除了在意美貌，我们是否还在意眼睛的这些问题：

都说眼睛是黑色的，著名诗人顾城的诗句"黑夜给了我黑色的眼睛，我却用它寻找光明"也深得人心。可是，眼睛究竟是什么颜色的？

在月黑风高的夜晚，真的会"伸手不见五指"吗？

为什么近视眼越来越多？

……

同样既熟悉又陌生的还有"耳"。我们所熟悉的那一对"耳朵"，其实只是耳的一小部分，学名唤作"耳郭"，而耳郭又是外耳的一部分。"耳"的组成包括了外耳、中耳和内耳。这里面不仅有感受声波的听觉感受器，还有感受位置变化的感受器，所以耳是"位听器官"。当人体做变速运动时，正是因为耳内的"位觉斑"感受器及时提供了精准的位置变化信息，并通过神经反射进行调节，才保持了身体的平衡，不至于在遇到类似刹车的情况下就人仰马翻。

在修炼到"眼观六路、耳听八方"的境界之前，我们还是先来搞清楚眼和耳的结构和功能吧。

第一节　视觉器官：眼

视觉器官（visual organ）可感受光波的刺激，将光能转变成神经冲动，通过视神经沿相应的传入通路到达大脑皮质的视觉中枢，产生视觉。和祖先相比，当代人类的用眼时间普遍延长，尤其是近距离用眼的时间，导致近视发生率居高不下，成为人类健康一个不大不小的困扰。

一、眼的构造

视觉器官，俗称眼（eye），由眼球及其附属结构两部分组成（图9-1）。眼球大部分位于眶内，眼的附属结构位于眼球的周围或附近，包括眼睑、结膜、泪器、眼球外肌以及眶脂体和眶筋膜等，对眼球起支持、保护和运动作用。

（一）眼球

眼球（eye ball）是视觉器官的主要部分。眼球位于眼眶内，外形近似圆形，前部稍凸，后部略扁，后部靠鼻侧部有视神经与脑相连（图9-2）。眼球由眼球壁和眼球内的折光装置组成。

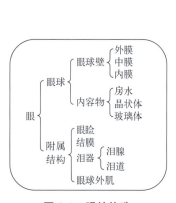

图 9-1　眼的构造

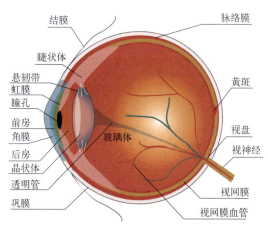

图 9-2　眼球的结构（引自 Wikimedia Commons）

1. 眼球壁的结构

从组织结构上，眼球壁由外、中、内三层膜组成（图9-1）。

（1）外膜　由强韧的致密结缔组织构成，又称纤维膜（fibrous tunic）。外膜厚而坚韧，具有折光和保护眼球内部结构的功能，包括角膜和巩膜两部分。

① 角膜（cornea）：占外膜的前1/6，无色透明，曲度较大。角膜上无血管但有丰富的神经末梢，感觉非常敏锐，是"角膜反射"的感受器。角膜受到刺激后引起的闭眼和流泪就是角膜反射的过程，是人体重要的防御性反射之一。角膜还具有折光作用，近视的手术治疗原理就是通过切割塑形改变角膜的折光率，从而矫正视力。

② 巩膜（sclera）：位于外膜的后5/6，为乳白色、坚韧不透明的厚膜，其外表面近前部有眼球外肌附着，后端与视神经表面的硬膜相延续。巩膜与角膜交界处的内部有一环形的巩膜静脉窦（scleral venous sinus），为房水循环的重要途径。

（2）中膜　中膜由大量血管、平滑肌细胞和色素细胞构成，又称血管膜（vascular tunic）。中膜由前向后可分为虹膜、睫状体和脉络膜三部分。

① 虹膜（iris）：呈圆盘状，是血管膜的最前部分。虹膜中央的孔，称瞳孔，是光线进入眼球的通路。虹膜把角膜和玻璃体之间的腔隙分隔成较大的前房和较小的后房。虹膜的后部与睫状体相连，此处虹膜与角膜形成夹角，称为虹膜角膜角，又称前房角。虹膜内有两种不同方向排列的平滑肌——环绕瞳孔周围的瞳孔括约肌及其周围放射状排列的瞳孔开大肌，分别受副交感神经和交感神经的支配，在收缩时引起瞳孔的缩小和开大（图9-3）。因为角膜是透明的，所以透过角膜可以看到虹膜和瞳孔。虹膜的颜色有人种差异，可有棕色、蓝色、黑色和灰色等，同一人种虹膜颜色的深浅也存在个体差异，通常和所含色素的量有关。

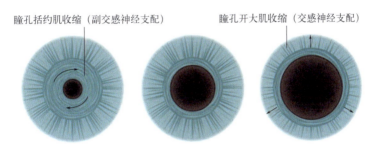

图 9-3　虹膜平滑肌及其功能

② 睫状体（ciliary body）：前方与虹膜相接，后方与脉络膜相延续。睫状体的前部较厚，有许多向内突出的皱襞，称睫状突；后部平坦，称睫状环，由睫状突发出睫状小带和晶状体相连。睫状体内的平滑肌称睫状肌，在收缩和舒张时分别引起睫状小带的松弛和紧张，从而调节晶状体的曲度和眼的折光力。

③ 脉络膜（choroid）：在睫状体之后，占中膜的后2/3，为主要由血管和色素细胞组成的柔软薄膜。脉络膜的功能是供给眼球营养，并吸收眼球内分散的光线，以免扰乱正常视觉。

（3）内膜　内膜即视网膜（retina），是眼球壁的最内层。视网膜自前向后分为虹膜部、睫状体部和视部。虹膜部和睫状体部分别衬在虹膜和睫状体的内表面，无感光作用，合称为盲部。视部具有感光功能，细胞构筑由外向内主要由4层细胞构成，即色素上皮细胞、感光细胞（视杆细胞和视锥细胞）、双极细胞和节细胞；在感光细胞与双极细胞之间、双极细胞与节细胞之间还有水平细胞和无长突细胞等（图9-4）。色素上皮细胞内含有黑色素，可吸收没有被感光细胞吸收的光线，从而避免其反射回去影响成像；色素上皮细胞还可以吞噬视杆细胞脱落的外段，参与感光细胞外段的更新。感光细胞可将光刺激转变为电信号。其余神经细胞通过复杂的突触联系，传递和初步加工感光细胞产生的电信号。最后由节细胞的轴突将已初步加工的信息传入相应的神经中枢。

视网膜节细胞的轴突在眼球后极的内侧集中，并穿出眼球构成视神经。视神经起始处形成的白色圆形隆起为视神经乳头，又称视神经盘（optic disc）。此处无感光细胞，落在这里的光线不会引起视觉冲动的产生，故生理学上称为盲点（blind spot）。在视神经盘颞侧约3.5mm处的稍下方，有一黄色的小区域，称黄斑（macula lutea）。黄斑中央的凹陷称中央凹（fovea centralis），这里是感光最敏锐的部位（图9-2、图9-5）。

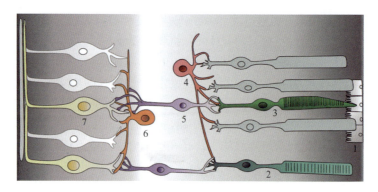

图 9-4　视网膜细胞构筑（引自 Wikimedia Commons）

1—色素上皮细胞；2—视杆细胞；3—视锥细胞；4—水平细胞；5—双极细胞；6—无长突细胞；7—节细胞

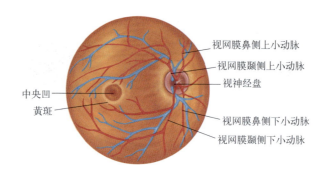

中央凹
黄斑

视网膜鼻侧上小动脉
视网膜颞侧上小动脉
视神经盘
视网膜鼻侧下小动脉
视网膜颞侧下小动脉

图 9-5　右侧眼底（引自丁文龙，2018）

2. 眼球的内容物

眼球的内容物包括房水、晶状体和玻璃体，它们和角膜一样透明且无血管分布，具有屈光作用，共同构成了眼的折光系统（图 9-2）。

（1）房水　房水（aqueous humor）为无色透明的液体，充满在眼的前、后房内。房水除有折光作用外，还具有营养角膜、晶状体和维持眼内压的作用。房水由睫状体产生，经眼后房、瞳孔到达眼前房，然后汇入巩膜静脉窦中。正常情况下，房水的产生与回流保持着动态平衡。若回流受阻，则引起眼内压增高，可影响视力，并常伴有头痛症状，临床上称为青光眼。

（2）晶状体　晶状体（lens）位于虹膜与玻璃体之间，以睫状小带和睫状体相连。晶状体呈双凸透镜状，是一个无色透明的弹性实体，无神经和血管的分布，自外向内由晶状体囊、晶状体皮质和晶状体核组成，晶状体混浊时，引起视力下降，称为白内障（cataract）。

晶状体是眼球折光系统的主要组成部分。人在视近物时，睫状肌收缩、向前牵引睫状突，使睫状小带放松，此时晶状体因自身弹性变凸，折光能力加强，使物像能聚焦在视网膜上。视远物时，睫状肌舒张，通过相反的调节过程，仍然使物像聚焦在视网膜上。随着年龄增长，晶状体逐渐失去弹性，睫状肌也逐渐萎缩，人在视近物时的调节功能减弱，出现老视。

（3）玻璃体　玻璃体（corpus vitreum）是无色透明的胶状物，表面覆有玻璃体囊。它充满于晶状体与视网膜之间，除了具有折光作用外，玻璃体对视网膜也起着支撑作用。若玻璃体发生浑浊可影响视力，典型表现为"飞蚊症"；若玻璃体的支撑作用减弱，可导致视网膜剥离。

（二）眼球的附属结构

眼球的附属结构，又称眼副器（accessory organs of eye），包括眼睑、结膜、泪器和眼球外肌等，具有支持、保护和运动眼球等功能。

1. 眼睑

眼睑（eyelids）即俗称的"眼皮"，遮盖在眼球的前方，分为上睑和下睑，是保护眼球的屏障（图9-6）。上、下睑之间的裂隙称睑裂。睑裂的内、外侧端分别称为内眦和外眦。内眦部突起的顶端有上、下泪点，为泪液汇入泪道的入口处。

眼睑有前、后两面，前面为皮肤，后面为结膜。睑缘是指前后两面的移行部位，此处生有2～3行睫毛，睫毛根部有睫毛腺的开口，睫毛腺急性发炎时，临床上称为麦粒肿。

眼睑的皮肤和结膜之间还有皮下组织、肌层和睑板。眼睑的皮肤细薄、皮下组织疏松，易因积水或出血而肿胀。

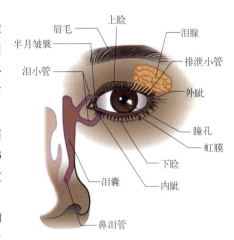

图 9-6　眼副器（引自 Nursing Times）

肌层中主要有眼轮匝肌、上睑提肌和 Müller 肌。其中，眼轮匝肌环睑裂排列，为骨骼肌，受面神经支配，司睑裂开闭；上睑提肌分布于上眼睑肌层，受动眼神经支配，收缩时能提上睑。眼轮匝肌和上睑提肌都属于骨骼肌，而 Müller 肌属平滑肌，受颈交感神经支配，收缩时可使睑裂开大。人在兴奋或惊恐状态下的"瞪大眼睛"的表现，更多的是一种无意识的表现，是交感神经兴奋的结果。

睑板（tarsus）由致密结缔组织构成，呈半月形。睑板内有许多睑板腺，与睑缘呈垂直排列且开口于睑缘，睑板腺分泌油样液体，有润滑睑缘并防止泪液外溢的作用。睑板腺堵塞时形成的睑板腺囊肿称霰粒肿。

2. 结膜

结膜（conjunctiva）是覆盖于眼睑后面和眼球前面的一层薄而透明的黏膜，又分别称为睑结膜和球结膜。球结膜在角膜缘移行为角膜上皮。上、下睑结膜和球结膜移行处形成上、下结膜穹窿。结膜围成的囊状腔隙称结膜囊，通过睑裂与外界相通。

3. 泪器

泪器由分泌泪液的泪腺和导流泪液的泪道组成（图9-6）。泪道包括泪点、泪小管、泪囊及鼻泪管。泪腺（lacrimal gland）位于眼眶上壁外侧部的泪腺窝内，有10～20条排泄小管开口于结膜上穹的外侧部。分泌的泪液借眨眼动作涂抹于眼球表面，具有湿润角膜、清除灰尘和杀菌作用。多余的泪液经泪点处依次进入泪道的泪小管（lacrimal ductule）、泪囊（lacrimal sac）和鼻泪管（nasolacrimal duct），最终流入鼻腔。

4. 眼球外肌

眼球外肌是眼球周围运动眼球和眼睑的骨骼肌的总称。其中，运动眼睑的上睑提肌已在"眼睑"部分述及；运动眼球的骨骼肌共有6块，包括上、下、内、外直肌和上、下斜肌（图9-7）。4块直肌共同起自视神经孔周围的总腱环，向前分别止于眼球中纬线以前的上、下、内、外侧。上斜肌亦起于总腱环，在上直肌与内直肌间前行，以其细长的肌腱穿过眼眶内侧壁前上方的纤维滑车，止于眼球中纬线后方的上外侧壁。下斜肌起于眶下壁的前内侧，斜向后外，止于眼球中纬线后方的下外侧壁。眼球外肌中的外直肌由第Ⅵ对脑神经（展神经）支配、上斜肌由第Ⅳ对脑神经（滑车神经）支配，其他肌肉均由第Ⅲ对脑神经（动眼神经）支配。这些神经和肌肉功能的相互协调维持了眼球的正常活动。

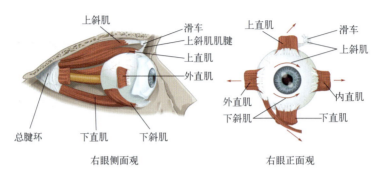

图 9-7　眼球外肌（引自 OpenStax）

二、视觉功能

光线通过眼球的折光系统到达视网膜，在视网膜上形成影像，并刺激感光细胞。感光细胞将光能转换为生物电信号，以神经冲动的形式沿传入神经传递到大脑。部分信息通过特定的传入通路到达大脑皮质的视觉中枢，从而产生视觉；另一部分信息进入中脑，通过传出神经引起相应的反射活动。

（一）眼的成像和调节

1. 眼的折光系统和成像

人眼是一个复杂的光学系统。外界光线经空气进入眼球后，依次穿过角膜、房水、晶状体和玻璃体四种折射率不同的介质（空气折射率为 1.00，角膜约为 1.38，房水和玻璃体约为 1.34，晶状体约为 1.42）。这些折光体形成多个折射面，包括空气 - 角膜界面、角膜 - 房水界面、房水 - 晶状体界面和晶状体 - 玻璃体界面，其中，空气 - 角膜界面对光的折射作用最强。虽然光线在眼内的行进和成像路径可以通过几何光学原理绘制出来，但过程较为复杂。由于眼球内各折光体的折射率较为接近，生理学中常使用"简化眼"（reduced eye）模型来分析眼的折光成像过程（图 9-8）。这种模型简化了光线在眼球内的路径，便于对视觉成像的研究和理解。

简化眼模型由前后径为 20mm 的单球面折光体构成，用以模拟人眼的光学特性。该模型中，入射光线仅在进入球形界面时发生一次折射，折光率为 1.33（与水的折光率相同），折射界面的曲率半径为 5mm，节点位于折射界面后方 5mm 处，这大致对应于人眼晶状体的位置。模型的后主焦点正好位于该折光体的后极，相当于人眼视网膜的位置。处于安静状态、不作任何调节情况下的正常

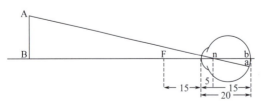

图 9-8　简化眼及其成像示意图（单位：mm）
AB—物体；ab—物像；F—前焦点；n—节点

人眼，其折光系统的后主焦点恰好落在视网膜上，远处物体各发光点的平行光线可以在视网膜上形成清晰的像，这与简化眼的成像效果一致。

物体折射的光线在视网膜上形成的是一个真实而倒立的像。利用简化眼模型，可以通过下面的公式计算出不同远近的物体在视网膜上成像的大小：

$$\frac{AB（物体的大小）}{Bn（物体至节点的距离）} = \frac{ab（物像的大小）}{nb（节点至视网膜的距离）}$$

2. 眼的调节

当眼注视 6m 以外的物体（远物）时，从物体发出的所有进入眼内的光线可被认为是平行光线，对正常眼来说，不需作任何调节即可在视网膜上形成清晰的像。通常将人眼不作任何调节时所能看清楚的最远物体所在之处称为远点（far point）。远点在理论上可在无限远处，但或由于离眼太远的物体发出的光线过弱，这些光线在空间和眼内传播时被散射或被吸收，当在到达视网膜时已不足以兴奋感光细胞；或由于被视物体太远而使它们在视网膜上形成的物像过小，以至于超出感光细胞分辨能力的下限，在这些情况下，眼将不能看清楚这些离眼太远的物体。

当眼注视 6m 以内的物体（近物）时，从物体发出的进入眼内的光线呈不同程度的辐射状，光线通过未经过调节的眼折光系统后将成像在视网膜之后，由于光线到达视网膜时尚未聚焦，就会产生模糊的视觉形象。但正常眼球的折光系统可随物体的移近而做相应的变化，使来自较近物体的光线仍能在视网膜上聚焦，形成清晰的物像，这个过程叫作眼的调节。眼的调节包括晶状体变凸、瞳孔缩小和视轴会聚 3 个反射性调节，统称为视近反射（near reflex）。

（1）晶状体变凸 当视近物时，睫状肌收缩使睫状小带舒张，晶状体由于本身的弹性，其前表面曲度变大，折光度增加，致使来自近处物体的辐射光线聚焦在视网膜上。但晶状体的调节功能是有限的，经最大调节才能看清物体的最近点，称为眼的近点（near point）。若将物体再移近（即超过近点），即使睫状肌作最大的收缩，也不能使物体发出的光线在视网膜上形成清晰的物像。眼与近点的距离随年龄而增加，这是由于晶状体的弹性随年龄的增加逐渐减小，调节时，虽然睫状肌尽量收缩，睫状小带充分舒张，但晶状体由于弹性减小，越来越不能变凸，以增加折光度，而形成老视（presbyopia），俗称花眼。因此，老年人难以看清近物，而视远物则较为清晰。

（2）瞳孔缩小 正常人眼的瞳孔直径可在 1.5～8.0mm 之间变动。视近物时反射性地引起双眼瞳孔缩小，称为瞳孔近反射（near reflex of the pupil）或瞳孔调节反射（pupillary accommodation reflex）。瞳孔缩小的意义是减少折光系统的球面像差（像边缘模糊）和色像差（像边缘色彩模糊），使视网膜成像更为清晰。

（3）视轴会聚 当双眼注视某一近物或被视物由远移近时，两眼视轴向鼻侧会聚的

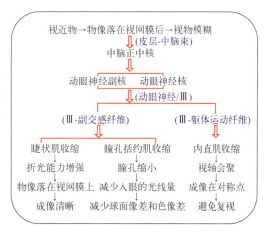

图 9-9 视近反射发生的神经通路和效应

现象，称为视轴会聚，也称辐辏反射（convergence reflex）。视轴会聚的意义在于使物像始终落在两眼视网膜的对称点（corresponding point）上以避免复视的发生。

视近反射发生的神经通路和效应总结如图9-9所示。

（二）感光换能和视觉形成

外界物体通过眼的折光系统在视网膜上形成的物像，和物体在相机底片上成像类似，都属于物理学范畴内的成像，光线在成像的同时，作为有效的刺激信号，经过视网膜上感光细胞的能量转换后，以动作电位的形式最终传至大脑皮质而形成视觉，这就进入了生理学和心理学的研究范畴。

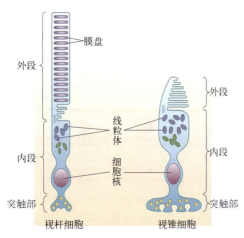

图9-10　哺乳动物视杆细胞和视锥细胞模式图
（引自王庭槐，2018）

1. 感光细胞

视网膜上的感光细胞分为视杆细胞（rod cell）和视锥细胞（cone cell）（图9-4、图9-10）。2种感光细胞由外向内按形态均可分为外段、内段和突触部3部分，因其外段的形态分别呈杆状和圆锥状而得名。外段上重叠成层的圆盘状结构称为膜盘（membrane disc），其中镶嵌有感光色素。

视杆细胞膜盘上的感光色素是视紫红质，而视锥细胞膜盘上的感光色素是视锥色素，包括视红光色素、视绿光色素和视蓝光色素3种。视紫红质和视锥色素都是由维生素A氧化形成的11-顺视黄醛与视蛋白结合构成的，其中视蛋白结构的差异使感光色素的功能表现出显著

不同。含有视紫红质的视杆细胞对光的敏感性高，能在暗光条件下感受光的刺激引起视觉，但色觉区分能力差，也不能对微细结构进行辨认；而含有3种视锥色素的视锥细胞可在明视觉情况下感受并区分不同波长的光的差异，这为色觉形成奠定了初步的基础。

视杆细胞、视锥细胞的内段含有大量的线粒体、核糖体，核区含有细胞核，内段和核区可合成感光物质、产生能量供外段的代谢。突触部接受到沿质膜传来的电信号时可释放递质，将信息传递给突触后神经元。

人的视网膜内有（600～800）万个视锥细胞和12000万个视杆细胞，分布于视网膜的不同部位。在黄斑中央凹处只有视锥细胞而无视杆细胞，由中央凹边缘向外，视锥细胞的分布数量逐渐减少，而视杆细胞的数量逐渐增多（图9-11）。感光细胞在不同动物分布也不同，夜间活动动物，如猫头鹰的视网膜上仅有视杆细胞；白昼活动动物，如鸡的视网膜上仅有视锥细胞。

视杆细胞和视锥细胞分别与双极细胞、节细胞形成信息传导通路时，其联系方式有所不同。视杆细胞的联系方式为：多个视杆细胞与一个双极细胞联系，多个双极细胞再与一个节细胞联系，在视网膜的边缘处可见到250个视杆细胞与几个双极细胞联系，最后汇聚于一个节细胞的现象。视杆细胞信息传递系统是一种聚合式传递，这种联系方式有利于提高对光的敏感性。视锥细胞的联系方式为：中央凹处的1个视锥细胞仅与1个双极细胞联系，而该处的1个双极细胞也仅与1个节细胞联系，其他部位的视锥细胞存在着低聚合式或辐散式联系。视锥细胞的这些联系方式有利于提高明亮环境下对物体的分辨力。

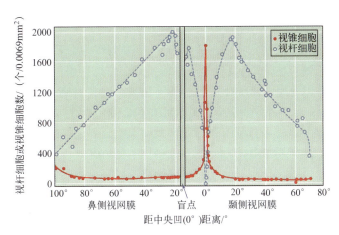

图 9-11　视杆细胞和视锥细胞在视网膜上的分布情况（引自王庭槐，2018）

2. 视觉的传导通路与皮层定位

视网膜中的感光细胞是视觉通路中的第一级神经元，双极细胞是第二级神经元，节细胞是第三级神经元。节细胞的轴突在视神经乳头处集中并穿出眼球壁构成视神经。视神经穿行入颅后，来自两眼鼻侧视网膜的视神经纤维交叉而形成视交叉（optic chiasm），来自颞侧视网膜的纤维则不交叉。因此，左眼颞侧视网膜和右眼鼻侧视网膜的纤维汇集成左侧视束（optic tract），投射到左侧外侧膝状体；而右眼颞侧视网膜和左眼鼻侧视网膜的纤维则汇集成右侧视束，投射到右侧外侧膝状体。左、右外侧膝状体各自经同侧膝状体距状束投射到枕叶皮层内侧面的距状沟之上、下缘（初级视皮层），产生视觉（图 9-12）。

（三）视野与立体视觉

视野（visual field）有静态视野和动态视野、单眼视野和双眼视野之分。狭义上所说的视野指单眼的静态视野，是指眼球固定不动时，一只眼所能看到的空间范围。实验证明：在同样的光照下，白色视野最大，其次为黄、蓝色，再次为红色，而绿色视野则最小。

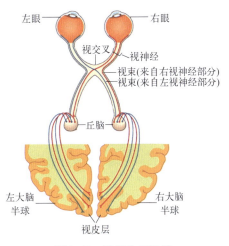

图 9-12　视觉传导通路
（引自 Wikimedia Commons）

若两眼注视前方一点时，两眼各自的视野有一大部分是重叠的，构成双眼视野，在双眼视野内的每一个点都在两个视网膜上成像。如果成像在两个视网膜的对称点上，主观视觉看到的就是一个点，称双眼单视。如果成像发生在两个视网膜的非对称点上，就形成复视（diplopia）。

双眼同时观察同一个物体时，不仅使视野扩大、对物体距离及大小的判断较为准确，更重要的是有利于形成立体视觉（stereoscopic vision）。因同一物体在两眼视网膜上形成的物像并不完全相等，右眼看到物体的右侧较多，左眼看到物体的左侧较多，来自两眼的这些信息经过中枢整合后产生立体视觉。

三、近视成因和防控

近视是指当眼睛处于放松状态时，平行光线经过眼球的屈光系统后聚焦在视网膜之前，导致远处物体看不清的一种屈光不正。近年来，我国儿童青少年近视发病率持续攀升，我国已成为全球儿童青少年近视率最高的国家之一。根据国家卫生健康委员会的数据，2019 年中国近视总人口已超过 6 亿，其中小学生近视率为 36.0%，初中生为 71.6%，高中生为 81.0%。

近视给儿童青少年群体及其家庭带来很多负面影响。首先，视力减退严重影响对外界信息的感知和判断，从而造成学习和生活上的诸多不便；其次，近视对升学和就业带来限制，如视力不达标无法报考宇航员、飞行员和警察等对视力有要求的专业；第三，高度近视可能引发严重并发症，如视网膜脱落和黄斑病变；第四，近视还会影响儿童青少年的心理健康，有研究表明，近视儿童青少年比视力正常的更易表现出消极心理状态；最后，近视的矫正治疗给家庭带来一定的经济负担。从国家层面看，儿童青少年高近视率不仅给医疗卫生体系带来压力，还可能长期影响国家的经济发展和人口素质。

鉴于近视问题的严重性，国家高度重视儿童青少年的近视防控工作，并在专家深入研究的基础上，出台了一系列防控措施。2018 年 8 月，教育部和国家卫生健康委等 8 个部门联合发布了《综合防控儿童青少年近视实施方案》，明确了家庭、学校、医疗机构、学生和政府各部门的职责，提出了核定近视率、签订责任书、建立评议考核制度等具体要求，将近视防控工作提升为国家战略和全民行动。

2021 年 5 月，教育部等 15 个部门联合发布了《儿童青少年近视防控光明行动工作方案（2021—2025 年）》，提出了"健全完善儿童青少年近视防控体系，到 2025 年每年持续降低儿童青少年近视率"的目标任务。该方案强调学校和家长在近视防控中的重要责任，并加大对近视防控知识的宣传教育力度。2023 年，教育部制定了《2023 年全国综合防控儿童青少年近视重点工作计划》，2024 年，国家卫生健康委发布了最新版的《近视防治指南（2024 年版）》。这些措施标志着近视防控从政策层面向社会各界延伸，形成了全社会共同参与的局面。

（一）近视的分类与分期

1. 根据屈光成分分类

（1）屈光性近视　主要由于角膜或晶状体屈光力过大或屈光指数异常，屈光力超出正常范围，而眼轴长度基本在正常范围。屈光性近视又可分为曲率性近视、屈光指数性近视和调节性近视三种。

（2）轴性近视　由于眼轴延长，眼轴长度超出正常范围，角膜和晶状体等眼其他屈光成分屈光力基本在正常范围。轴性近视是最常见的近视类型。

2. 根据病程进展和病理变化分类

（1）单纯性近视　近视度数一般在 600 度之内，患者的眼底无病理变化，进展缓慢，用适当的镜片即可将视力矫正至正常，其他视功能指标多正常。

（2）病理性近视　视功能明显受损，远视力矫正多不理想，近视力亦可异常，可发生程度不等的眼底病变，如近视弧形斑、豹纹状眼底、黄斑部出血或视网膜脱离等，发生严重并发症的风险较大。

3. 根据近视度数分类

按照睫状肌麻痹后测定的等效球镜（spherical equivalent，SE）度数将近视分为低度近视、中度近视和高度近视三类（等效球镜度＝球镜度＋1/2柱镜度）。

（1）低度近视　近视度数在 50～300 度之间（－3.00D＜SE≤－0.50D）。

（2）中度近视　近视度数在 300～600 度之间（－6.00D＜SE≤－3.00D）。

（3）高度近视　近视度数超过 600 度（SE≤－6.00D）。

4. 根据公共卫生层面防控策略分期

（1）近视前驱期　指儿童经过睫状肌麻痹验光检查后，虽然还未发生近视，但远视储备已低于正常年龄范围的下限，即远视储备不足，是近视发生的高危群体。近视前驱期的儿童通过增加户外活动时间、减少近距离用眼负荷等综合措施干预，可有效减少近视的发生。

（2）近视发展期　指已经发生近视的儿童，每年近视进展速度超过 50 度，但还未发展至高度近视的阶段。对近视发展期的儿童青少年可通过用眼行为干预，以及在医生指导下采取有效的矫正和控制措施，从而避免发展为高度近视。

（3）高度近视期　当近视度数超过 600 度或眼轴长度≥26.00mm 时即进入高度近视阶段，此时周边视网膜变性、近视性黄斑病变等病理性近视并发症的发生率明显增高。高度近视期应监测最佳矫正视力、眼轴长度和眼底等，警惕高度近视向病理性近视进展。

（4）病理性近视期　随着眼轴增长，眼底出现后巩膜葡萄肿、脉络膜视网膜萎缩、视网膜劈裂、视网膜脱离、黄斑裂孔、漆裂纹、黄斑出血、脉络膜新生血管等特征性近视眼底病变时，即为病理性近视期。病理性近视期如视力无明显下降可定期监测屈光度、眼轴长度和眼底结构变化等；如突然出现视力下降、视物变形、眼前黑影显著增加、持续闪光感等应立即到医院就诊。

（二）临床表现与诊断要点

近视的诊断需要综合考虑视觉症状、屈光度、屈光成分、双眼视功能、近视性质、进展速度及可能的并发症等因素。以下是具体表现和诊断要点。

1. 视觉症状

近视患者远距离视物模糊，近距离视力较好。早期常表现为远视力波动不稳定，注视远处物体时经常出现眯眼现象，以试图改善视物清晰度。

2. 验光诊断

通过客观验光（如电脑验光）和主观验光（即根据患者反馈调整镜片度数），必要时进行睫状肌麻痹验光，以更准确地确定近视度数和性质，特别适用于青少年和儿童，以排除假性近视。

3. 其他症状及眼底改变

近视度数较高者除远视力差外，常伴有飞蚊症、漂浮物感、闪光感等症状。这些患者可能会出现不同程度的眼底改变，如视网膜变性、黄斑病变等，增加视网膜脱离和其他并发症的发生风险。

（三）近视的影响因素及预防

1. 环境因素

（1）近距离用眼　近距离用眼被公认为是影响近视发生发展的重要危险因素，与近视的发展呈正相关。除了近距离用眼的总量外，近距离用眼持续时间长（＞45min）和阅读距离近（＜33cm）等也是近视的危险因素。家长可以采取科学的手段监督和培养儿童青少年养成良好的近距离用眼习惯。

（2）户外活动　户外活动的时间与近视的发病率和进展量呈负相关，是近视的一种重要保护因素。因此，提倡儿童在学龄前就开始增加户外活动时间，每天户外活动至少 2h。提倡学校多支持学生课间进行户外活动，提倡放学后和周末在家庭主导、家长或监护人参与下多带孩子到户外活动，从而达到每日户外活动时间量。

（3）读写习惯　不良读写习惯是近视的危险因素。写字时歪头、握笔时指尖距笔尖近（<2cm）的儿童青少年近视患病率较高。应培养良好的读写习惯，握笔的指尖离笔尖一寸（3.3cm），胸部离桌子一拳（6～7cm），书本离眼一尺（33cm），保持读写坐姿端正，不在行走、坐车或躺卧时阅读。

（4）采光照明　读写应在采光良好、照明充足的环境中进行，桌面的平均照度值不应低于 300 勒克斯（lux），并结合工作类别和阅读字体大小进行调整，不在光线过暗或过强的环境下看书写字，以避免眩光和视疲劳等。

（5）其他环境因素　其他环境因素包括过度使用电子产品、睡眠不足、昼夜节律紊乱及营养不均衡等，均可能增加近视风险。

2. 遗传因素

单纯的低中度近视多是由环境与基因共同作用的结果。目前已有较多近视相关基因的家系研究、双生子研究及群体遗传学研究表明：父母近视的儿童发生近视的风险明显增大，而且与父母近视的度数呈正相关。对于高度近视，尤其是早发性高度近视及病理性近视者，遗传因素的作用更为明显。近视基因与环境因素之间可能存在基因-环境交互作用，父母高度近视或携带高度近视致病基因的儿童，更应当注意减少近视的危险环境因素暴露。

（四）近视的相关检查

从新生儿期开始，应定期进行儿童眼保健及视力检查，24 月龄后进行屈光筛查，早期发现常见眼病、视力不良及远视储备不足。从幼儿园时期起，应定期检查孩子的视力、屈光度、眼轴长度、角膜曲率和眼底情况，并根据年龄评估远视储备，建立视力和屈光发育档案，有助于早期发现有近视倾向或已近视的儿童，从而进行分档管理和干预。对有高度近视家族史的儿童应加强随访和重点防控。

1. 一般检查

（1）视力检查　视力检查是发现近视的第一步，通过视力检查，可以简便迅速地将可疑近视与正视眼儿童区别开。常规视力检查距离为 5m，视力检查应在中等光亮度下进行，目前，160cd/m² 的视力表亮度为广泛应用的亮度标准。如采用直接照明法（印刷视力表），建议照度为 200～700lux。测量时遮盖对侧眼，注意不要眯眼、不要压迫被遮盖眼，一般先查右眼后查左眼。检查时，让被检查者先看清最大一行视标，如能辨认，则自上而下，由大至小，逐级将较小视标指给被检查者看，直至查出能清楚辨认的最小一行视标。被检查者读出每个视标的时间不得超过 5s。如估计被检查者视力尚佳，则不必由最大一行视标查起，可酌情由较小字行开始。记录视力时，应当标注所采用的视力表类型。

学龄前儿童视力检查界值必须考虑年龄因素，中华医学会眼科学分会斜视弱视学组提出，3～5 岁儿童视力的正常参考值下限为 0.5，6 岁及以上儿童视力的正常参考值下限为0.7。裸眼视力低于同年龄正常儿童的视力下限要怀疑屈光不正（近视、远视、散光）甚至弱视。

（2）裂隙灯检查　用于检查眼睑、结膜、角膜、虹膜、前房、瞳孔和晶状体的健康状况，帮助发现可能伴随近视的其他眼部问题。

（3）眼底检查　眼底检查包括彩色眼底照相、直接检眼镜检查、间接检眼镜或前置镜检查等。彩色眼底照相拍摄标准：应当以视盘与黄斑的中间点为中心，曝光适中，对焦清晰。近视度数大于300度者或视网膜有近视病变（如视盘旁萎缩弧、豹纹状眼底、黄斑部Fuchs斑、后巩膜葡萄肿、视网膜周边部眼底病变）者应进行定期随访。

对于有漂浮物感或闪光感的近视患者，还应当散瞳后进行直接、间接检眼镜或前置镜检查，并可通过压迫巩膜来检查周边视网膜是否有变性、裂孔等。特别是对下列情况应重点检查：①视力低下及视力矫正不能达到正常者；②高度近视者；③突发性的有漂浮物感或合并有闪光感者；④屈光介质不清或混浊，存在玻璃体色素颗粒或玻璃体混浊者、高度近视合并视网膜脱离者。另外，如一眼发生上述情况，详细检查对侧眼对发现新的病变及其预防和治疗十分重要。

（4）睫状肌麻痹验光检查　睫状肌麻痹验光即通常所说的散瞳验光，是国际公认的诊断近视的金标准。建议12岁以下，尤其是初次验光，或有远视、斜弱视和较大散光者，以及验光过程中发现调节不稳定、矫正视力不正常且不能用其他眼病解释者，应当进行睫状肌麻痹验光，确诊近视需要配镜的儿童需要定期复查验光。

临床上常用的睫状肌麻痹药物有1%阿托品眼膏或凝胶、1%盐酸环喷托酯滴眼液和复方托吡卡胺滴眼液。1%阿托品眼膏或凝胶的睫状肌麻痹效果最强，持续时间久，适用于6岁以下的近视儿童，尤其是远视和斜弱视的患者首选使用阿托品眼膏或凝胶散瞳。1%盐酸环喷托酯滴眼液的睫状肌麻痹效果仅次于阿托品眼膏或凝胶，且作用时间较短，可考虑作为不能耐受阿托品眼膏或凝胶时的替代，以及7~12岁近视儿童的散瞳验光。复方托吡卡胺滴眼液持续时间短，睫状肌麻痹作用强度在三者中最弱，适用于12~40岁人群，临床上也可用于7~12岁近视儿童的散瞳验光。

需要注意的是，睫状肌麻痹后的验光结果可让医生对该眼无调节状态下的屈光不正情况有初步了解，但并非就是最好的矫正处方，最终的矫正处方需权衡双眼的屈光情况、主觉验光情况、双眼平衡、眼位及患者的具体视觉要求后确定。

2. 特殊检查

（1）远视储备检查　新生儿眼球一般为远视眼，屈光度为+2.50~+3.00D，这种生理性远视称为远视储备，随着生长发育逐渐降低，一般约到12~15岁发育为正视（屈光度为-0.50~+0.50D之间），这个过程称为正视化。如果过早过多近距离用眼，如在6岁前已消耗完远视储备，则在小学阶段极易发展为近视。准确检测远视储备须在充分麻痹睫状肌的基础上进行验光。6岁学龄儿童的远视储备平均为+1.38D，随后每年以平均+0.12D的速度减少，8~9岁的下降幅度最为明显（+0.37D），15岁时远视储备约为+0.31D。有研究提示，与年龄对应的远视储备是近视发生的最佳预测指标。

需要强调的是，远视储备如果超过相应年龄的远视储备上限，应关注儿童是否患有远视眼。此外，如果远视储备在正常范围内，还应关注儿童的视力状态是否在正常范围内（标准见视力检查）。

（2）眼轴长度检查　眼轴长度在出生时约为16mm，6岁时平均约为22.5mm，此后以每年0.1~0.2mm的速度生长，15岁可达到23.4mm，接近成人水平。发育期儿童的眼轴长度增长过快是近视发展的趋向因素，但应考虑到伴随正常生长发育的眼轴增长，即生理性眼轴增长，其增长速度一般平均每年不超过 0.2mm，如超过 0.2mm 需高度重视。

（五）近视的矫正和控制

1. 框架眼镜

框架眼镜是最简单、安全的矫正器具，对于近视儿童，应至少每半年进行一次复查。目前比较公认的是，过矫会导致调节过度，加重近视发展，应当避免。单焦镜为临床常见框架眼镜的类型，近年来特殊光学设计的框架眼镜也成为临床可供选择的近视矫正措施，特殊光学设计的框架眼镜对于近视进展较快的儿童有一定的控制效果。

2. 角膜接触镜

（1）软性接触镜　软性接触镜主要用于矫正近视，部分儿童也可用于恢复双眼视力和促进视觉发育。多焦点软性接触镜能够在一定程度上延缓儿童近视的进展。对于无自理能力的儿童，若有需求，必须在医师指导和家长细心护理下使用。

（2）硬性透气性角膜接触镜（rigid gas permeable contact lens，RGPCL）　RGPCL 适用于无禁忌证的任何年龄段配戴者，尤其适用于近视、远视、散光和屈光参差等患者。对于圆锥角膜、角膜瘢痕引起的不规则散光，RGPCL 是优先选择的矫正方式。其硬性结构和良好的透气性不仅提供清晰的视觉效果，还减少了某些角膜并发症的发生风险。

（3）角膜塑形镜（orthokeratology）　角膜塑形镜俗称 OK 镜，是一种逆几何设计的硬性透气性接触镜，通过夜间配戴改变角膜中央区域的弧度，使其变平，从而暂时降低近视度数。这种方法是一种可逆的、非手术性的物理矫形方法。临床研究表明，长期配戴 OK 镜可以延缓青少年眼轴长度的进展，从而有效控制近视发展。

在配戴 OK 镜时，未成年儿童必须在家长监护下进行，并遵医嘱定期随诊以预防感染。对于高屈光度或其他复杂情况的患者，应由具有丰富经验的临床医师根据个体情况验配。OK 镜的使用需严格遵守护理要求，以确保安全和有效。

3. 药物

目前，低浓度阿托品滴眼液是经过循证医学验证能够有效延缓近视进展的药物，与各种特殊设计的眼镜及接触镜联合应用能增强近视控制的效果。低浓度阿托品滴眼液需要在专业医生指导下规范使用，遵医嘱定期随访。

4. 手术矫正

近视的手术矫正是通过手术方式改变眼的屈光度，目前在临床上主要方法有激光角膜屈光手术和有晶状体眼人工晶状体植入术。近视矫正手术需要严格按照各类手术的禁忌证和适应证进行检查和实施，主要适用于 18 岁以上、屈光度稳定的近视人群。应当注意手术只是矫正了屈光度，并未从根本上治愈近视，术后仍然需要定期检查眼底等。此外，近视术后仍有一部分人的度数还在增加，因此术后仍要注意用眼卫生，避免过度用眼。手术可分为以下几类。

（1）激光角膜屈光手术　对于年龄在 18 岁以上，屈光度稳定 2 年以上（每年屈光度变化不超过 50 度），符合相应手术规定的角膜厚度、屈光度及预设切削深度等条件者可选择激光角膜屈光手术。激光角膜屈光手术主要分为两类：激光板层角膜屈光手术和激光表层角膜屈光手术。

激光板层角膜屈光手术通常指以机械刀或飞秒激光辅助制作角膜瓣的准分子激光原位角膜磨镶术（laser in situ keratomileusis，LASIK）及飞秒激光辅助 LASIK（femtosecond laser-assisted LASIK，FS-LASIK），也包括仅以飞秒激光完成小切口角膜基质透镜取出术（small incision lenticule extraction，SMILE）。

激光表层角膜屈光手术包括准分子激光屈光性角膜切削术（photorefractive keratectomy，PRK）等。

（2）有晶状体眼人工晶状体植入术　一般适用于近视度数较高、不愿意戴眼镜但又不适合激光角膜屈光手术，并满足相应手术适应证者。有晶状体眼人工晶状体植入术是在保留自然晶状体的情况下，在后房植入负度数人工晶状体来矫正近视。

（六）病理性近视及相关并发症的治疗措施

病理性近视相关眼底病变已成为我国不可逆性致盲眼病的主要病因之一。病理性近视患者眼轴不断增长、后巩膜葡萄肿不断进展，患者常出现相应的眼底病变，导致视网膜和脉络膜变薄，出现漆裂纹、脉络膜新生血管、黄斑萎缩、黄斑劈裂、黄斑裂孔、视网膜下出血、视网膜变性和孔源性视网膜脱离等视网膜疾病，从而造成严重的、不可逆性视力损害。病理性近视除了显著增加眼底病变的风险，还会增加青光眼、白内障和斜视等眼病的风险。针对眼底病变及并发症的治疗如下。

1. 激光光凝治疗

对于近视患者伴有周边视网膜裂孔、变性或玻璃体牵引的情况，可采用预防性视网膜激光治疗，以降低视网膜脱离的风险。激光光凝治疗通过在视网膜上施加激光光斑，封闭裂孔或巩固脆弱的视网膜区域，从而预防病变进一步恶化。

2. 抗血管内皮生长因子治疗

针对病理性近视继发的黄斑下脉络膜新生血管，临床上常采用玻璃体腔内注射抗血管内皮生长因子药物，如雷珠单抗、阿柏西普等。此类治疗通过抑制新生血管的形成，减少黄斑区出血和渗漏，可有效改善患者的视力和延缓病情进展。

3. 手术治疗

（1）后巩膜加固术　后巩膜加固术（posterior scleral reinforcement，PSR）适用于快速进展的青少年近视患者，特别是近视度数超过 600 度且每年进展超过 100 度、伴有眼球扩张及后巩膜葡萄肿者。该手术通过在眼球后部加固巩膜，以限制眼轴的进一步增长，从而延缓病理性变化的发展。对于高度近视合并视网膜脱离的患者，此术式常与视网膜复位手术结合应用。

（2）孔源性视网膜脱离复位巩膜扣带术　对于不合并严重增生性玻璃体视网膜病变的视网膜脱离、不合并后极部视网膜裂孔的视网膜脱离、不合并脉络膜脱离的视网膜脱离，可应用孔源性视网膜脱离复位巩膜扣带术。

（3）玻璃体手术　适用于严重孔源性视网膜脱离病例，如高度近视黄斑裂孔性脱离、伴明显增生性玻璃体视网膜病变的视网膜脱离。手术通过切除异常的玻璃体组织并进行黄斑前膜或内界膜剥除，能够显著提高视网膜复位的成功率。

作为"实施健康中国战略"的重要内容，儿童青少年近视防控功在当代，利在千秋，是一项任重道远的复杂的系统工程。在"双减"政策背景下，近视防控工作面临许多新的挑战，需要在多元化、多主体协同治理中积极探索。从单元主体转向多元主体的协同治理，构建以政府、学校、家庭、医疗科研机构、儿童青少年等多元主体的治理逻辑，形成多元主体各司其职、良性互动的系统闭环治理格局。未来的近视防控工作需要持续探索创新，通过政策引导、科普教育、行为干预、医疗支持等多方面的努力，共同推动形成健康用眼的良好社会氛围。只有通过多元主体的合力，才能为儿童青少年的视力健康筑起坚实的保护屏障。

第二节　位听器官：耳

人耳按其结构位置可分为外耳、中耳和内耳三部分（图9-13）。其中外耳和中耳是收集和传导声波的结构，内耳是接受声波和位置变动刺激的感受器，所以，耳不仅是感受声波的听觉器官，而且是感受机体本身位置变化的位置觉器官，统称为位听器官或前庭蜗器官。

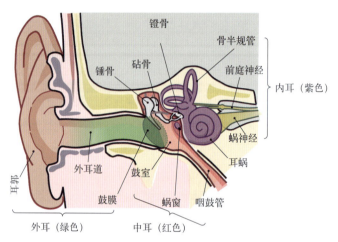

图9-13　耳全貌示意图（引自 Wikimedia Commons）

一、外耳的结构和功能

外耳由耳郭、外耳道和鼓膜三部分组成。

（一）耳郭

耳郭（auricle）形似喇叭，表面覆以皮肤，其内有弹性软骨为支架，但在耳垂处无软骨，只含有脂肪等结缔组织，是临床常用的采血部位。人类的耳郭在进化过程中，耳肌退化，但神经和血管分布丰富。耳郭具有收集声波的作用。

耳郭前外侧面凹凸不平（图9-14），从前面观察耳郭，可见耳郭周缘卷曲，称耳轮。耳轮前起自外耳门上方的耳轮脚，围成耳郭的上缘和后缘、连于耳郭下方的耳垂。耳轮的前方有一与其平行的弧形隆起，称对耳轮。对耳轮的上端分为对耳轮上脚和对耳轮下脚，两脚之间有三角形的浅窝，称三角窝。

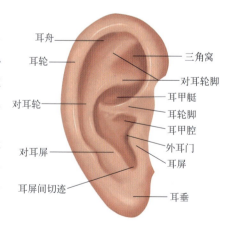

图9-14　耳郭形态及命名
（引自丁文龙，2018）

耳轮和对耳轮之间狭长的凹陷，称耳舟。对耳轮前方的窝称耳甲，耳甲被对耳轮脚分为上部的耳甲艇和下部的耳甲腔。耳甲腔通入外耳门（external acoustic pore）。耳甲腔的前方有一突起称耳屏，耳甲腔后方对耳轮下部有一突起，称对耳屏，耳屏与对耳屏之间有一凹陷，称耳屏间切迹。

中医学认为，耳与全身脏腑经络有着密切的联系，各脏腑组织在耳郭上均有相应的反应区，称为耳穴（图 9-15）。当人体内脏或躯体出现病变时，相应的耳穴部位往往会表现出压痛、结节、变色、导电性能改变等局部反应，这些变化可作为诊断疾病的参考依据。在中医诊疗中，通过刺激耳穴来防治疾病是一种常见的方法。刺激耳穴的主要方法有：针刺、埋针、放血、耳穴贴压、磁疗、按摩等。

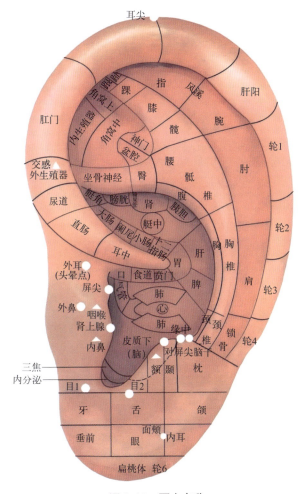

图 9-15 耳穴名称

（二）外耳道

外耳道（external acoustic meatus）是从外耳门至鼓膜的管道（图 9-13），成人外耳道长 2.5～3.5cm。外耳道约呈 "S" 状弯曲，走向复杂：先趋向前内，继而转向后内上方，最后向前内下方延伸。因鼓膜向前下外方向倾斜 45°，故外耳道的前壁和下壁较后壁和上壁长。

外耳道的结构可分为外侧 1/3 的软骨部和内侧 2/3 的骨性部。软骨部与耳郭的软骨相延续，具有一定的弹性和可动性；骨性部则由颞骨的鳞部和鼓部围成，是一个短而坚硬的椭圆形通道，两段交界处较狭窄。由于外耳道软骨部可以被牵动，检查时通过将耳郭向后上方牵拉，能够使外耳道变直，从而更清楚地观察到鼓膜。在婴儿阶段，由于颞骨尚未完全骨化，外耳道几乎完全由软骨支撑，短而直，鼓膜接近水平位，因此检查时需拉耳郭向后下方以便观察。

外耳道表面覆盖着一层薄薄的皮肤，皮肤内含有丰富的感觉神经末梢、毛囊、皮脂腺和耵聍腺，并与软骨膜和骨膜紧密结合，不易移动。因此，当外耳道皮肤出现疖肿时，会引起剧烈疼痛。耵聍腺分泌的耵聍是一种黏稠的液体，干燥后容易凝结成大块，可能阻塞外耳道，从而影响听力。

外耳道前方紧邻颞下颌关节和腮腺，因此当手指伸入外耳道时，可以感受到关节的活动。如果腮腺发生炎症，如腮腺炎，患者在咀嚼时会因刺激而感到疼痛加剧。此外，外耳道还具有共振放大声波的作用，能够增强进入耳朵的声音，从而提高听觉感知。这种结构和功能的设计，使外耳道在听觉过程中扮演了重要的角色。

（三）鼓膜

鼓膜（tympanic membrane）位于外耳道与中耳鼓室之间（图 9-13），是一层富有弹性、坚韧的半透明薄膜，厚 0.1mm，面积为 50～90mm^2。鼓膜呈斗笠状，中央略微向鼓室凸出，称为鼓膜脐，是锤骨柄末端的附着点。声波通过引起鼓膜的振动，进而将声波信息传递至听小骨（锤骨、砧骨和镫骨），并最终传入内耳。因此，鼓膜在声波的传导过程中起着关键作用。

鼓膜的健康对于听觉功能至关重要，任何损伤或破裂都会导致传导性耳聋，影响声波的正常传导和听觉感知。维护鼓膜的完整性对于维持正常的听觉功能至关重要。

二、中耳的形态结构与功能

中耳（middle ear）包括鼓室、咽鼓管和乳突小房三部分。

（一）鼓室

鼓室（tympanic cavity）是位于外耳与内耳之间的不规则小腔。其外壁是鼓膜，内壁即内耳的外壁，壁有两个孔：上孔呈卵圆形，称为前庭窗（fenestra vestibuli），与内耳前庭相通，被镫骨底封闭，面积约为鼓膜的 1/20；下孔为圆形，称为蜗窗（fenestra cochleae），由称为第二鼓膜的薄膜封闭。在鼓室的前壁有咽鼓管的开口；后壁有乳突小房的入口和锥状隆起。鼓室的上壁由较薄的薄骨板构成，与颅腔相邻；下壁则通过一层薄骨板与颈内静脉相隔。因此，鼓室内的炎症容易影响周围的结构（图 9-13、图 9-16A）。

鼓室内有 3 块听小骨和两块听骨肌。3 块听小骨（图 9-16B）自外向内依次为锤骨（malleus）、砧骨（incus）和镫骨（stapes）；两块听骨肌分别为鼓膜张肌和镫骨肌。锤骨柄的末端连于鼓膜脐上，锤骨头与砧骨体、砧骨的长脚末端与镫骨头均以关节相连，镫骨底借环状纤维封闭前庭窗。三块听小骨借关节连成一个曲折的杠杆系统，即听骨链。当声波引起振动鼓膜时，经听骨链的杠杆作用，使镫骨底在前庭窗上做内外摆动，从而将声波传至内耳。鼓膜和听骨链的振动情况，除受声波制约外，还受鼓膜张肌和镫骨肌的调节，这两块肌肉的作用可保护内耳结构不受过强声波的损害。

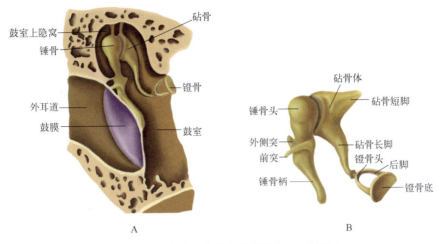

图 9-16　鼓室和听小骨（引自丁文龙，2018）

（二）咽鼓管

咽鼓管（auditory tube）连通鼻咽部与鼓室（图 9-13、图 4-3），长 3.5～4.0cm，其主要功能是调节鼓室内的气压与外界大气压相等，从而保持鼓膜两侧的压力平衡。

咽鼓管分为前内侧的软骨部和后外侧的骨性部。软骨部约占咽鼓管全长的 2/3，由结缔组织膜封闭形成管道，即咽鼓管半管，管道向后外方开口于鼓室前壁，称为咽鼓管鼓室口；骨性部约占咽鼓管全长的 1/3。两部交界处为最窄部分，称为咽鼓管峡，管腔仅 1～2mm。咽鼓管咽口及软骨部在平时处于关闭状态，仅在吞咽或张口时暂时开放。由于儿童的咽鼓管较短、较宽且接近水平位，因此咽部感染更容易通过咽鼓管侵入鼓室，引发中耳炎。

（三）乳突小房

乳突小房（mastoid cells）是颞骨乳突内许多含气的小腔，它们彼此相通，并向前开放于较大的鼓窦，此窦与鼓室相通。当发生中耳感染时，炎症可扩散至乳突小房，引起乳突炎。

三、内耳的形态结构与功能

内耳（internal ear）又称迷路，位于鼓室内侧壁和内耳道底之间，全部埋在颞骨岩部的骨质中。内耳形状不规则，构造复杂，包括骨迷路和膜迷路两部分（图 9-17）。骨迷路实为骨质围成的一些弯曲的小管和小腔，它们之间互相连通。膜迷路是包含于骨迷路内的膜性小管和小囊，其形态基本与骨迷路相似。骨迷路与膜迷路内部都充满液体，在骨迷路内的液体称外淋巴，膜迷路内的液体为内淋巴。内、外淋巴互不相通。这些淋巴具有营养和传递声波的作用。

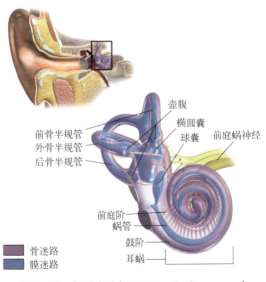

图 9-17　内耳（引自 Wikimedia Commons）

内耳迷路按其位置由前向后，沿颞骨岩部的长轴，依次分为耳蜗、前庭和骨半规管三部分。每一部分都包括外在的骨迷路和内在的膜迷路。耳蜗是听觉的感受装置，前庭和骨半规管常合称为前庭器，是位置觉的感受装置。

（一）耳蜗

耳蜗（cochlea）形状如蜗牛壳，是由一条骨质蜗螺旋管绕着骨轴转了两圈半形成的。耳蜗的顶端朝向前外方，底部朝向后内方，与前庭相连接。耳蜗的中心轴称为蜗轴，内含螺旋神经节和血管。蜗轴内伸出一螺旋状的骨片，称为骨螺旋板，骨螺旋板的另一边与膜性蜗管相连。在耳蜗的断面上可见，每一个骨质螺旋管被骨螺旋板和膜性蜗管分为上、下两个管腔。上边的腔为前庭阶，下边的腔为鼓阶。换言之，耳蜗内共有3条管道，即上方的前庭阶，起自前庭窗；中间是膜性蜗管，起自蜗底部，末端终于蜗顶处；下方为鼓阶，终于蜗窗的第二鼓膜。前庭阶和鼓阶在蜗顶处借蜗孔彼此相通（图9-18）。

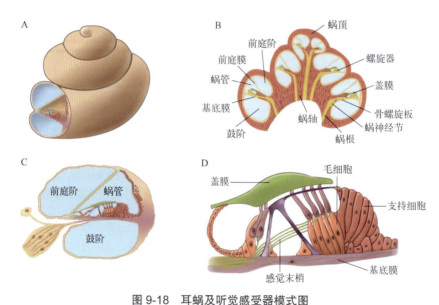

图9-18　耳蜗及听觉感受器模式图
（A）耳蜗全貌；（B）耳蜗轴切面；（C）蜗管横断面；（D）螺旋器

蜗管（cochlear duct）是位于骨性耳蜗内的膜性管道，随骨质螺旋管一同旋转两周半。蜗管在蜗顶部为盲端，在蜗底部通过一小管与球囊相连。在横断面上，膜性蜗管呈三角形（图9-18C），由上壁、外壁和下壁三部分围成。上壁是前庭膜，外侧部分由血管纹和骨膜结合构成，下壁为基底膜。基底膜从蜗底向蜗顶逐渐变宽。基底膜上面的上皮组织特化为感受声波刺激的螺旋器，又称科蒂器（Corti's organ），是负责感受声波刺激的部位。

螺旋器由盖膜、支持细胞、毛细胞及其周围的蜗神经纤维末梢组成。毛细胞分为内毛细胞和外毛细胞，内毛细胞呈1行排列于靠近蜗轴的一侧，外毛细胞则呈3～5行排列于靠外侧，在毛细胞的周围有支持细胞。毛细胞的基部与蜗神经末梢形成突触连接（图9-18D）。

骨螺旋板上的骨膜在上部增厚形成前庭唇，并向蜗管内伸出一片胶状膜，称为盖膜（tectorial membrane）。盖膜质地柔软且富有弹性，在活体状态下，毛细胞的毛状突起会插入盖膜的下层，参与声波刺激的感知与转换。通过这些复杂的结构，蜗管在听觉过程中发挥了至关重要的作用，是将声波转换为神经信号并传递至大脑的核心部位。

（二）前庭

前庭（vestibule）是位于骨迷路耳蜗与骨半规管之间的椭圆形小腔。前庭的外侧壁是鼓室的内侧壁，壁上有前庭窗和蜗窗。前庭的后上方有 5 个孔与骨半规管相通，前下方则与耳蜗相连。前庭内的膜迷路包含两个膜性小囊，分别为椭圆囊（utricle）和球囊（saccule）。

椭圆囊和球囊的内表面黏膜局部增厚并突入腔内，形成位觉斑（macula），该结构是感受头部位置变化和直线加速运动的感受器（图 9-19A）。位觉斑由毛细胞和支持细胞构成，其表面覆盖有耳石膜。耳石膜是一层胶质膜，浅层含有碳酸钙晶体，称为耳石。毛细胞的纤毛从支持细胞的网眼中伸入耳石膜内，并与前庭的骨内膜中的结缔组织相连，内有神经纤维通过。

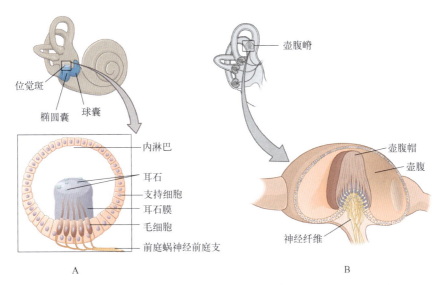

图 9-19　位觉斑和壶腹嵴的形态及位置示意图（引自 OpenStax）

当头部位置改变或人体在水平方向做直线加速运动时，耳石膜与毛细胞之间的空间相对位置会发生变化。由于耳石的密度大于内淋巴，耳石膜会向不同方向牵拉毛细胞的纤毛，从而引发毛细胞的兴奋，引起头部位置和运动状态变化的感知，为平衡和姿态的调节提供重要信息。

（三）骨半规管

骨半规管（bony semicircular canals）位于前庭的后上方，由三个相互垂直的"C"形弯曲小管组成，分别称为前（上）骨半规管、后骨半规管和外骨半规管（图 9-17）。这些骨半规管负责感受旋转运动中的加速和减速变化。

每个骨半规管的两端均与前庭相通，其中一端稍膨大，称为骨壶腹。前、后骨半规管的其中一端合并成一个总管，因此 3 个骨半规管共有 5 个开口于前庭。骨半规管内部套有形状相似的膜半规管，膜半规管的 5 个开口均通向椭圆囊。膜半规管在壶腹部分也相应膨大，形成膜壶腹。在膜壶腹的壁一侧，黏膜增厚并突入腔内，形成与骨半规管长轴垂直的壶腹嵴（crista ampullaris）。

壶腹嵴的结构与前庭的位觉斑相似，由特化的上皮和胶质的壶腹帽构成（图 9-19B）。其上皮由支持细胞和毛细胞组成，毛细胞的毛插入胶质的壶腹帽中。壶腹嵴毛细胞的基部被前庭神经节内细胞周围突末梢所包绕，构成突触。

　　壶腹嵴是感受旋转变速运动的关键结构。3个骨半规管能够分别接受与它们位置相对应的旋转变速运动刺激。例如，当人体绕垂直轴向右旋转时，双侧的外骨半规管（水平骨半规管）内的内淋巴受压力作用而流动，冲击壶腹嵴，使其上的壶腹帽向一侧倾斜。壶腹帽的倾斜引起插入其中的毛细胞毛状结构弯曲，导致毛细胞发生不同的电变化。这些信号最终通过前庭神经传递至中枢神经系统，帮助感知旋转运动的方向和速度变化。

四、听觉功能

（一）正常人的听力范围

　　通常人耳能感受的声波振动频率范围为20～20000Hz，强度范围为0.0002～1000dyn/cm^2。对于每一种频率的声波，都有一个刚刚能引起听觉的最小强度，称为听阈（hearing threshold）。当强度在听阈以上继续增加时，听觉也相应增强，但当强度增加到某一限度时，它引起的将不单是听觉，而且伴有鼓膜的痛感，这个限度即是最大可听阈（maximal hearing threshold）。人耳的听阈随着声音频率的变化而变化，每一种频率都有其听阈和最大可听阈。以声频为横坐标，以声强为纵坐标可绘制出人耳听阈和最大可听阈曲线（图9-20）。两条曲线包绕的中间区域称为听域（hearing span）。从听域图上可以看出，人耳对1000～3000Hz之间的声波感觉最敏感。通常人们用于交流的语言频率较低，而语音的强度在听阈和最大可听阈之间的中等强度处，适合人耳的感受。

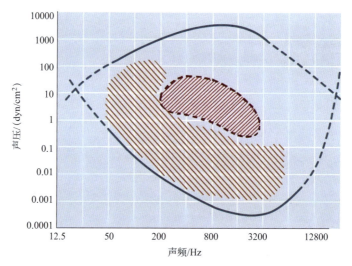

图9-20　人的正常听域图（引自王庭槐，2018）
中央斜线区为通常语言听域区，左下方较大的斜线区为次要语言听域区

（二）声波的传导途径

　　正常情况下，声波在耳内的主要传导途径是：耳郭收集的声波经外耳门、外耳道，引起鼓膜振动，鼓膜的振动带动了听骨链的运动，经前庭窗将振动传入耳蜗，这条声波传导途径称为气传导（air conduction）（图9-21）。此外，声波还可直接引起颅骨振动，传至颞骨中的耳蜗，这条传导途径称为骨传导（bone conduction）。在气传导过程中，由于鼓膜的有效振动面积为前庭窗有效振动面积的13～16倍，且锤骨柄较砧骨长脚长，因此，声波在

此传导过程中可增压约 22 倍，故气传导较骨传导更加灵敏。当鼓膜、听骨链受损时，引起听力下降，在临床上称为传导性耳聋。

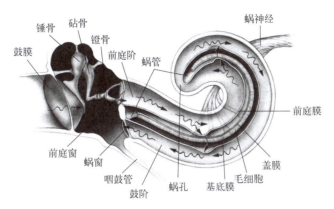

图 9-21　声波在耳内的主要传导途径（引自 Seeley，1989）

当声波通过听骨链传到前庭窗时，镫骨底部的振动会将压力传递给耳蜗内的液体和膜性结构。具体来说，当镫骨底向前庭内移动时，前庭阶内的外淋巴受到压力，导致前庭膜和基底膜向下移位。压力沿着前庭阶传递，经过蜗孔进入鼓阶，最后使蜗窗膜（即第二鼓膜）向外凸出，以缓解耳内的压力（图 9-21）。相反，当镫骨底向外移动时，前庭膜和基底膜则向上移位。这些膜的振动会引起蜗管内的内淋巴流动，继而引起螺旋器中的毛细胞兴奋，将声波能量转化为神经冲动。

（三）听觉传导通路

听觉的传导通路需经多级神经元传递，既有同侧，又有对侧通路。第一级神经元是位于蜗轴内的螺旋神经节中的双极细胞，其周围突与基底膜上的毛细胞发生突触联系，中枢突构成蜗神经，该神经与前庭神经一起组成第Ⅷ对脑神经，经延髓脑桥沟入脑，止于脑干中的耳蜗背、腹核（统称为蜗神经核）。第二级神经元的胞体位于耳蜗背、腹核内，由此核发出的纤维大部分交叉到对侧，直接或经上橄榄核中继后上行，形成外侧丘系；耳蜗背、腹核发出的少数不交叉纤维终止于同侧上橄榄核，或随外侧丘系上行，止于同侧的外侧丘系核。外侧丘系上行途经中脑时，其中的一部分纤维止于下丘，引起听觉低级反射。另一部分纤维经下丘中继或直接终止于内侧膝状体，由内侧膝状体处的第三级神经元发出纤维形成听辐射，经内囊投射到大脑皮质听区——颞横回和颞上回（41 区和 42 区），在皮层形成听觉（图 9-22）。由于上橄榄核以上通路为双侧性的，故该水平以上一侧通路损伤，不会产生明显的听觉障碍。

五、听力障碍

听力障碍（hearing impairment）是指听觉

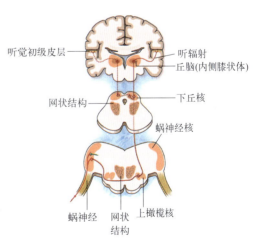

图 9-22　听觉传导通路（部分）
（引自 Rémy Pujol，2020）

系统中的传音、感音以及对声音进行综合分析的各级神经中枢发生器质性或功能性异常，导致听力出现不同程度的减退，具有较高的发病率。听觉在帮助人们获取交流信息、沟通情感、增进友谊方面发挥着至关重要的作用，对人们的日常生活、学习、工作和社交有着不可或缺的影响。当听力出现障碍时，会给人们的生活带来巨大的困扰和烦恼，严重影响身心健康和生活质量，同时给个人、家庭和社会带来沉重的经济和社会负担。

目前，我国约有 2 亿人受到不同程度的听力损失困扰。在 65 岁以上的老年人口中，约有 30% 的人存在听力损失问题；在 7 岁以下的儿童中，有约 80 万人患有听力障碍。此外，每年新生儿中也有大约 3 万人出现听力损失。这些听力损失患者，特别是重度或极重度听力损失的儿童和新生儿，如果得不到及时的关注和干预，可能会发展为听力和语言障碍残疾人，影响其未来的沟通能力和生活质量。

听力障碍的影响不仅限于个人的日常交流，还对心理健康和社会参与产生重大影响。因此，早期发现、早期干预、积极治疗和康复训练是应对听力障碍的关键步骤，可以减轻患者的痛苦，改善生活质量。

（一）听力障碍发生的原因

听力障碍的发生通常是多种因素共同作用的结果，包括遗传因素、环境因素、年龄因素和外伤等。

1. 遗传因素

某些听力障碍是由遗传基因突变引起的，可能是常染色体显性、隐性或性连锁遗传。家族中有耳聋史的个体更容易发生听力障碍。由遗传因素导致的感音神经性耳聋多为重度或极重度耳聋，遗传性耳聋可能在出生时就发生或随年龄增长逐渐显现。

2. 环境因素

听力障碍的环境因素主要包括母亲孕期、出生时或出生后遭受的病毒或细菌感染、噪声和放射线暴露等致聋因素。具体如下。

（1）噪声暴露　长期暴露于高强度噪声环境（如工厂、音乐会、军事训练等）会损伤耳蜗中的毛细胞，导致噪声性听力损失。

（2）耳毒性药物和化学制剂　某些药物（如某些抗生素、化疗药物）具有耳毒性，可能会损害内耳的听觉结构，导致听力下降。氨基糖苷类抗生素致聋是我国听障儿的主要病因之一。另外，一些工业化制剂如铅、汞等损伤听觉器官；一氧化碳中毒导致血红蛋白携氧障碍，神经缺氧会累及听觉系统，对儿童尤为明显。

（3）感染　病毒或细菌感染引起的脑膜炎、中耳炎、风疹和梅毒等可能导致内耳或听觉神经的损伤，引起听力障碍。

3. 年龄因素

随着年龄增长，耳蜗的毛细胞逐渐退化，导致对高频率声音的听力下降，这是老年人群中最常见的听力障碍原因，被称为老年性聋（presbycusis）。

4. 外伤

严重的头部创伤可能损害听觉系统，包括耳蜗、听觉神经或中枢听觉路径，导致神经性听力障碍。耳部外伤如鼓膜穿孔或中耳骨折等，也可能影响声音的传导路径，导致传导性听力障碍。

（二）听力障碍诊断

首先，按照病变部位可诊断为传导性耳聋和感音性耳聋；其次，可按患病时间诊断为先天性耳聋和后天性耳聋；最后，听力障碍的诊断还包括对听力损伤的程度进行分级。

1. 按耳聋的发生部位分类

（1）传导性耳聋　传导性耳聋是由于外耳或中耳的病变影响了声波的传导功能。常见的原因包括外耳和中耳的发育畸形、外耳道阻塞性疾病（如耵聍栓塞）、中耳炎（急性或慢性）、耳硬化症、鼓膜穿孔等。这类耳聋通常可以通过药物或手术治疗部分或完全恢复听力。

（2）感音性耳聋　感音性耳聋是由内耳、听神经传导通路或中枢听觉系统的损害引起的。这种类型的耳聋影响的是声音感知和神经传导过程，常见病因包括噪声暴露、老年性聋、药物性耳聋、病毒感染、基因突变等。感音性耳聋的分类及常见原因见表 9-1。

表 9-1　感音性耳聋分类

分类	病变部位	常见病因
耳蜗性聋	耳蜗	噪声暴露、药物中毒（如耳毒性抗生素）
神经性聋	听神经	听神经瘤、听神经发育异常
中枢性聋	脑干与大脑	脑卒中、外伤或中枢神经系统疾病

（3）混合性耳聋　中耳和内耳病变同时存在，影响声波传导与感受所造成的听力障碍称为混合性耳聋。导致混合性耳聋的原因可以是一种病变同时损伤了耳的传音和感音系统，也可以是不同的疾病分别导致了中耳和内耳或听觉传导通路的功能障碍。

2. 按患病时间分类

（1）先天性耳聋　在出生时或出生后不久就存在的听力损失，包括遗传性耳聋、耳道先天性闭锁、中耳或内耳畸形、妊娠期及围产期所致的各种耳聋。

（2）后天性耳聋　包括外耳和中耳各种传导性聋，如外耳道后天性闭锁、化脓性中耳炎、外耳及中耳肿瘤、各种外伤及耳硬化症等；在后天性感音神经性聋中，包括各种传染病所致的各种感音聋、药物中毒性聋、迷路炎、听神经瘤、听神经病，以及精神因素所致的功能性聋等。

3. 按听力损失程度分级

听力损失程度通过纯音听阈测试（pure-tone audiometry, PTA）进行评估。世界卫生组织根据 500Hz、1000Hz、2000Hz、4000Hz 的平均听阈（dB HL），将听力障碍的严重程度分为 4 级，如表 9-2 所示。

表 9-2　按听力损伤程度的耳聋分类

分级	平均听阈/（dB HL）	临床表现
轻度	26～40	听悄悄话有困难
中度	41～60	可听到大声说话，但在集体谈话或噪声环境下听说话有困难
重度	61～80	在近距离时可听到大声说话
极重度	≥81	不能仅依靠听力与他人交流

（三）听力障碍的防控措施

临床上针对不同类型和程度的听力障碍，可采用药物或手术治疗。对于听力损失在80dB 以下的患儿，建议选配助听器，并配合听觉言语康复训练。对于听力损失超过 80dB

的患儿，建议进行人工耳蜗植入，同时开展听觉言语康复训练。人工耳蜗是目前帮助重度及极重度聋人获得听力、恢复或保持言语功能的有效工具。

通过加强社会宣传，普及耳聋预防和康复知识，针对听力障碍的发生原因进行科学有效的防控，是减少听力障碍发生的重要公共卫生策略。

1. 孕产期防控

首先，避免近亲结婚是预防遗传因素导致先天性耳聋发生的主要措施；其次，预防孕期流感，避免分娩过程中因胎儿脐带绕颈等因素发生出生时缺氧或窒息，预防出生后感冒等是避免非遗传因素诱发先天性听力障碍的重要措施；最后，开展新生儿听力筛查，早期诊断干预是婴幼儿早期康复，获得语言能力及完善智力的关键。

2. 环境噪声防护

生活中的噪声种类很多，如果不注意防范，久而久之听力会受到不同程度的损害。预防噪声性耳聋最主要的办法是做到尽量远离噪声或减少暴露时间。尤其需要注意以下几点：①控制家庭影音电器、广场舞音响的音量，尽量不去或少去电动游乐场、KTV、影厅等噪声较大的场所；②正确使用耳机，遵守"60-60-60"原则，即：环境声音不超过60dB、耳机音量不超过最大功率的60%、连续戴耳机的时间不超过60min。应选择质量好、杂音小、音量可自由灵活调控的耳机；③进入爆震区前，应使用耳塞、耳罩、隔音帽等防声器材或用棉花球塞于耳道内。若缺乏防护材料，可用两手指分别塞入两侧外耳道口内，同时卧倒，背向爆震源，可起到一定防护作用，爆震时做张口呼吸或/和吞咽动作也可减少中耳损伤。另外，儿童对噪声的敏感度比成人高。家庭成员有儿童或婴儿时，应确保家里所有的加热设备和制冷电器在噪声方面都能够达到合格的标准。如果生活环境周围有长时间的噪声，可以考虑给儿童使用保护听力的耳塞。

3. 耳毒性药物的防控

随着我国卫生医疗系统管理的规范化，药物性耳聋的发病率已呈现下降趋势。但在生活中，人们有时仍会接触到耳毒性药物，临床上要合理用药，避免使用耳毒性药物如链霉素等氨基糖苷类抗生素。如果因病情需要必须使用耳毒性药物，一定要遵从医嘱，有耳聋家族史者要提前告知医生。母系亲属中有因氨基糖苷类药物致聋者，应禁用此类药物。老年人、体弱者、肾功能减退患者应慎用耳毒性药物，孕妇应禁用耳毒性药物。另外，应用耳毒性药物后，一旦出现头晕、口角麻木、耳鸣和耳聋等症状应及时停药，并避免联合或连续应用多种耳毒性药物。

（四）结语

每年的3月3日为"全国爱耳日"（Ear Care Day）。2025年"全国爱耳日"的主题为"健康聆听 无碍沟通"；2024年"全国爱耳日"的主题为"科技助听，共享美好生活"。加强耳病防治，不在一朝一夕，也不仅仅是卫生部门或残联的活动，它与全国人民的生活息息相关，需要全社会长年不懈的共同参与和支持。

小结

　　眼是视觉器官，结构上包括眼球及其附属结构。眼球由眼球壁和内容物构成。当可见光线穿过眼球的折光装置（角膜、房水、晶状体、玻璃体）到达视网膜成像后，经过视网膜的换能、编码，形成动作电位，经视觉传导通路输入视皮层，形成视觉。

耳是听觉器官和位置觉器官，结构上分为外耳、中耳和内耳。内耳依其结构与功能分为骨半规管、前庭和耳蜗三部分。耳蜗内的螺旋器是听觉感受器，可感受声波的变化，将声波引起的液体振动转换成电信号，经听觉传导通路传导到听觉皮质，形成听觉。骨半规管的壶腹嵴和前庭中的位觉斑是位置觉感受器，可感受旋转变速和直线变速运动以及头部位置的变化。

视觉和听觉是人体获取外界信息的重要感官，极大丰富了我们对于世界的感知和认识。保护好视力和听力，拥有健康的感觉机能，是快乐生活和高效工作的重要前提。

思考题

1. 光线和声音是如何转化成视觉和听觉的？
2. 从生理和健康角度而言，"美瞳"可能产生的负面效果有哪些？
3. 手术治疗近视眼的原理是什么？哪些情况不适宜这种治疗方法？
4. 将来你会采取哪些有效的方法预防孩子近视的发生？
5. 听力会随着衰老逐渐下降，哪些措施可以减缓听力下降的速度？

参考文献

［1］ 丁文龙，刘学政. 系统解剖学［M］. 9版. 北京：人民卫生出版社，2018.

［2］ 王庭槐. 生理学［M］. 9版. 北京：人民卫生出版社，2018.

［3］ 艾洪滨. 人体解剖生理学［M］. 2版. 北京：科学出版社，2015.

［4］ 陶芳标.《儿童青少年近视防控公共卫生综合干预技术指南》专题解读［J］. 中国学校卫生，2023，44（10）：1445-1449.

［5］ 中华人民共和国国家卫生健康委员会. 防控儿童青少年近视核心知识十条［J］. 中国实用乡村医生杂志，2023，30（10）：4-5.

［6］ 教育部，国家卫生健康委员会，国家体育总局，等. 综合防控儿童青少年近视实施方案［J］. 中国学校卫生，2018，39（9）：前插1- 前插2.

［7］ 佚名. 近视防治指南（2024年版）［J］. 眼科新进展，2024，44（8）：589-591.

［8］ 金晓冬，陈洁，徐良德，等. 健康中国视域下儿童青少年近视防控的协同治理——以温州市为例［J］. 温州医科大学学报，2023，53（6）：513-517.

［9］ 卜行宽. 世界范围听力保健（W.W.Hearing）的建立及我们的应答思路［J］. 中国听力语言康复科学杂志，2005（1）：6-7.

［10］ David JIANG，邹凌. 老年听力损失现状和干预策略［J］. 中国听力语言康复科学杂志，2006（1）：61-63.

［11］ Seeley R R，Stephens T D，Tate P. Anatomy and physiology［M］. Boston：Times Mirror/Mosby College Publishing，1989.

［12］ Rémy Pujol. Auditory brain［EB/OL］.［2024-12-10］. https://www.cochlea.eu/en/auditory-brain/.

第十章 内分泌系统与健康

引言：神秘的"荷尔蒙"

"hormone"在被翻译成"激素"之前，先被音译成了"荷尔蒙"。这不稀奇，就像"penicillin"在被翻译成"青霉素"之前，先被音译成了"盘尼西林"。但是和"青霉素"几乎完全取代了"盘尼西林"不同的是，"激素"并没能够取代"荷尔蒙"。除了生物学或医学的课堂里，大家日常交流中流行的语言貌似还是"荷尔蒙"。

神秘的"荷尔蒙"，就是激素。从1902年第一个被发现的促胰液素，到家喻户晓的胰岛素、性激素、甲状腺激素……人类已经揭开了50多种激素的神秘面纱。

激素不仅涌动在年轻人身体里；激素其实涌动在我们每个人的身体里——无论老幼、无论男女。

有了调和的激素状态，才有了从新陈代谢到生长发育的变化。

有了调和的激素状态，就会在归隐山林时从容舒缓，在面临强敌时血脉偾张。

有了调和的激素状态，就有了日出而作、日入而息的规律，也有了欢喜悲伤、七情六欲的人生。

反之，内分泌的紊乱、激素分泌的失调则对身体健康产生各种各样的严重影响。比如，目前全世界超过4.6亿的糖尿病患者，就是源于胰岛素分泌的失调。

1921年加拿大医生班廷首次从动物胰腺中提取出了胰岛素，使患者不再因为缺乏胰岛素出现高血糖、酮症酸中毒而死亡，班廷也因此获得1923年诺贝尔生理学或医学奖。此后，重组人胰岛素、超长效胰岛素等相继问世，在面对人类的内分泌失调疾病时，现代医学展示出了强大的"替代"能力。

但是，与此同时，全世界的糖尿病患者人数却也在呈几何级数增长：从1985年的300万患者，增长到现在的4.6亿。

除了生产更加先进的人工"替代胰岛素"，我们还有更好的办法吗？

俗话说"治病要除根"。在医学和医生的指导下，找到内分泌紊乱的"根本原因"，或许才是更好的出路。

了解内分泌系统的结构、功能，以及它们与健康的关系，可能帮助我们找到那些看似深藏不露的"根"。

第一节　内分泌和激素

内分泌系统（endocrine system）是人体内所有具有内分泌功能的细胞、组织或器官的总称（图 10-1）。内分泌系统分泌的高效能生理活性物质——激素（hormone），通过血液循环或体液扩散等形式输送到全身，发挥其对生理机能的调节作用。

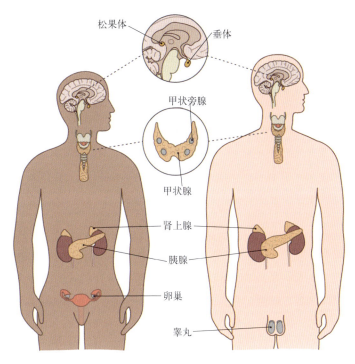

图 10-1　人体主要内分泌器官（引自 OpenStax）

一、内分泌与内分泌系统

（一）内分泌和外分泌

分泌（secretion）是细胞的基本功能之一，指的是细胞从血液或细胞外液中获取原料，在细胞内部合成某些物质，并将其释放到外部环境的过程。根据分泌物释放路径的不同，分泌可分为外分泌和内分泌两大类。

外分泌（exocrine）是指分泌物通过导管排入与外界相通的体腔或体表的过程。例如，唾液腺分泌的唾液排入口腔，胃腺分泌的胃液排入胃腔，以及汗腺分泌的汗液排到皮肤表面。

内分泌（endocrine）则是指分泌物直接释放到内环境中，通过血液或组织液输送至全身各处。广义上，所有被释放到内环境并在体内流通的分泌活动都属于内分泌。然而，特定的内分泌活动主要涉及高效能的活性物质，这些物质对特定组织、细胞或器官的生理功能有选择性和高效的调节作用，被称为激素。因此，内分泌的定义逐渐变得狭义，通常仅指那些能够分泌激素的细胞、组织或器官的活动，而这些结构共同构成了内分泌系统。

（二）内分泌的不同方式

根据激素运输和作用的不同形式，人体内分泌可分为4种形式（图10-2）。

1. 远距分泌

大多数激素经血液运输至远距离的靶细胞而发挥作用，这种方式称为远距分泌（telecrine）。例如，垂体分泌的生长激素和促甲状腺激素通过血液传输到全身，作用于骨骼、骨骼肌及内脏器官等远处组织。这种方式确保激素能够快速而广泛地影响体内不同部位。

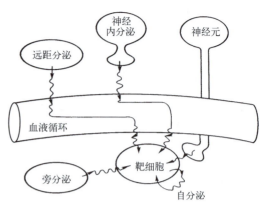

图 10-2　内分泌的不同方式

2. 旁分泌

旁分泌（paracrine）是指激素不经血液运输，而是通过组织液扩散作用于邻近细胞的分泌形式。例如，睾丸中的间质细胞分泌雄激素，直接作用于相邻的生精小管、促进精子的发育；卵巢中的卵泡细胞分泌雌激素，调节卵巢自身的功能。旁分泌方式使激素在局部组织中发挥快速、特定的调节作用。

3. 自分泌

在自分泌（autocrine）形式中，内分泌细胞分泌的激素在局部扩散后直接返回作用于自身，调节其自身的功能。例如，胰岛素不仅可以作用于其他细胞，还能够自我抑制胰岛细胞的胰岛素分泌；同样，肾上腺髓质激素能够调节自身合成酶的活性。自分泌方式允许细胞通过自我调节维持其功能的平衡。

4. 神经内分泌

中枢神经系统存在具有内分泌功能的神经细胞，这类细胞既能产生和传导神经冲动，又能合成和释放激素，这种方式称为神经内分泌（neuroendocrine），产生的激素称为神经激素（neurohormone）。例如，下丘脑中的视上核和室旁核神经元分泌催产素和抗利尿激素，这些激素进入血液后调节体内的多种生理功能。神经内分泌方式将神经系统的快速反应与内分泌系统的广泛影响相结合，具有重要的生理调节作用。

（三）内分泌系统的调节作用

内分泌系统通过激素发挥调节作用。激素的作用多样且复杂，主要体现在以下几方面。

1. 整合机体稳态

激素参与水电解质平衡、酸碱平衡、体温、血压等调节过程，在维持机体内环境稳态中发挥着关键作用。此外，激素还直接参与应激反应，与神经系统和免疫系统紧密协作，共同协调和整合机体的各种生理功能，使机体能够适应内外环境的变化。

2. 调节新陈代谢

多数激素对机体的物质代谢和能量代谢有重要影响。它们调节糖、脂肪、蛋白质等营养物质的吸收、分解和利用，确保各组织细胞的能量供给和平衡。这些调节对维持正常的生命活动至关重要，保障机体在静息与活动状态下均能获得适宜的能量。

3. 维持生长发育

激素在个体的生长发育过程中起到不可或缺的作用，它们促进组织细胞的增殖、分化和成熟，参与细胞凋亡过程，调控骨骼、肌肉及内脏器官的生长发育。这种调节可确保各系统和器官能够发育完善并正常运行。

4. 维持生殖过程

激素对生殖器官的发育、成熟以及整个生殖过程具有重要调控作用。它们支持生殖细胞的生成，调节生殖行为，并维持妊娠和哺乳过程，确保个体生命的延续和种族的繁衍。

二、激素的化学性质

激素有多种分子形式，其化学性质直接决定激素对靶细胞的作用机制。根据化学结构，激素可大致分为三类：胺类、多肽和蛋白质类、脂类激素（表 10-1）。

表 10-1　人体主要激素的来源及化学性质

激素类型	激素	缩写	来源
肽类	生长激素 growth hormone	GH	腺垂体
肽类	催乳素 prolactin	PRL	腺垂体
蛋白质类	促甲状腺激素 thyroid stimulating hormone（thyrotropin）	TSH	腺垂体
肽类	促肾上腺皮质激素 adrenocorticotropic hormone	ACTH	腺垂体
蛋白质类	卵泡刺激素 follicle stimulating hormone	FSH	腺垂体
蛋白质类	黄体生成素 luteinizing hormone	LH	腺垂体
胺类	褪黑素 melatonin	MT	松果体
肽类	8-精升压缩宫素 8-arginine vasotocin	AVT	松果体
胺类	甲状腺素 thyroxine	T_4	甲状腺
胺类	三碘甲腺原氨酸 triiodothyronin	T_3	甲状腺
肽类	降钙素 calcitonin	CT	甲状腺
肽类	甲状旁腺激素 parathyroid hormone	PTH	甲状旁腺
肽类	胸腺素 thymosin	—	胸腺
蛋白质类	胰岛素 insulin	—	胰岛
肽类	胰高血糖素 glucagon	—	胰岛
类固醇类	皮质醇 cortisol	—	肾上腺皮质
类固醇类	醛固酮 aldosterone	ALD	肾上腺皮质
胺类	肾上腺素 adrenaline（epinephrine）	Ad/E	肾上腺髓质
胺类	去甲肾上腺素 noradrenaline（norepinephrine）	NA/NE	肾上腺髓质
类固醇类	睾酮 testosterone	T	睾丸
蛋白质类	抑制素 inhibin	—	睾丸
类固醇类	雌二醇 estradiol	E_2	卵巢
类固醇类	孕酮 progesterone	P	卵巢
肽类	松弛素 relaxin	—	卵巢
肽类	绒毛膜生长催乳素 chorionic somatomammotropin	CS	胎盘
肽类	绒毛膜促性腺激素 chorionic gonadotropin	CG	胎盘
肽类	心房钠尿肽 atrial natriuretic peptide	ANP	心脏
肽类	内皮素 endothelin	ET	血管内皮

激素类型	激素	缩写	来源
肽类	胰岛素样生长因子 insulin-like growth factor	IGF	肝脏
固醇类	钙三醇 calcitriol（1,25-dihydroxy vitamin D_3）	—	肾脏
肽类	促胰液素 secretin	—	胃肠道
肽类	缩胆囊素 cholecystokinin	CCK	胃肠道
肽类	促胃液素 gastrin	—	胃肠道
肽类	血管紧张素Ⅱ angiotensin Ⅱ	Ang Ⅱ	血浆
肽类	瘦素 leptin	—	脂肪组织
脂肪酸类	前列腺素 prostaglandin	PG	各种组织

（一）胺类激素

胺类激素（amine hormone）多为氨基酸的衍生物。属于儿茶酚胺（catecholamine）的肾上腺素与去甲肾上腺素等由酪氨酸修饰而成；甲状腺激素为由甲状腺球蛋白裂解而来的含碘酪氨酸缩合物；褪黑素是以色氨酸作为合成原料合成的。

儿茶酚胺一类的激素具有亲水性，水溶性强，在血液中主要以游离形式运输，并且在膜受体的介导下发挥作用。同属于胺类激素的甲状腺激素则很特殊，其脂溶性强，在血液中 99% 以上与血浆蛋白结合而运输。

（二）多肽和蛋白质类激素

多肽和蛋白质类激素（polypeptide and protein hormone）种类繁多，且分布广泛，包括从最小的三肽分子到近 200 个氨基酸残基组成的多肽和蛋白质。这类激素水溶性强，分子量大，在血液中主要以游离形式存在和运输。多肽和蛋白质类激素主要与靶细胞的膜受体结合，通过启动细胞内信号转导系统引起细胞生物效应。下丘脑、垂体、甲状旁腺、胰岛、胃肠道等部位分泌的激素大多属于此类。

（三）脂类激素

脂类激素（lipid hormone）指以脂质为原料修饰合成的激素，主要有类固醇激素（steroid hormone）和脂肪酸衍生物类花生酸（eicosanoid）激素。

1. 类固醇激素

类固醇激素的共同前体都是胆固醇，因此得名。它们可分为 6 个主要家族，典型代表为孕酮、醛固酮、皮质醇、睾酮、雌二醇和钙三醇。前 5 种主要由肾上腺皮质和性腺所合成与分泌，它们均含有 17 碳的环戊烷多氢菲母核（四环结构），也被形象地称为甾体激素。类固醇激素分子量小（约 300kD），属于亲脂激素（lipophilic hormones），95% 以上与相应的运载蛋白结合，以便在血液中运输。此类激素主要通过与位于细胞质或核内的受体结合而产生生物学效应。

钙三醇（calcitriol）即 1,25-二羟维生素 D_3，是由皮肤、肝和肾等器官联合作用形成的胆固醇衍生物，因其环戊烷多氢菲四环结构中的 B 环被打开，也称固醇激素（sterol hormones）。固醇激素可以被视为类固醇激素的一个子集，其作用特征和方式等都与类固醇激素相似。

2. 类花生酸激素

类花生酸激素包括由花生四烯酸（arachidonic acid）转化而形成的前列腺素（prostaglandin，PG）类、血栓素（thromboxane，TX）类和白细胞三烯（leukotriene，LT）类等。体内几乎所有组织细胞都能生成这类物质，它们均可作为短程信使广泛参与细胞活动的调节。这类物质既可通过膜受体也可通过胞内受体进行信号转导，发挥调节作用。

三、激素作用的一般特征

各种激素对生理机能的调节形式多样，但可表现出一些共同的作用特征。

（一）特异性作用

激素只选择性地对能够识别它的细胞起作用，表现为激素作用的特异性。激素作用的特异性与靶细胞上存在能与该激素发生特异性结合的受体有关，这些特异性的受体与激素结合的能力叫作亲和力（affinity）。被某些激素选择性作用的器官、腺体、组织或细胞，分别称为该激素的靶器官、靶腺、靶组织和靶细胞。

各种激素的作用范围存在很大差异，有些激素的作用非常局限，如腺垂体分泌的促激素主要作用于外周靶腺；而有些激素的作用却极为广泛，如生长激素、甲状腺激素和胰岛素等的作用可遍及全身各器官组织，这完全取决于这些激素受体的分布。

（二）信使作用

激素是进行生物信息传递的化学物质，这些化学物质在生理活动的调节者和被调节者之间构成信息传递系统。不论是哪种激素，它只能对靶细胞的生理生化过程起加强或减弱的作用，调节其功能活动。例如，甲状腺激素增强细胞的代谢机能，是一种对机体代谢有广泛促进作用的激素；生长激素主要促进长骨的生长发育；胰岛素降低血糖的同时，促进蛋白质合成和抑制糖原异生等。在这些作用中，激素不能提供额外的成分，也不能提供能量，仅仅起着促进或者抑制的调节作用。因此，这些化学物质作为"信使"，通过与受体的结合将生物信息传递给靶组织，再通过细胞内的信号传导途径调节其生理、生化过程，发挥增强或减弱靶细胞内原有的生理生化过程的作用。

（三）高效作用

激素在血液中的浓度都很低，生理状态下，血中激素的浓度一般在 $10^{-9} \sim 10^{-12}$ mol。但是，激素与受体结合后，通过引发细胞内信号转导程序，经逐级放大，可产生效能极高的生物放大效应。例如，1mol 胰高血糖素通过 cAMP-PKA 途径，引起肝糖原分解，生成 3×10^6 mol 葡萄糖，其生物效应放大约 300 万倍；在下丘脑 - 垂体 - 肾上腺皮质轴的活动中，0.1μg 促肾上腺皮质素释放激素（CRH）可使腺垂体释放 1μg 促肾上腺皮质激素（ACTH），后者再引起肾上腺皮质分泌 40μg 糖皮质激素，最终可产生约 6000μg 糖原储备的细胞效应。

（四）相互作用

机体产生的激素有多种，它们共同对生理机能进行调节。其中，很多激素的作用与其他激素的作用存在着关联或相互影响，我们称之为激素的相互作用。激素的相互作用表现有以下几种形式。

1. 协同作用

当几种激素对同一生理机能产生方向相同的调节作用，称之为协同作用（synergistic

action）。例如，肾上腺素、糖皮质激素及胰高血糖素，均能升高血糖，在升糖效应上有协同作用（图 10-3）。再如甲状旁腺激素与 1,25- 二羟维生素 D_3 在升高血钙的调节上也存在协同效应。

2. 拮抗作用

拮抗作用（antagonistic action）是指几种激素对同一生理功能产生相反的调节效果。例如，胰岛素能够降低血糖，与肾上腺素、糖皮质激素及胰高血糖素的升糖效应相互拮抗，从而维持血糖的平衡。

3. 允许作用

某些激素对生理机能的调节，必须以另一些激素的调节作用为基础和前提，否则，就不能实现对相关生理机能的调节，这种现象叫做允许作用（permissive action）。例如，糖皮质激素本身对血管平滑肌并无收缩作用，但是，必须有糖皮质激素存在，去甲肾上腺素才能有效发挥对心血管的调节作用，这就是糖皮质激素对去甲肾上腺素的允许作用。这种允许机制使激素的调节作用更加灵活，确保机体能够在复杂的环境变化中做出适应性反应。

这些相互作用形式说明了激素调节的复杂性，也展示了内分泌系统在维持体内平衡中的精密协调能力。

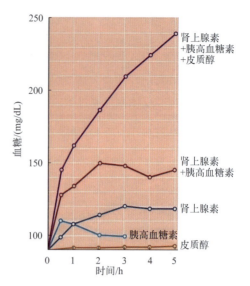

图 10-3　胰高血糖素、肾上腺素与糖皮质激素升高血糖的协同作用（引自王庭槐，2018）

第二节　下丘脑与垂体的内分泌功能

下丘脑与垂体在结构与功能上的联系非常密切，可视作下丘脑 - 垂体功能单位（hypothalamus-hypophysis unit），包括下丘脑 - 腺垂体系统和下丘脑 - 神经垂体系统两部分。

下丘脑的一些神经元兼有神经元和内分泌细胞的功能，其分泌的信息物质可直接进入血液，因此可将来自中枢神经系统其他部位的神经活动电信号转变为激素分泌的化学信号，以下丘脑为枢纽协调神经调节与体液调节的关系。因此，下丘脑 - 垂体功能单位是内分泌系统的调控中枢。

一、下丘脑 - 腺垂体系统

下丘脑与腺垂体之间没有直接的神经联系，但存在独特的血管网络，即垂体门脉系统（hypophyseal portal system）（图 10-4）。垂体上动脉先进入正中隆起，形成初级毛细血管网，然后再汇集成几条垂体长门脉血管进入垂体，并再次形成次级毛细血管网。这种结构可经局部血流直接实现腺垂体与下丘脑之间的双向沟通，而不需通过体循环。下丘脑的内侧基底部（包括正中隆起、弓状核、腹内侧核、视交叉上核和室周核以及室旁核内侧）的小细胞神经元（parvocellular neuron）胞体发出的轴突多终止于下丘脑基底部正中隆起，与初级毛细血管网密切接触，其分泌物可直接释放到垂体门脉血管的血液中。因为能产生多种调节腺垂体分泌的激素，故又将这些神经元胞体所在的下丘脑内侧基底部称为下丘脑促垂体区（hypothalamic hypophysiotropic area）。

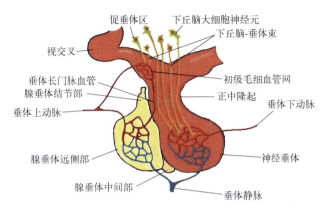

图 10-4　下丘脑 - 垂体系统结构示意图（引自 Wikimedia Commons）

（一）下丘脑调节肽

由下丘脑促垂体区肽能神经元分泌的能调节腺垂体活动的肽类物质，统称为下丘脑调节肽（hypothalamic regulatory peptide，HRP），其化学性质和主要作用见表 10-2。

表 10-2　下丘脑调节肽的化学性质及主要作用

下丘脑调节肽	缩写	化学结构	主要作用
促甲状腺激素释放激素	TRH	3 肽	促进 TSH 及 PRL 分泌
促性腺激素释放激素	GnRH	10 肽	促进 LH 和 FSH 分泌（以 LH 为主）
生长激素释放抑制激素（生长抑素）	GHIH（SS）	14 肽	抑制 GH 以及 LH、FSH、TSH、PRL、ACTH 的分泌
生长激素释放激素	GHRH	44 肽	促进 GH 分泌
促肾上腺皮质激素释放激素	CRH	41 肽	促进 ACTH 分泌
催乳素释放因子	PRF	31 肽	促进 PRL 分泌
催乳素释放抑制激素	PIH	多巴胺	抑制 PRL 分泌

下丘脑调节肽除在下丘脑促垂体区产生外，还可在中枢神经系统其他部位和体内许多组织中生成，因此除调节腺垂体活动外，这些肽还具有广泛的生理作用。

（二）腺垂体激素

腺垂体分泌多种激素，其中，生长激素（growth hormone，GH）和催乳素（prolactin，PRL）直接作用于靶组织或靶细胞；促甲状腺激素（thyroid stimulating hormone，TSH）、促肾上腺皮质激素（adrenocorticotropic hormone，ACTH）、卵泡刺激素（follicle stimulating hormone，FSH）和黄体生成素（luteinizing hormone，LH）均可特异作用于各自的外周靶腺，统称垂体促激素（trophic hormones）。

1. 生长激素

生长激素是腺垂体中含量最多的激素。人生长激素（human growth hormone，hGH）由191 个氨基酸残基组成，是分子量为 22kD 的蛋白质。在成年人体内，GH 的基础浓度较低，通常不超过 3μg/L，而儿童的血清 GH 浓度则显著高于成年人。

GH 的基础分泌呈节律性脉冲式释放，脉冲的周期与年龄相关，青春后期平均可达每天 8 次。人的一生中，青年期 GH 分泌率最高，平均分泌量可达到约 60μg/（kg·24h）。随着年龄的增长，分泌量逐渐减少。血清 GH 水平还受睡眠、体育锻炼、血糖和性激素水平等多种因素的影响。入睡后 GH 分泌明显增加，入睡约 60min 达到高峰，以后逐渐降低。50 岁以后睡眠时的 GH 分泌高峰逐渐消失，至 60 岁时，GH 的生成速率仅为青年时的一半左右。血中 GH 的半衰期为 6～20min。肝和肾是 GH 降解的主要部位。

生长激素可促进生长发育和物质代谢，对机体各器官组织产生广泛影响，尤其对骨骼、肌肉和内脏器官的作用更为显著，故 GH 也称为躯体刺激素（somatotropin）。此外，GH 还是机体重要的应激激素之一，参与机体的应激反应，帮助机体适应各种应激状态。

（1）促进生长　机体的生长发育受多种激素的调节（表 10-3），其中 GH 的调节十分关键。GH 主要促进骨、软骨、肌肉和其他组织细胞的分裂增殖和蛋白质合成，从而加速骨骼和肌肉的生长发育。GH 直接刺激骨骼生长板前软骨细胞或生发层分化为软骨细胞，并使其对胰岛素样生长因子 1（insulin-like growth factor 1，IGF-1）的反应性增强。IGF-1 使软骨细胞增殖成为骨细胞，从而促进骨生长发育。

表 10-3　调节生长发育的重要激素及其作用

激素	主要作用
生长激素	促进全身组织器官生长，尤其是骨骼与肌肉等软组织
甲状腺激素	维持胚胎期间生长发育，尤其是脑的发育；促进生长激素分泌，提供允许作用
胰岛素	与生长激素协同作用，促进胎儿生长；促进蛋白质合成
肾上腺皮质激素	抑制躯体生长；抑制蛋白质合成
雄激素	促进青春期身体生长；促进骺闭合；促进肌肉增长
雌激素	促进青春期身体生长；促进骺闭合

实验证明，幼年动物在摘除垂体后，生长即停滞；但若及时补充 GH，则可恢复生长发育。临床上可见，若幼年时期 GH 分泌不足，则患儿生长停滞，身材矮小，称为侏儒症（dwarfism）；如果幼年时期 GH 分泌过多，则引起巨人症（gigantism）。成年人如果 GH 分泌过多，由于骨骺已闭合，长骨不再生长，但肢端的短骨、颅骨和软组织可出现异常生长，表现为手足粗大、鼻大唇厚，下颌突出和内脏器官增大等现象，称为肢端肥大症（acromegaly）。

（2）调节代谢　GH 对物质代谢具有广泛作用。

GH 促进蛋白质代谢，总效应是合成大于分解，特别是促进肝外组织的蛋白质合成；GH 可促进氨基酸进入细胞，增强 DNA、RNA 的合成，减少尿氮，呈氮的正平衡。同时，GH 可使机体的能量来源由糖代谢向脂肪代谢转移，有助于促进生长发育和组织修复。

GH 可激活对激素敏感的脂肪酶，促进脂肪分解，增强脂肪酸的氧化分解，提供能量，并使组织特别是肢体的脂肪量减少。

GH 还可抑制外周组织摄取和利用葡萄糖，减少葡萄糖的消耗，升高血糖水平。GH 分泌过多时，可因血糖升高而引起糖尿，造成垂体性糖尿。

饥饿、运动、低血糖、应激、能量供应缺乏或耗能增加时，均可引起 GH 分泌增多。急性低血糖刺激 GH 分泌的效应最显著，相反，血糖升高则可抑制 GH 分泌。高蛋白饮食和注射某些氨基酸，可刺激 GH 分泌，而游离脂肪酸增多时则 GH 分泌减少。

甲状腺激素、雌激素、睾酮和应激刺激均能促进 GH 分泌。在青春期，血中雌激素或睾酮浓度增高，可使 GH 分泌明显增加而引起青春期的生长突增现象。

2. 催乳素

人催乳素（hPRL）是由 199 个氨基酸残基组成的蛋白质，分子量为 22kD，其分子序列 92% 与 hGH 相同。成年人血中 PRL 浓度低于 20μg/L，半衰期约 20min。PRL 及其受体在垂体外组织也有广泛分布。PRL 的作用十分广泛，除对乳腺、性腺发育和分泌起重要作用外，还参与对应激反应和免疫的调节。

（1）调节乳腺活动　PRL 可促进乳腺发育，发动并维持乳腺泌乳。但在女性一生的不同时期，其作用有所不同。在女性青春期乳腺发育中，生长激素、雌激素、孕激素、糖皮质激素、甲状腺激素和 PRL 协同作用。在妊娠期，随着 PRL、雌激素和孕激素分泌增多，使乳腺组织进一步发育，但此时血中雌激素和孕激素水平很高，可抑制 PRL 的泌乳作用，故乳腺虽已具备泌乳能力却不泌乳。分娩时，乳腺 PRL 受体可增加 20 倍左右。分娩后，血中雌激素和孕激素水平明显降低，PRL 才发挥其启动和维持泌乳的作用。PRL 还可促进乳汁成分中酪蛋白、乳糖和脂肪等重要成分的合成。

（2）调节性腺功能　PRL 对性腺的作用比较复杂。实验表明，小剂量应用 PRL 对卵巢雌激素和孕激素的合成有促进作用，但大剂量则有抑制作用。

在人和哺乳动物，PRL 对卵巢的功能表现为两面性：一方面，少量的 PRL 通过刺激 LH 受体增加而促进黄体功能，从而维持分泌孕激素；另一方面，大剂量的 PRL 又能降低黄体对 LH 的敏感性而导致黄体溶解。临床上患闭经泌乳综合征的妇女，表现特征为闭经、溢乳与不孕，患者一般都存在无排卵与雌激素水平低落，而血中 PRL 浓度却异常增高，这就是垂体分泌过量 PRL 导致的结果：过量 PRL 促进乳汁分泌，同时又抑制了卵巢功能。

在睾酮存在的条件下，PRL 促进男性前列腺及精囊腺的生长，增强 LH 对间质细胞的作用，使睾酮的合成增加。但是，长期慢性高浓度的 PRL 又会抑制男性功能，导致血中睾酮水平下降和精子生成减少。

（3）参与应激反应　在应激状态下，血中 PRL 浓度升高，并常与 ACTH 和 GH 浓度的升高同时出现，于刺激停止后数小时恢复正常，是应激反应中腺垂体分泌的三种主要激素之一。

（4）调节免疫功能　许多免疫细胞都有 PRL 受体分布。PRL 可协同一些细胞因子共同促进淋巴细胞的增殖，直接或间接促进 B 淋巴细胞分泌 IgM 和 IgG。同时，T 淋巴细胞和胸腺淋巴细胞等也可产生 PRL，以旁分泌或自分泌方式发挥作用。

3. 促激素

腺垂体分泌的 TSH、ACTH、FSH 和 LH 四种促激素，入血后都分别作用于各自的靶腺，再经靶腺激素调节组织细胞的活动。TSH 的靶器官是甲状腺，ACTH 的靶器官是肾上腺皮质，FSH 与 LH 的靶器官是两性的性腺。

其中，TSH 与下丘脑、甲状腺构成下丘脑 - 腺垂体 - 甲状腺轴（hypothalamus-adenohypophysis-thyroid axis），ACTH 与下丘脑、肾上腺皮质构成下丘脑 - 腺垂体 - 肾上腺皮质轴（hypothalamus-adenohypophysis-adrenocortical axis），而 FSH 和 LH 则与下丘脑、性腺构成下丘脑 - 腺垂体 - 性腺轴（hypothalamus-adenohypophysis-gonadal axis）。

在正常情况下，内分泌系统的活动保持相对稳定的动态平衡。这种平衡主要依赖于多层级的调控机制。一方面，内分泌系统的相对稳定首先由位于大脑的上位内分泌中枢——下丘脑进行调控。下丘脑中的神经内分泌细胞分泌释放激素和释放抑制激素，对腺垂体进行精准控制。腺垂体再通过分泌各种促激素，调节外周内分泌腺的功能，从而形成"下丘脑 - 垂体 - 外周内分泌腺"这条关键的内分泌调控轴。

　　另一方面，内分泌系统的调控不仅是单向的。靶细胞分泌的激素或某些关键物质（如血糖、血钙等）的浓度变化，反过来可以影响腺垂体和下丘脑的分泌活动，这种双向调节机制被称为反馈调节。通过正反馈和负反馈的综合调控，内分泌系统能够维持体内环境的相对稳定，保障各项生理活动的正常进行。这种高度协调的调节机制是内分泌系统维持身体健康与平衡的基础。

二、下丘脑 - 神经垂体系统

　　神经垂体不同于腺垂体，它不含腺细胞，无法自行合成激素。实际上，神经垂体激素是由下丘脑视上核和室旁核等区域的大细胞神经元（magnocellular neuron）合成的。这些大细胞神经元的轴突向下延伸至神经垂体，形成下丘脑 - 垂体束（图 10-4）。在此过程中，视上核和室旁核分别合成血管升压素（vasopressin，VP）和催产素（oxytocin，OT），并通过轴浆运输至神经垂体末梢储存。当机体需要时，这些激素便从神经垂体释放进入血液。此外，神经垂体和腺垂体之间还通过垂体门脉血管相互联系。

（一）血管升压素的作用

　　血管升压素也称抗利尿激素（antidiuretic hormone，ADH），血浆中抗利尿激素浓度为 $1.0 \sim 1.5 \text{ng/L}$，它在血浆中的半衰期仅为 $6 \sim 10 \text{min}$。抗利尿激素的生理浓度很低，在这样的浓度时，仅有明显的抗利尿作用，而几乎没有收缩血管而致血压升高的作用，但在失血情况下，抗利尿激素的分泌量显著增加，从而在一定程度上帮助维持血压。

（二）催产素的作用

　　催产素（OT）在常规情况下无明显的基础分泌，只有在受到特定刺激时，如分娩过程中胎儿对子宫颈的压迫，或哺乳时婴儿对乳头的吸吮，才会引发催产素的分泌。催产素经分解酶失活，半衰期为 $3 \sim 4 \text{min}$，其生理功能主要体现在以下两方面。

1. 促进乳腺排乳

　　催产素是乳汁排出的关键激素。在哺乳期，乳腺不断分泌并储存乳汁于腺泡中。婴儿吸吮乳头会引发射乳反射（milk ejection reflex）：婴儿吸吮乳头的感觉信息经传入神经到达下丘脑，兴奋催产素神经元，神经冲动沿下丘脑 - 垂体束至神经垂体，使催产素释放入血，继而促使腺泡周围的肌上皮细胞收缩，腺泡内压力增高，乳汁经输乳管从乳头射出。同时，催产素也有营养乳腺的作用。

2. 刺激子宫收缩

　　在分娩的过程中，催产素促进子宫平滑肌收缩，促使胎儿娩出，同时减少分娩后子宫出血。催产素促进子宫平滑肌收缩的作用与子宫的功能状态有关，催产素对非孕子宫的作用较弱，而对妊娠子宫的作用较强。孕激素能降低子宫平滑肌对催产素的敏感性，而雌激素则相反。正在怀孕的过程中，大量的孕激素维持子宫处于安定的状态，使妊娠顺利进行。分娩的过程中，胎儿头部对子宫颈的压迫，通过反射导致大量的催产素分泌，同时失去了孕激素的作用，导致子宫平滑肌强力收缩，将胎儿娩出产道。

此外，催产素对神经内分泌、学习记忆、痛觉调制、体温调节等生理功能也有一定的影响。

三、松果体内分泌

（一）松果体的位置

松果体（也称松果腺）位于丘脑的后上部（图 8-12、图 8-13），因形状类似松果而得名。松果体主要合成两类激素：吲哚类和多肽类。吲哚类激素的代表是褪黑素（melatonin，MLT），多肽类激素的代表为 8- 精升压缩宫素（8-arginine vasotocin，AVT）。光照刺激通过视网膜和松果体之间的神经通路调节褪黑素的分泌，使人体的生物节律与自然的昼夜节律保持同步。

（二）褪黑素的功能

MLT 是松果体分泌的主要激素，其名称源于能使青蛙皮肤颜色变浅的作用。人类松果体内的结缔组织随着年龄增长逐渐增多，导致 MLT 的合成和分泌量随之递减。1～3 岁时 MLT 的浓度约为 25ng/dL，而 67～84 岁时降至仅约 3ng/dL。MLT 分泌呈现"昼低夜高"的周期波动，通常在凌晨 2 点左右达到高峰。MLT 的分泌还与女性的月经周期相关，月经来潮前 MLT 分泌达到高峰，而在排卵期最低。峰、谷值相差可达 5 倍左右。

MLT 对神经系统有广泛影响，包括镇静、催眠、镇痛、抗惊厥和抗抑郁等作用。它还抑制下丘脑 - 垂体 - 靶腺轴的活动，尤其是对性腺轴的抑制作用显著，因此 MLT 与性激素呈负相关关系，在性腺发育、性激素分泌和生殖周期调节中可能起到抗衡作用。此外，MLT 还参与免疫调节、生物节律的调整（如生物钟扰乱后的重建和"时差"恢复）等，甚至影响心血管、肾、肺、胃肠等器官功能。

（三）8- 精升压缩宫素的功能

8- 精升压缩宫素（AVT）是一种 9 肽激素，保留了催产素（OT）的 6 肽环和血管升压素（VP）的 3 肽链，但其功能却不同于 OT 和 VP。AVT 通过抑制下丘脑 GnRH 和垂体促性腺激素的合成和释放，抑制生殖系统活动，并能抑制动物的排卵行为。AVT 的名字源于将 VP 和 OT 的词缀结合，同时其第 8 位氨基酸为精氨酸（arginine），因此得名。

第三节　甲状腺内分泌

一、甲状腺结构及功能

甲状腺（thyroid gland）位于气管上端两侧，甲状软骨的下方，分为左右两叶，中间由较窄的峡部相连，呈"H"形（图 10-5）。甲状腺重 20～30g，是人体内最大的内分泌腺。

甲状腺主要由许多大小不等的滤泡（腺泡）组成，滤泡上皮细胞可合成与释放甲状腺激素。在甲状腺滤泡旁边，散在分布甲状腺滤泡旁细胞，其功能是合成和释放降钙素。

二、甲状腺激素的生理作用

甲状腺激素（thyroid hormone，TH）的化学组成为酪氨酸碘化物，包括四碘甲腺原氨

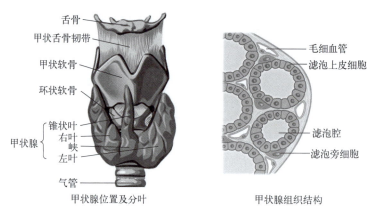

图 10-5 甲状腺（修改自 Wikimedia Commons）

酸（或称甲状腺素）（thyroxine，T_4）和三碘甲腺原氨酸（triiodothyronine，T_3）。T_4含量较多，占总量的90%以上；但T_3的生物学活性较T_4强约5倍。甲状腺激素几乎作用于机体的所有组织，调节新陈代谢与生长发育，这些效应绝大多数通过与核受体结合，调节基因转录和蛋白质表达而实现。因此 TH 是维持机体功能活动的基础性激素，其作用影响极为广泛。

（一）促进生长发育

TH 能促进组织分化、生长与发育成熟。对胚胎期和出生后的前4个月内的婴儿影响最大。

1. TH 是胎儿和新生儿脑发育的关键激素

在胚胎期，TH 促进神经元增殖、分化、突起和突触形成，促进胶质细胞生长和髓鞘形成，诱导神经生长因子和某些酶的合成，促进神经元骨架的发育等，是脑发育的关键激素。

2. TH 与 GH 具有协同作用，调控幼年期生长发育

TH 刺激骨化中心的发育成熟，使软骨骨化，促进长骨和牙齿生长。TH 缺乏将影响 GH 正常发挥作用，导致长骨生长缓慢和骨骺愈合延迟。但 TH 对胚胎期骨生长并非必需，因先天性甲状腺发育不全患儿出生时的身长可基本正常。

人类胎儿生长发育11周之前的甲状腺不具备浓集碘和合成 TH 的能力，因此这一阶段胎儿生长发育所需要的 TH 必须由母体提供。11周后，随胎儿下丘脑与垂体结构的发育，甲状腺开始捕获碘，并不断分泌 TH。所以，缺碘地区的孕妇尤其需要适时补充碘，保证足够的 TH 合成，以减少呆小症的发病率。

（二）调节新陈代谢

甲状腺激素对物质和能量代谢均有显著影响。

1. 增强能量代谢

除脑、脾和性腺（睾丸）等少数器官组织外，TH 可使全身绝大多数组织的基础耗氧量增加，产热量增大，基础代谢率 (BMR) 升高。BMR 是指人体在清醒而安静的情况下单位体表面积的产热量。通常可用下面的简易评估公式估算"BMR 相对值"：

$$BMR \text{ 相对值} = (心率 + 脉压 - 110) / \%$$

正常人 BMR 相对值约为15%。甲状腺功能亢进的患者怕热、易出汗，BMR 可超过正常值60%～80%。甲状腺功能减退的患者喜热恶寒，BMR 可低于正常值30%～45%。

2. 调节物质代谢

TH 对物质代谢的影响广泛，包括合成代谢和分解代谢，因此十分复杂。生理水平的 TH 对蛋白质、糖、脂肪的合成和分解代谢均有促进作用，而大量的 TH 则对分解代谢的促进作用更为明显。具体见表 10-4。

3. 影响器官系统功能

TH 是维持机体基础性功能活动的激素，所以对机体几乎所有器官系统都有不同程度的影响，但多数作用是继发于 TH 促进机体代谢和耗氧过程的。TH 对器官系统功能活动的主要影响见表 10-4。

表 10-4　甲状腺激素的生理作用及分泌异常时的临床表现

	生理作用	分泌过多的表现	分泌不足的表现
能量代谢	↑能量代谢，↑基础代谢率	↑产热，↑基础代谢率，喜凉怕热	↓产热，↓基础代谢率，喜热怕凉
糖代谢	↑血糖（↑肠吸收糖，↑糖原分解，↑糖异生） ↓血糖（↑外周组织利用糖，↑糖氧化）	↑餐后血糖	↓血糖
脂类代谢	↑脂肪分解＞↑脂肪合成 ↑胆固醇降解＞↑胆固醇合成	↓体脂 ↓血胆固醇	↑体脂 ↑血胆固醇
蛋白质代谢	↑肝、肾及肌肉蛋白质合成	↑蛋白分解，↑骨骼肌蛋白质分解	↓蛋白合成；组织黏蛋白沉积（黏液性水肿）
生长发育	↑胚胎生长发育（尤其是脑） ↑骨生长发育	骨质疏松；↓体重	智力发育迟缓、身材短小（呆小症）
神经系统	↑中枢神经系统的兴奋性	易激动，烦躁不安，喜怒无常，失眠多梦，注意力分散	言行迟钝，记忆力减退，表情淡漠，少动嗜睡
心血管系统	↑心率，↑心肌收缩能力，↑心输出量	心动过速，心律失常，甚至心力衰竭；↑脉压	↓心率，↓搏出量

注：↑促进或增强，↓抑制或减弱。

三、关注甲状腺健康

甲状腺是人体最大的内分泌腺，分泌的甲状腺激素几乎作用于全身各个组织，调节新陈代谢和生长发育，是维持正常生理功能的基础性激素，影响范围十分广泛。甲状腺疾病是常见的内分泌系统问题，其发生与遗传因素、环境因素和个人生活习惯密切相关。近年来，我国甲状腺疾病的发病率逐年上升，从甲状腺炎、甲状腺结节到甲状腺癌，患者年龄分布广泛，并呈现低龄化趋势。

（一）常见甲状腺疾病

1. 甲状腺功能亢进症

甲状腺功能亢进症（hyperthyroidism），简称甲亢，是由甲状腺产生过多的甲状腺激素引起的代谢性疾病。主要病因包括弥漫性毒性甲状腺肿（Graves 病，GD）、多结节性毒性甲状腺肿和甲状腺自主高功能腺瘤（Plummer 甲亢）。其中，GD 是最常见的病因，占全部甲亢病例的 80%～85%，在我国的临床患病率约为 1.2%。

甲亢患者由于甲状腺激素分泌增多，导致神经系统兴奋性增高和新陈代谢加速，常表现为疲乏无力、怕热多汗、皮肤潮湿、食欲亢进但体重明显下降等症状。甲亢对多个系统的影响较为广泛（表 10-4），可归纳为"三高一低"和"三多一少"："三高一低"即 T_3/T_4 水平高、基础代谢率（BMR）高、血糖高及胆固醇低；"三多一少"则指多汗、多动、多尿和睡眠减少。这些表现严重影响患者的生活质量，需要及时干预和治疗。

2. 甲状腺功能减退症

甲状腺功能减退症（hypothyroidism），简称甲减，是由多种原因引起的低甲状腺激素血症或甲状腺激素抵抗，导致全身代谢减慢的综合征。常见病因包括自身免疫性疾病、药物影响、手术后遗症等。在我国，甲减的临床患病率约为 1.0%。

甲减进展缓慢，早期症状不明显或缺乏特异性，常被忽略。由于甲状腺激素分泌减少，神经系统兴奋性降低，新陈代谢减慢，患者可能表现为疲劳乏力、怕冷、体重增加、记忆力下降、反应迟钝、嗜睡、情绪低落、便秘、月经紊乱及肌肉痉挛等症状。甲减对各系统的具体影响可见表 10-4。黏液水肿是甲减的典型病理特征，主要是黏多糖在皮肤和组织中堆积所致，这种病理变化在外观上表现为皮肤粗糙、水肿，不易按压出凹陷。

3. 甲状腺炎

甲状腺炎（thyroiditis）是指由于多种因素引起的甲状腺组织炎症性改变，常伴有滤泡结构破坏或坏死。病因包括自身免疫反应、病毒或细菌感染、真菌感染、放射损伤、药物影响和创伤等。甲状腺炎可分为多种类型，主要包括亚急性甲状腺炎（subacute thyroiditis）、自身免疫性甲状腺炎（autoimmune thyroiditis，AIT）和产后甲状腺炎（postpartum thyroiditis，PPT）等。

不同类型的甲状腺炎病因各异，患者的临床表现也有所不同。总体上，甲状腺炎可表现为甲状腺的肿大和压痛等局部症状，以及因甲状腺功能波动引起的甲亢或甲减等全身症状。例如，亚急性甲状腺炎通常伴有剧烈的甲状腺疼痛和甲亢期症状，而自身免疫性甲状腺炎则常无明显疼痛，进展缓慢，最终可能导致甲减。产后甲状腺炎主要在产后 1 年内发生，初期可能表现为短暂的甲亢症状，随后转为甲减或恢复正常。

4. 甲状腺肿

甲状腺肿（goiter）是指由于甲状腺上皮细胞的增生而导致的非炎症性、非肿瘤性增生性甲状腺肿大，通常被称为单纯性甲状腺肿（simple goiter）或非毒性甲状腺肿（nontoxic goiter）。主要病因是碘缺乏，这会导致甲状腺激素合成受阻，使得甲状腺通过增生和肥大来补偿不足。

大部分患者除甲状腺肿大外无明显不适症状。若甲状腺增大严重，可能会出现压迫症状，如咳嗽、气促、吞咽困难或声音嘶哑等，这些症状通常是由于肿大的甲状腺压迫气管、食管或喉返神经所致。治疗方面，轻度患者可通过调整饮食增加碘摄入量来改善，而严重患者可能需要药物治疗或手术干预。

5. 甲状腺结节

甲状腺结节是甲状腺疾病中最为常见的一种，可由多种因素引起，包括遗传、放射性照射、炎症等。触诊数据显示，一般人群中甲状腺结节的患病率为 3%～7%，而超声检查发现甲状腺结节的患病率达 20%～70%。甲状腺结节的性质多种多样，可能是增生性病变、囊肿、炎症，也可能是肿瘤。尽管如此，绝大多数结节是良性的，恶性结节仅占约 5%。

需要特别注意的是，结节的良恶性与结节的大小、是否可以触及、单发或多发以及是否伴随囊性变均无直接关系。诊断时，超声检查非常重要，可识别恶性病变的特征，如微小钙化、结节边缘不规则、结节内血流紊乱。若怀疑有恶性病变，可进行甲状腺细针穿刺细胞学检查（FNAC）以明确诊断。

对于恶性结节，手术是首选的治疗方法。大多数良性结节无需特别治疗，建议以定期随访为主。一般建议每 6～12 个月复查一次，重点监测甲状腺超声及甲状腺激素谱。若结节直径大于 1.0～1.5cm，应考虑进行细针穿刺检查，以排除恶性可能。

（二）科学补碘，预防甲状腺疾病

1. 碘缺乏和碘过量

碘是合成甲状腺激素的必需微量元素，是人体不可或缺的营养物质。然而，碘的摄入量无论是过少还是过多，都会对健康造成影响，导致多种甲状腺疾病。2001 年，世界卫生组织（WHO）、联合国国际儿童基金会（UNICEF）和国际控制碘缺乏病理事会（ICCIDD）联合提出了依据学龄儿童尿碘评价碘营养状态的流行病学标准。根据这个标准，国际权威学术组织首次制定了人类足量碘摄入、超足量碘摄入和过量碘摄入的定义与剂量范围（表10-5）。

根据这些标准，碘摄入不足会导致甲状腺激素合成减少，引发甲状腺肿大、儿童生长发育迟缓、智力低下等碘缺乏病症。而碘摄入过多同样会对甲状腺功能造成影响，可能导致甲状腺功能亢进症、甲状腺炎等疾病。因此，保持适当的碘摄入是预防甲状腺疾病的关键。科学合理的碘补充不仅能防止因缺碘引发的健康问题，还能有效避免碘过量引起的副作用。

表 10-5　碘营养状态评价标准

碘营养状态	尿碘中位数	碘营养状态	尿碘中位数
足量碘摄入	100～199µg/L	超足量碘摄入	200～300µg/L
碘摄入不足	20～100µg/L	过量碘摄入	>300µg/L
重度碘缺乏	<20µg/L		

国际著名的碘缺乏病流行病学专家 Dunn 和 Delange 在权威内分泌学杂志 *Thyroid* 和 *JCEM* 发表的评论文章中指出，"碘缺乏和碘过量均可导致甲状腺功能损伤，适量碘营养的安全范围非常狭窄，碘过量的副作用应引起重视"。他们特别强调，碘摄入量的增加可能与自身免疫性甲状腺疾病和乳头状甲状腺癌的发病率上升有关。

2002 年 4 月在加拿大召开的国际控制碘缺乏病理事会会议上，ICCIDD 明确提出了未来工作的目标："维持持久的适量碘营养水平。"这表明，碘摄入过量的问题已受到地方病学界和甲状腺学界的关注。全民食盐加碘政策在防治碘缺乏病方面确实取得了显著成效，但随着碘营养状况的变化，碘过量的潜在风险也逐渐显现。要确保碘摄入适量，就必须结合地区实际和个体差异，科学、合理地调整补碘策略。

2. 我国食盐加碘政策的制定与完善

我国自然环境普遍缺碘，国家自 1994 年实施《食盐加碘消除碘缺乏危害管理条例》（以下简称《条例》），开展了全民食盐加碘（universal salt iodization，USI）作为主要防治手段的综合措施。该政策通过每年监测重点人群（如学龄儿童和孕妇）的碘营养水平，持续评估补碘效果，并依据结果对政策进行调整，以确保碘摄入的安全和有效。

自《条例》实施以来，我国依据全国碘营养监测结果，多次修订了食盐碘含量标准。其中，1996年首次设定食盐碘含量的上限值为60mg/kg，明确控制碘过量风险；2002年，将食盐碘含量标准调整为（35±15）mg/kg（20～50mg/kg），进一步优化了碘含量范围；2012年3月起实施的新国标《食品安全国家标准 食用盐碘含量》（GB 26878—2011）进一步将食盐碘含量调整至20～30mg/kg±30%（14～39mg/kg），规定各省可结合本地碘营养状况自主选择适宜浓度，以适应不同人群碘营养需求，防范碘过量带来的健康风险。

3. 因地制宜，科学补碘

甲状腺为合成生理需要的甲状腺激素对碘的基础需要量是60μg/d。要消除碘缺乏病的全部症状，每天需要补充碘约100μg。世界卫生组织和国际控制碘缺乏病理事会等机构共同提出了不同年龄阶段的健康人每人每日碘参考摄入量（表10-6）。这一推荐摄入量指的是能满足特定性别、年龄及生理状况下绝大多数个体需求的碘摄入水平。

表10-6 碘和碘盐的推荐摄入量

人群	碘的推荐摄入量/（μg/d）	相当于碘盐摄入量/（g/d）
<6岁	90	3～4.5
6～12岁	120	4～6
>12岁	150	5～7.5
妊娠及哺乳期妇女	200	7～10

消除碘缺乏危害应遵循因地制宜、分类指导、差异化干预和科学精准补碘的原则。我国大部分地区属于缺碘地区，以浙江为例，饮用水中的碘含量普遍低于10μg/L，摄入的碘远远低于机体需求。如果长期按照推荐摄入水平补碘，可以满足身体对碘的需要，维持适当的组织碘储备，保障机体健康。

我国目前的国家标准碘盐含碘量标准为20～30μg/g，而《中国居民膳食指南》中建议成年人每日食盐量的摄入量不超过5g。若按每人摄入5g加碘食盐计算，意味着每日摄入的碘量为100～150μg，因此可以满足大多数成年人的生理需求，而儿童应相应减量。

妊娠期由于母体尿碘排泄增加以及胎儿对碘原料需求的增加，孕妇对碘的需求量增大，所以孕期的碘摄入量务必要保证在每天200μg或以上，以预防胎儿神经发育迟缓。对于缺乏特异症状的轻度碘缺乏地区的孕妇应高度重视妊娠期补碘问题。对于育龄期、妊娠及哺乳期的妇女，建议可以增加海带、紫菜等富含碘的海产品，或使用孕妇专用碘盐。根据中国营养学会的建议，成年人每日碘摄入量为120μg，孕妇为230μg，哺乳期妇女为240μg。

另外，我国少数高碘地区主要为水源性高碘地区，分布在我国河北、山东、山西、河南等11个省份100多个县（市、区），政府已在这些地区供应不加碘食盐，并采取其他干预措施减少居民的碘摄入量，体现出因地制宜、科学补碘的策略。

海带和紫菜等海产品中含有较多的碘元素。沿海地区以及日常膳食结构中存在较多海产品食物的群体可适量减少含碘盐的摄入。另外，甲状腺疾病患者应在医生指导下调整含碘盐摄入量，如自身免疫性甲状腺疾病（常见甲亢、甲状腺炎）患者因治疗需要可遵照医嘱不食用或少食用碘盐，避免碘过量对疾病控制的不利影响。

第四节 胰岛

一、胰岛组织及其功能

胰岛（pancreatic islet）是散在于胰腺中的内分泌细胞团，这些内分泌细胞团位于胰脏的外分泌腺泡之间，形象地被称为"胰岛"。人类的胰岛细胞按其染色和形态特点，可分为 A 细胞、B 细胞、D 细胞、PP 细胞。A 细胞约占胰岛细胞的 25%，分泌胰高血糖素（glucagon）；B 细胞占胰岛细胞的 70%，分泌胰岛素（insulin）；D 细胞占胰岛细胞的 10%，分泌生长抑素（somatostatin，SS）；PP 细胞数量很少，分泌胰多肽（pancreatic polypeptide，PP）（图 10-6、表 10-7）。

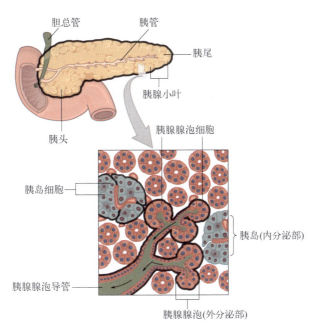

图 10-6　胰腺的内分泌部和外分泌部（引自 OpenStax）

表 10-7　胰岛细胞分泌的激素类型及其作用

激素名称	分泌细胞	化学性质	主要作用
胰岛素	B 细胞	蛋白质	降低血糖
胰高血糖素	A 细胞	蛋白质	升高血糖
生长抑素	D 细胞	蛋白质	抑制胰岛素和胰高血糖素的释放
胰多肽	PP 细胞	蛋白质	调节消化液分泌、控制食欲和降低血糖

二、胰岛素的功能

胰岛素是胰岛分泌的最重要的一种激素，是最先被提纯、结晶与合成的蛋白质激素，也是最先用 DNA 重组技术制备并投入生产的生物活性物质。1965 年，我国科学家首次用化学方法人工合成了具有生物活性的结晶牛胰岛素，开创了蛋白合成研究的先例。胰岛素是由 51 个氨基酸组成的小分子蛋白质，分为 A 链（21 个氨基酸）和 B 链（30 个氨基酸），通过两个二硫键将 A 链和 B 链连接在一起。一旦二硫键断开，胰岛素将失去其生物活性。胰岛素在血液中的半衰期为 5min，主要在肝脏中被灭活。

胰岛素受体广泛分布于全身几乎所有的细胞，但不同组织细胞的胰岛素受体数量存在很大的差别。胰岛素受体被胰岛素激活后，通过酪氨酸激酶活性发生自身磷酸化，继而介导下游信号传递，对细胞代谢活动进行调控。

（一）对糖代谢的调节

在生理状态下，胰岛素是唯一降低血糖的激素，它通过以下几个途径实现降血糖的调节作用：①促进糖原合成，抑制糖原分解：胰岛素激活糖原合成酶，促进肝脏和肌肉将葡萄糖转化为糖原储存，同时抑制糖原的分解。②促进组织、细胞对葡萄糖的摄取和利用：胰岛素促进骨骼肌和脂肪组织的细胞表面葡萄糖转运蛋白（GLUT4）移向细胞膜，从而增加细胞对葡萄糖的摄取和利用。③抑制糖异生：胰岛素通过抑制肝脏中的糖异生途径，减少氨基酸和乳酸等非糖物质转化为葡萄糖，从而降低血糖。④促进葡萄糖转变为脂肪酸，储存于脂肪组织（图 10-7）。

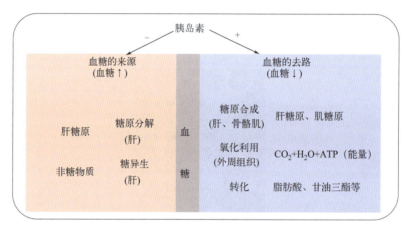

图 10-7　胰岛素对糖代谢的作用

在正常情况下，人体 60% 的糖以糖原的形式储存在肝脏中。胰岛素缺乏或胰岛素抵抗会导致糖的摄取和利用障碍，引发血糖升高，即糖尿病。当血糖水平超过肾糖阈（8.96～10.08mmol/L），尿液中才会出现糖分，因此，不宜单凭尿糖作为糖尿病的诊断依据。

（二）对脂肪代谢的调节

胰岛素促进肝脏合成脂肪酸，并将其转运至脂肪细胞储存。此外，胰岛素还能抑制脂肪酶的活性，减少脂肪的分解。胰岛素不足时会导致脂代谢紊乱，血脂水平升高，长时间的异常可引发高血压等心血管疾病。

（三）对蛋白质代谢的调节

胰岛素在蛋白质合成过程中起着重要作用，同时抑制蛋白质的分解，其作用具体体现在以下方面：①促进氨基酸通过细胞膜转运进入细胞内；②加速细胞内遗传物质的复制与转录；③作用于核糖体，加速翻译过程，促进蛋白质合成。

（四）对电解质代谢的作用

胰岛素可促进 K^+、Mg^{2+} 及磷酸盐进入细胞，参与细胞物质代谢活动。

（五）对生长的作用

胰岛素与生长激素在促进机体生长方面有协同作用。实验发现，同时切除胰腺和垂体的动物会停止生长，而单独给予胰岛素或生长激素的促生长作用不显著，但若两者联合作用，则会显著加速动物的生长。

三、糖尿病防治

糖尿病（diabetes mellitus，DM）是人类最早认识并记载的疾病之一，在我国传统医学中属于"消渴"的范畴。《黄帝内经》就有对消渴的论述。

糖尿病是现代社会中常见的慢性病，其患病率随着生活水平的提高、人口老龄化和生活方式的改变而迅速上升，呈现出持续增长的趋势（图10-8）。据世界卫生组织估计，全球目前有超过 4.63 亿人患糖尿病，其中 2 型糖尿病（T2DM）占 90%～95%。我国现有糖尿病患者超过 1.41 亿，居世界首位。值得关注的是，2 型糖尿病的发病呈现低龄化趋势，儿童中的发病率逐渐升高。糖尿病已成为发达国家继心血管疾病和肿瘤之后的第三大非传染性疾病，给社会和经济造成了沉重的负担，是全球范围内严重威胁人类健康的公共卫生问题。

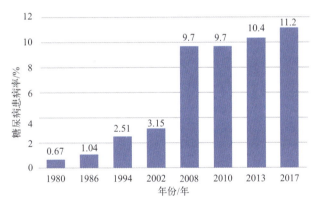

图 10-8　我国 8 次全国性糖尿病流行病学调查情况汇总
（引自《中国 2 型糖尿病防治指南（2020 年版）》）

为了提高对糖尿病的关注，世界卫生组织和国际糖尿联盟（IDF）于 1991 年联合发起设立每年的 11 月 14 日为"世界防治糖尿病日"，旨在唤起政府、媒体及公众对糖尿病防治工作的重视，共同参与宣传和防治工作。2023 年世界防治糖尿病日的主题是"知晓风险，知晓应对"，强调了提高风险意识和应对措施的重要性。

（一）什么是糖尿病

糖尿病是一组以慢性高血糖为特征的代谢性疾病，主要由于胰岛素分泌不足或胰岛素作用受损引起。长期的血糖失控不仅影响碳水化合物的代谢，还会干扰脂肪和蛋白质的正常代谢，导致多系统损害。常见的并发症包括眼部视网膜病变、肾脏损伤、神经病变以及心血管疾病等。这些慢性进行性病变会逐渐导致器官功能减退甚至衰竭，严重影响患者的生活质量和寿命。糖尿病还可引发急性代谢失衡，如糖尿病酮症酸中毒（diabetic ketoacidosis，DKA）和高血糖高渗状态等危急情况。因此，早期诊断和积极防治对减少糖尿病的危害至关重要。

1. 糖尿病的诊断标准

参照世界卫生组织 1999 年分类标准以及《中国 2 型糖尿病防治指南（2020 年版）》，依据血糖水平测定结果诊断糖尿病，详见表 10-8、表 10-9。

表 10-8 糖代谢状态分类表（WHO，1999）

糖代谢状态	静脉血浆葡萄糖/（mmol/L）	
	空腹血糖	糖负荷后 2h 血糖
正常血糖	<6.1	<7.8
空腹血糖受损	≥6.1 且<7.0	<7.8
糖耐量异常	<7.0	≥7.8 且<11.1
糖尿病	≥7.0	≥11.1

注：空腹血糖正常参考范围下限通常为3.9mmol/L。

表 10-9 糖尿病的诊断标准

诊断标准	静脉血浆葡萄糖或 HbA1c 水平
典型糖尿病症状	
加上随机血糖	≥11.1mmol/L
或加上空腹血糖	≥7.0mmol/L
或加上 OGTT 2h 血糖	≥11.1mmol/L
或加上 HbA1c	≥6.5%
无糖尿病典型症状者，须改日复查确认	

注：OGTT，口服葡萄糖耐量试验；HbA1c，糖化血红蛋白。典型糖尿病症状包括烦渴多饮、多尿、多食、不明原因体重下降；随机血糖指不考虑上次进餐时间、一天中任意时间的血糖，不能用来诊断空腹血糖受损或糖耐量减低；空腹状态指至少8h没有进食热量。

2. 如何区分 1 型和 2 型糖尿病

1 型糖尿病和 2 型糖尿病的鉴别是临床诊断中的一个重要环节，尤其是在青少年和年轻患者中，这种区分对治疗策略和预后有重大影响。1 型糖尿病主要特征为胰岛 B 细胞显著减少或消失，导致胰岛素的分泌显著下降或完全缺乏；而 2 型糖尿病的主要特征是胰岛素抵抗伴随胰岛 B 细胞功能缺陷，导致胰岛素分泌相对不足。通常，1 型糖尿病多发于儿童和青少年，具有起病迅速、症状明显的特点，如体重减轻和酮症酸中毒的高发；而 2 型糖尿病常见于成人，病程隐匿，但近年来 2 型糖尿病在青少年中的发病率逐渐增高。

血糖水平不能区分 1 型还是 2 型糖尿病。即使是被视为 1 型糖尿病典型特征的糖尿病酮症酸中毒，有时在 2 型糖尿病也会出现。在患者起病初期进行分类有时的确很困难。1 型糖尿病主要具有以下特点：①发病年龄通常小于 30 岁；②起病迅速；③中度至重度的临床症状；④体重明显减轻；⑤体型消瘦；⑥常有酮尿或酮症酸中毒；⑦空腹或餐后的血清 C 肽浓度明显降低或缺如；⑧出现自身免疫标记，如谷氨酸脱羧酶抗体（GADA）、胰岛细胞抗体（ICA）、人胰岛细胞抗原 2 抗体（IA-2A）等。

一般而言，1 型糖尿病多见于儿童和青少年，2 型糖尿病为成人发病类型。但近年来 2 型糖尿病发病的年轻化已成为社会关注的问题。因此对于青年糖尿病患者，尤其要重视其分型诊断。青少年 1 型和 2 型糖尿病的鉴别要点如表 10-10 所示。

表 10-10　青少年 1 型和 2 型糖尿病的鉴别要点

鉴别点		1 型糖尿病	2 型糖尿病
临床特点		体重下降 多尿 烦渴，多饮	肥胖 有 2 型糖尿病家族史 有高发病率种群 黑棘皮病 多囊卵巢综合征
酮症		常见	通常没有
C 肽		低 / 缺乏	正常 / 升高
抗体	ICA	阳性	阴性
	GADA	阳性	阴性
	IA-2A	阳性	阴性
治疗		胰岛素	生活方式、口服降糖药或胰岛素
相关的自身免疫性疾病		并存概率高	并存概率低

（二）成人糖尿病食养指南

《成人糖尿病食养指南》（2023 年版）是国家卫健委为辅助预防和控制糖尿病，改善患者日常膳食而制定的规范性文件。糖尿病的危险因素与不合理的膳食习惯密切相关，如长期摄入高糖、高脂肪和高能量食物等。该指南基于现代营养学、传统中医理论及最新的科学研究证据，结合多学科优势，提出了糖尿病患者的食养基本原则和饮食建议，旨在提高居民的营养健康水平，发展符合国情的传统食养服务。

该指南的制定过程涉及营养科学理论、中医食疗调养方案和膳食相关慢性病的研究成果，并经专家组讨论、建立共识，最终提出了适用于成人糖尿病患者的 8 条食养原则和建议。这些原则为患者的日常饮食提供科学指导，有助于控制血糖、预防并发症、改善生活质量，也可作为普通人群预防糖尿病的饮食建议。

1. 食物多样，养成和建立合理膳食习惯

膳食管理是糖尿病患者控制血糖的核心，必须遵循平衡膳食原则，做到食物多样、主食定量、蔬果奶豆丰富，减少油、盐、糖的摄入，既要控制血糖，又要保证每日能量和营养素的充足摄入。食物多样性是实现均衡营养的基础，应包括以下五大类：第一类为谷薯类，如全谷物、薯类和杂豆；第二类为蔬菜和水果；第三类为动物性食物，包括畜禽肉、鱼类、蛋类和奶制品；第四类为大豆类和坚果；第五类为烹调油和盐。

糖尿病患者应保持多样化的膳食，确保全面且充足的营养摄入，少油、少盐、限糖、限酒。在平衡膳食的基础上，调整食物种类和摄入量，以控制血糖为目标。主食应定量，碳水化合物以全谷物、豆类和蔬菜为主要来源，水果适量摄入；每餐应有蔬菜，每天应达到 500g，其中深色蔬菜占一半以上；每天摄入奶类和大豆，经常食用鱼、禽类，适量食用蛋类和畜肉，作为优质蛋白质的来源。减少肥肉摄入，少食用烟熏、烘烤和腌制的加工肉类，并严格控制盐、糖和油的用量。

2. 能量适宜，控制超重肥胖和预防消瘦

体重是反映长期膳食和健康状况的客观指标，也是糖尿病发生发展的重要因素。合理的膳食能量是体重管理和血糖控制的核心，能量需求因年龄、性别、体重和活动量不同而异，如一个 60kg 轻体力活动的成年女性，每日需能量 1500～1800kcal。建议糖尿病患者的膳食宏量营养素占比为：蛋白质 15%～20%、碳水化合物 45%～60%、脂肪 20%～35%。膳食能量主要来自谷物、油脂、肉类、蛋类、奶类、坚果、水果和蔬菜等食物。

糖尿病患者应根据个人需求和血糖状况，咨询营养师以确定能量摄入和运动量，制订个性化的膳食和体重控制方案。理想体重有助于提高免疫力，降低疾病风险。我国成人健康体重的 BMI 应在 $18.5～23.9kg/m^2$ 之间，65 岁以上老年人可适当增加体重。减重对肥胖患者尤为重要，超重和肥胖的 2 型糖尿病患者减重 3%～5% 即可显著改善胰岛素抵抗和血糖控制。建议每月减重 1～2kg，3～6 个月内减重 5%～10% 为宜。

如果由于胰岛素分泌不足，糖尿病患者常出现糖原、蛋白质和脂肪分解过多，可能导致体重下降或消瘦。对于合并消瘦或营养不良的患者，应在营养师指导下，通过增加膳食能量和蛋白质摄入，结合抗阻运动来增加体重，达到并维持理想体重。老年患者尤其需要注意防止肌肉衰减，保持健康体重。

3. 主食定量，优选全谷物和低血糖生成指数食物

主食富含碳水化合物，是影响餐后血糖水平的关键因素，因此糖尿病患者应学习选择和计量主食。血糖生成指数（glycemic index，GI）是衡量食物对血糖影响的相对指标，选择低 GI 食物有助于控制餐后血糖。低 GI 食物在胃肠内停留时间长、吸收率低、葡萄糖释放缓慢，导致血糖峰值较低、下降速度较慢，从而减少餐后血糖波动，有助于血糖稳定。

主食应定量，避免过多摄入，推荐优先选择全谷物和低 GI 食物，建议全谷物和杂豆类等低 GI 食物占主食的 1/3 以上。糖尿病患者碳水化合物应提供总能量的 45%～60%，略低于一般健康人群；以成年人（1800～2000kcal）为例，相当于每日碳水化合物摄入量应为 200～300g。当初诊或血糖控制不佳时，建议在医师或营养师指导下进行个性化调整，优化碳水化合物摄入以控制血糖或减少降糖药物的使用。

血糖水平是碳水化合物摄入、运动量、膳食结构、空腹时间等多方面的综合反映，过低的碳水化合物摄入并不一定带来长期健康益处。应经常监测血糖，了解机体对膳食、特别是主食的反应，并及时调整膳食规划。零食中的谷物、水果、坚果等食物也应查看营养成分表中的碳水化合物含量，并纳入全天摄入量。调整进餐顺序有助于控制血糖，建议养成先吃菜、最后吃主食的习惯。

记录膳食、运动和血糖水平，提高血糖控制和自我管理的科学规划水平。全谷物、杂豆类、蔬菜等富含膳食纤维和植物化学物，GI 较低，含有丰富的维生素 B_1、维生素 B_2 以及钾、镁等矿物质，更耐饥饿，有助于减缓餐后血糖波动。胃肠功能弱的老年糖尿病患者在选择富含膳食纤维的全谷物时，应注意烹饪方法和用量，以降低消化道负担。

学习食物中碳水化合物的含量及互换、规律进餐，是糖尿病患者认识并掌握食物、药物和血糖反应关系的关键措施，是合理规划和调整整体膳食的重点。

4. 积极运动，改善体质和胰岛素敏感性

运动可以消耗能量，抗阻运动有助于增加肌肉量。另外，运动还可以增加骨骼肌细胞膜上葡萄糖转运蛋白的数量，增加骨骼肌细胞对葡萄糖的摄取，改善骨骼肌细胞的胰岛素敏感性，平稳血糖水平。目前有充足的证据表明，身体活动不足可导致体重过度增加，多

进行身体活动不仅有利于维持健康体重，调节心情愉悦，还能降低肥胖、2 型糖尿病、心血管疾病和某些癌症等疾病的发生风险和全因死亡风险。

糖尿病患者可在餐后运动，每周至少 5 天，每次 30～45min，中等强度运动要占 50% 以上，循序渐进，持之以恒。中等强度运动包括快走、骑车、打乒乓球、打羽毛球、慢跑、游泳等。如无禁忌，最好一周 2 次抗阻运动，如哑铃、俯卧撑、器械类运动等，提高肌肉力量和耐力。将日常活动和运动融入生活计划中。运动前后要加强血糖监测，避免低血糖。

身体活动是改善健康的机会而非浪费时间。糖尿病患者应主动寻找和培养自己感兴趣的运动方式，将运动列入日常计划中，形成运动习惯。循序渐进地增加运动量，逐步达到健康目标，为控制血糖和改善体质打下良好基础。

5. 清淡饮食，限制饮酒，预防和延缓并发症

预防和延缓糖尿病相关并发症的关键在于改善生活方式。清淡饮食，控制油、盐、糖的摄入量以及限制饮酒是重要措施，以保持血糖、血脂和血压在理想水平。

所有人群，包括糖尿病前期和糖尿病患者，都应提倡清淡饮食。摄入过多的烹调油或肥肉会增加膳食总能量，导致超重和肥胖，对血糖、血脂和血压控制不利。研究表明，过量食盐摄入可增加高血压、脑卒中等疾病的风险。饮酒则会干扰糖尿病患者的膳食和药物管理，可能引起血糖波动，尤其是在使用胰岛素或促胰岛素分泌药物时，增加低血糖的风险。此外，饮酒常伴随高热量食物的摄入，进一步导致血糖升高。长期过量饮酒还会损害胰腺和肝脏，并增加痛风、癌症、心血管疾病等的发生风险。

培养清淡饮食习惯，每日烹调油的摄入量宜控制在 25g 以内，减少动物脂肪和富含胆固醇食物的摄入，以预防血脂异常。每日食盐用量不宜超过 5g，同时减少酱油、鸡精、味精、咸菜等高盐调味品和食物的摄入。提倡多喝白开水，适量饮用淡茶或咖啡，不饮含糖饮料。

6. 食养有道，合理选择应用食药物质

中医食养是以中医理论为基本指导，以性味较为平和的食物以及食药物质，通过"扶正"与"纠偏"，使人体达到"阴平阳秘"的健康状态。坚持辨证施膳的原则，因人、因时、因地制宜。

中医认为食物具有"四气""五味""归经"和"升降沉浮"等属性。"四气"是指食物具有寒、热、温、凉四种不同的性质，寒凉食物可以清热，但易伤阳；温热食物可以祛寒，但易伤阴，强调寒热温凉阴阳平衡。"五味"包括酸味、苦味、甘味、辛味、咸味，酸味入肝，苦味入心，甘味入脾，辛味入肺，咸味入肾，在食养之时，要五味调和。

中医学自古以来就有"药食同源"的理论。按照中医辨证论治原则，阴虚热盛证采用具有养阴清热作用的食药物质，如桑叶、决明子、莲子等；气阴两虚证采用具有益气养阴作用的食药物质，如桑椹、枸杞子、葛根等；阴阳两虚证可选用山药、茯苓、肉桂等。通过将日常膳食与传统中医食养食谱相结合，食物不仅满足日常营养，还能在防病养生中发挥积极作用，帮助身体达到理想的平衡状态。

7. 规律进餐，合理加餐，促进餐后血糖稳定

定时定量进餐是维持血糖稳定的基础。规律进餐指一日三餐及加餐时间相对固定，有助于避免因过度饥饿导致的进食过量。应避免暴饮暴食、随意进食零食和饮料，减少聚餐次数。无论在家或外出就餐，应根据个人生理需求和活动量科学规划，制订标准化、定量的营养配餐，合理分配餐次和能量，细嚼慢咽，形成良好饮食习惯。

加餐的需求应根据患者的血糖波动情况决定。对于病程长、血糖控制不佳、注射胰岛

素的 2 型糖尿病患者和 1 型糖尿病患者，应定期监测血糖，根据需要适当加餐，以防止低血糖。消瘦的糖尿病患者和妊娠期糖尿病患者也可以通过合理加餐或吃零食，增加能量摄入和体重，预防低血糖。合理加餐不仅能避免血糖的大幅波动，还能为患者提供持续的能量支持，促进血糖管理和总体健康的改善。

8. 自我管理，定期营养咨询，提高血糖控制能力

有效管理和控制血糖平稳，很大程度上取决于患者的自我管理能力。糖尿病管理需要采取综合性措施，结合患者的病程、病情和行为改变特点等，兼具个性化和多样性。糖尿病患者需要切实重视、学习糖尿病知识和自我管理技能，包括膳食调理、规律运动、监测血糖、遵医嘱用药、胰岛素注射技术，以及低血糖预防和处理等。

糖尿病患者应将营养配餐、合理烹饪、运动管理和血糖监测作为基本技能。了解食物中碳水化合物含量和 GI 值，学习食物交换份的使用，把自我行为管理融入到日常生活中。

应建立与临床经验丰富的营养师等营养指导人员、医师团队的咨询和随访服务关系，主动进行定期的咨询，接受个性化营养教育、膳食指导，以促进技能获取和营养治疗方案有效实施，并改善自我健康状况和临床结局。特别是在初诊、年度检查和 / 或未达到治疗目标、疾病或环境变化时，应及时就诊或咨询。

营养咨询应包括膳食评估和膳食调整、营养状况评估和营养诊断，以及营养处方、运动处方的制订等。在医师和营养指导人员的帮助下，适时调整膳食、运动和行为，以及用药量等方案，保持健康的生活方式，并控制血糖，预防并发症发生。

（三）2 型糖尿病运动干预

越来越多的研究表明，坚持体育锻炼是 2 型糖尿病（T2DM）的有效干预方法，对患者的血糖水平和整体健康有多方面的积极作用。然而，当前国内部分医生仍然偏重药物干预，而轻视运动锻炼等非药物手段。许多患者对身体活动的干预效果认识不足，更倾向于药物治疗，主动坚持运动或身体活动进行自我管理的意识不强。尽管规律性的运动或身体活动可以预防和延缓糖尿病及其并发症，但由于在具体的实践操作上缺乏科学和规范的指导，理论与实践往往脱节。

2022 年 2 月，美国运动医学会（American College of Sports Medicine，ACSM）和美国糖尿病协会（American Diabetes Association，ADA）联合发布了《2 型糖尿病患者的运动 / 身体活动指南》（*Exercise/Physical Activity in Individuals with Type 2 Diabetes*）（以下简称 2022 年版指南），为不同年龄段 T2DM 患者的身体活动、最佳活动时机、医疗干预与身体活动的有效性、活动和饮食注意事项等方面提供了最新的临床指导建议，进一步强调了运动或身体活动对改善 T2DM 的重要健康效益。指出通过科学合理的运动干预，能够显著改善血糖控制、增强心肺功能、改善体重管理、减少心血管风险，并有助于提升患者的整体生活质量。

1. 运动对 T2DM 患者健康风险的有益影响

不同类型的运动和身体活动能够从多方面对 T2DM 患者产生积极的干预效果。定期进行有氧运动可以显著改善患者的胰岛素敏感性，降低血糖、血压和血脂水平；抗阻运动则对提升肌力、骨密度和骨骼肌质量具有明显的效果。有氧运动和抗阻运动的联合训练在控制血糖方面的效果优于单一的运动形式，兼顾了心肺耐力和力量的双重提升，同时更易被患者接受。

近年来，高强度间歇训练（high-intensity interval training，HIIT）也受到越来越多研究者的关注。作为一种时间效率高的运动方式，HIIT 在控制血糖，改善胰岛素敏感性、身体成分、心脏功能及血管内皮功能等方面显示了显著效果，并且有效解决了患者常见的难以坚持、缺乏动力和时间不足的问题。然而，在伴有某些并发症的 T2DM 患者中，HIIT 可能存在安全隐患，因此在临床管理中，应优先采用有氧与抗阻运动的联合训练模式，以获得更安全和全面的益处。对于需要进行 HIIT 的患者，必须先进行详细的风险评估，以避免潜在的运动风险。

此外，运动干预还可有效缓解 T2DM 患者的抑郁症状，改善其生活质量和心理健康，并有助于改善因糖尿病导致的注意力不集中、处理速度慢和执行功能差等认知障碍。

2. T2DM 患者的运动训练类型推荐

2022 年版指南针对有氧、抗阻、拉伸和平衡等不同运动类型、频率、强度、持续时间和进展等提供了建议和指导。针对成年 T2DM 患者的身体活动建议见表 10-11。

表 10-11　成年 T2DM 患者的推荐运动训练类型

运动类型	形式	强度	频率	持续时间	进展
有氧运动	散步、慢跑、骑自行车、游泳、水上活动、划船、跳舞、间歇训练	40%～59% 储备摄氧量或 RPE 11～12（中等强度）；或 60%～89% 的储备摄氧量或 RPE 14～17(高强度)	每周 3～7 天，两次运动之间的间隔不超过 2 天	每周至少进行 150～300min 中等强度身体活动或 75～150min 剧烈活动，或两者的等效组合	进展速度取决于基线环境、年龄、体重、健康状况和个人目标，建议逐渐增加强度和量度
抗阻运动	使用器械、弹力带或以自身体重为阻力，进行 8～10 次涉及主要肌群的抗阻训练	在 1RM 的 50%～69%（中等强度），或在 1RM 的 70%～85%（高强度）	每周 2～3 天，不能选择连续几天	每组重复 10～15 次，每种特定运动 1～3 次	在可承受的范围内；首先增加阻力，然后增加训练次数，最后增加训练频率
拉伸运动	静态、动态或 PNF 拉伸，平衡练习，瑜伽、太极	拉伸到紧绷或轻微不适的程度	每周 2～3 天，甚至可以更多，通常在肌肉和关节热身时使用	每次拉伸（静态或动态）10～30s，每组重复 2～4 次	在可承受的范围内；只要不痛，就可以增加拉伸范围
平衡运动	平衡练习：下半身和核心阻力练习、瑜伽、太极	没有设置强度	每周 2～3 天，甚至可以更多	没有设置持续时间	在可承受的范围内；平衡训练应该谨慎进行，降低跌倒的风险

注：T2DM—2型糖尿病；PNF—本体感觉神经肌肉促进疗法；RPE—主观运动强度；RM—最大重复次数。

对于儿童和青少年 T2DM 患者，2022 年版指南建议如下：① 3～5 岁学龄前儿童应每天进行体育锻炼；② 6～17 岁儿童和青少年每天应至少进行 60min 的中高强度身体活动；③训练内容应包括每周至少 3 天的中高强度有氧运动，每周至少 3 天的肌肉强化训练，以及每周至少 3 天的骨骼强化活动。因此，学龄前儿童的看护人应鼓励其积极参与各种身体活动，同时为青少年创造机会并激励他们参加适合年龄、有趣且多样化的运动。特别是针对青少年 T2DM 患者，应鼓励他们在家中或健身房进行锻炼和体重管理。

3. 糖尿病患者锻炼的基本注意事项

对于有心血管疾病症状或体征、糖尿病持续时间较长、年龄较大或其他糖尿病相关并发症的成年人，建议在开始比快走更剧烈的活动之前，进行体检和运动测试。

如果血液或尿液中存在中、高水平的酮，且血糖＞13.9mmol/L（250mg/dL）的话，不建议进行运动；如果没有过量的酮，但血糖＞16.7mmol/L（300mg/dL）的话，应仅在自我感觉良好的前提下谨慎锻炼，务必保证水分摄入充足。

总体上，建议个人在运动前、运动中、运动后适当补充水分，避免在一天中的高温时段或阳光直射下运动，以防止过热。

对于任何使用胰岛素或服用磺酰脲类药物以及可能在身体活动后2～3h内服用格列奈类药物的患者来说，在身体活动期间应携带有快速升糖作用的碳水化合物以应对可能出现的低血糖，甚至需要使用胰高血糖素来治疗出现的严重低血糖。

4. 预防低血糖、高血糖和热应激

在运动的过程中，糖尿病患者应首先注意预防低血糖和高血糖的发生。此外，衰老和2型糖尿病都会增加运动期间出现热应激的风险。热应激会导致体温和心率升高，并降低身体活动能力。在高温环境下运动时，如未及时补充水分，可能引发脱水，使糖尿病患者的慢性高糖血症风险增加。热应激和脱水都会对患者产生不利影响，因此需要特别注意防范。预防低血糖、高血糖和热应激的具体措施见表10-12。

表 10-12　预防低血糖、高血糖和热应激的具体措施

预防事项	措施
低血糖	①对于使用胰岛素的患者,应考虑使用胰岛素的剂量和时间;②如果患者运动前血糖水平可能导致运动期间或运动后低血糖,并且没有减少用药剂量以补偿血糖,则需要摄入碳水化合物;③避免进行较长时间的高强度身体活动。因此,在临床管理中,应控制患者服用胰岛素的剂量和时间,并检测患者运动前血糖水平
高血糖	①血糖＞16.7mmol/L(300mg/dL)的 T2DM 患者,即使血酮或尿酮水平在参考范围内,进行身体活动时也需保持谨慎;②如果血糖升高,患者只有在无明显酮症且水分充足的情况下,才能开始低强度身体活动;③如果血酮和尿酮较高,血糖＞13.9mmol/L(250mg/dL)时禁止进行身体活动。因此,在运动开始前,应检测 T2DM 患者的血糖、血酮及尿酮水平,评估各项指标是否达到开始运动的标准
热应激	T2DM 患者在高温环境下锻炼时应谨慎,应尽量避免老年 T2DM 患者在高温环境下进行身体活动。因此,应建议患者在温度适宜的环境下进行锻炼,并携带充足的饮用水

5. 有并发症患者的具体运动注意事项

糖尿病患者往往伴有多种慢性并发症，如高血压、视网膜病变等，因此在进行身体活动时可能存在禁忌，或需要进行特殊测试和运动前的准备（见表10-13）。对于患有大血管疾病或心脏自主神经病变的患者，运动前应按照 ACSM 和 ADA 制定的指南进行筛查。尽管存在并发症，但只要在运动中严格遵守相关注意事项，并落实对常见并发症的预防措施，大多数 2 型糖尿病患者依然能够安全、有效地进行各种类型的身体活动。

表 10-13　有常见并发症患者的身体活动注意事项

并发症	预防措施
自主神经病变	①注意低血糖、血压反应异常、体温调节受损、静息状态心率升高和最大心率减慢的可能性增加; ②建议使用 RPE 评分监测运动强度; ③采取措施防止脱水、高温或低温
周围神经病变	①限制参与可能导致足部创伤的运动,如长时间徒步、慢跑或在不平的路面上行走; ②非负重运动(如骑自行车、椅子运动、游泳)可能更合适,但避免足底溃疡未愈合者进行水上运动; ③每天检查足部有无创伤或发红的迹象; ④选择合适的鞋子和袜子,穿能保持足部干燥的袜子; ⑤避免过度需要平衡能力的活动

并发症	预防措施
糖尿病性视网膜病变	① 对于不稳定的进展性视网膜病变和严重的视网膜病变,避免进行需要屏气的剧烈的高强度活动,包括举重、等长运重及举高; ② 避免低下头的活动(如瑜伽、体操)或令头部不适的活动; ③ 在没有测量最大心率的情况下,使用 RPE 评分监测运动强度(RPE 10～12); ④ 对于患有不稳定或未经治疗的进展性视网膜病变、近期接受全视网膜光凝术或其他眼科手术治疗的患者,禁止进行运动; ⑤ 了解疾病身体活动具体限制条件及身体活动量的范围,需咨询眼科医生
糖尿病肾病	① 避免导致血压过度升高的运动(如举重、高强度有氧运动),并在活动期间避免屏气; ② 高血压为常见病,为控制血压反应和疲劳,可能需要进行低强度的运动; ③ 如果能将电解质水平控制在一定范围内,透析治疗期间可以进行轻度至中度运动
高血压	① 避免举重或屏气; ② 使用大肌肉群进行动态锻炼,如低强度到中等强度的步行和骑自行车; ③ 遵循血压指南中的身体活动准则; ④ 在没有测量到最大心率的情况下,建议使用 RPE 评分(RPE 10～12)

6. 运动时机

2022 年版指南结合近期研究数据,对糖尿病患者的餐后运动时机及持续时间提出以下循证建议:① T2DM 患者早餐后进行低强度或中等强度有氧运动可以更好地控制血糖,但此益处可能无法延续到午餐后;② T2DM 患者下午进行 HIIT 比上午进行 HIIT 更能降低血糖;③餐后身体活动可以更好地控制血糖,身体活动持续时间≥45min 时 T2DM 患者自身的收益最大。在 T2DM 临床管理中,应将患者身体活动时间安排在晚餐后,活动时间≥45min,以达到明显降低血糖的效果。

运动对于糖尿病患者具有多方面的积极作用,是糖尿病治疗的重要组成部分。实际干预中,可以通过开展多种形式的健康教育,提高 T2DM 患者及其家属对运动干预的认知度,进而提升其参与身体活动的意愿和依从性。另外,每个患者的具体情况不同,因此在制订运动计划时,应充分考虑患者的年龄、病程、合并症等因素,并遵循专业人员的指导。

小结

内分泌系统是人体重要的生理功能调节系统,由内分泌腺和存在于各种组织器官中的内分泌细胞组成。人体内主要的内分泌腺有脑垂体、甲状腺、甲状旁腺、肾上腺、胰岛、性腺、松果体和胸腺等。内分泌系统通过激素调节体内的多种生理功能。

下丘脑是人体神经－内分泌的高级调节中枢,是神经调节与体液调节的汇合部位与转换站。"下丘脑－腺垂体－靶腺轴"的分级和反馈调节反映了人体神经体液调节的基本模式。

甲状腺激素在能量与物质代谢、促进生长发育及提高中枢神经系统兴奋性等方面发挥着重要作用。科学补碘,因地制宜,能够有效预防甲状腺相关疾病。

胰岛素不仅具有降血糖的主要功能,还对物质合成代谢有促进作用。糖尿病作为现代社会常见的慢性病,除药物治疗外,合理的膳食结构和适当的运动干预也是预防和管理糖尿病的有效非药物手段,对健康人群的糖尿病预防同样具有积极作用。

思考题

1.激素作用有何特点？

2.举例说明人体神经-体液调节的模式和特点。

3.如何补碘才算"科学"？查阅资料，了解我国食盐的加碘政策。

4.简述甲亢和甲减的临床表现特征。

5.从三级预防的角度，谈谈糖尿病的防控措施。

参考文献

［1］ 丁文龙，刘学政.系统解剖学［M］.9版.北京：人民卫生出版社，2018.

［2］ 王庭槐.生理学［M］.9版.北京：人民卫生出版社，2018.

［3］ 葛均波，徐永健，王辰.内科学［M］.9版.北京：人民卫生出版社，2018.

［4］ 艾洪滨.人体解剖生理学［M］.2版.北京：科学出版社，2015.

［5］ 周思园，申晓君，杨人贵，等.食盐加碘政策调整对长沙市8～10岁儿童碘营养水平影响的研究［J］.中国地方病防治杂志，2019，34（4）：364-368.

［6］ 秦俊法，李增禧，楼蔓藤，等.科学补碘：消除碘缺乏病的成败关键［J］.广东微量元素科学，2010，17（6）：1-11.

［7］ Delange F，Bürgi H，Chen Z P，et al. World status of monitoring of iodine deficiency disorders control programs［J］. Thyroid，2002，12（10）：915-924.

［8］ 滕卫平.倡导科学补碘，实行区域化、个体化的补碘策略［J］.中华内分泌代谢杂志，2006（6）：510-511.

［9］ 中华医学会内分泌学会《中国甲状腺疾病诊治指南》编写组.中国甲状腺疾病诊治指南——甲状腺结节［J］.中华内科杂志，2008，47（10）：867-868.

［10］ 胥祉涵，王世强，李丹，等.2022年美国运动医学会《2型糖尿病患者的运动/身体活动指南》解读及启示［J］.中国全科医学，2022，25（25）：3083-3088.

［11］ Kanaley J A，Colberg S R，Corcoran M H，et al. Exercise/physical activity in individuals with type 2 diabetes：a consensus statement from the American College of Sports Medicine［J］. Medicine and Science in Sports and Exercise，2022，54（2）：353-368.

［12］ 中华医学会糖尿病学分会.中国2型糖尿病防治指南（2013年版）［J］.中华内分泌代谢杂志，2014，30（10）：893-942.

［13］ 中华医学会糖尿病学分会.中国2型糖尿病防治指南（2020年版）［J］.中华内分泌代谢杂志，2021，37（4）：311-398.

［14］ 中华人民共和国国家卫生健康委员会.成人糖尿病食养指南（2023年版）［J］.全科医学临床与教育，2023，21（5）：388-391.

［15］ Saeedi P，Petersohn I，Salpea P，et al. Global and regional diabetes prevalence estimates for 2019 and projections for 2030 and 2045：Results from the International Diabetes Federation Diabetes Atlas，9th edition［J］. Diabetes Research and Clinical Practice，2019，157：107843.